간담췌
고난도 외과수술

왕희정, 김경식

군자출판사

간담췌 고난도 외과수술

첫째판 인쇄 2013년 3월 11일
첫째판 발행 2013년 3월 20일

지 은 이 金原優
옮 긴 이 왕희정, 김경식
발 행 인 장주연
출 판 기 획 배형진
편집디자인 유현숙
표지디자인 김민경
일 러 스 트 문승호
발 행 처 군자출판사
등록 제 4-139호(1991. 6. 24)
본사 (110-717) 서울특별시 종로구 인의동 112-1 동원회관 BD 6층
전화 (02) 762-9194/5 팩스 (02) 764-0209
홈페이지 | www.koonja.co.kr

Authorized translation from the Japanese language edition, entitled
肝膽膵苦難度外科手術
ISBN 978-4-260-01042-9
編集: 日本肝膽膵外科學會高度機能醫制度委員會
published by IGAKU-SHOIN LTD., TOKYO Copyright© 2010

ISBN 978-89-6278-705-4
정가 50,000원

번역에 붙여

인디안들은 말을 타고 달리다가 자신의 영혼이 따라오지 못할까 보아 중간 중간 뒤를 돌아본다고 합니다. 가장 바쁘고 어려운 수술을 담당하고 있는 간담췌외과의들도 가끔은 지나온 길을 뒤돌아보는 여유가 필요하지 않을까 합니다.

작년 초로 기억됩니다. 함께 번역작업을 한 김경식교수가 "요즈음 뭐 재미있는 것 없습니까?" 라고 물어 "일본에서 사온 간담췌수술관련 책을 읽고 있는데 너무 재미있다." 고 하였더니 그 책을 소개해달라고 하였고, 이 책을 읽고 나서 번역하는 것이 어떠냐는 제안을 하여 이 책이 탄생하게 되었습니다.

고려청자의 만드는 기법과 같이 나만이 할 수 있는 수술기법을 고집하는 것이 아니라 자신의 수기를 아낌없이 섬세하게 기술해 놓은 "간담췌 고난도 외과수술" 을 읽고 번역을 하면서 충분히 간담췌외과의사로서 지나온 길을 되돌아보는 경험을 하였고, 동료들과 후배들을 위하여 자신의 수기를 섬세하게 기술하는 작업이 매우 가치있는 일일 것이라는 생각을 갖게 되었습니다.

아쉬운 점이 있다면 이 책이 우리 손으로 만든 것이 아니라는 점입니다. 이 책을 계기로 우리 간담췌외과 분야에서도 자신의 성공적인 수술기법이 동료들과 후배들에게 아낌없이 전수될 수 있는 섬세하게 기술된 책들이 만들어질 수 있는 문화가 시작되었으면 하는 바램입니다.

이 책은 후배 간담췌의사들에게는 수술의 지침서 역할을 할 것이라 생각이 되고, 동료 및 선배 분들께는 자신의 수술기법을 한번 돌이켜보는 기회가 될 것으로 생각합니다.

이 책이 나오겠끔 원동력이 되어준 함께 번역 작업한 김경식교수와 군자출판사에 진심으로 감사드립니다.

2012. 10. 16.

왕희정

저자약력

왕희정(아주대학교 의과대학 교수)

연세대학교 의과대학 졸업(1981)
인제대학교 대학원 박사(1999)
미국 피츠버그대학 간이식센터 연수(1993)
대한 간암연구학회장(2010~2011)
한국간담췌외과학회 편집위원장(2005~2010)
한국간담췌외과학회 차기회장(2011~현재)
아주의대 외과학교실 주임교수(2011~현재)

김경식(연세대학교 의과대학 교수)

연세대학교 의과대학 졸업(1988)
연세대학교 대학원 박사(2002)
미국 알버트 아인슈타인대학 간연구센터 연수(2003)
대한간암연구학회 기획이사(2011~2012)
한국간담췌외과학회 기획이사(2011~현재)
한국간담췌외과학회 진료지침수립위원회 위원장(2011~현재)
한국정맥경장영양학회 교육이사(2012~현재)

목차

III 우발증에 대한 대처

IV 기본수술

V 복강경 간췌장절제

I. 간담췌의 외과해부

1. 간장의 외과해부
2. 담관의 외과해부
3. 췌장의 외과해부

간담췌
고난도 외과수술

1 간장의 외과해부

Point

① 간해부의 기본은 문맥분기(portal bifurcation)에 의한 구역분류이다.
② 간정맥의 지배영역에서도 구역을 나눌 수 있다.
③ 수술 전에 문맥주행양식과 간정맥의 주행양식을 파악한다.

■ 기존의 간해부

1) Healey의 간해부

Healey[1)]는 엽틈새(lobar fissure)에 의해 간을 우엽과 좌엽으로 나누고 우엽은 전구역과 후구역으로, 좌엽은 내측구역과 외측구역으로 나누었다. 문맥은 좌우문맥으로 분기하며, 좌문맥은 간문부를 주행하는 수평부(pars transversus)와 제대부오목(umblical fossa)을 주행하는 제부(pars umblicus)가 되고, 외측구역문맥의 상지는 문맥수평부로부터 제부로의 만곡부에서 좌측으로 분기한다. 외측구역문맥의 하지는 문맥제부에서 좌측으로 분기하며 내측구역문맥은 문맥제부에서 우측으로 분기한다. 우문맥은 전구역문맥과 후구역문맥으로 분기하고 각각의 문맥은 상하지에 분기한다. 중간간정맥은 엽틈새(lobar fissure)를, 좌간정맥은 좌측 분절틈새(left segmental fissure)의 상부를, 우간정맥은 우측 분절틈새(right segmental fissure)를 주행한다.

2) Couinaud의 간해부

1954년 Couinaud[2)]는 문맥분할(portal segmentation)에 의해, 좌간을 좌측 정중옆구역(left paramedian sector)과 좌측 외구역(left lateral sector)으로 나누고 우간을 우측 정중옆구역(right paramedian sector)과 우측 외구역(right lateral sector)으로 나누었다. 즉 좌측 문맥은 좌측 외구역문맥(left lateral vein)과 좌측 정중옆문맥(left paramedian vein)으로 분기하고 좌측 정중옆문맥(left paramedian vein)은 문맥제부에서 왼쪽으로 P3를 분기하고, 오른쪽으로 P4를 분기한다. 우측 문맥은 우측 정중 옆 문맥(right paramedian vein)과 우측 외구역 문맥(right lateral vein)으로 분기한다. 우간과 좌간의 경계가 주문맥 틈새(main portal fissure)이며, 우측 정중옆구역과 우측 외구역의 경계가 우측 문맥틈새(right portal fissure)로, 좌측 외구역과 좌측 정중옆구역의 경계가 좌측 문맥틈새(left portal fissure)이다. 그리고 Couinaud[2)]는 간을 1~8까지의 구역(segment)으로 나누었다. 제1구역(segment 1)은 좌측미상엽, 제2구역(segment 2)은 좌측 외구역에 해당하며 제3구역(segment 3)은 문맥제부로부터 좌측으로 분기하는 문맥가지에 의해서 관류되는 구역, 제4

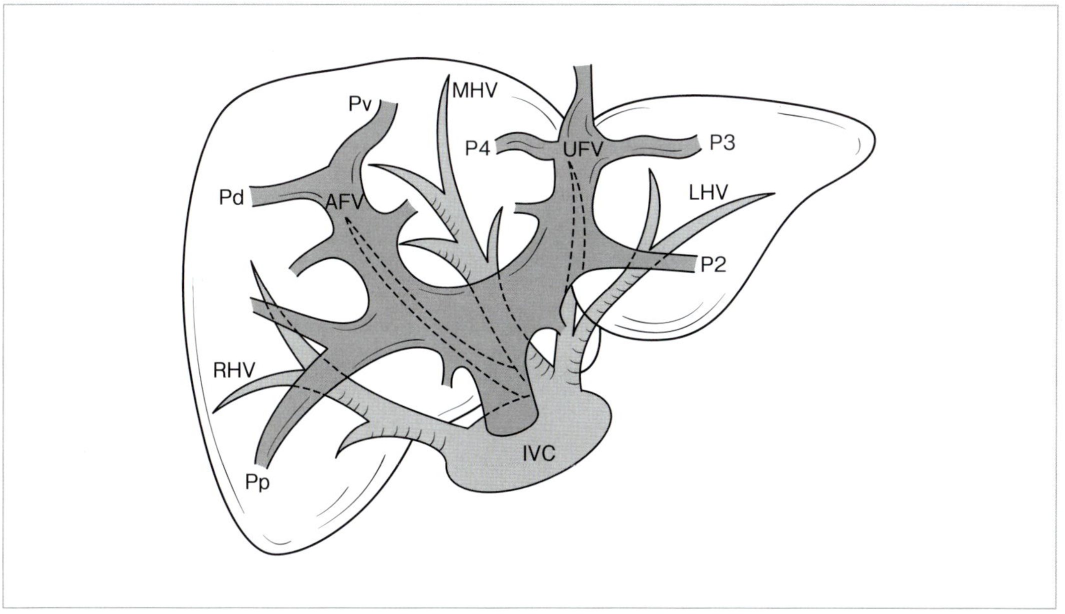

그림 1A 간구역
우문맥은 전구역문맥과 후구역문맥 Pp에 분기하고 전구역문맥은 전복측구역문맥 Pv와 전배측구역문맥 Pd에 분기한다. 좌문맥이 P2와 P3 · P4의 공통간문맥으로 분기하므로 문맥분기에서 보면 좌우대칭이다.

구역(segment 4)은 문맥제부에서 우측으로 분기하는 문맥에 의해서 관류되는 구역이다. 우측 정중엽 구역과 우측 외구역은 주문맥궁(main portal arch)에 의해 위쪽과 아래쪽으로 각각 제5구역(segment 5)과 제8구역(segment 8), 제6구역(segment 6)과 제7구역(segment 7)으로 분류하였다. 이 Couinaud[2]의 구역분류는 폭넓게 전세계적으로 사용되고 있다.

3) 기존 해부의 문제점

Healey[1]의 해부에서는 내측구역과 외측구역의 개념이 문맥 분할(segmentation)에 따르지 않은 단점이 있다. Couinaud[2]의 4개의 구역(sector)은 문맥 분할에 따라 합리적이지만, 우간을 주문맥궁(main portal arch)보다도 위쪽과 아래쪽에서 S5와 S8, S6과 S7로 나누었기 때문에, 문맥 분할에 따르지 않는 분류가 되고 있다. 또한 각 구역의 경계를 문맥틈새로 기술함으로 각 구역의 경계는 주 간정맥이라는 이해가 일반적이다. 그러나 아래쪽에서 주 간정맥은 반드시 구역의 경계를 주행하지 않기 때문에, 간정맥을 구역의 경계를 억지로 수술 중 초음파 소견에 적용시켜 간절제를 하면, 수술 후 허혈영역이 남아 담즙누출이나 간농양 등의 합병증을 초래하는 문제점이 있다.

■ 간의 외과해부

필자 등은 다중 검출기 전산화 단층 촬영(multidetector, MDCT)에서 얻은 볼륨 데이터를 이용해, 간의 해부학 구조를 문맥분할과 배출정맥(drainage vein)으로부터 재검토하여 실제의 수술에 응용하고 있다[3~6].

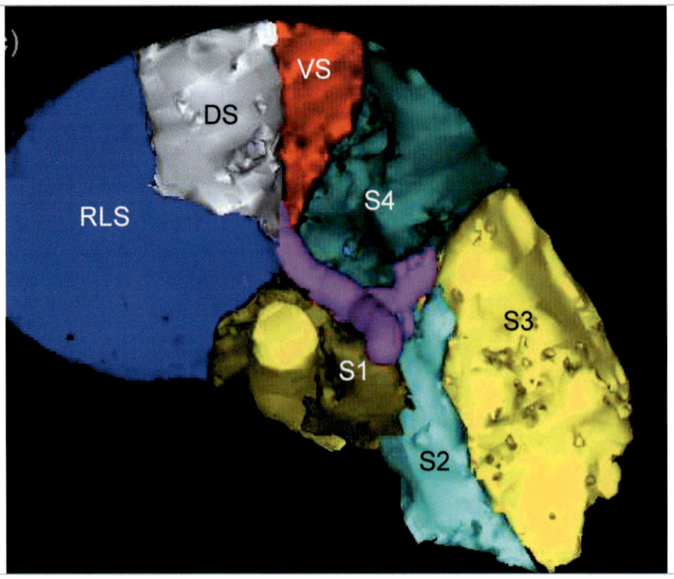

그림 1B 간구역
좌간은 Couinaud와 같게 S2, S3, S4에, 우간은 복측구역(Ventral segment, VS)과 배측구역(dorsal segment, DS)과 후구역(right lateral segnent, RLS)으로 나눌 수 있고 거기에 미상엽을 더해 간은 7구역이 된다.

1) 간구역(그림 1)

(1) 혈류지배(그림 1 A)

문맥은 간문부에서 우측 문맥과 좌측 문맥으로 분기한다. 좌측 문맥은 또한 좌외측하구역문맥 P2와 좌정중열문맥(P3 · P4공통간)으로 분기한다. 우측 문맥은 우정중열문맥(전구역문맥)과 우외측문맥(후구역문맥)으로 분기한다. 또한 좌정중열문맥은 맹낭(cul-de-sac)의 제일 윗쪽에서 좌측으로 외측하지, 우측으로 내측지가 분기하므로, 여기까지는 Couinaud 구역[2]과 완전히 같은 간구역이다.

차이점은 우간이며, 전구역문맥은 복측구역문맥(Pv)과 배측구역문맥(Pd)으로 분기한다. 복측구역의 배출정맥은 중간정맥으로, 배측구역의 배출정맥은 우간정맥으로 유입된다. 문맥주행과 배출간정맥에서 보면 간은 좌우 대칭이다.

복측구역과 배측구역 사이가 앞틈새(anterior fissure)이며, 앞틈새정맥(anterior fissure vein(AFV))이 주행하고 전구역을 앞틈새에 따라 세로로 분할할 수 있다. 앞틈새는 우측의 간절제에 있어서 제3의 속표지로, 간문부로부터의 유입혈행처리로 여러 가지의 구역절제가 가능해진다[5,6]. 전구역을 세로로 분할할 수 있는 것은 1951년에 이미 Hjortsjo[7]가 기술하였다.

(2) 간구역(그림 1 B)

좌간은 Couinaud와 같이 S2, S3, S4로, 우간은 복측구역, 배측구역과 후구역으로 나눌 수 있다. 여기에 미상엽을 더해 간은 7구역이 된다(그림 1 B).

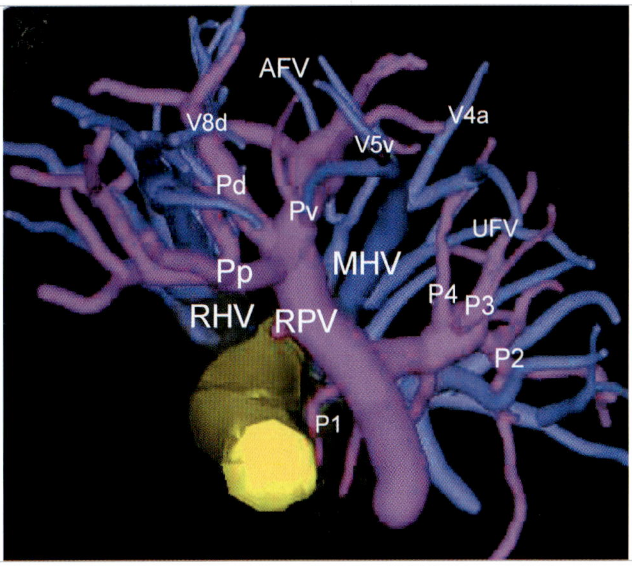

그림 2 전구역문맥 통상형
본 증례는 비교적 긴 우문맥(RPV)을 형성하고 있는 예이다. 복측문맥(Pv)과 배측문맥(Pd) 2개로 분기하고, 또한 후구역문맥(Pp)도 동일한 부위로 분기하고 있다.

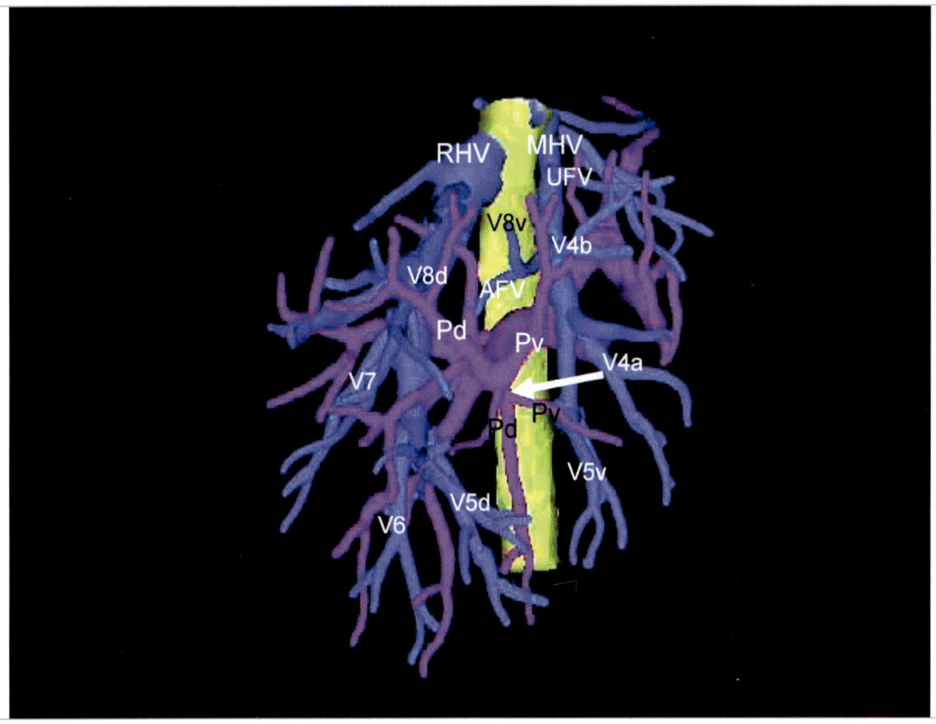

그림 3 전구역 문맥 3분기형
두꺼운 미측지(화살표)와 복측지(Pv)와 배측지(Pd)로 3분기하고 있다. 이른바 P5에 해당하는 미측지는 중간정맥으로 배출되고 있기 때문에 전복측구역에 속하게 된다.

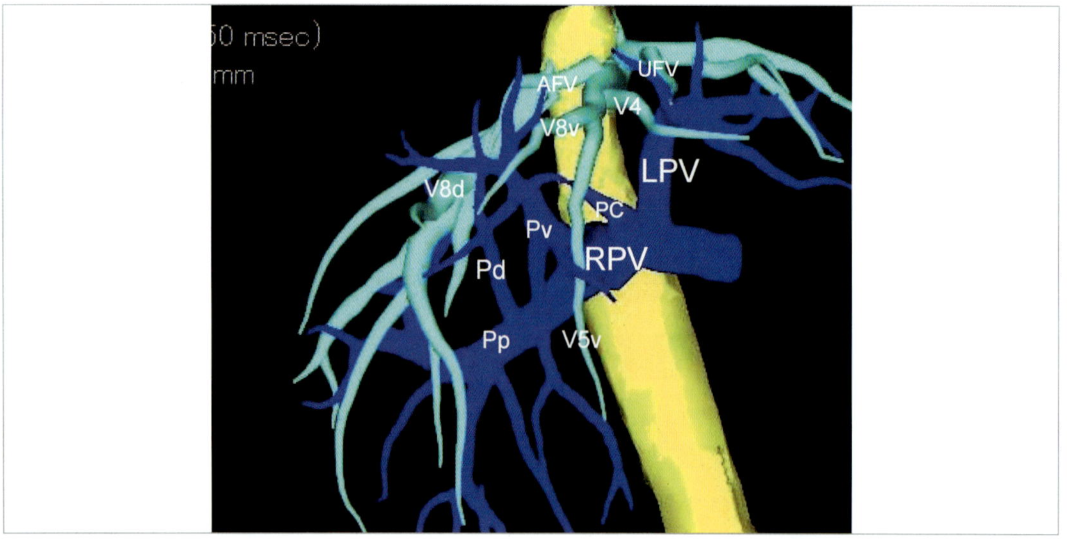

그림 4 전복배측 각각의 분기형
복측지(Pv)와 배측지(Pd)가 각각 분기하고 있다.

2) 문맥

(1) 좌문맥

좌문맥은 간문부로부터 수평인 좌측으로 뻗어가고 P2를 분기한 후 직각인 배측으로 주행해 문맥제부(UP)가 되어 맹낭(Cul-de-sac)에 이른다. 좌측으로 P3, 우측으로 P4를 분지한다. 담관과는 달리 이 형태에서 변이는 거의 없다.

(2) 우문맥

a) 우문맥 분기양식

후구역문맥의 분기부위에서 우문맥 분기양식을 검토했다. 우문맥형성형 86%, 좌전후 3 분기형 9%, 후구역 독립분기형 4%였다.

b) 전구역문맥 분기양식

전구역문맥으로부터 복측구역지와 배측구역지로 분기하는 통상형은 62%, 복측, 배측, 미측에 3분기하는 것이 32%, 복측지와 배측지가 따로 따로 분기하는 것이 6%였다. 즉 P5와 P8에 2분기 한다고 해석할 수 있는 것은 32%였다.

① **통상형**(그림 2) : 전구역문맥이 굵은 복측문맥과 배측문맥으로 2분기하고 있는 증례이다. 본 증례에서는 후구역문맥도 동일부위로부터 분기하고 있다.

② **복측, 배측, 미측 3분기형**(그림 3) : 복측, 배측, 미측에 3분기하고 있는 증례이다. 미측지는 3개로 분기하고 좌측의 1개는 중간정맥에 배출되고 있으므로 복측지가 된다. 우측의 2개는 우간정맥에 배출되고 있으므로 배측지가 된다. 이러한 증례가 P5와 P8로 2분기하고 있다고도 말할 수 있다.

③ **복배측지 각각의 분기형**(그림 4) : 복배측 각각의 분기 증례인데 1개의 배측지가 각각 분기되고 있다.

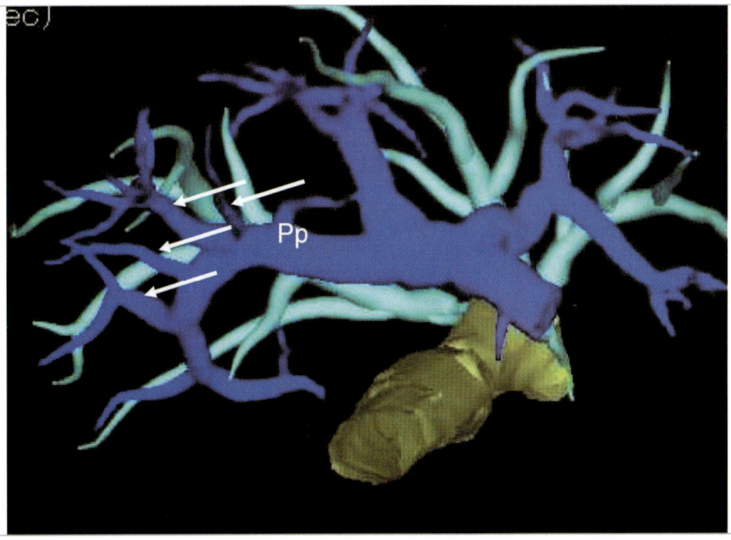

그림 5 후구역문맥 통상분기형
후구역문맥은 긴 활모양을 형성해, 4개의 미측지(화살표)가 차례차례로 분기해 두측지로 이행하고 있다.

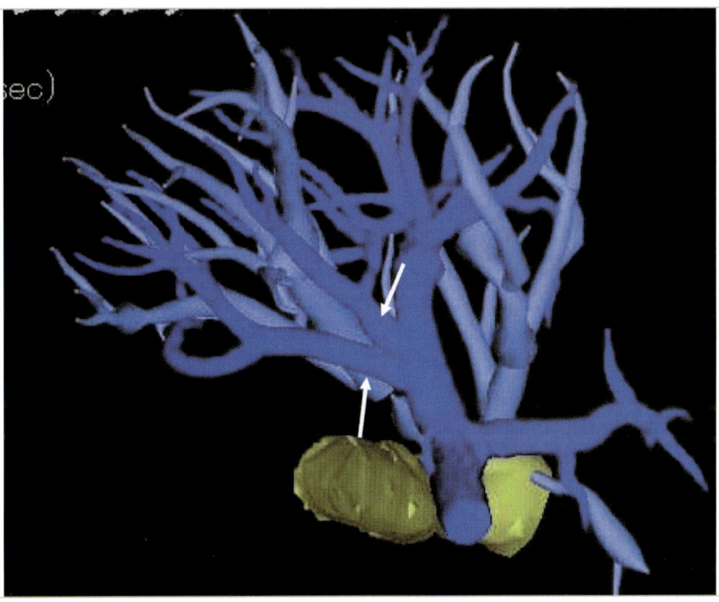

그림 6 후구역문맥 근부 분기형
후구역본간을 형성하지 않고 근부에서 두측지와 미측지로 2분기하고 있다(화살표).

c) 후구역문맥 분기양식

후구역이 두측에 ↑ 모양으로 주행해 몇 개의 미측지를 분기한 후두지로 이행하는 통상분기형이 67%, 미측지가 뿌리부에서 분기하는 뿌리부 분기형 30%, 두측지와 미측지가 따로 따로 분기하는 형태가 4%였다.

① 통상분기형(그림 5) : 화살표형의 후구역지로부터 4개의 미측지가 차례차례로 분기하고 있다.

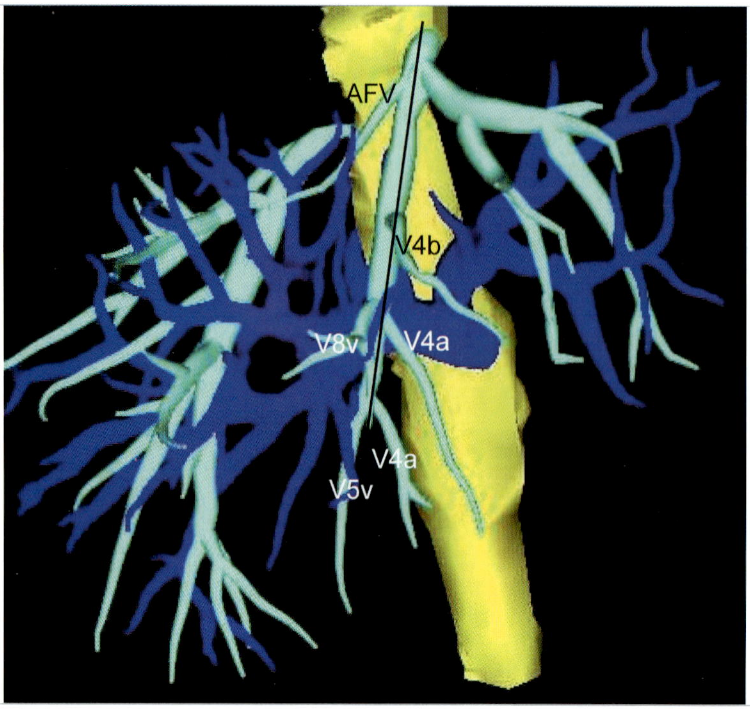

그림 7 증례 1

중간간정맥에 따른 선이 Rex-Cantlie선이다. 본 증례에서는 우간절제를 할 때 V4a와 합류하는 부위에서 V5v를, 그리고 그 머리측에 합류하는 복측구역의 배출정맥인 V8v를 절리해 마지막으로 중간간정맥근부에 유입하는 전열정맥(AFV)을 절리한다.
좌간절제를 할 때 2개의 V4a를 근부에서, V4b를 중간간정맥 유입부에서 절리한다. 본 증례에서는 제대열정맥(UFV)이 좌간정맥으로 유입하므로 Rex-Cantlie선에 따른 절제가 비교적 용이하다. 좌간정맥은 주줄기형태(main trunk type)로써 근부로 유입하는 가지가 없기 때문에, 좌간정맥의 처리도 용이하다.

② **뿌리부 분기형(그림 6)** : 미측지는 1개이며, 후구역문맥근부에서 분기하고 있다. 이러한 증례에서는 간문부로부터의 접근함으로써 유입혈행을 차단한 후상구역절제 등이 쉬운 형태이다.

3) 간정맥

(1) 주행 부위

좌간정맥은 S2와 S3의 사이를, 중간간정맥은 내측구역과 전구역 사이를, 우간정맥은 전구역과 후구역 사이를 주행한다. 좌측에서는 S3과 S4 사이를 제대열정맥(umbilical fissure vein(UFV))이 주행하고, 우측에서는 전배측구역과 복측구역의 경계를 전열정맥(anterior fissure vein(AFV))이 주행해 90%의 증례가 중간정맥근부로 유입한다. 이 주간정맥은 두측에서는 구역의 경계를 주행하지만, 미측에서는 구역의 경계를 주행하지 않는다.

(2) 구역의 배출정맥

내측구역의 배출정맥은 V4a와 V4b로 중간정맥으로 유입한다. 복측구역의 배출정맥은 V5v와 V8v로 중간정맥으로 유입한다. 배측구역의 배출정맥은 V5d와 V8d로 우간정맥으로 유입한다. 후구역의 배출정맥은 V6, V7, 표재 정맥(superficial vein)으로 우간정맥으로 유입한다.

(3) 간정맥에 맞춘 병변(hepatic vein oriented lesion)

간정맥의 배출영역으로부터 절제범위를 생각할 수도 있다. 좌간정맥의 배출영역은 외측구역(S2, S3), 중간정맥의 배출영역은 내측구역과 복측구역이며, 우간정맥의 배출영역은 배측구역과 후구역이다.

4) 간엽 절제시에 명기해야 할 간정맥의 해부

(1) 증례 1(그림 7)

본 증례에서는 우간절제를 할 때 2개의 미측간정맥이 합류해 형성되는 V5v를, 그리고 그 두측에 합류하는 복측구역의 배출정맥인 V8v를 절리해 마지막에 중간정맥근부에서 유입하는 전열정맥(AFV)를 절리한다.

좌간절제를 할 때 V4a를 근부에서 V4b를 중간정맥 유입부에서 절리한다. 본 증례에서는 제대열성맥(UFV)은 좌간정맥으로 유입되므로 Rex-Cantlie선에 따른 절제가 비교적 용이하다. 좌간정맥은 주줄기형태(main trunk type)로써 근부로 유입되는 가지가 없기 때문에, 좌간정맥의 처리도 용이하다.

(2) 증례 2(그림 8)

중간간정맥을 따라서 우간절제를 할 때 , 우선 사람 인자형에 합류하는 V5v를 절리하고, 그 다음으로 전열정맥과 공통간이 되는 V8v를 절리하면 눈에 띄는 분지 없기 때문에 간단하게 중간정맥의 근부에 이를 수 있다. 좌간절제를 할 때 V4a를 근부에서, V4b를 중간간정맥 유입부에서 절리한다. 본 증례에서는 V2, V3, 제대열정맥(UFV)이 좌간정맥으로 각각 유입하므로, 좌간정맥의 처리는 각 가지를 1개씩 신중하게 처리할 필요가 있다.

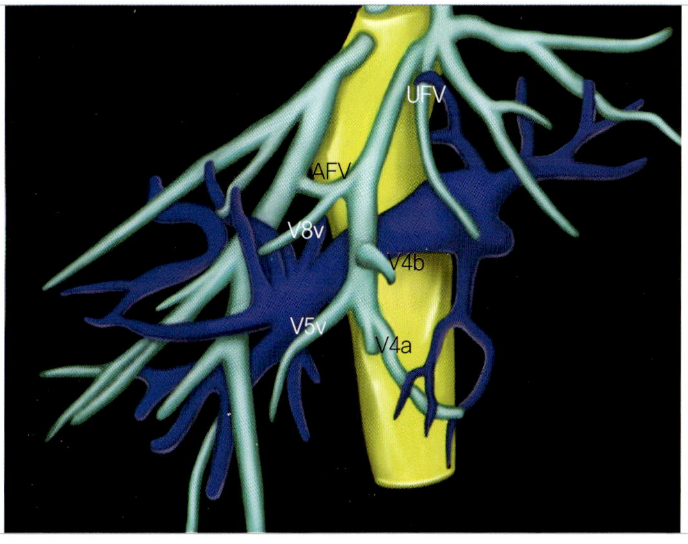

그림 8 증례 2
중간간정맥을 따라 우간절제를 할 때, 먼저 사람인자형에 합류하는 V5v를 절리하고 그 다음으로 전열정맥(AFV)과 공통간이 되고 있는 V8v를 절리한다. 그러면 눈에 띄는 분지가 없기 때문에 간단하게 중간간정맥의 근부에 이를 수 있다.
좌간절제를 할 때 V4a를 근부에서, V4b를 중간간정맥 유입부에서 절리한다. 본 증례에서는 V2, V3, 제대열정맥(UFV)은 좌간정맥으로 각각 유입하므로, 좌간정맥의 처리를 할 때 각 가지를 1개씩 신중하게 처리할 필요가 있다.

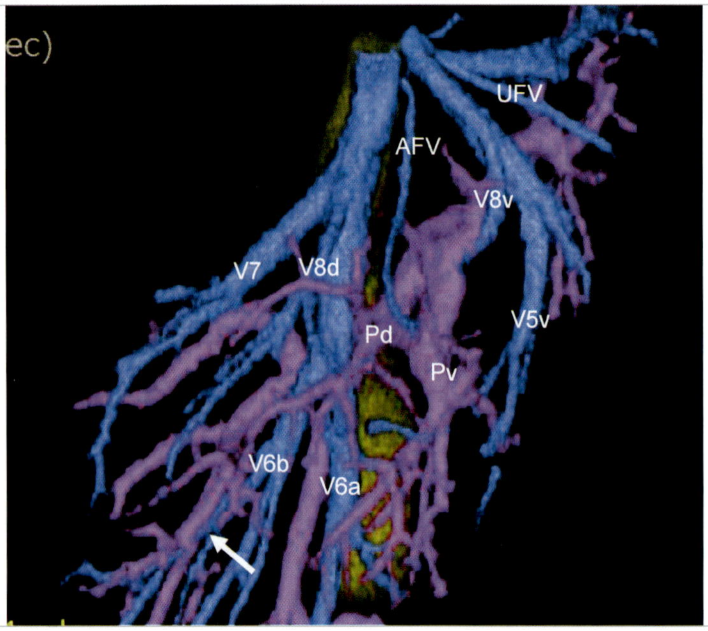

그림 9 후구역미측지가 우간정맥의 복측을 주행하고 있는 증례
V6b의 복측을 후하구역지가 주행하고 있다(화살표).

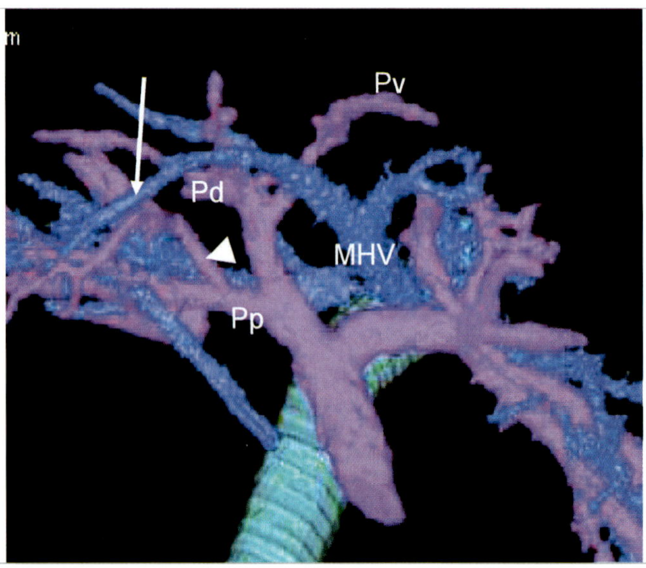

그림 10 중간정맥으로 후하구역도 배출되는 증례
제1후하구역지(위쪽을 향한 화살표)의 영역이 중간정맥으로 배출되고 있다(화살표).

(3) 후구역미측지가 우간정맥의 앞쪽을 주행하고 있는 증례(그림 9)

그 빈도는 55% 정도 된다. 따라서 간정맥을 구역의 경계라고 생각해 수술 중 초음파를 이용하여 간절제를 하면, 남을 간에 허혈구역을 남기거나 담즙누출을 초래하는 원인이 된다.

(4) 중간간정맥으로 후하구역도 배출되는 증례(그림 10)

전구역 절제 시에 중간간정맥을 절리하면 후하구역이 울혈할 가능성이 있다. 굵은 중간간정맥이 간바닥 부위(肝床部)를 주행하는 것으로, 7%의 증례에서 볼 수 있다.

Dos & Don' ts

- 다중CT에 의해, 환자 개개인의 간장의 맥관해부를 파악하고, 수술 전 시뮬레이션을 하고, 수술에 임한다.
- 유입혈행, 유출혈행을 언제, 어떻게 처리할 수 있을지를, 영상해부로 생각한다.
- 수술 전에 원본의 CT영상을 반드시 분석한다. 다른 사람이 만든 3D이미지만으로 수술에 임해서는 안 된다.

참고문헌

1) Healey JE, Schroy PC: Anatomy of the biliary ducts within the humam liver; analysis of prevailing pattern of branching and major variations of billiary ducts. Arch Surg 66: 599-616, 1953
2) Couinaud C: Surgical Anatomy of the Liver Revisted. Acheve d'Imprimer Sur Les Presses, Paris, pp130-132, 1989
3) Cho A, Okazumi S, Miyazawa Y, et al: Relation between hepatic and portal veins in the right paramedian sector: proposal for anatomical reclassification of the liver. World J Surg 28: 8-12, 2004
4) Cho A, Okazumi S, Miyazawa Y, et al: Proposal for a reclassification of liver based on anatomy on portal ramifications. Am J Surg 189: 195-199, 2005
5) Cho A, Okazumi S, Makino H, et al: Anterior fissure of the right liver—the third door of the liver. J Hepatobiliary Pancreat Surg 11: 390-396, 2004
6) Ryu M, Cho A(eds): New Liver Anatomy. Springer-Verlag, Tokyo, 2009
7) Hjortsjo CH: The topography of the intrahepatic duct system. Acta Anat 11: 599-615, 1951

(竜 崇正, 趙 明浩)

2 담관의 외과해부

Point

① 담관의 외과해부는 문맥과의 관계로 이해한다.
② 간동맥은 담관과 문맥과의 사이를 주행한다.
③ 담관의 합류형태나 암 진전범위의 진단으로는, 담관 배액 전에 촬영된 다중CT의 다면재구성(multiplanar reformation) 영상이나 다방향에서 촬영된 직접담관조영 등의 이차원 영상을 몇 번씩 재검토하고, 머릿속에서 삼차원영상으로 만들어 그것을 그림으로 그린다. 이런 충실한 트레이닝은 진단의 질을 높인다.

간담췌의 고난도 수술을 배우는데 있어서, 외과해부는 필수적이다.

① 각종 영상으로부터 암의 진전범위를 진단한다.

② 암의 진전범위에 따라 수술 방법을 결정한다.

③ 결정한 수술 방법에 따라 정확하게 수술을 실시한다.

①~③의 어느 단계에서도 정확한 외과해부의 지식은 불가결하다. 담관의 해부는 변이가 많지만, 그것은 문맥과의 삼차원적인 관계에서 기인하는 경우가 많다. 여기에서는 외과해부에 있어서 중요한 담관의 해부를 문맥과의 관계에 대해 자세히 기술한다.

■ 기본적인 담관의 합류형태

가장 일반적인 담관 합류형태의 바로누운자세(supine)영상과 오른쪽 누운 자세(Rt. decubitus) 영상을 그림 1에 나타냈다[1]. 이것이 담관해부의 기본이며, 먼저 이것을 기억하지 않으면 안 된다.

요점은 다음과 같다.

① 좌외측전지(B3)는 상지(B3a)와 하지(B3b)가 합류해 형성된다.

② 좌외측후지(B2)와 좌외측전지(B3)가 합류한 후에 좌내측지(B4)가 합류하는 경우가 많다.

③ 좌내측지(B4)는 상지(B4b)와 하지(B4a)가 합류해 형성된다.

④ 우전하복측지(B5a)는 우전상배측지(B8a)로 합류하는 경우가 많다.

⑤ 우전하배측지(B5b)는 우전지의 가장 하류측으로 합류하는 경우가 많다.

⑥ 우후하복측지(B6a)는 독립해서 우후지의 가장 하류측에 합류하는 경우가 많다.

본 란에서는 일반적인 합류 형태를 통째로 암기하는 것을 권하지만, 이것은 어디까지나 기본중의 기본이다. 담관의 합류형태에는 변이가 많기 때문에, 영상진단으로 정확하게 파악할 필요가 있다.

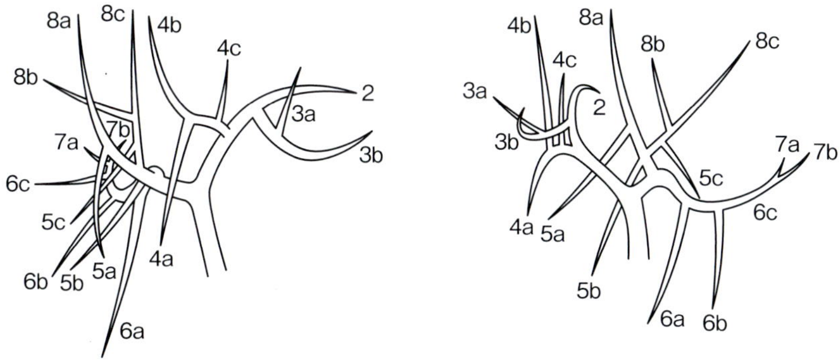

그림 1 미상엽을 제외한 아구역 담관지의 위치관계

A : 바로 누운 자세 영상, B : 오늘쪽 누운 자세 영상

2 : 좌외측후지, 3a : 좌외측전상지, 3b : 좌외측전후지, 4a : 좌내측하지, 4b : 좌내측상지, 4c : 좌내측배측지, 5a : 우전하복측지, 5b : 우전하배측지, 5c : 우전하외측지, 6a : 우후하복측지, 6b : 우후하배측지, 6c : 우후하외측지, 7a : 우후상복측지, 7b : 우후신장측지, 8a : 우전상복측지, 8b : 우전상외측지, 8c : 우전신장측지

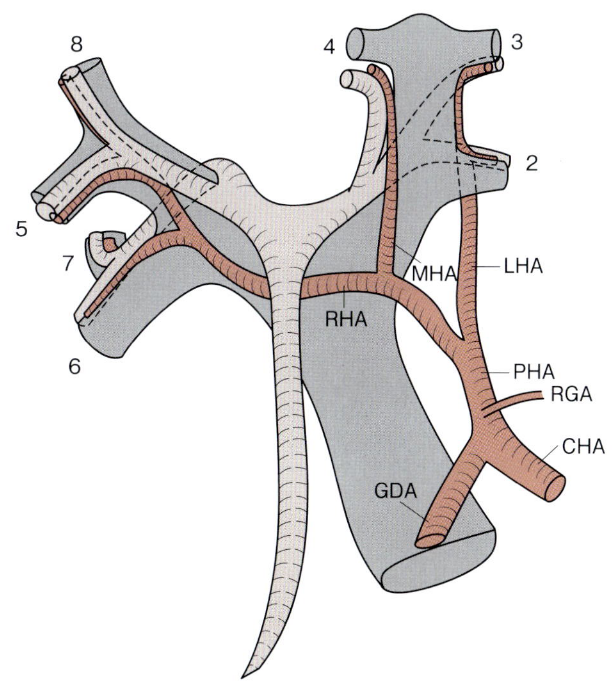

그림 2 간문부, 간십이지장간막 내에서의 담관, 간동맥, 문맥

CHA : 총간동맥, GDA : 위십이지장동맥, RGA : 우위동맥, PHA : 고유간동맥, LHA : 좌간동맥, MHA : 중간동맥, RHA : 우간동맥

■ 간문부, 간십이지장간막 내의 일반적인 해부

담관의 해부는 혈관, 특히 문맥과의 관계로 분류하면 알기 쉽다. 간십이지장간막 내의 맥관의 주행을 이해하는 것은 중요하다. 일반적인 주행을 그림 2에 나타냈다[1].

1) 간동맥의 주행

총간동맥으로부터 위십이지장동맥이 분기하고 고유간동맥이 되어, 간십이지장간막의 좌측을 주행한다. 좌간동맥이 분기한 후, 약간 우측으로 주행해 중간간동맥이 분기한다. 좌간동맥, 중간간동맥은 모두 위쪽으로 주행해, 각각 문맥제부의 좌측, 우측으로 들어간다. 따라서 통상적으로는 좌간동맥과 중간간동맥과의 사이에 좌측 문맥 횡주부가 있다. 중간간동맥이 분기한 후, 우간동맥이 되어 우측으로 나아가 담관의 뒤쪽을 통과해 담관의 우측으로 나온다. 우간동맥은 Rouviere도랑의 앞에서 우전후지로 나누어지고, 우후지는 Rouviere도랑으로, 우전지는 담관전지와 우측 문맥과의 사이로 들어간다. 간내에서는 간동맥이 담관과 문맥과의 사이를 주행한다.

2) 문맥의 주행

문맥은 고유간동맥의 오른쪽 뒤쪽에 있고, 간십이지장간막의 뒤쪽을 주행한다. 췌장의 상연으로 후상췌십이지장정맥이 합류하고 나서 좌우문맥분기부까지 보통은 문맥으로 합류하는 가지는 없다. 좌우문맥분기부로부터 좌측문맥횡주부, 우측문맥에 걸쳐 몇 개의 미상엽문맥지가 합류한다. 좌측미상엽과 좌외측구역과 사이의 근위근막부착부를 위쪽방향으로 아란티우스관(alantius duct)이 주행하고 이것이 좌측문맥횡주부에 부착하는 위치가 문맥제부의 기시부가 된다. 우측 문맥은 통상적으로 Rouviere도랑의 위치에서 전후가지로 분기한다.

3) 담관의 주행

담관은 간십이지장간막의 우측을 주행한다. 좌우간관은 문맥분기부의 우측 약간 위쪽으로 합류한다. 좌외측전지와 좌외측후지는 문맥제부의 위쪽으로 합류하고, 문맥제부의 우측에서 좌내측지가 합류하는 경우가 많다. 우후지는 문맥우후지의 뒤쪽으로부터 문맥우지(혹은 우전지)의 뒤쪽의 위쪽을 돌고, 우전지로 합류해, 우간관을 형성하는 경우가 많다.

4) 간절제술식과 담관절리선과의 관계

그림 3은 간절제술식과 담관절리선과의 관계를 나타냈다. 간절제술식에 따라 보존해야할 문맥, 간동맥이 정해지므로, 그것들을 보존하면서 절제할 수 있는 담관의 범위가 필연적으로 정해진다. 그것이 그림 3의 담관절리선이다. 간 우 3구역절제술에서는 좌측문맥제부의 좌연(A), 우간절제술에서는 좌측문맥제부의 오른쪽 경계(B)까지 담관을 절제할 수 있다. 간 좌 3구역절제술에서는 문맥, 간동맥우전지가 절제되므로, 그 뒤쪽의 후구역담관지를 절제할 수 있다(C). 좌엽절제술에서는 후구역담관지의 절리선은 문맥의 위쪽이 되지만, 전구역담관지의 절리선은 문맥, 간동맥과 담관이 벗겨져야 할 범위가 되므로, 술자의 기량에 의해 좌우된다(D).

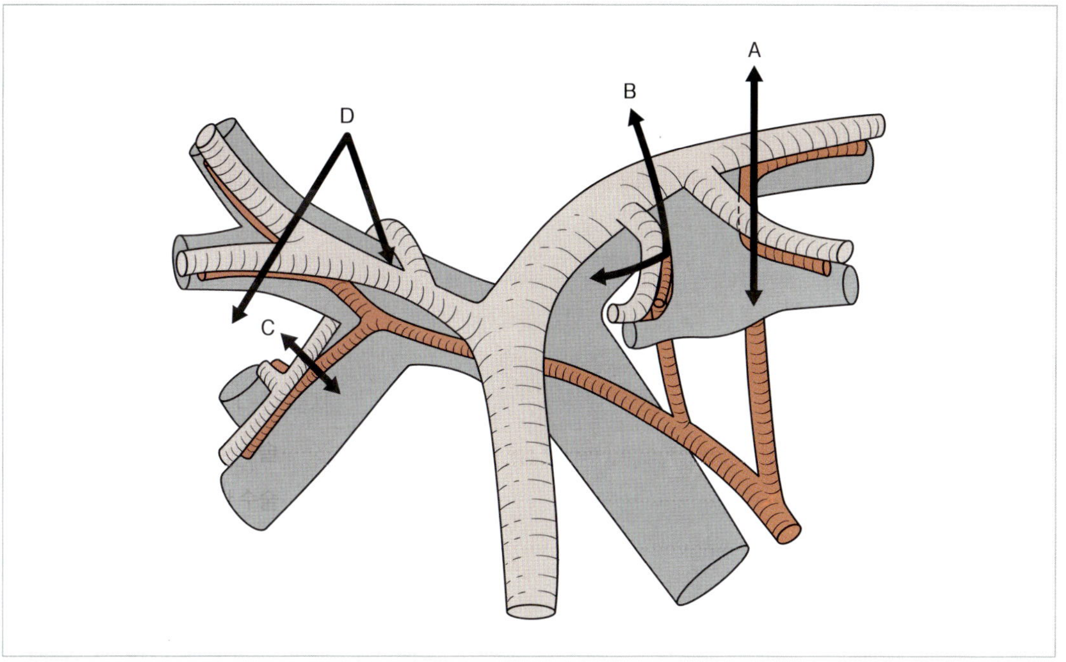

그림 3 간절제방법식과 담관절리선과의 관계

A : 해부학적간 우측 3구역절제술 시의 담관절리선, B : 우간절제술 시의 담관절리선, C : 간 좌측 3구역절제술시의 담관절리선, D : 좌간절제술 시의 담관절리선

■ 미상엽담관지의 해부

일반적인 미상엽담관지와 미상엽문맥지와의 관계를 그림 4에 나타냈다[1, 2].

미상엽담관지는 우지(B1r), 좌상지(B1ls), 좌하지(B1li), 돌기지(B1c)의 4군으로 나눌 수 있다. 우후지, 우지, 좌지, 좌외측지의 위쪽에 있다. 또한 아란티우스관의 우측에 있는 것이 B1r로, 아란티우스관의 좌측에 있는 것이 B1ls이다. 좌지, 좌외측지의 아래쪽에 있는 것이 B1li로, 우지의 뒤쪽 혹은 아래쪽에 있는 것이 B1c이다. 외관상은 B1ls와 B1li는 좌미상엽으로부터, B1c는 미상돌기로부터의 담관가지이다. 우미상엽은 하대정맥, 좌내측구역, 중간정맥, 우전상구역, 우간정맥, 우후상구역으로 둘러싸여 있어 밖에서는 보이지 않는다.

B1r는 좌간관 및 우간관 또는 우후지로 각각 합류되는 2개일 경우가 많다. B1ls는 좌간관으로 B1li는 B1r, B1c와 공통간을 만들어 우후지로 합류하는 경우가 많다.

■ 대표적인 변이

담관의 변이에 대해서는 Ohkubo 등[3], Ozden 등[4], Sugiura 등[5]에 의해 자세한 보고가 되어 있다.

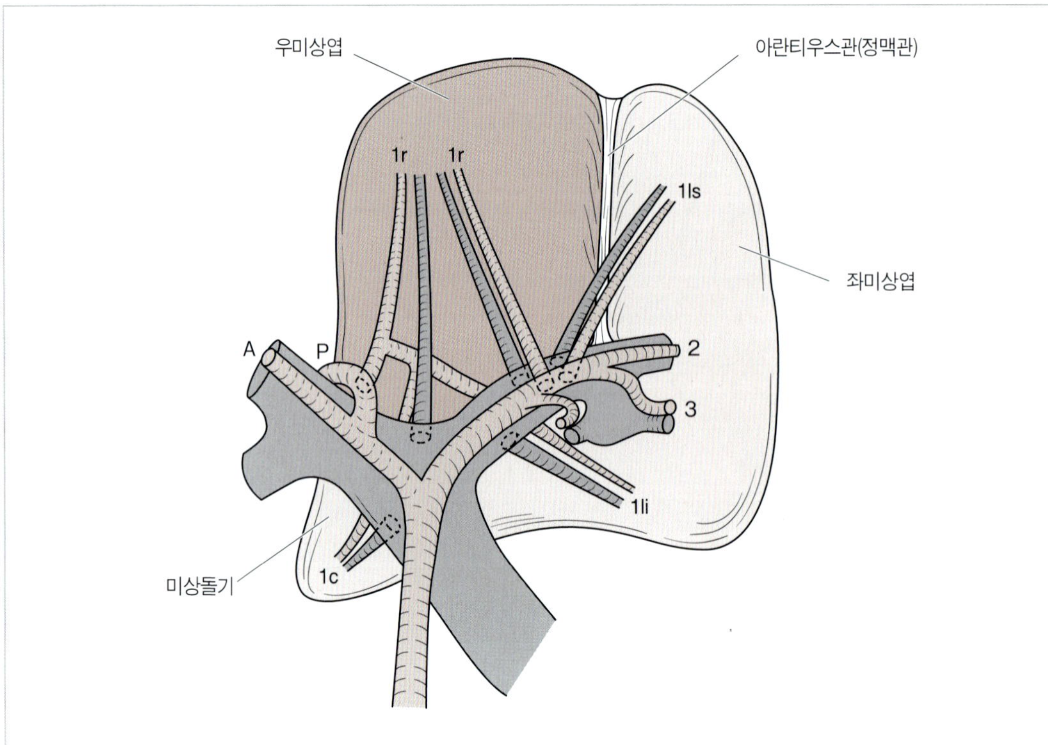

그림 4 미상엽담관가지, 문맥가지의 주행
1ls : 좌상미상엽지, 1li : 좌하미상엽지, 1r : 우미상엽지, 1c : 미상돌기지, A : 전구역지, P : 후구역지, 2 : 좌외측후지, 3 : 좌외측전지

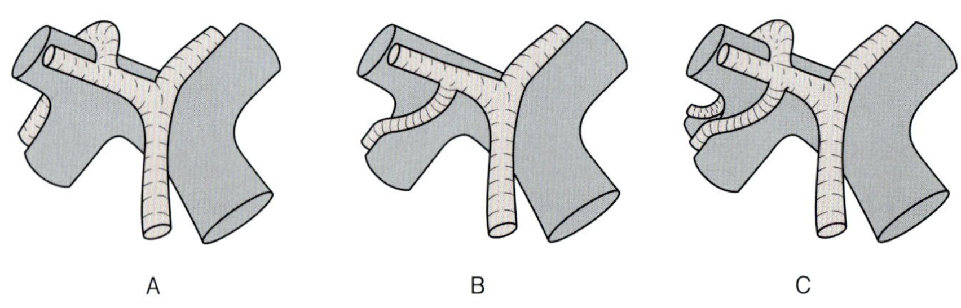

그림 5 문맥우지와 우후구역담관지와의 관계
A : 문맥위형태(supraportal pattern(83%)), B : 문맥아래형태(infraportal pattern(12%)), C : 복합형태(combined pattern(5%))

1) 우엽계 담관지의 변이[3]

(1) 우엽계 담관가지의 합류형태

우후지의 합류형태에는 크게 3가지 형태로 분류할 수 있다(그림 5).

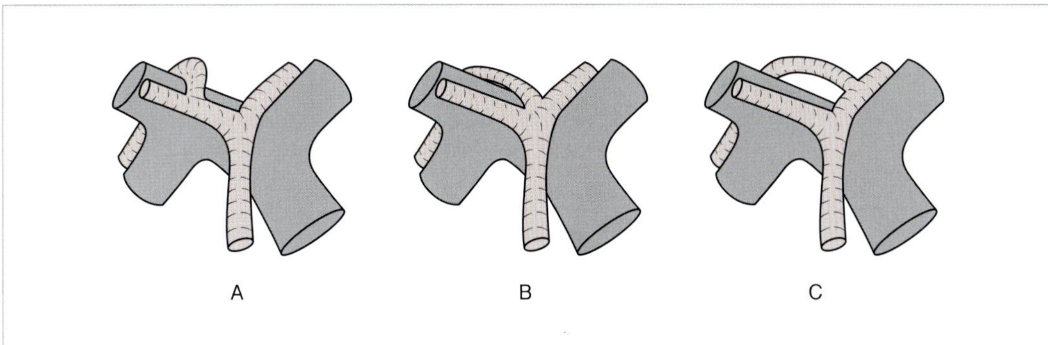

그림 6 우후구역담관지 문맥위형태의 합류아형
A : 우전구역지로 합류(65%), B : 좌우간관합류부로 합류(5%), C : 좌간관으로 합류(12%)

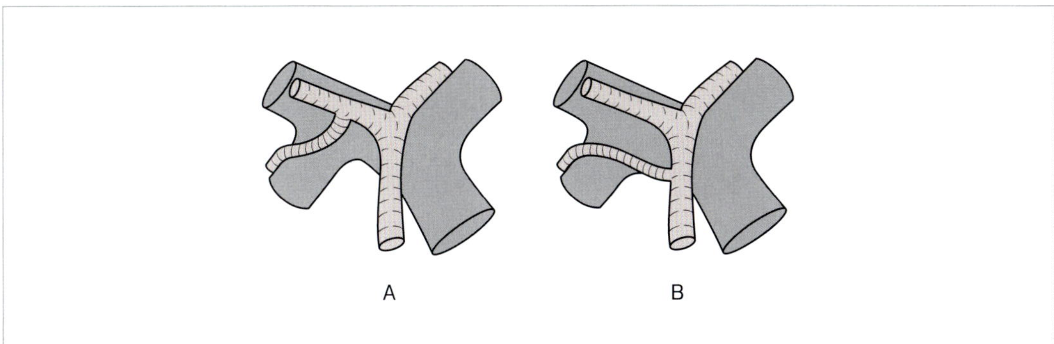

그림 7 우후구역담관지 문맥 아래형태의 합류아형
A : 우전구역지로 합류(7%), B : 총간관으로 합류(5%)

① 문맥위형태(supraportal pattern)는 우후구역담관지가 우측문맥의 뒤쪽으로부터 위쪽을 돌고, 우전구역 담관가지로 합류하는 형태로, 통상 "북쪽 회전"으로 불린다. 이것은 83%의 증례에서 나타나는 가장 일반적인 합류형태이다.

② 문맥아래형태(infraportal pattern)는 우후구역담관지가 문맥우후지의 꼬리쪽으로 나오고, 우전구역담관지로 합류되는 타입으로, "남회전"으로 불린다. 이것은 12%의 증례에서 나타난다.

③ 복합형태(combined pattern)는 문맥위형태(supraportal pattern)와 문맥아래형태(infraportal pattern)의 요소를 모두 갖는 타입으로 5%의 빈도로 나타났다. 예를 들어, 우후상지가 북회전으로 우후하지가 남회전이든지, 우후하복측지만이 남회전으로 다른 가지는 북회전든지, 여러 가지 형태가 존재한다.

(2)문맥위형태(Supraportal pattern)

우후구역지의 합류부위에 따라, 우전구역지에 합류하는 것(65%), 우전구역지와 좌간관과의 합류부로 합류하는 것(5%), 좌간관에 합류하는 것(12%)의 3가지 형태로 분류할 수 있는데, 우전구역지로 합류하는 경우가 가장 일반적이다(그림 6).

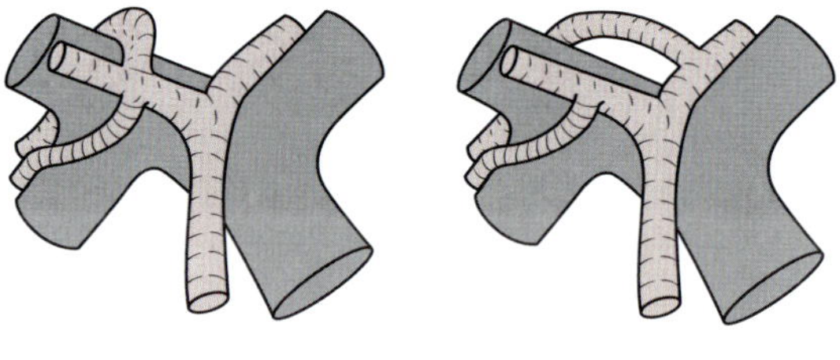

그림 8 우후 구역담관지 복합형태의 합류아형
A: 북회전의 가지과 우전구역담관지로 합류(1%), B: 북회전의 가지가 좌간관으로 합류(5%)

(3) 문맥아래형태(Infraportal pattern)

우후구역지의 합류부위에 따라 우후구역지가 우전구역지로 합류되는 것(7%), 총간관로 합류되는 것(5%)의 2가지 형태로 분류할 수 있다(그림 7).

(4) Combined pattern

① 북회전의 담관이 우전구역지로 합류되는 것(1%), ② 좌간관으로 합류되는 것(5%)의 2형으로 분류할 수 있다(그림 8).

문맥위형태와 문맥아래형태에서는 담관절제를 동반하는 좌엽절제시의 담관절제범위가 완전히 다르다. 문맥아래형태에서는 본래 우측문맥전지의 배측에 숨어 있는 우후구역담관지가 문맥우후지의 꼬리측으로 바로 확인할 수 있다. 이 때문에 문맥위형태(supraportal pattern)에서는 좌 3구역절제술을 하지 않으면 절제할 수 없는 우후구역 담관지의 범위가 좌엽절제로 절제할 수 있다. 또 좌엽절제 시의 우후구역담관지의 절제연이 문맥위형태에서는 문맥의 위쪽으로 되는데 반해서, 문맥아래형태에서는 문맥 우측전후지 분기부의 사이가 된다(그림 9).

2) 좌엽계담관가지의 변이[3, 4]

좌엽계담관지를 좌외측전지(B3)와 좌내측지(B4)에 주목해 아래의 4가지의 형태로 분류했다(그림 10).

① 좌외측후지(B2)와 B3가 문맥제부의 위쪽으로 합류되고, 문맥제부의 우측으로 B4가 합류된다(그림 10A). 이것이 가장 일반적인 합류형태이다(78%).

② B3와 B4가 거의 같은 부위로 합류된다(그림 10B, 4%),

③ B4가 B3에 합류된다(그림 10C, 16%).

④ B4가 왼쪽 바깥 곁가지와 우간관과의 합류부에 합류한다(그림 10 D, 2%).

이 밖에 B4가 총간관으로 합류되는 변이 등도 경험할 수 있다.

B3의 주행은 문맥제부와의 관계로부터 다음의 3가지 형태로 나눌 수 있다(그림 11).

① B3는 통상적으로 문맥제부의 위쪽에서 B2와 합류한다(그림 11 A, 94%).

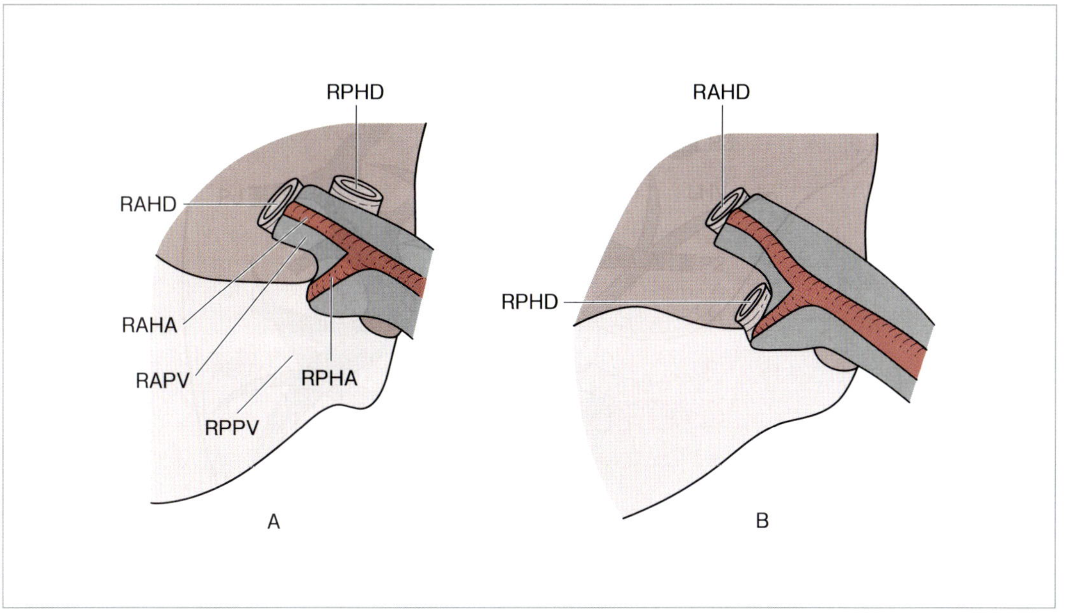

그림 9 좌간절제, 미상엽절제, 간외 담관절제 후의 절제연

A : 문맥위형태(supraportal pattern). 우전구역담관지 절단끝은 문맥우전구역지의 끝에 있고, 이 사이에 간동맥우전구역지가 들어간다. 우후구역담관지의 절단끝은 문맥우전구역지(혹은 문맥우지)의 위쪽에 있다.

B : 문맥아래형태(infraportal pattern). 우전구역담관지 절단끝은 문맥위형태(supraportal pattern)와 다르지 않다. 우후 구역담관지의 절단끝은 문맥우측전후구역지 분기부에 있다.

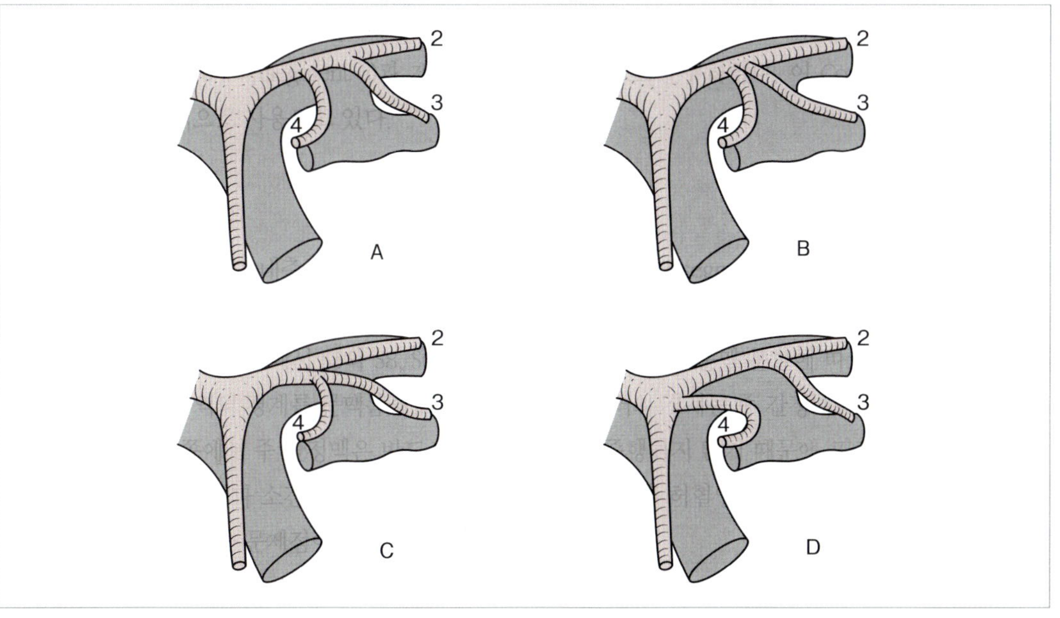

그림 10 좌엽의 담관지의 합류형태

A : 일반적인 합류형태, B : B2, B3, B4가 같은 곳으로 합류되 좌간관을 형성, C : B3+4에 B2가 합류되어 좌간관을 형성, D : B2+3과 우간관과의 합류부로 B4가 합류.

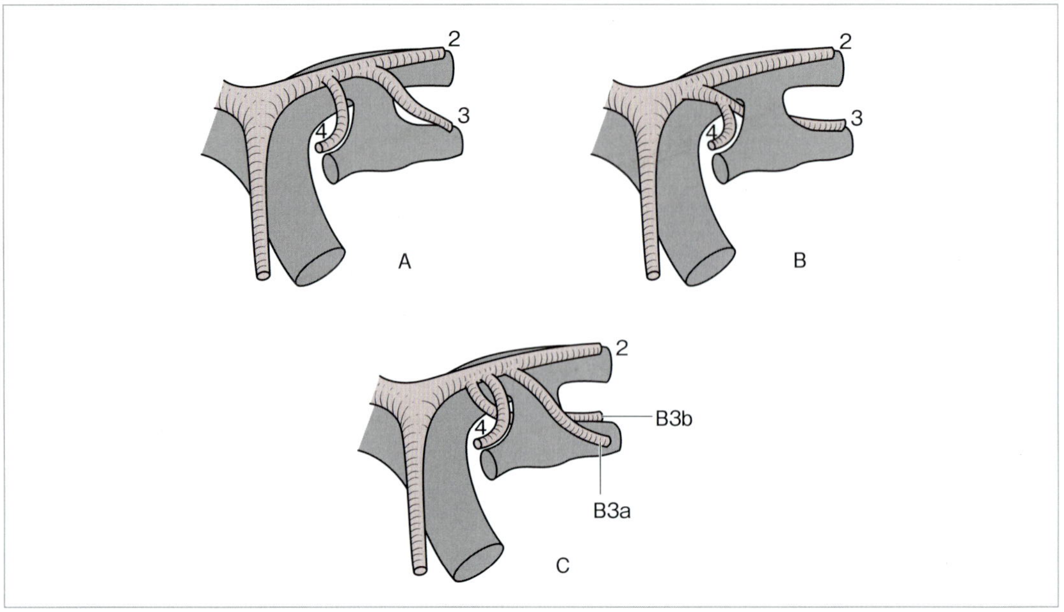

그림 11 좌외측전지와 문맥제부와의 관계
A : 문맥위형태(supraportal pattern(94%)), B : 문맥아래형태(infraportal pattern(5%)), C : 복합형태(combined pattern(1%))
2 : 좌외측후지, 3 : 좌외측전지, 4 : 좌내측지, B3a : 좌외측후상구역담관지, B3b : 좌외측후하구역담관지

② B3가 문맥제부의 뒤쪽을 주행한다(그림 11B, 5%). 이것은 B3의 문맥아래형태(infraportal pattern)이라고 이해할 수 있다.

③ B3a가 문맥제부의 위쪽을, B3b가 문맥제부의 아래쪽을 주행한다(그림 11C, 1%). 이것은 복합형태(combined pattern)이다.

이러한 변이에서는 담관절제를 동반하는 우간절제술이나 간우측 3구역절제술시에 주의를 필요로 한다. 통상적으로 시행되는 간절제술에서 담관절제연은 문맥제부의 위쪽에만 존재한다. 그러나 문맥아래형태나 복합형태에서는 담관의 주행을 올바르게 이해하고 있지 않으면 문맥제부미측의 담관을 잘못 결찰해 버리거나 혹은 일치하는 것을 잊어버릴 가능성이 있다.

3) B1의 변이[1, 2, 5]

B1에도 문맥아래형태가 있다(그림 12). 일반적인 합류형태는 그림 12A이다. 이전에 필자 등이 변이로서 보고한 것은 B1ls+1li가 좌간관 혹은 총간관에 좌측 문맥지의 뒤쪽, 문맥본간의 앞쪽을 지나며 합류하는 것이었다(그림 12B, C). 이 변이에 대해 담관절제, 미상엽절제를 동반하는 우측간절제를 시행할 경우, 담관손상이나 담관절제연(B1ls+1 li)을 방치할 위험이 있다. 그렇지만 이것은 좌미상엽으로부터 오는 가지뿐이기 때문에 결찰해도 문제가 되지는 않는다. 필자 등은 그 후, B2가 B1ls+B1li(+B1r)와 합류하고, 좌측 문맥지의 뒤쪽, 문맥본간의 앞쪽을 지나며 총간관으로 합류되는 변이를 경험한 적이 있다(그림 12D, E). 이 변이가 존재할 빈도는 극히 낮지만, 간과하면 B2가 결찰되거나 문합하는 것을 잊어버리는 경우가 있으므로 충분히 주의하지 않으면 안 된다.

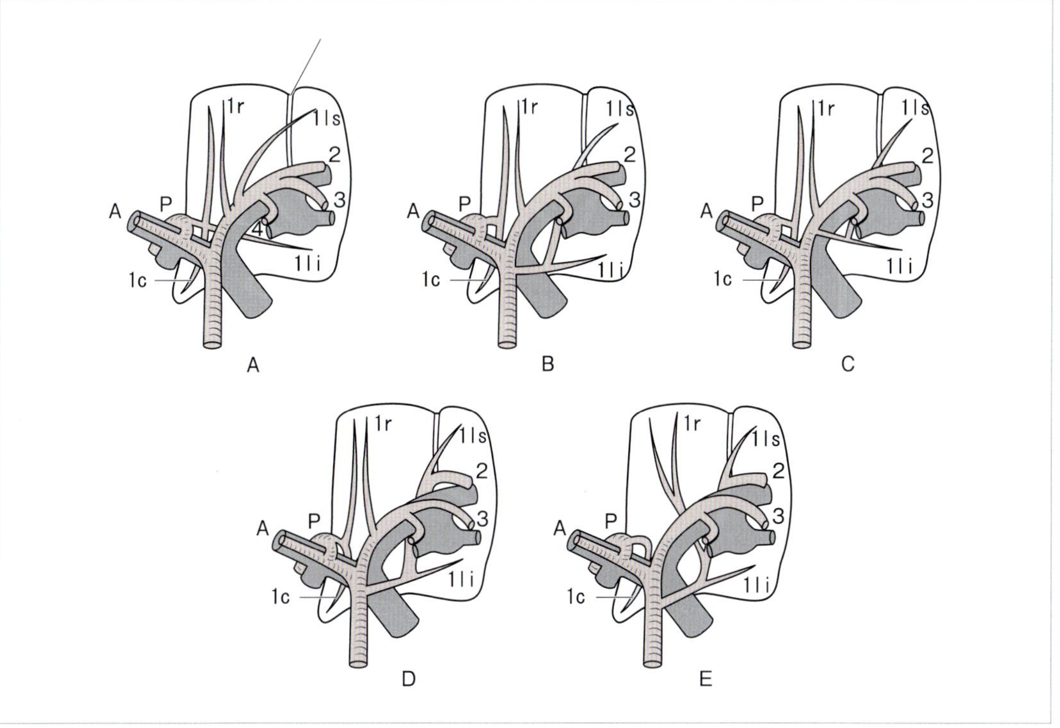

그림 12 미상엽담관지와 문맥과의 관계

A : 일반적인 미상엽담관지의 합류형태.
B : 문맥아래형태(infraportal pattern) 1 : B1ls+1 li가 문맥본간의 미측으로부터 총간관으로 합류.
C : 문맥아래형태(infraportal pattern) 2 : B1ls+1 li가 문맥본간의 미측으로부터 좌간관으로 합류.
D : 문맥아래형태(infraportal pattern) 3 : B2+1 ls+1 li가 문맥본간의 미측으로부터 총간관으로 합류.
E : 문맥아래형태(infraportal pattern) 4 : B2+1 r+1 ls+1 li가 문맥본간의 미측으로부터 총간관으로 합류.

담관의 외과해부에 대해서 문맥과의 관계를 중심으로 해설했다. 정확한 간담췌 질환의 수술, 특히 담관암 간절제를 실시하기 위해서는 변이를 포함한 정확한 해부의 지식이 불가결하다. 여기에서는 필자 등이 경험한 변이를 설명했지만 이 밖에도 여러 가지 변이를 생각해야 한다. 증례마다 치밀한 수술 전 영상진단을 실시해서, 그 합류형태를 정확하게 파악한 후 수술방안을 세울 필요가 있다.

COLUMN

담관상과 MDCT

예전에는 필름에 현상된 5 mm 슬라이드의 CT영상과 직접 담관조영으로 담관의 합류 형태와 암의 진전범위를 진단했다. 문맥과의 관계는 담관의 형태로부터 파악해 내야만 했다. 그러나 MDCT의 등장으로 상황이 변했다. 문맥과 담관과의 관계를 바로 확인할 수 있게 된 것이다. 깨끗한 관형태의 단면을 얻을 수 있는 것도 획기적이었다. 담관방향의 암진전 범위, 간십이지장간막내의 암침윤 등을 잘 알 수 있다. 공학기술의 진보가 의료를 바꾼 순간이다. 그렇지만 담관상을 얻으려고 하면 아직도 시간이 걸린다. 시간을 들여 담관상을 만들어도 윤곽의 미묘한 변화는 직접 담관조영술이 더 좋다. 그 미묘한 변화가 진단에 얼마나 필요한가를 여기서 논의할 생각은 없지만, 향후 기술의 진보가 이 문제마저도 해결해 줄 것이다. 머지않아 MDCT만으로 간담췌의 모든 영상진단을 할 수 있는 시대가 올지도 모른다.

Dos & Don' ts

- 워크스테이션으로 만들어진 용적 연출영상(volume rendered image)만으로 진단해서는 안 된다.
- 담관에는 변이가 많다. 선입관을 가져서는 안 된다.

참고문헌

1) Nimura Y, Hayakawa N, Kamiya J, et al: Hilar cholangiocarcinoma: surgical anatomy and curative resection. J Hepatobiliary Pancreat Surg 2: 239-248, 1995

2) Kamiya J, Nimura Y, Hayakawa N, et al: Preoperative cholangiography of the caudate lobe: surgical anatomy and staging for biliary carcinoma. J Hepatobiliary Pancreat Surg 1: 385-389, 1994

3) Ohkubo M, Nagino M, Kamiya J, et al: Surgical anatomy of the bile ducts at the hepatic hilum as applied to living donor liver transplantation. Ann Surg 239: 82-86, 2004

4) Ozden I, Kamiya J, Nagino M, et al: Clinical study on the infraportal bile ducts of segment 3. World J Surg 26: 1441-1445, 2002

5) Sugiura T, Nagino M, Kamiya J, et al: "Infraportal" bile duct of the caudate lobe. A troublesome anatomic variation in right-sided hepatectomy for perihilar cholangiocarcinoma. Ann Surg 246: 794-798, 2007

(西尾秀樹, 江畑智希, 梛野正人)

3 췌장의 외과해부

Point

① 췌후면의 융합근막(fusion fascia) : 통상의 Kocher수기를 실시했을 시에는 췌장측에 소성결합조직(loose connective tissue)의 막이 따라 온다. 이 소성결합조직의 막은 융합근막으로 췌두부의 융합근막은 Treitz의 융합근막, 췌장 체부 및 꼬리 부분의 융합근막은 Toldt의 융합근막으로 불린다. 췌두부 후면의 연속활(arcade)를 형성하는 동맥이나 정맥 등이 중요한 혈관, 췌두부신경총 제I부 · 제II부, 췌장후방조직 및 상장간막동맥 주위신경총은 Treitz의 융합근막으로 덮인 같은 공간에 존재하는 구조물이다.

② 췌두부십이지장부위의 동맥, 즉 위십이지장동맥과 상장간막동맥과의 연속활(arcade) : 중요한 연속활(arcade)를 형성하는 췌십이지장동맥〔전상췌십이지장동맥(ASPDA), 전하췌십이지장동맥(AIPDA), 후상췌십이지장동맥(PSPDA), 후하췌십이지장동맥(PIPDA)〕과 그 분지는 모두 췌두부와 함께 십이지장으로 혈류를 보낸다.

③ 전상췌십이지장동맥(ASPDA)은 위십이지장동맥(GDA)으로부터 분기한 후, Vater 유두부 아래로 향해 주행하고, 여기서 췌후면으로 돌아 전하췌십이지장동맥(AIPDA)으로 이행한다.

④ 후하췌십이지장동맥으로부터 담관우연을 주행해, 유두부로 향하는 후상췌십이지장동맥(PSPDA) 혹은 후하췌십이지장동맥에 필적하는 굵기의 동맥이 존재한다*1.

⑤ 췌두부로부터 췌체부로 향하는 동맥의 연속활(arcade) : 위십이지장동맥과 후췌동맥과는 연속활(arcade)를 형성하고 있고, 이 연속활(arcade)는 췌장상연을 따라서 존재한다*2.

⑥ 보통의 췌두부암에서는 CT에서 볼 때 암의 췌후면의 침윤이 문맥우연에 접하는 수직라인보다 우측으로 침윤되는 것을 췌장후방침윤(Rp), 이보다 더 좌측으로의 침윤을 췌외침윤 즉 췌장두부신경총 제I부 혹은 제II부의 침윤이라고 정의한다.

*1 : 그 굵기와 내용의 중요성으로부터 필자 등은 이것을 "유두동맥"이라고 명명하였다.

*2 : 이 연속활(arcade)의 동맥을 상횡행췌동맥(superior transverse pancreatic artery, superior TP)이라고 명명하자고 제안했다.

담췌영역에는 여러 가지 병변이 존재하며, 이러한 병변에 대해서는 여러 가지 술식을 선택할 수 있다. 「100 인의 외과의가 있으면 100가지 방법의 췌두부십이지장 절제방법이 있다」라고 지금까지 기술되어 왔다. 그러나 어떠한 변형을 가진 수술방식이든지 기본에 충실한 해부학적 구조를 이해한 후에 수술에 임하지 않으면 안 되는 것은 말할 필요도 없다. 이 장에서 막의 구조나 혈류 동태 및 혈관해부, 신경총의 해부를 충분히 이해해 두는 것은 외과의로서 뿐만이 아니라 임상의에게도 매우 중요하다[1].

본 장에서는 외과의가 췌장 수술을 시행할 때에 필요한 해부학적 사항에 대해 서술하였다. 또 곽청을 동반한 췌두부십이지장 절제방법에 필요한 해부나 축소수술에 빼놓아선 안될 외과해부에 대해 기술하였다.

■ 췌장의 해부에 있어서의 융합근막[2)]

우선 췌장의 해부에 있어서의 「막」에 대해 이야기해 보자. 보통의 Kocher 수기를 시행했을 때에, 췌장측에 소성결합조직(loose connective tissue)의 막이 따라 온다(그림 1). 췌장의 연속활(arcade)나 중요한 정맥 등 중요한 혈관은 모두 이 소성결합조직의 막과 췌실질과의 사이에 존재한다.

이 소성결합조직의 막은 융합근막(fusion fascia)으로 발생학적으로 여러 개의 막이 합쳐져서 생긴 막이다. 그 과정을 보면 발생학적으로는, 췌장은 태생기에는 복측췌장과 배측췌장으로 나누어져 있다. 이 부분의 복막이 뒤의 벽측복막과 융합하기 때문에, 융합근막으로 불리게 되는 것이다. 이 복측췌장이 180도 회전해 배측췌장과 융합하고 거기에다가 90도 회전해 벽측근막과 융합하는 것이다(그림 2, 3)[1, 2)]. 융합근막은 췌두부와 췌장체부 및 꼬리 부분측에서 이름이 달라진다. 췌두부의 융합근막은 Treitz에 의해서 명명되어 Treitz의 융합근막으로 불리고 췌장체부 및 꼬리부분의 융합근막은 Toldt에 의해서 명명되어 Toldt의 융합근막으로 불리고 있다[2)].

측면에서 보면 상장간막동맥(superior mesenteric artery ; SMA)은 복부대동맥에서 분기하자마자 췌후근막을 지나 췌장쪽으로 들어오게 된다(그림 4).

그림 5는 부검예로, 췌장을 뒤쪽에서 본 그림이다. Kocher 수기는 이 면에서 박리하게 된다. 상장간막동맥의 절단 끝부위는 복부대동맥으로부터 분기한 직후에 근부에서 절리한 것이다. 앞에서 서술한 것과 같이 상장간막동맥은 복부 대동맥에서 분기하는 곳과 같이 곧바로 융합근막보다 뒤쪽에 들어가는 것이다. 또 이 그림에서 췌두부실질, 연속활(arcade)의 동정맥, 문맥 뒤쪽의 췌구부(pancrease uncinate)에서 상장간막동맥으로 향해서 관련되어 붙는 췌장두부신경총 제II부, 그리고 상장간막동맥은 모두 이 융합근막의 뒤쪽에 있다는 것을 이해할 수 있다. 이 췌두부의 Treitz의 융합근막은 췌장체부 및 꼬리부분의 Toldt의 융

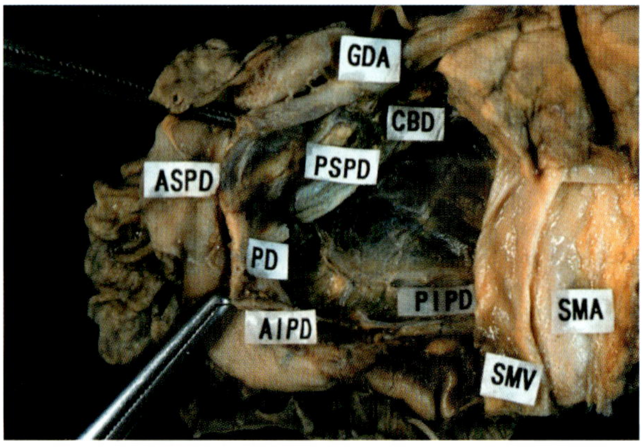

그림 1 하부담관, 연속활(arcade)의 동맥을 보존하면서 췌두부의 췌실질을 절제한 표본도(부검예)
뒤쪽의 Treitz의 융합근막이 보존된 상태이다. 연속활(arcade)의 동맥은 모두 Treitz의 융합근막 뒤쪽에 존재하는 것을 알 수 있다. 따라서 이 융합근막의 보존은 하부담관, 십이지장의 혈류 보존의 지표가 된다.
GDA : gastroduodenal artery, CBD : common bile duct, PSPD : posterior superior pancreatico-duodenal artery, PIPD : posterior inferior pancreaticoduodenal artery, ASPD : anterior superior pancreaticoduodenal artery, AIPD : anterior inferior pancreaticoduodenal artery, PD : main pancreatic duct, SMA : superior mesenteric vein, SMV : superior mesenteric vein

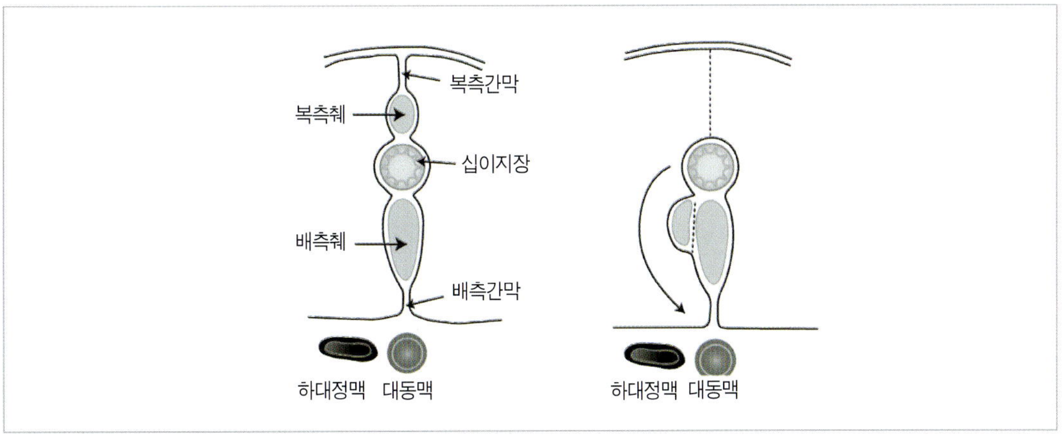

그림 2 태생 5개월의 췌장상태(1)
발생학적으로 췌장은 태생기에 복측췌장과 배측췌장으로 나누어져 있다. 이 부분의 복막이 뒤의 벽측복막과 융합하기 때문에, 융합근막으로 불리게 된 것이다. 이 복측췌장이 180도 회전해 배측췌장으로 합체된다.
(Kimura W: Surgical anatomy of the pancreas for limited resection. J Hepatobiliary Pancreat Surg 7: 473-479, 2000)

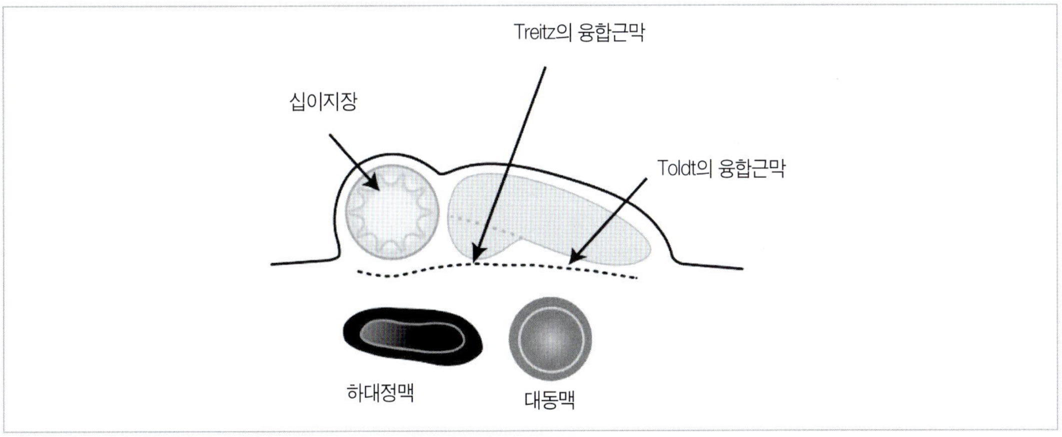

그림 3 태생 5개월의 췌장상태(2)
합체된 췌장은 90도 회전해 벽측근막과 융합한다. 융합근막(Fusion fascia)은 췌두부측과 췌장체부와 꼬리 부분측에서 이름이 다르므로 췌두부의 융합근막은 Treitz의 융합근막으로 불리고, 췌장체부와 꼬리부분의 융합근막은 Toldt의 융합근막으로 불린다.
(Kimura W: Surgical anatomy of the pancreas for limited resection. J Hepatobiliary Pancreatic Surg 7: 473-479, 2000).

합근막으로 그대로 이행해 나간다.

융합근막을 췌실질문맥 및 담관후면으로부터 박리해 놓은 것을 그림 6에 나타냈다. 문맥으로부터 후상췌십이지장정맥(posterior superior pancreaticoduodenal vein ; PSPDV)이 분기하고 췌두부 후면으로부터 담관의 후면을 경사지게 지나면서 담관의 후면을 횡단해, 담관우연을 따라 Vater 유두부로 향한다[3]. 한층더 유두부부근의 십이지장후벽 내에 부채꼴모양으로 세세하게 나뉘어 매몰된다. 이 정맥을 보존하면 Kocher 수기를 시행해도 십이지장의 울혈을 막을 수 있다. 그 외 중요한 연속활(arcade)를 형성하는 췌십이지장동맥〔전상췌십이지장동맥(AIPDA), 후상췌십이지장동맥(PSPDA), 후하췌십이지장동맥(PIPDA)〕과 그 분지나 후하췌십이지장정맥(PIPDV) 등은 모두 이 융합근막과 췌장실질과의 사이에 존재한다[2]. 부검예를 통해 이

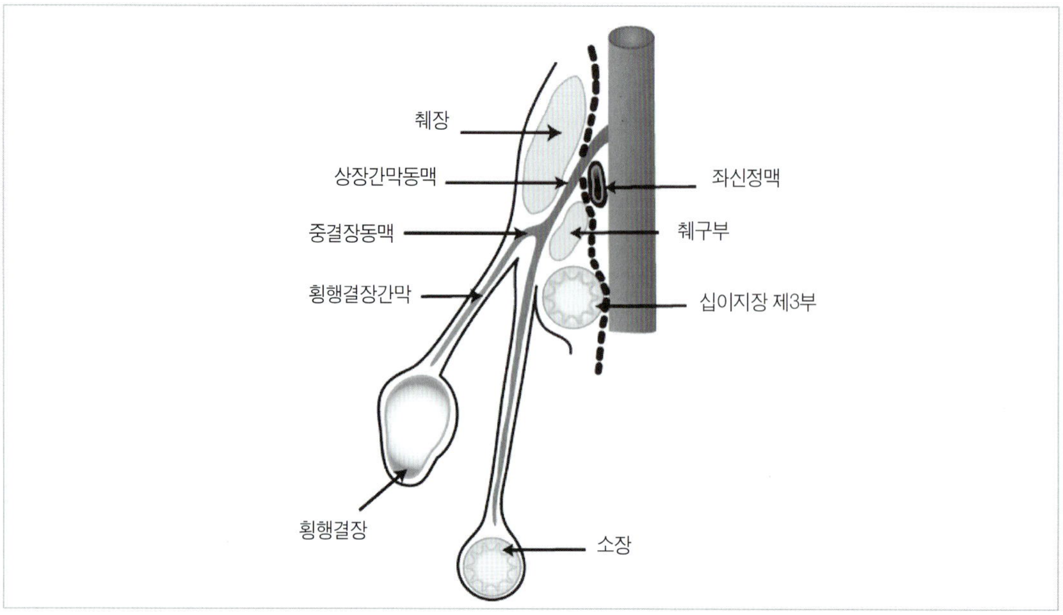

그림 4 측면에서 본 췌장의 융합근막(갈색 점선)
측면에서 보면 상장간막동맥(SMA : superior mesenteric artery)은 복부대동맥으로부터 분기하자마자 췌장의 융합근막(세로 방향에 그려진 점선)을 뚫고 췌장측으로 들어온다.
(Kimura W: Surgical anatomy of the pancreas for limited resection. J Hepatobiliary Pancreat Surg 7: 473-479, 2000)

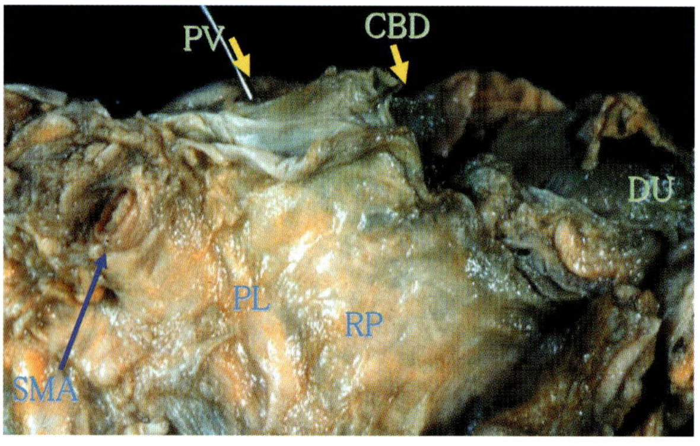

그림 5 췌두부를 뒷면에서 본 그림(부검예)
부검예로 췌장을 뒷면에서 본 그림이다. Kocher수기는 이 면에서 박리한다. 상장간막동맥의 절단 끝부위는 복부대동맥으로부터 분기한 직후에 근부에서 절리한 상태이다. 이 그림에서 보듯이 상장간막동맥은 복부대동맥으로부터 분기하자마자 Treitz의 융합근막에서 뒤쪽으로 들어간다. 또 췌두부실질, 연속활(arcade)의 동정맥, 문맥 뒤쪽의 췌장구부로부터 상장간막동맥으로 향해서 얽혀붙은 췌장두부신경총 제II부, 그리고 상장간막동맥은 모두 이 합근막의 뒤쪽에 있는 것을 알 수 있다. 이 췌두부의 Treitz의 융합근막은 췌장체부 및 꼬리부분 Toldt의 융합근막으로 그대로 이행된다.

러한 연속활(arcade)의 동맥을 보존하면서 췌두부의 췌실질을 절제할 수 있는 것을 보고했다(그림 7)[3].

조직학적으로는 Treitz의 융합근막은 소생결합직으로 되어 있어 이 막은 조직학적으로는 쓸모없어 보이

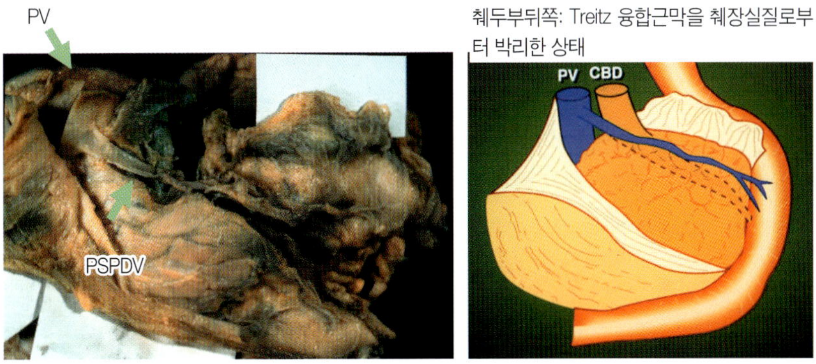

그림 6 Kocher수기를 시행하는 면을 뒤쪽으로부터 관찰한 결과(부검예와 그 도식)

Treitz의 융합근막을 신중하게 췌장, 문맥 혹은 담관뒤면으로부터 박리하면, 후상췌십이지장 정맥(PSPDV)이 출현한다. 후상췌십이지장정맥은 문맥뒤면에서 분기해, 췌장 상연근처에서부터 담관뒤면을 경사로 지나면서 담관을 횡단한다. 담관우연을 따라 유두부를 향하고 있다. 또한 유두부 부근의 십이지장 후벽내로 매몰된다.

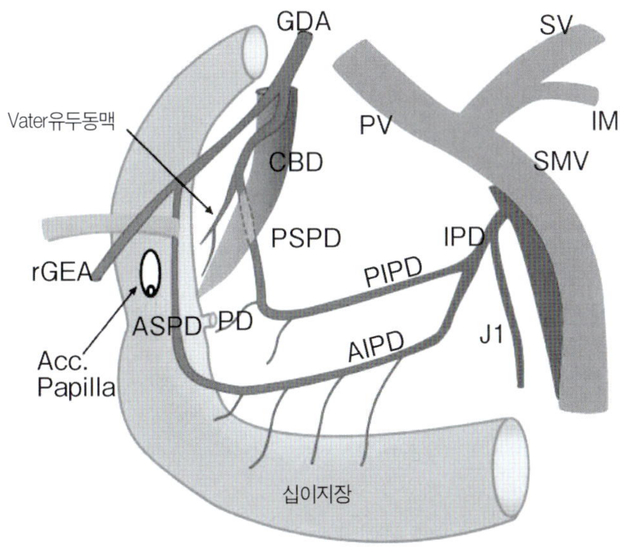

그림 7 췌두십이지장부 동맥해부의 도식(위십이지장동맥과 상장간막동맥과의 연속활(arcade)와 유두동맥)

후상췌십이지장동맥(PSPDA)은 췌두부상연으로 보통, 담관의 전면을 통과하고 담관후면을 둘러싸 후하췌십이지장동맥(PIPDA)으로 이행해 췌두부의 뒤쪽연속활(posterior arcade)을 형성한다. 이 때 담관우측에서 유두부로 향해 Vater 유두동맥을 분기한다. 이 동맥이 담관하부, 유두부 및 십이지장 제2부의 혈류로서 매우 중요하다.

GDA : gastroduodenal artery, CBD : common bile duct, PSPD : posterior superior pancreaticoduodenal artery, PIPD : posterior inferior pancreaticoduodenal artery, rGEA : right gastroepiploic artery, ASPD : anterior superior pancreaticoduodenal artery, IPD : inferior pancreatoduodenal artery, AIPD : anterior inferior pancreaticoduodenal artery, PD : main pancreatic duct, Acc. Papilla : accessory papilla, SV : splenic vein, IMV : inferior mesenteric vein, SMV : superior mesenteric vein, PV : portal vein, J1 : first jejunal vein

지만, 외과수술적으로는 비교적 견실한 막이다. 이 막과 췌실질과의 사이에 혈관(동정맥)이 존재한다[2].

췌장 체부 및 꼬리부분에서도 췌두부와 같이 Toldt 융합근막의 뒤쪽에 비정맥 및 그 분지가 존재한다[4]. 그럼으로써 비동정맥 및 비장을 보존한 췌체부 및 꼬리부분 절제 시에는 비정맥 후면에 존재하는 이 Toldt 융합근막을 절리하는 것에 의해서 비정맥이 노출되게 된다(그림 8)[4]. 그 후에 비정맥의 분지를 결찰 · 절리하는 것이다. 또 보통의 췌두십이지장 절제방법 시에 상장간막동맥근방에서 췌두부 신경총 제II부를 절리할 경우에는 그 뒤쪽에서 이 융합근막을 함께 절리한다.

■ 췌장의 동맥

췌장은 위쪽의 복강동맥과 그 분지인 총간동맥과 비동맥, 아래쪽상 장간막동맥 사이에 위치하고 그 양쪽으로부터 가지를 받는다. 췌장은 대동맥 위에 좌우로 존재한다. 췌두부에서는 복강 동맥과 상장간막 동맥의 분지가 합쳐져 앞 뒤의 연속활(arcade)를 형성하고 있다. 췌장체부 및 꼬리부분까지는 주로 복강동맥으로부터의 가지가 췌장에 분포한다. 앞쪽 췌장은 주로 후췌십이지장 동맥(PSPDA, PIPDA)의 혈류지배를 받는다.

1) 췌두부 뒤쪽의 동맥 연속활(arcade)-위십이지장동맥과 상장간막동맥과의 연속활

췌십이지장동맥 연속활을 형성하는 혈관에 대해 간략히 설명해 보자[2, 3].

전상췌십이지장동맥(ASPDA) : 위십이지장동맥은 췌장의 후면 윗쪽에서 후상췌십이지장 동맥(PSPDA)을 분지한 후 전상췌십이지장동맥으로서 췌장의 전면을 십이지장구부로부터 멀어져 왼쪽 아래로 부풀어

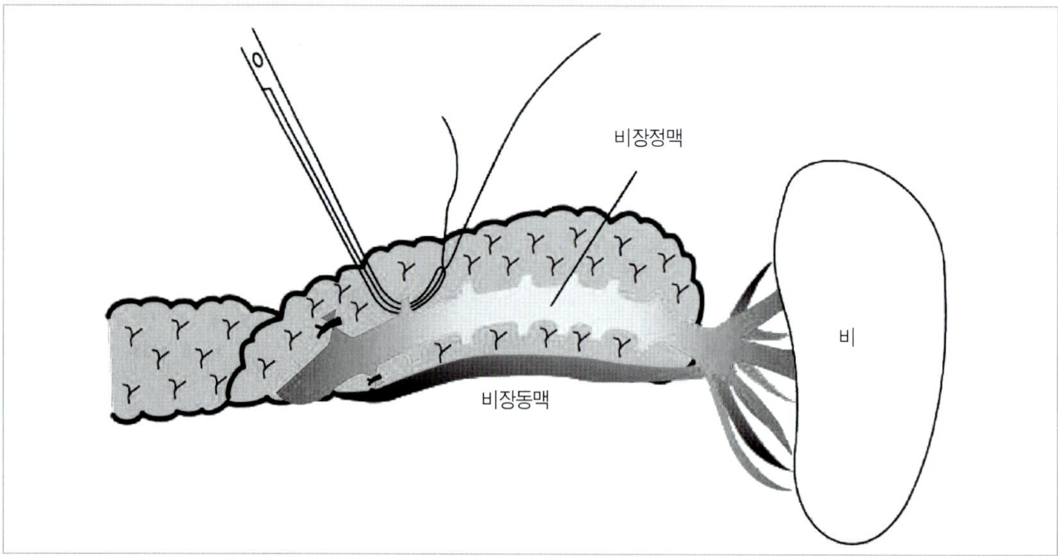

그림 8 비장동,정맥 및 비장을 보존한 췌장체부 및 꼬리부분 절제방법
췌장을 후복막으로부터 박리하고, 후면에서 보면 비장정맥은 반바퀴이상 췌장실질에 파묻혀 후면은 Toldt의 융합근막으로 덮여있다. 이 융합근막을 타원형의 가장 긴 직경 방향으로 절제해 비장정맥을 노출한다. 비장정맥 분지를 정성껏 결찰 · 절제하는 것이 요령이다.

오르듯이 주행한다. 췌장체부의 췌두부뿌리쪽에서 우위근위근막동맥을 분기한다(그림 7). 이 췌두부 전면을 기울여 우측으로 하행할 경우에 십이지장으로 곧은 동맥을 췌실질로 분지를 몇 개씩 내보낸다.

후상췌십이지장 동맥(PSPDA) : 위십이지장 동맥이 총간동맥으로부터 분지한 후, 전상췌십이지장동맥보다 먼저 췌장후면 · 상연 근처에서 분기한다. 총담관의 전면을 좌측에서 오른쪽 아래쪽을 향해 비스듬하게 주행한 후, 총담관 우측 · 췌장후면을 총담관을 따라 주행한다. "유두동맥"을 분지한 후 총담관후면을 우측에서 왼쪽 아래쪽을 향해 주행해 후하췌십이지장동맥과 만난다. 즉 후상췌십이지장동맥과 후하췌십이지장동맥은 하부담관을 나사모양으로 둘러싸듯이 아래쪽부터 위쪽으로 올려보았을 때에 시계반대방향으로 돌아 주행하는 것이다.

후하췌십이지장동맥으로부터 담관우연을 주행해 유두부로 향하는 후상췌십이지장동맥 혹은 후하췌십이지장동맥에 필적하는 굵기의 동맥이 존재한다. 그 굵기와 내용의 중요성으로부터 필자 등은 이것을 유두동맥(그림 7, 9)이라고 이름하였다[3, 5]. 내용의 중요성이란 이 동맥이 Vater 유두부와 십이지장 제2부의 혈류에 매우 중요하다는 것이다. 십이지장보존췌두부 절제술시에 십이지장 제2부 및 Vater 유두부를 보존하기 위해서는 이 동맥의 보존이 중요하다. 십이지장 보존을 위해서 외과의는 수술 중에 이 동맥을 손상시켜서는 안 된다.

「**유두 동맥**」에 대해서는 전상췌십이지장동맥 연속활(arcade)와 후상췌십이지장동맥 연속활(arcade)를 잇는 교통동맥(communicating artery)이라고 해부학적으로 기술한다[2]. 그러나 교통하고 있는 것은 필자 등이 주장하는 「유두 동맥」이 유두부 부근에서 빗자루모양으로 다수 분기한 것 중 1개에 지나지 않는다. 많게는 Vater 유두부를 중심으로 십이지장 제2부에 부채꼴모양으로 펴져 다수에 분기해 이 부분에 영양을 공급하고 있다. 교통동맥으로 하는 해부학적 견해에서는 이 후자의 부분이 전혀 주목되고 있지 않다. 이 동맥의 의의는 2개의 연속활(arcade)의 교통보다 오히려 Vater 유두부나 십이지장에의 혈류에 있다고 생각할 수 있다. 여기서 "유두 동맥"이라고 하는 명칭이 임상적으로도 또한 해부학적으로도 이 동맥의 존재 의의를 단적으로 나타내고 있다.

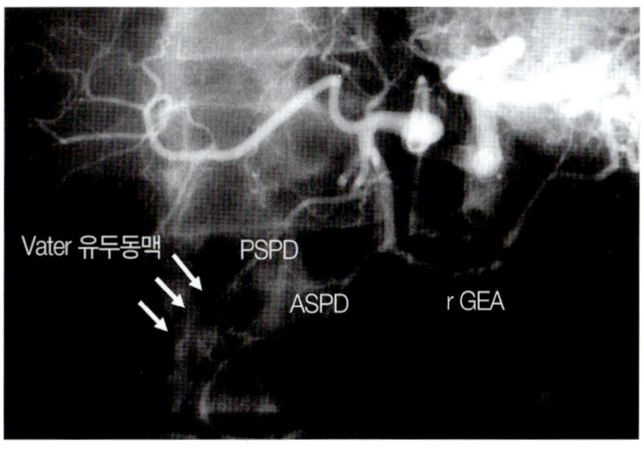

그림 9 혈관조영에 있어서의 유두동맥(화살표).
PSPD : posterior superior pancreaticoduodenal artery, rGEA : right gastroepiploic artery, ASPD : anterior superior pancreaticoduodenal artery

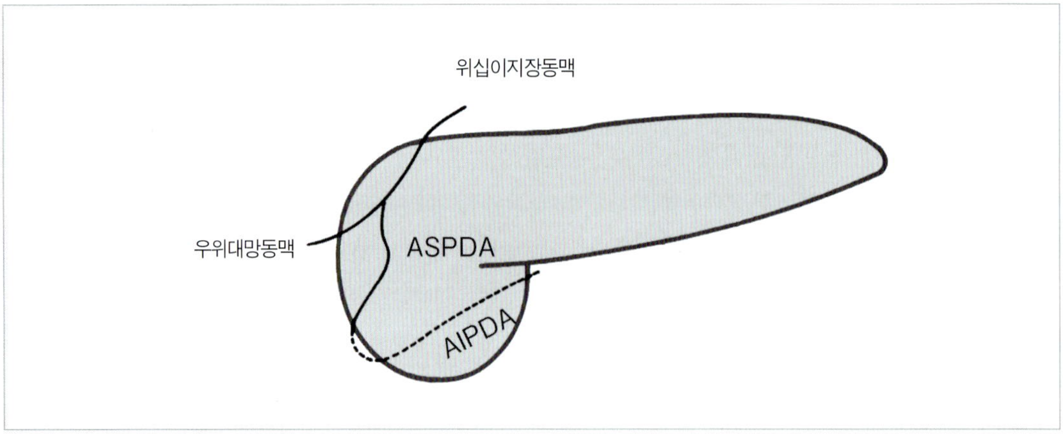

그림 10 전상췌십이지장동맥(ASPDA)과 전하췌십이지장 동맥(AIPDA)
전상췌십이지장동맥(ASPDA)은 위십이지장동맥으로부터 분기한 후, 주유두부(major papilla) 아래쪽을 향해 주행, 여기서 췌후면으로 돌아 전하췌십이지장동맥으로 이행한다. 즉 전하췌십이지장동맥은 일반의 통념과 달리 췌후면을 주행한다.

하췌십이지장동맥(IPDA) : 상장간막동맥의 좌측에서 분기해, 제1공장동맥(J1A)을 하부로 향해 분기한다. 그 후 상장간막동맥의 후면을 우측을 향해 주행해 전하췌십이지장동맥(AIPDA)과 후하췌십이지장동맥(PIPDA)에 분기한다. 즉 이 동맥은 전하췌십이지장동맥과 후하췌십이지장동맥의 공통관이 되는 동맥이다.

하췌십이지장동맥의 분기형태에 대해서는 Murakami 등이 자세하게 보고하고 있다. 214구의 사체를 이용하여 검색한 결과, 80%에 하췌십이지장동맥이 존재했고, 이 중 하췌십이지장동맥이 제1공장동맥(J1A)과 공통관을 만들어 상장간막동맥으로부터 분기하고 있는 것이 56%, 하췌십이지장동맥이 직접 상장간막동맥으로부터 분기 하고 있는 것이 22%였다.

전하췌십이지장동맥(AIPDA) : 하췌십이지장동맥으로부터 혹은 직접 상장간막동맥으로부터 분기하고 췌의 후면을 우측으로 향해 주행한다. 십이지장으로 곧은 정맥을, 췌장실질로 분지를 몇 개 이상 내고 있다[2].

후하췌십이지장동맥(PIPDA) : 전하췌십이지장동매과 같이 하췌십이지장동맥으로부터 혹은 직접 상장간막 동맥으로부터 분기하고 췌장의 후면을 우측을 향해 주행한다. 주행 중에 십이지장 및 췌장실질로 분지를 낸다.

췌두부의 동맥 연속활(arcade)의 해부학적 지견 보유[3]—부검예의 검색에서

① 중요한 연속활(arcade)를 형성하는 췌두십이지장동맥(AIPDA, PSPDA, PIPDA)과 그 분지나 후상・후하췌십이지장 정맥(PSPDV, PIPDV) 등은 모두 Treitz의 융합근막과 췌실질과의 사이에 존재한다3).

② 전상췌십이지장동맥(ASPDA)과 전하췌십이지장동맥(AIPDA)은 연속활(arcade)를 형성한다(그림 7). 전상췌십이지장동맥은 위십이지장동맥으로부터 분기한 후, 주유두부(major papilla) 아래쪽을 향해 주행, 여기서 췌후면으로 돌아 전하췌십이지장동맥(AIPDA)으로 이행한다. 즉 전하췌십이지장동맥은 일반적인 통념과 달리 췌후면을 주행한다(그림 10).

③ ASPDA, AIPDA, PSPDA, PIPDA와 그 분지가 완전하게 췌내로 매몰되고 있는 예는 볼 수 없지만, ASPDA와 그 십이지장 가지는 췌장 실질 내로 반바퀴이상이 파고 들어가 있는 예가 비교적 많은 비율

로 나타난다.

④ 후상췌십이지장동맥(PSPDA)과 후하췌십이지장동맥(PIPDA)은 약 90%가 연속활(arcade)를 형성한다.

⑤ 췌장내 담관은 타원형으로 가장 긴 직경에 따른 동맥 네트워크(담도주위 신경총(epicholedocal plexus))로 둘러싸여 있다. 췌장내 담관의 동맥은 후상췌십이지장동맥으로부터 분지한 Vater 유두동맥이 췌장내 담관의 우측 · 배측을 주행하고 있다. 십이지장 보존췌두부 절제술을 위해서 담관주위의 신경총(epicholedocal plexus)를 절제하거나 유두동맥을 손상시키거나 하면 수술 후의 담관괴사나 담관협착을 초래하기 때문에 하부담관의 합병절제를 고려해야 한다.

⑥ 췌장 실질과 십이지장벽과의 결합은 소성결합조직에 의하기 때문에 박리가 용이하다. 그러나 부유두부(minor papilla) 부근에서는 췌실질의 십이지장 점막하 혹은 윤상근층까지의 "침입"이 보이는 예가 88%나 나타나고 있다.

2) 췌두부로부터 췌장체부로 향하는 동맥-위십이지장동맥과 총간동맥과의 연속활(arcade)

필자 등은 외과 해부학적으로 췌장을 췌장체부에서 가로로 주행하는 비교적 굵은 동맥이 머리쪽과 꼬리쪽에 2개가 있는 것을 경험한 적이 있다. 그러나 대부분의 교과서에서는 이 부분의 해부학적 기술이 불충분하고 배췌동맥(혹은 후췌동맥이라고도 불리는 : dorsal pancreatic artery)으로부터 췌장 안에서 가로로 주행하는 동맥을 좌우로 나타내고 있는 그림을 보여주고 있다[6]. Woodbrune & Burkel WE에 의하면 이 배췌동맥이 췌장하연에까지 내려오고 췌장 체부하연에 따라서 가로로 주행하는 동맥이 그려져 있지만 췌장내의 동맥에 대한 기술이 충분하다고는 말하기 어렵다.

위십이지장 동맥과 배췌동맥과의 사이에는 췌장상연에 존재하는 연속활(arcade)이 보여지고 있다. 이 연속활(arcade)를 형성하는 동맥분지 가운데, 위십이지장동맥으로부터 나온 분지를 위췌장분지(superior pancreatic branch), 배췌동맥으로부터 나온 분지를 췌장위분지(suprapancreatic branch)라고 한다. 이 위췌장분지와 췌장위분지와의 합치, 즉 연속활(arcade)의 빈도는 지금까지는 밝혀지지 않았다.

또 위십이지장 동맥이 전상췌십이지장동맥(ASPDA)과 우위간위간막 동맥과 분기하는 그 분기점 근방에서 분기해 췌장하연을 따라 주행하는 동맥이 존재한다. 이것이 횡행췌동맥이다. 이 횡행췌동맥과 배췌동맥 혹은 대췌동맥은 역시 일치해 연속활(arcade)를 형성하고 있고, 이것을 췌장주위 연속활(peripancreatic arch)이라고 한다.

즉, 위십이지장동맥과 배췌동맥 사이에는 연속활이 2개가 존재한다. 우리는 앞에서 기술한 췌장상연에서 볼 수 있는 위췌장분지와 췌장위분지와의 연속활의 동맥을 우횡행췌동맥(superior transverse pancreatic artery(superior TP))이라고 명명할 것을 제안했다(그림 11)[6]. 췌장을 수술하는 외과의에 이러한 동맥의 존재, 즉 췌장하연에 횡행췌동맥이 존재할 뿐만 아니라, 췌상연에 췌장을 가로로 주행하는 동맥이 있는 것을 명확하게 인식해야 한다고 생각하기 때문이다. 위췌장분지와 췌장위분지와의 연속활은 위췌장연속활(superior pancreatic arcade) 이며, 앞췌장연속활(prepancreatic arcade)로 여겨져 온 것은 아래췌장연속활(inferior pancreatic arcade)이라고 생각하면 알기 쉽다. 췌장체부 상연, 하연에 연속활(arcade)가 2개 존재하는 것을 염두해 두는 것으로 췌십이지장 동맥의 연속활(arcade)와 대비해 기억할 수 있다.

이와 같이 위십이지장동맥은 후상췌십이지장동맥, 전상췌십이지장동맥, 우위간위간막동맥에 분기해 췌

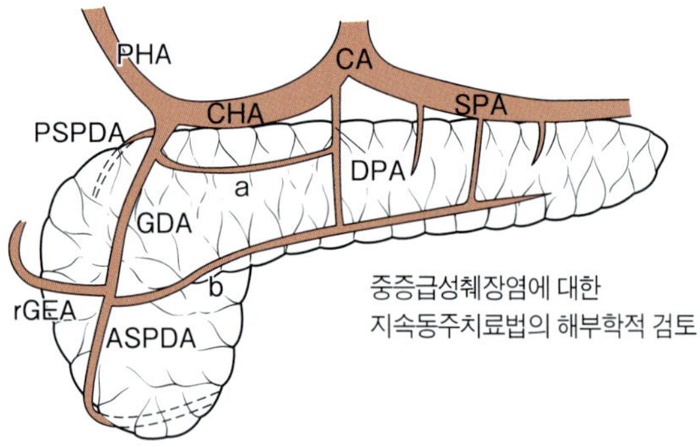

그림 11 상횡행췌동맥(superior transverse pancreatic artery(superior TP))의 도식
췌두부상연으로 볼 수 있는 상췌장분지(superior pancreatic branch)와 췌장상분지(suprapancreatic branch)와의 연속활(arcade)의 동맥(a). 이것을 상횡행췌동맥이라고 명명하기로 한다.
a : 상횡행췌동맥(superior transverse pancreatic artery; superior TP)
b : 횡행췌동맥(transverse pancreatic artery)
CA : celiac axis, CHA : common hepatic artery, PHA : proper hepatic artery, PSPDA : posterior superior pancreaticoduodenal artery, rGEA : right gastroepiploic artery, ASPDA : anterior superior pancreaticoduodenal artery, DPA : dorsal pancreatic artery, SPA : splenic artery, GDA : gastroduodenal artery

두부, 십이지장 및 위로 동맥혈을 보낼 뿐만 아니라, 췌장체부로 향해 췌상연 및 췌하연을 가로로 주행하는 2개의 동맥분지를 내고 있는 것이다.

이러한 동맥은 십이지장과 관계가 적기 때문에, 십이지장 보존췌두부 절제술에서 별로 주목할 필요는 없다. 그러나 췌두부 십이지장 절제술로 췌장을 문맥위에서 절제할 경우에는 항상 나타나는 동맥이며, 임상적으로도 친숙한 동맥이다. 또 위췌장분지(superior pancreatic branch)의 가지는 췌두부 및 췌장체부에서 가장자리의 관류를 통해 십이지장구부의 영양혈관과 관계가 있다고 생각된다.

또한 위십이지장동맥과 배췌동맥과의 연속활(arcade) 빈도나 횡행췌동맥의 주행 · 관류영역, 대췌동맥과의 연결 등은 중증급성췌염의 증례에서 시행되는 동주요법에 있어서 해부학적으로 중요하다. 동주요법에 대해서는 췌장 체부에 괴사부가 보였을 경우, 카테터를 비장동맥으로 거치해야할 것인가, 위십이지장동맥으로 거치해야할 것인가가 문제가 된다. 동맥촬영상의 관찰로는 위십이지장동맥으로 거치해야 한다고 밝혀졌다.

■ 췌장의 정맥

위결장정맥간(gastrocolic trunk)의 구조(그림 12, 13)[2)]는 중요하다. 여기에서는 간위간막과 횡행결장간막이 생리적으로 유착하고 있어 비교적 복잡하기 때문에, 익숙해지지 않으면 수술 시 처음에 이 근처에서 출혈이 발생해 수술 자체가 거칠어질 우려가 있다. 수술자 및 제1 조수는 이 부분의 해부를 제대로 파악해 둘 필요가 있다. 특히 제1조수는 시야를 확보할 때 횡행결장, 위, 간위간막 등을 강하게 끌어 잡아서 이 부분에 존재하는 문맥계의 정맥을 찢어 출혈시키지 않게 해야 한다[2)].

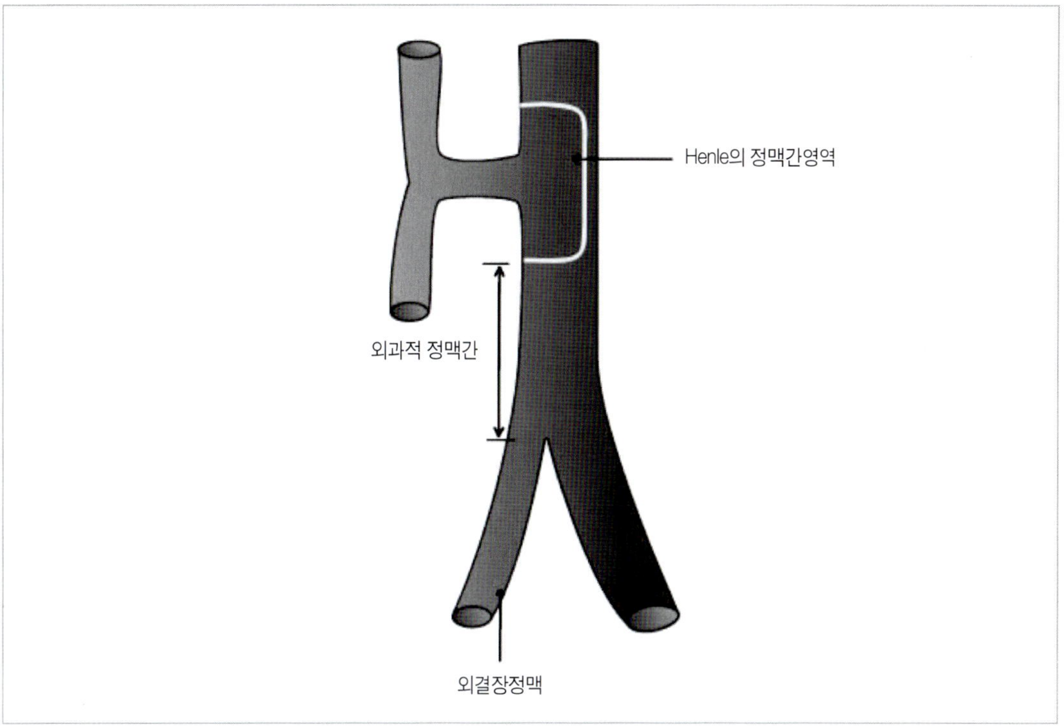

그림 12 위결장 정맥간(gastrocolic trunk)의 해부

전우결장정맥(superior right colic vein)과 우위간위간막정맥(right gastroepiploic vein; rGEV)이 형성되는 공통관을 Henle의 위결정정맥간(gastrocolic trunk of Henle)이라고 한다.

(Kimura W: Surgical anatomy of the pancreas for limited resection. J Hepatobiliary Pancreat Surg 7: 473-479, 2000)

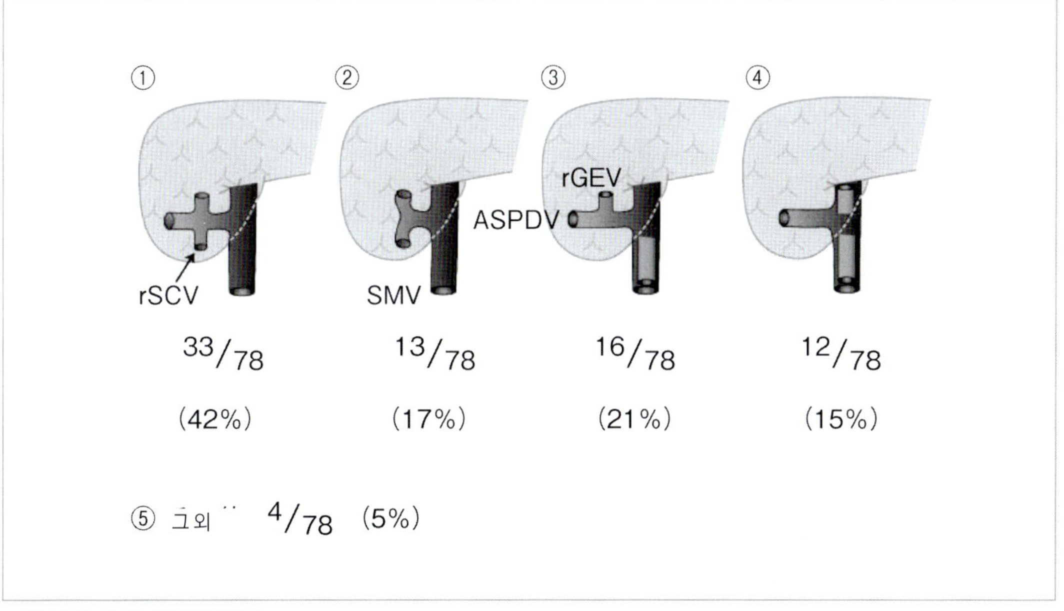

그림 13 Henle의 위결장정맥간

공통관이 존재하는 것은1)+2)의 빈도, 약 60%이다.

(Kimura W: Surgical anatomy of the pancreas for limited resection. J Hepatobiliary Pancreat Surg 7: 473-479, 2000)

위결장정맥간에 대해서는 Henle가 1868년에 전우결장정맥(superior right colic vein)과 우위간위간막정맥(right gastroepiploic vein; rGEV)이 공통관을 형성하고 있는 것을 보고했다. 여기서 Henle의 위결장정맥간(gastrocolic trunk of Henle) 이라고 불리고 있다(그림 12). 실제로는 이 공통관이 존재할 비율은 약 60%이다(그림 13).

1912년, Descomps&DeLalaubie가 전상췌십이지장정맥(ASPDV)의 공통관은 합쳐져, 3개의 공통관이 생긴다고 보고하였다. 즉 상장간막정맥(SMV)으로부터 Henle의 공통관이 나오고 있어 위로 주행하는 우위간위간막정맥, 전우결장정맥, 그리고 전상췌십이지장정맥으로 나누어져 있는 곳이다. 이 우위간위간막정맥, 전상췌십이지장정맥을 근부에서 절제하면 전우결장정맥의 보존을 할 수 있다.

이 공통관이 상장간막정맥(SMV)으로 유입되는 근처를 Henle의 정맥간영역(Henle' s trunk area)이라고 하고, Henle의 정맥간영역하연으로부터 회결장정맥(ileocolic vein)이 분기 하는 부분까지를 외과적정맥간(surgical trunk)이라고 한다(그림 12). 외과적정맥간에 대한 해부학적 지식은 우반결장 절제술 림프절 곽청시에 필요하다.

전우결장정맥과 우위간위간막정맥에서 분기한 전상췌십이지장정맥이 췌장 전면을 십이지장으로 향해 주행해 연속활(arcade)를 만들어 전하췌십이지장정맥으로 이행한다. 즉 전상췌십이지장정맥과 전하췌십이지장정맥는 연속활을 형성하고 있다. 이것에 대해 필자 등이 부검예에서 연구한 결과, 후상췌십이지장정맥과 후하췌십이지장정맥은 지금까지의 교과서의 기술과 달리, 대부분의 증례가 연속활의 형성은 나타나지 않았다(그림 14). Takamuro 등 후상췌십이지장정맥과 후하췌십이지장정맥은 연속활을 형성하기도 하지만, 하지 않는다는 설도 있다. 후상췌십이지장정맥은 굵고, 후하췌십이지장정맥과의 교통가지가 가늘 때에는 후상췌십이지장정맥이 지금까지 배췌정맥(dorsal pancreatic vein)이라고 불리고 있었다. 후상췌십이지장정맥은 대부분의 증례에서 교통가지보다 꽤 굵다고 생각할 수 있다.

후하췌십이지장정맥은 제 1공장정맥(J1V)으로부터 분기한 후, 상장간막정맥(SMV)의 뒤면을 거의 수평으로 Treitz 융합근막상을 Vater 유두부로 향해 주행한다. 이러한 췌두부의 정맥의 해부의 도식을 그림으로 나타냈다(그림 14).

하장간막정맥(inferior mesenteric vein ; IMV)의 합류부에 대한 부검예의 연구결과, 비장정맥으로 합류하는 것이 34%, 비장정맥과 상장간막정맥과의 합류부로 합류하는 것이 24%, 상장간막정맥으로 합류하는 것이 42%였다2)(그림 15). 이 빈도는 미국의 보고와 거의 일치한다.

■ 췌두부신경총

췌장암의 국소 진전양식으로서 중요한 것의 하나로 신경주위침윤이 있다. 췌장암은 특히 신경을 따라 침윤하는 경향이 강하다. 췌장암의 췌두부 신경총침윤에 대해 완전절제를 할 수 있는지의 판정은 그 의의나 수술후 다학적 치료의 필요성을 판단하는데 중요한 근거를 제공한다.

1) 췌두부신경총의 분류

췌두부신경총은 췌장암취급 규약으로 7부위로 나눌 수 있다[1].

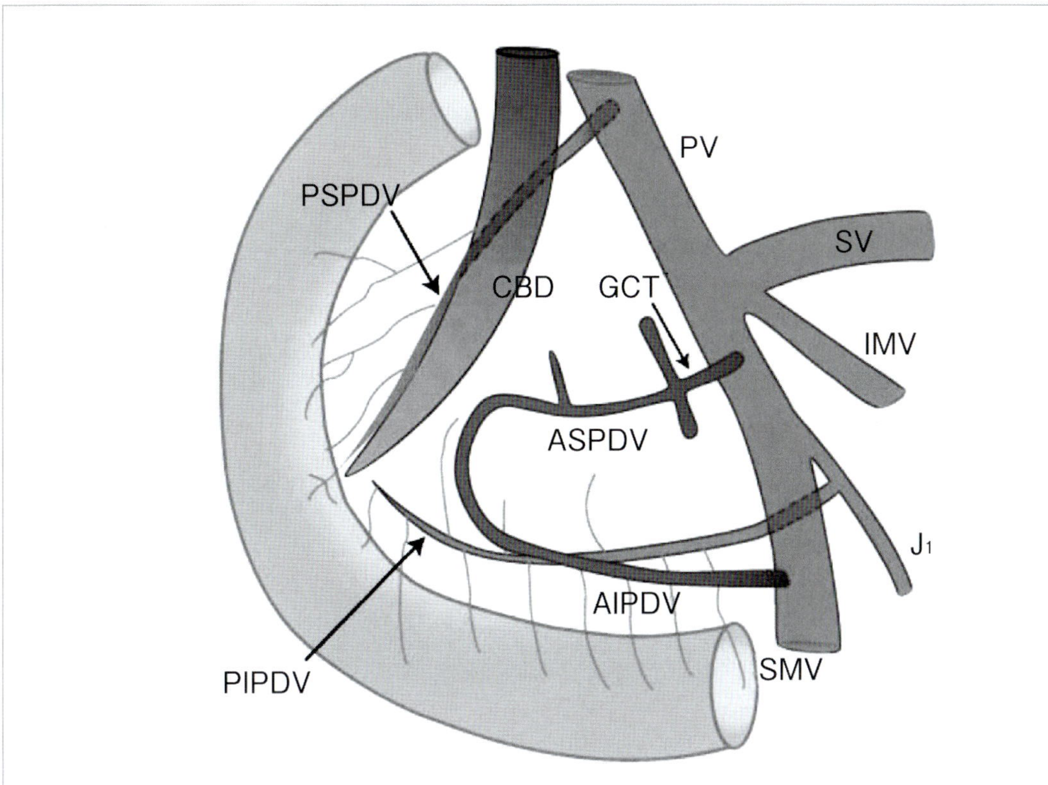

그림 14 췌두십이지장부 정맥의 해부
전상췌십이지장정맥(ASPDV)과 전하췌십이지장정맥(AIPDV)의 연속활(arcade)는 췌장전면에 존재한다. 후상췌십이지장정맥(PSPDV)과 후하췌십이지장정맥(PIPDV)은 연속활을 형성하지 않는 경우가 많다.
(Kimura W: Surgical anatomy of the pancreas for limited resection. J Hepatobiliary Pancreat Surg 7: 473-479, 2000)

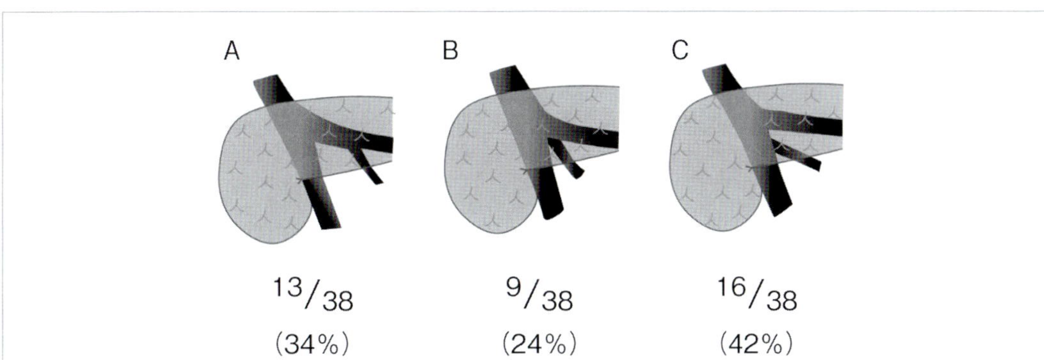

그림 15 하장간막정맥(inferior mesenteric vein; IMV)의 합류형태(부검예의 관찰)
하장간막정맥(IMV)이 비정맥으로 합류하는 빈도가 34%, 비장정맥과 상장간막정맥의 합류부로 합류하는 빈도가 24%, 하장간막정맥으로 합류하는 빈도가 42%이다.
(Kimura W: Surgical anatomy of the pancreas for limited resection. J Hepatobiliary Pancreat Surg 7: 473-479, 2000)

지금까지의 외과해부학적 연구에서는 췌장에 분포하는 주된 신경은 ① 우복강신경절로부터 췌장구부(pancreas uncinate)의 오른쪽 내측연으로 들어가는 것, ② 좌우양측의 복강신경절로부터 상장간막동맥을 거쳐 췌장구부의 내측연으로 들어가는 것, ③ 총간동맥, 위십이지장동맥을 따라 췌장두부로 들어오는 것, ④ 좌복강신경절로부터 비장동맥 신경총을 거쳐 췌장 체부와 꼬리부분 후면으로 들어가는 것, ⑤ 좌측복강신경절과 복강신경총으로부터 직접 췌장의 후면으로 향하는 것이 있다. ①과 ②는 다른 것과 비교해 매우 분명하고 굵은 신경다발을 형성하고 있기 때문에, Yoshioka & Wakabayashi에 의해서 각각 췌두부신경총 제I부, 제II부라고 명명했다. 췌장암 취급규약에 이용되고 있는 그림은 이 논문의 그림에 따르고 있다. Yoshioka & Wakabayashi에 의한 논문과 췌장암취급 규약의 분류로 다른 점은 후자에서 췌두부신경총 제II부를 한층 더 췌두부신경총 제II부와 상장간막동맥신경총으로 분류하고 있는 점, 및 ③ 총간동맥신경총 · 위십이지장동맥신경총을 총간동맥신경총과 간십이지장간막내 신경총으로 2분기하고 있는 점이다.

2) 췌두부신경총 제I부, 제II부의 정의

췌두부암의 수술에서는 ① 췌두부신경총 제I부, ② 췌두부신경총 제II부, ③ 총간동맥 · 위십이지장 동맥 신경총의 해부학적 구조와 침윤이 문제가 된다. 이 중 「총간동맥, 위십이지장동맥을 따라 췌두부로 들어오는 것」에 대해서는 위십이지장동맥을 근부에서 절제하는 것이나, 이 부분의 「폭」이 위십이지장동맥의 주위로 보는 것으로 좁히면 암의 신경주위침윤의 판정에는 그다지 힘들진 않다.

그러나 췌두부신경총 제I부와 제II부 및 상장간막동맥 신경총은 어떨까? 이러한 외과절제부분은 어느 정도의 길이를 가진 면 혹은 선이기 때문에 암의 절제면 양성 · 음성 판정에는 상당히 어려운 문제가 생긴다.

① 췌두부신경총 제II부와 상장간막동맥신경총과는 해부학적으로 쉽게 구별할 수 있을까?

② 양자는 해부학적으로 구별할 수 있을까?

여기서 구별이 가능한가라고 하는 것은, 「정의상 구별할 수 있을까」, 그리고 「정의상 구별할 수 있어도 실제 임상적으로는 병리학적으로 나눌 수 있는 것인가」라고 하는 2개의 문제를 가지고 있다. 상장간막동맥신경총은 상장간막동맥의 외막으로부터 몇 mm 떨어진 곳까지를 말하고 먼저 몇 mm 이상

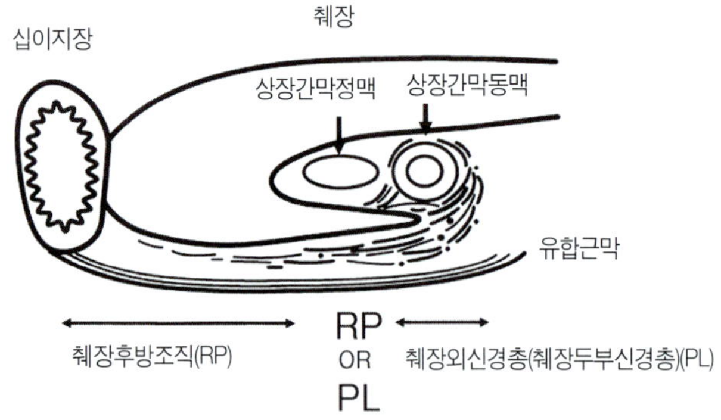

그림 16 췌두부신경총의 해부

췌두부를 CT와 같이 나눈 면에서 관찰했을 때의 도식. 신경총은 융합근막과 췌실질 사이의 장단의 길이 곡선으로 나타나고 있다. 통상형췌암은 이 신경총을 따라서 좌횡방향, 즉 상장간막 동맥으로 향한다.

떨어지면 췌두부신경총 제II부인 것일까? 혹은 길이 이외로 양자의 경계를 구별하는 지표는 있는 것일까? 이 점은 분명히 정의되어 있지 않다. 물론 모든 해부학적 구조에 있어서 항상 명확하고 예외 없는 정의가 이루어져야 한다고 융통성 없게 이야기할 생각은 없지만, 적어도 많은 사람이 이해할 수 있고 납득할 수 있는 정의가 있는 것이 해부학 용어에는 필요하겠다.

③ 췌장후방침윤(Rp)은 T3, 췌장외신경총침윤(췌두부신경총 제I부, 제II부의 침윤도 포함된다)은 T4라고 정의되므로, 양자가 제대로 정의되어 있지 않으면 병기분류도 제대로 할 수 없다. 즉 췌장후방조직과 췌장두부신경총 제I부, 제II부의 정의가 제대로 되지 않는다고 임상통계 등으로도 그 해석에 혼란을 가져온다(그림 16). 이 부분의 정의를 명확하게 실시하는 것은 향후 췌장암의 진단과 치료를 실시하는데 매우 중요하다.

필자 등은 보통 췌두부암에서는 CT로 관찰하고 암의 췌장후면의 침윤이 문맥우연의 라인보다 우측까지 머무는 것을 췌후방침윤(Rp), 이것보다 더 좌측으로의 침윤을 췌외침윤(PL) 즉 췌장두부신경총 제I부 혹은 제II부의 침윤이라고 정의했다. 이 라인으로 양자를 편의상 구별하는 것은 영상학적으로도 표적이 되기 쉽다는 점, 수술적으로도 다른 부분에서 정의하는 것보다는 알기 쉽다는 점에서 이와 같이 정의하였다.

Dos & Don' ts

- 보통의 췌장암은 췌실질 후방으로 침윤한 후 췌실질과 Treitz 융합근막 사이를 신경섬유의 주위조직을 따라 옆 · 좌방향, 즉 상장간막동맥(SMA) 주위로 향하는 것을 항상 염두해 둔다.
- 상장간막동맥신경총의 오른쪽에 있는 췌두부신경총 제I부 · 제II부를 포함한 췌장후방신경조직을 일괄적(en bloc)으로 곽청한다.
- 상장간막 동맥을 테이핑해, 이 테이프를 상장간막 정맥의 뒤쪽을 통해 그 우측으로 옮기는(Kimura Technique) 것이 요령이다.
- 가능하면 신경총의 모든 절제면을 동결절편 병리조직 진단에 제공하고, 암침윤시에는 추가절제를 실시해 근치적절제를 수행한다.

참고문헌

1) Kimura W: Strategies for the treatment of invasive ductal carcinoma of the pancreas and how to achieve zero mortality for pancreaticoduodenectomy. J Hepatobiliary Pancreat Surg 15: 270-277, 2008

2) Kimura W: Surgical anatomy of the pancreas for limited resection. J Hepatobiliary Pancreat Surg 7: 473-479, 2000

3) Kimura W, Nagai H: Study of surgical anatomy for duodenum-preserving resection of the head of the pancreas. Ann Surg 221: 359-363, 1995

4) Kimura W, Inoue T, Futakawa N, et al: Spleen-preserving distal pancreatectomy with conservation of the splenic artery and vein. Surgery 120: 885-890, 1996

5) Kimura W: Histology of cystic tumors of the pancreas. In Beger H, et al(eds): The pancreas. An Integrated Textbook Basic Science, Medicine and Surgery, 2nd ed. Blackwell, 2008: 893-911

6) Kimura W, Hirai I, Yamaguchi H, et al: Surgical anatomy of arteries running transversely in the pancreas, with special reference to the superior transverse pancreatic artery. Hepato-Gastroenterology 2004; 51: 973-979

(木村 理)

II. 기본 수기

1. 간문부 맥관처리
2. 간절제에 있어서의 혈행동태
3. 간거상법, 간탈전
4. 간절제
5. 간정맥의 처리 · 하대정맥절제재건
6. 췌두십이지장 절제에 있어서의 췌절제법
7. 문맥절제재건
8. 소화관 문합
9. 담관재건

1 간문부 맥관처리

A. 간문부 글리슨막 일괄처리

Point

① 간문판의 위쪽면 및 간문판과 연속되는 글리슨막줄기와 간실질의 경계를 확인한다.
② 글리슨막줄기를 결찰할 때는 글리슨막줄기를 테이프로 앞으로 견인해 가능한 간쪽에서 결찰한다.
③ 반드시 이중결찰, 봉합결찰로 한다. 왼쪽간 글리슨막줄기는 폭이 넓은 것부터, 이중결찰 후 추가로 절단끝을 봉합한다.

■ 간문부 글린슨막 일괄처리의 역사

Couinaud는 저서 「간장의 외과해부」에서 간문판에서 분기한 글리슨막줄기를 차단하는 것에 대한 중요성을 일찍부터 지적하고 있다. 또 간문판에서 간쪽의 글리슨막줄기의 처리는 그 줄기가 영양을 공급하는 영역 이외로 향하는 맥관을 포함하지 않는 것으로 맥관 변이를 고려하는 일 없이 안전하게 간절제를 시행하는 것이 가능하다는 점을 강조하고 있다[1]. Couinaud 등은 1985년 Surgery잡지에 이 방법을 이용한 좌간절제를 보고했다[2]. Takasaki 등은 같은 방법이 우간영역에서도 가능하다는 것을 보여주었다[3-6]. 효고의과대학의 Okamoto 등은 간실질을 이단해 문맥줄기에 도달하는 방법을 제시하였다[7]. Couinaud는 문맥줄기에 도달하는 3가지 방법을 기술하였다[1]. 막내접근법(intra-fascial approach), 막외적근법(extra-fascial approach), 간이단선행막외접근법(extra-fascial and transfissural approach)이다. Couinaud, Takasaki 등의 방법은 막외접근법이며, Okamoto 등의 방법은 간이단선행막외접근법이다. 막외접근법은 막내접근법에 따른 간절제와 비교하면 수술이 현저하게 간편하고, 안전도가 향상되었다. 모두 1985년 전후의 일로 그들이 이 수술의 개척자인 것은 틀림없다. 이 항에서는 Takasaki 등이 시행하고 있는 간문부 글린슨막 일괄처리, 막외접근법의 방법에 대해 설명하고자 한다.

■ 기본적 외과해부와 명명법(terminology)

간문판의 좌측에서 좌간의 글리슨막줄기가, 우측에서 전구역 및 후구역의 글리슨막줄기가 분기한다. 글리슨막줄기는 이 3분기 형태가 기본이며 실제로 간문판을 박리하는 것으로 글리슨막줄기에 쉽게 접근할 수 있다. 글리슨막줄기에는 문맥, 동맥, 담관이 포함되어 있다. 간문판보다 간쪽에서는 그 줄기안에 다른영역으로 향하는 맥관이 포함되는 경우는 없다. 따라서 간문판보다 간쪽에서 줄기의 처리로 안전하게 그 영

Healey	Couinaud		Takasaki	Brisbane 2000
right lobe posterior segment anterior segment	right lateral sector right paramedian sector	S6S7 S5S8	right segment middle segment	right liver right posterior section right anterior section
left lobe medial segment lateral segment	left paramedian sector left lateral sector	S3S4 S2	left segment	left liver left medial section left lateral section
caudate lobe	S1		caudate area	

표 1 구역 · 영역분류 용어의 비교

역을 향하는 맥관처리를 일괄적으로 실시할 수 있다. 이 줄기는 또한 간내에서 7~8개의 3차 분지가 된다.

간문부에서 분기한 3개의 줄기에서 영양공급을 받는 간은 3개의 영역으로 나눌 수 있다. Takasaki 등은 3개 영역을 구역으로 해서 좌구역, 중간구역, 우구역이라고 명명했다. 좌구역은 좌간, 중간구역은 전구역, 우구역은 후구역이라고 할 수 있다. 간의 명명법에 대해서는 Couinaud, 원발성 간암취급규약 등 모두 다른 단어가 사용되고 있어 혼란을 부르고 있다. IHPBA Brisbane 2000에서 명명법에 대한 제창이 있어 현재는 국제적으로 이 분류가 사용되는 경우가 많아지고 있다(표 1)[8].

이 영역의 경계에는 반드시 주간정맥이 주행한다. 좌간과 전구역 사이에는 중간간정맥, 전구역과 후구역의 경계에는 우간정맥이 주행한다.

■ 수술 순서

1) 간문부 글리슨막의 박리와 전구역 글리슨막줄기의 테이핑

담낭적출을 실시해 담낭오목(gallbadder fossa)에서 간십이지장간막으로 연결되는 결합조직(담낭판)을 절단하고 전구역 글리슨막줄기의 뒤쪽면을 노출시킨다(그림 1). 간실질과의 경계부에서 간실질로부터 글리슨막을 대충 박리한다. 간실질측에 글리슨막의 결합조직이 남지 않도록 하는 것이 요령이다. 또 작은 맥관이 간실질에 유입하는 경우가 있으므로, 4-0의 실로 결찰해 절제한다. 글리슨막 후면까지 충분히 박리를 진행시킨다. 겸자를 넣어 전구역 글리슨막을 테이핑한다. 이 때 결코 무리를 해서는 안 된다. 저항이 있을 때에는 후면의 박리가 부족한지, 미상엽 혹은 후상구역을 향하는 글리슨막이 후면을 주행하고 있는 경우가 있으므로 주의가 필요하다.

2) 후구역 글리슨막줄기의 테이핑

기본은 전구역 글리슨막줄기를 박리하는 것과 같다. 후구역 글리슨막줄기의 경우, 미상엽돌기로 향하는 작은 가지가 있는 것을 염두에 둔다. 우외측영역 글리슨막줄기는 간문부에서 크게 2분기하는 경우가 있다.

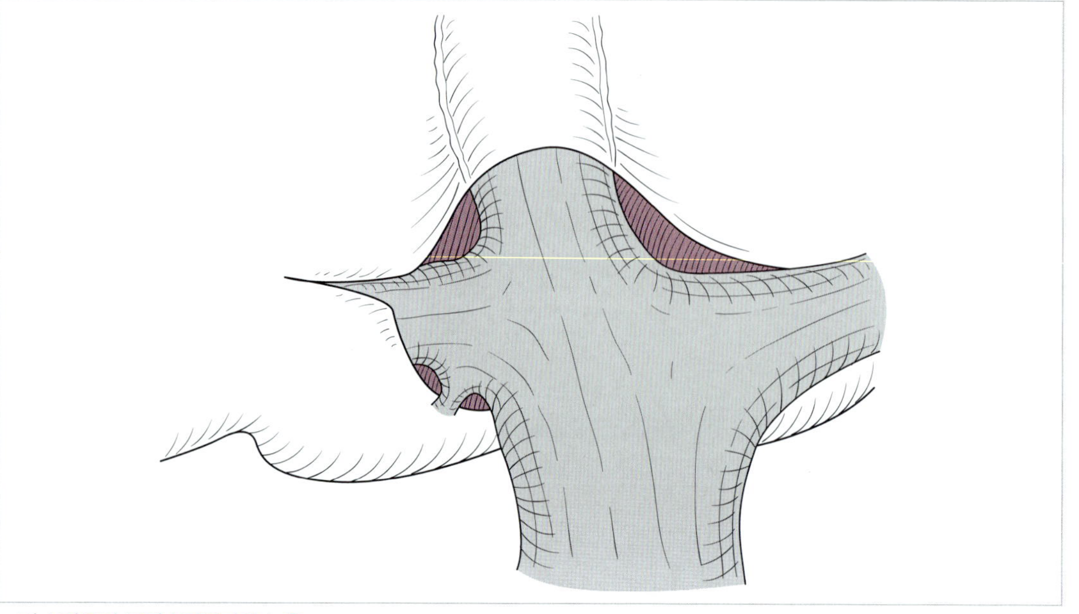

그림 1 전구역 글리슨막줄기의 노출

간문판을 간실질로부터 대충 떼어 놓고, 전구역 글리슨막줄기의 토대를 노출한다.

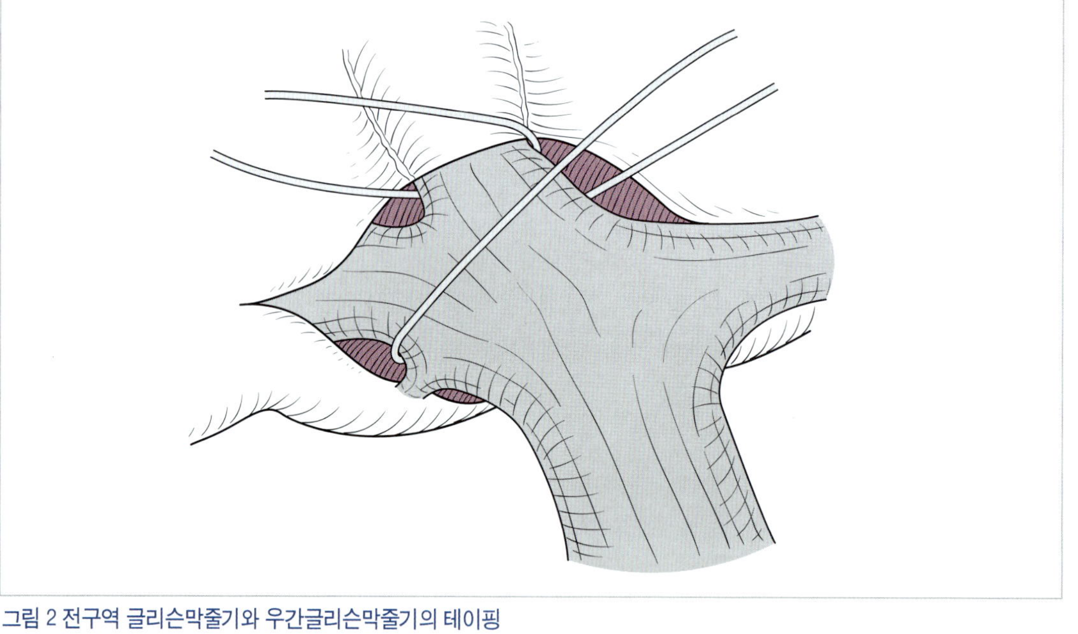

그림 2 전구역 글리슨막줄기와 우간글리슨막줄기의 테이핑

전구역 글리슨막줄기와 우간글리슨막줄기를 테이핑한다.

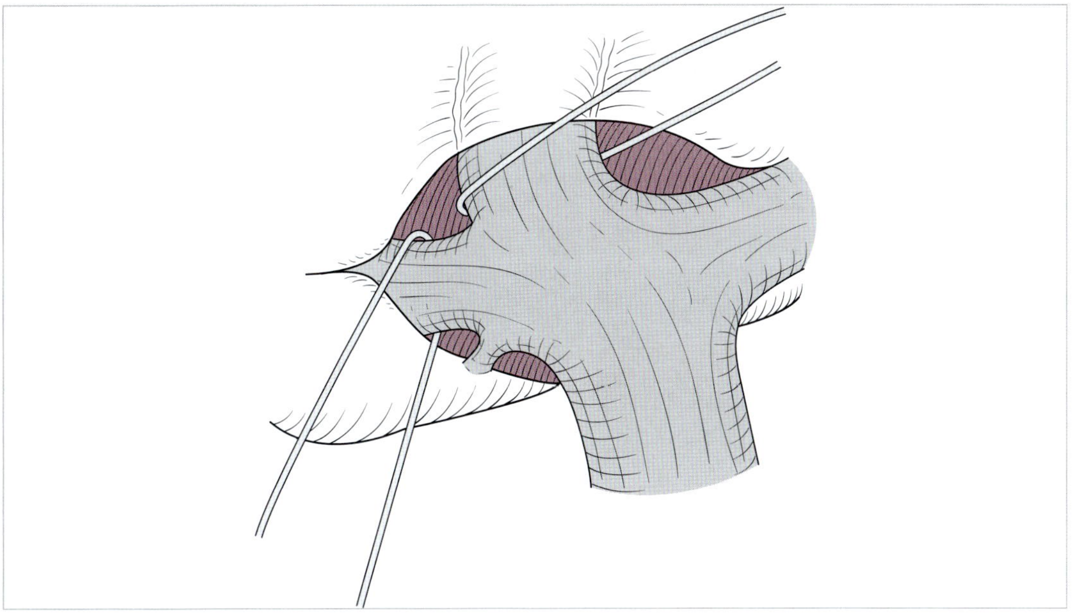

그림 3 전구역 및 후구역 글리슨막줄기의 테이핑

그림 2의 우간글린슨막에 걸친 테이프를 전구역 글리슨막줄기의 후면으로부터 뽑아내는 것으로 후구역 글리슨막줄기를 테이핑할 수 있다.

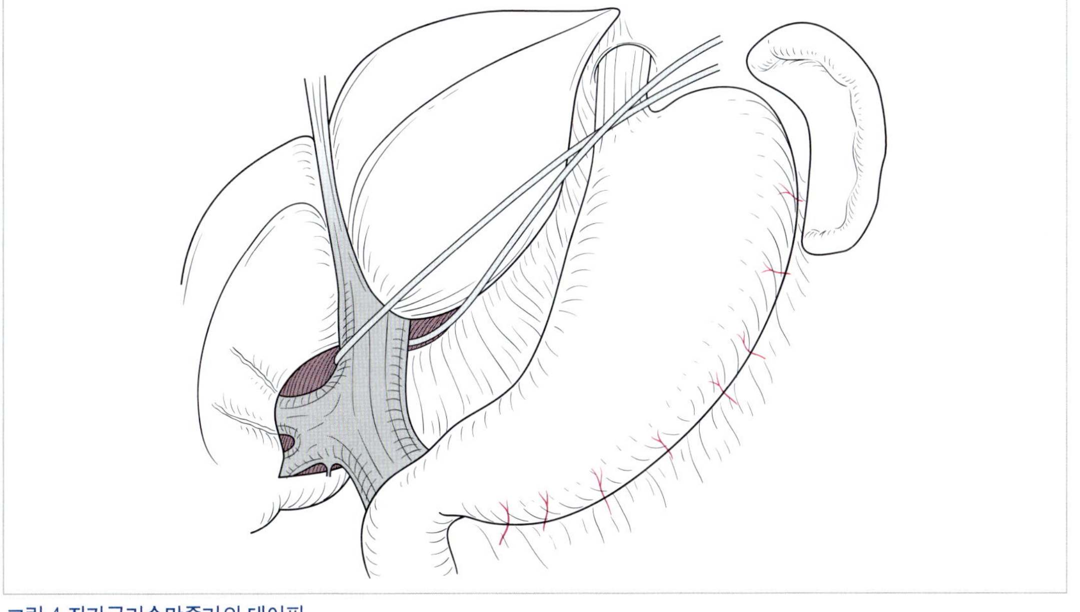

그림 4 좌간글리슨막줄기의 테이핑

간위간막을 절리하지 않고, 간문판 및 아란티우스관을 의식해 좌간글리슨막줄기에 테이핑한다.

이 경우 오른쪽 전체의 글린슨막을 테이핑하고(그림 2), 그 중에서 전구역 글리슨막줄기를 제외하면 후구역 글리슨막줄기 전체의 글린슨막을 테이핑할 수 있다(그림 3).

3) 좌간글리슨막줄기의 테이핑

절리된 간원인대를 뒤쪽으로 끌어올려 간문판에서 간실질과 글린슨막을 대충 박리한다. 간위간막은 절리하지 말고, 간위간막 부착부 아란티우스관의 앞쪽에서 좌간실질을 박리한다. 간실질에 유입하는 좌측글리슨막줄기를 의식하고 박리를 진행시켜 테이핑한다(그림 4). 제1, 2손가락으로 글린슨막의 두께를 확인하고 손가락으로 대충 박리하는 것도 가능하다. 좌간글리슨막줄기의 바로 뒤에는 중간간정맥이 주행하고 있으므로 주의할 필요가 있다.

4) 글리슨막줄기의 결찰절단

글리슨막지의 결찰은 테이핑한 테이프를 앞으로 충분히 견인해, 가능한 간쪽에서 실시한다(그림 5). 이와 같이 하면 담관이나 동맥의 어떠한 변이가 있어도 안전하게 예정한 구역의 맥관처리 절제가 가능하다. 또 글리슨막줄기는 폭이 넓고 일괄결찰을 할 수 있으므로 반드시 2-0타이크론으로 봉합결찰을 추가하고 있다.

글리슨막줄기의 절단은 시야가 좋은 곳에서 실시한다. 간의 절리를 좀더 진행하고 간문부의 시야를 확보한 후에 실시하면 용이하다. 좌간글리슨막줄기에 있어서는 가장 두껍기 때문에 결찰한 실이 빠지는 경우도 있다. 이중결찰 후에 재차 추가로 봉합결찰을 추가하는 것도 필요하다.

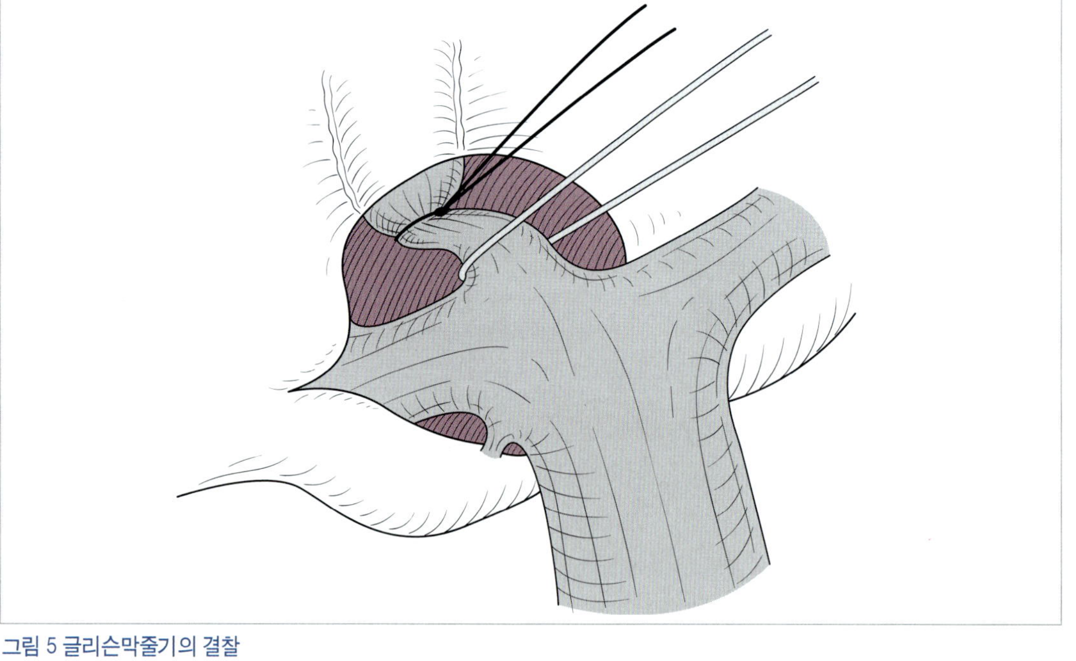

그림 5 글리슨막줄기의 결찰
테이프를 강하게 앞으로 당겨, 가능한 간쪽에서 글리슨막줄기를 결찰한다.

막외접근법에 따른 관문부의 일괄적인 글리슨막 처리에 대해 서술했다. 이 방법은 간실질내에 글리슨막 줄기를 추구하는 것으로 더 좁은 영역의 계통적 · 해부학적 간절제가 가능하고 응용성이 높은 술기이다. 간문판보다 간쪽에서의 처리에서는 담관, 동맥 등의 어떠한 변이를 고려하지 않아도 안전하게 간절제를 시행할 수 있다. 이 점은 아무리 강조해도 지나치지 않다.

COLUMN

글리슨막 접근의 여명기

외과에 입문 후 5년째 간장 외과팀에 배속되었다. 그 당시 글리슨막 접근의 검토가 밤낮으로 연구되고 있었다. 상급스탭이 흥분된 기색에 글리슨막 우측 주가지 일괄절단 우간절제에 대해 이야기를 하고 있었다. 실제 수기를 눈앞에서 보고, 아주 간단하게 맥관처리를 할 수 있다는 것이 놀라웠다. 당시는 수술 중 담관조영도 시행해 확인하면서 글리슨막 처리를 시행하고 있었지만, 후에 우측주가지글리슨막 처리에서 좌간관을 손상한 증례가 발생했다. 그 다음부터는 우본간에서의 처리는 시행하지 않고, 전구역지와 후구역지를 반드시 별개로 처리하게 되었다. 글리슨막 접근으로부터의 구역 · 구획 수술이 차례차례로 개발되어 글리슨막 접근과 함께 간장 외과의 경력을 쌓게 되었다. 바빴지만 정말로 충실한 날들을 보낼 수 있었던 것에 감사하고 있다.

Dos & Don' ts

- 글리슨막줄기의 뒤쪽은 비가시적이며, 결코 무리를 해서 겸자를 삽입하지 않는다. 겸자는 저항이 없고, 쉽게 삽입할 수 있다.
- 막외접근법이 곤란한 증례에서는 간이단선행 막외접근법 혹은 막내접근법으로 변경한다. 결코 무리해서는 안된다.
- 작은 출혈이 있으면 셀룰로오스코튼(Surgicel) 등을 틈새에 삽입해 지혈한다. 무리하게 깊이 파고들어 가지 않는다. 간이단 후에 출혈부위를 확인하고 5-0Prolene으로 봉합지혈한다. 담관손상부도 이와 같이 대처한다.

참고문헌

1) Couinaud C: Surgical Anatomy of the Liver Revisited. Self-printed, Paris, 1989

2) Couinaud C: A simplified method for controlled left hepatectomy. Surgery 97: 358-361, 1985

3) Takasaki K, Kobayashi S, Tanaka S, et al: New developed systematized hepatectomy by Glissonean pedicle transection method. Shujutsu 40: 7-14, 1986 (in Japanese)

4) Takasaki K, Kobayashi S, Tanaka S, et al: Highly anatomically systematized hepatic resection with Glissonean sheath cord transection at the hepatic hilus. Int Surg 75: 73-77, 1990

5) Takasaki K: Glissonean pedicle transection method for hepatic resection: a new concept of liver segmentation. J Hepatobiliary Pancreat Surg 5: 286-291, 1998

6) Takasaki K: Glissonean Pedicle Transection Method for Hepatic Resection. Springer-Verlag, Tokyo, 2007

7) Okamoto E: Hepatic resection for primary hepatocellular carcinoma: new trials for controlled anatomic subsegmentectomy by an initial suprahilar glissonian pedicular ligation method. Gastrointestinal Surgical Seminar 23. Health Pub, 1986: 230-241 (in Japanese)

8) Strasberg SM: Nomenclature of hepatic anatomy and resections: a review of the Brisbane 2000 system. J Hepatobiliary Pancreat Surg 12: 351-355, 2005

(山本雅一)

B.개별 처리

Point

① 간문부에서 맥관의 주행은 변이가 매우 많기 때문에 그 주행을 수술 전 영상으로 파악해 두는 것이 필요하다. 수술 중에도 맥관의 방향에 주의하고 겸자나 테이프를 이용한 일시 결찰검사 등으로 확인하는 것이 바람직하다.
② 간문혈관의 박리는 필요 최소한을 원칙으로 불필요한 림프관의 차단, 담관으로의 혈류차단 등을 초래하지 않도록 유의한다(림프절 곽청예는 제외한다).
③ 문맥박리시에는 미상엽문맥의 존재를 염두해 두고, 신중한 박리와 확실한 결찰처리를 실시한다. 결찰할 때에는 문맥의 협착을 초래하지 않도록 신중함이 요구된다.
④ 간동맥의 박리는 내막손상을 피하기 위해 신중하게 실시한다. 절대 보존하는 간동맥벽을 직접 잡아서는 안 된다.
⑤ 담관은 혈관주위 결체조직(perivascular connective tissue)에 덮여 있기 때문에 개별적으로 박리, 테이핑을 실시하는 것이 어렵다. 담관주행을 정확하게 파악하려면, 수술 중에 담관조영을 실시하는 것이 바람직하다.

■ 간문부 개별박리법의 역사

간문의 맥관(간동맥, 문맥, 담관)을 개별적으로 결찰처리한 후에 간실질이단을 실시하는 방법은 1940년대 후반에 간좌엽(외측구역) 절제에서 볼 수 있다. Donovan 등은 제대열(umbilical fissure)을 절개 개방해 좌간동맥, 문맥좌지, 좌간관을 개별처리한 후에 간좌엽(외측구역) 절제를 시행한 것을 보고하였다[1].

세계 최초의 계통적간우엽(확대우간) 절제를 실시한 Honjo는 1950년의 보고[2]에서 간문맥관의 개별처리에 대해서「우선 간동맥, 또한 문맥, 가능하다면 간관도 각각 그 우지를 각각 그 좌우분기부에서 약간 떨어져 결찰이단한다」라고 말하고 있다. 또한 문맥은 주위조직으로부터 충분히 분리하고 나서 결찰해야 할 것, 좌우분기부가 간실질에 근접하고 있는 경우가 있기 때문에 신중한 박리조작을 필요로 하는 것, 등도 언급하고 있다. 이와 거의 동시기에 프랑스의 Lortat-Jacob도 계통적 우간절제를 보고하고 있는데[3], 여기서도 간십이지장간막 좌측을 절개하고 담관, 우간관, 우간동맥, 문맥우지를 개별처리하는 순서가 기술되어 있다. 미국에서는 Quattlebaum[4], 그 다음에 Pack 등[5]이 계통적인 우간절제를 보고하였다. 전자는 우간동맥→우간관→문맥우지의 순서로, 후자는 우간관→우간동맥→문맥우지의 순서로 간문맥관의 개별처리를 실시했다고 기술하였다.

그 후 Makuuchi 등의 계통적아구역 절제, Kanematsu 등의 제한절제(limited resection)라고 하는 보다 좁은범위의 간절제술식이 고안되어 간문부에서 동문맥을 결찰할 기회는 적어 졌지만 간실질절리 중에 한쪽엽 혈행차단을 실시해야 할 경우, 또 생체간이식에 있어서의 공여자간절제에 있어서 간문부에서 안전하게 맥관을 박리하는 기술은 빼놓을 수 없는 기본 수기이다.

■ 간문부박리를 위해서 필요한 해부

간문부 부근에서의 각 맥관의 주행은 변이가 많기 때문에 증례마다 맥관의 주행을 수술 전 영상으로 충분히 파악해 두는 것이 필요하다. 또 수술 중 초음파를 실시해서 주행을 확인하면서 박리를 진행하는 것도 중요하다.

1) 간문부 문맥

간문부 문맥은 규칙적이고 좌지와 우지로 분기하는 것이 비교적 많은데 우외측영역(후구역)지 단독분기형, 또 좌지, 우방정중영역(전구역)지, 우외측영역지가 동시에 3분기하는 패턴이 가끔씩 나타나므로 주의를 필요로 한다. 간원인대는 보통 문맥제부로 연결되지만 가끔 문맥우측지로 연결되는 경우가 있는데(우측간원인대), 이 경우에는 간내문맥의 분기형태에도 큰 변이를 수반하는 경우가 많다.

2) 간외 간동맥

간외 간동맥의 주행에는 변이가 매우 많다. 간십이지장간막 좌측에서 고유간동맥으로부터 좌우간동맥이 분기하는 통상형은 약 2/3의 증례에서만 관찰된다. 우간동맥이 상장간막동맥으로부터 분지해 문맥뒤쪽으로 올라가는 변이(17%), 좌간동맥이 좌위동맥으로부터 분지해 간위간막내를 주행하는 변이(16%)가 자주 발견되므로 수술 전 영상으로 파악해 두는 것과 동시에 수술 중에는 촉진으로 박동을 확인하면서 박리처리를 시행할 필요가 있다[6]. 중간간동맥(혹은 A4 가지)도 우간동맥, 좌간동맥으로부터 분지하는 것 등 여러 가지 경우가 있고, 또한 좌간관의 전면을 주행하는 것, 담관을 횡단하는 것 등이 있기 때문에 담관절리를 실시할 때에는 미리 양자의 구별을 충분히 해 두는 것이 안전하다.

3) 간문부 담관

담관의 분기에는 수많은 변이가 나타나는데 비교적 빈도가 높고 간문부에서의 박리시에 주의를 필요로 할 경우는 우외측영역(후구역)지가 단독분지하는(이른바 남회전) 변이[7]와 우외측영역지가 좌간관으로 유입하는 변이이다. 분지형태가 보통과 다른 경우에는 수술 시작 초기에 담관조영을 반드시 실시하는 것을 추천한다. 또 간문판절리 시에도 담관조영은 필수 수기이다.

■ 오른쪽에서의 박리(그림 1)

우간절제나 전 · 후구역절제에서는 오른쪽에서 박리한다. 좌 3구역절제에서는 왼쪽에서 박리와 함께 오른쪽에서의 박리도 필요하다.

우선 담낭을 절제하고 담낭동맥은 말초에서 결찰절리한다. 담관으로 조영용 튜브를 삽입한다. 총담관은 주위조직을 붙인 상태로 박리하고 담낭관 높이에서 테이핑한다. 총담관을 견인한 후 담낭관에서 머리쪽으로 간십이지장간막의 장막을 절개한다. 절개는 총담관과 평행이 되도록 실시한다. 총담관의 오른쪽 뒤쪽을 박리하고 우간동맥에 도달하게 한다. 이 때 담낭동맥은 우간동맥이 수평방향에서 위쪽으로 굴곡하는 모퉁이에서 분기하고 있는 경우가 많기 때문에 좋은 지표가 된다(그림 2). 우간절제의 경우는 총간관의 우측에서 우간동맥을 결찰절리한다. 우간동맥의 뒤쪽을 박리하면 장막을 사이에 두고 문맥벽이 틈으로 들여다보이기 때문에 장막을 절개해 문맥본간벽을 노출시킨다. 전벽을 간문측으로 향하게 떼어놓아 좌우 분기부를 확인하고 우지를 노출시킨다. 이 때 No.12b림프절이 종대되어 있으면 문맥의 박리가 곤란한 경우가 있다. 이 경우에는 림프절을 포함한 문맥에서 우측의 연부조직전체를 상하로 이단하고, 견인하면 시야가

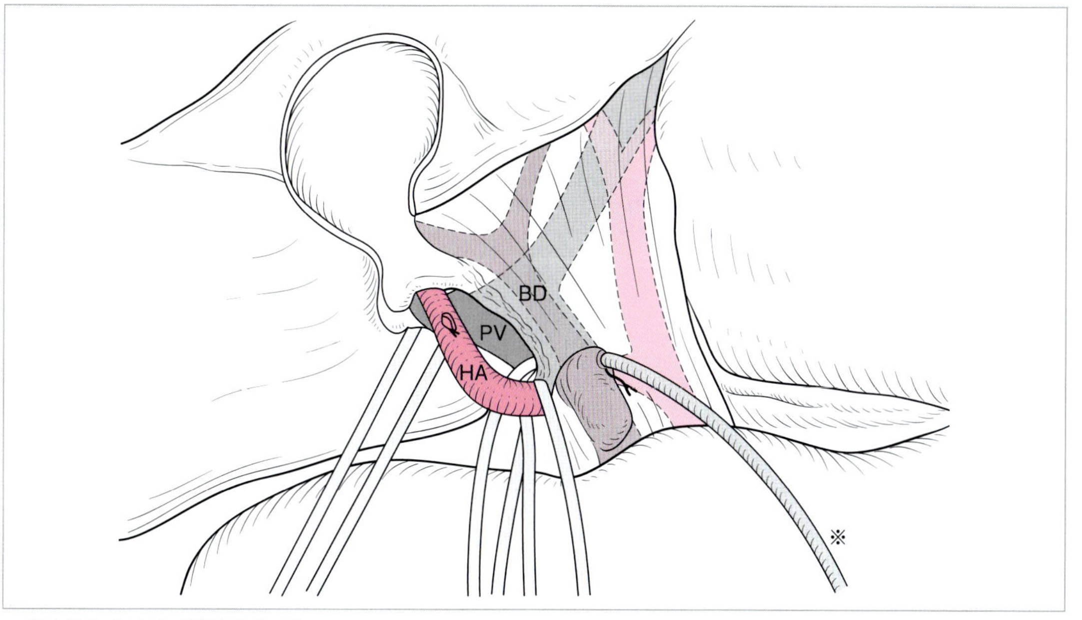

그림 1 우측에서의 간문부박리조작

담낭은 적출되어 담낭관절단끝에서 총담관 내로 조영튜브(※)가 삽입되어 있다. 간십이지장간막우연이 세로방향으로 절개되어 우간동맥(HA), 문맥본간(PV) 및 간문측에서 우측문맥에 테이프가 걸쳐져 있다. 총간관(BD)이 간막 내로 투과된다.

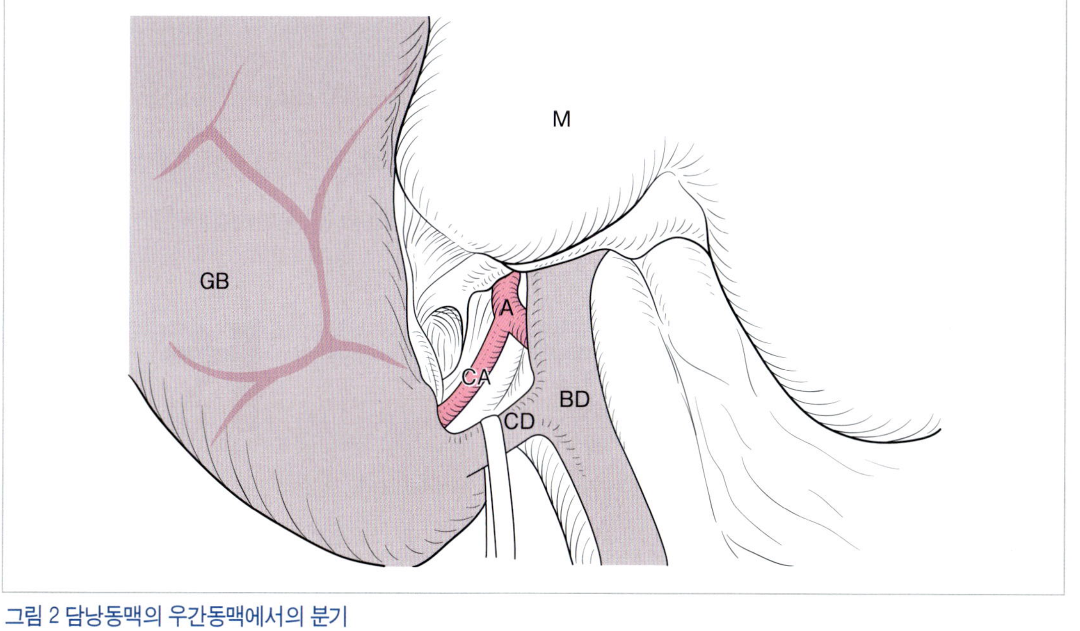

그림 2 담낭동맥의 우간동맥에서의 분기

담낭두부에서 장막이 절개되어 총담관(BD) 우연이 노출, 담관(CD)에 테이프가 걸쳐져 있다. 3관합류부의 위쪽 뒤쪽에서 우간동맥(A)이 노출, 담낭동맥(CA)은 우간동맥이 수평방향에서 위쪽으로 굴곡하는 모퉁이에서 분기하고 있다. GB : 담낭, M : 간내측구역(S4).

넓어져서 박리가 용이하다. 또 문맥주위의 박리 시에는 수술자가 문맥을 상하로 누르거나, 혹은 혈관섭자로 직접 벽을 크게 잡으면서 사방의 박리를 실시하면 좋다. 박리 중에 미상엽지를 몇 개 발견할 수 있으므로, 모두 신중하게 결찰한 후 절리한다. 우전구역절제, 우후구역절제의 경우에는 계속해서 간동맥과 문맥의 전·후측영역지를 떨어뜨려 테이핑한다. 이 단계에서 간동맥의 절리가 가능하면 빨리 잘라버리는 것이 그 후의 문맥주위 박리가 용이하다. 겸자나 테이프를 이용한 임시결찰검사를 실시하는 등 동맥을 잘라버려도 괜찮을지 확인해 두는 것이 안전하다. 또 주요 동맥단끝은 이중결찰(1개는 봉합결찰)한다. 우후구역절제의 경우, 우후구역담관이 각각분기되어 있는 증례에서는 이 단계에서 담관조영을 실시하고 담관을 절리하지만, 보통 담관처리는 간이단의 최종단계에서 실시한다. 담관(간관)은 간동맥, 문맥과 달리 간문판 등의 결합조직(perivascular connective tissue)으로 덮여 있기 때문에 개별적으로 박리해 테이핑하는 것이 어렵다. 여기서 담관절리는 눈으로 보면서 절리라인을 결정한 후, 간문판전체를 확보, 결찰절리를 하든지, 혹은 봉합결찰을 반복하면서 서서히 자르면서 갈지, 방법을 결정한 후 시행하는 것이 안전하다.

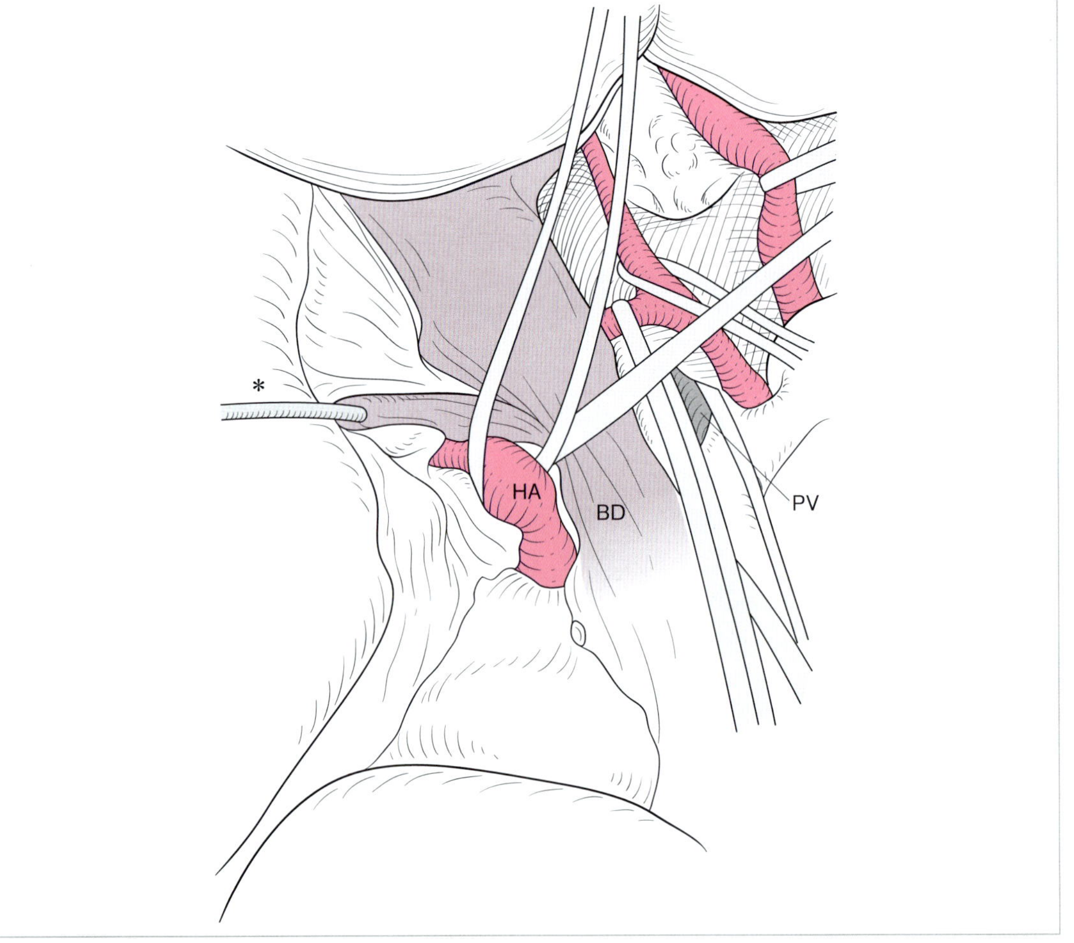

그림 3 대치우간동맥(replaced right hepatic artery)의 확보

담낭이 절제되어 담낭관단끝에서 총담관 내로 조영튜브(*)가 삽입되어 있다. 총담관(BD)은 3관합류부의 위치에서 테이핑되어 있다. 총담관을 왼쪽으로 견인하고 문맥본간(PV)(이 그림에서는 테이핑 후 좌방으로 견인되고 있다)의 오른쪽 뒤쪽에서 상장간막동맥으로부터 분기하는 대치우간동맥(replaced right hepatic artery)을 테이핑한다.

공여자 수술에서는 내막손상과 혈관경련(vasospasm)을 방지하기 위해서 우간동맥의 박리에 세심한 주의를 기울여 실시한다. 동맥벽을 직접 섭자로 잡아서는 안 된다. 중심에서의 박리는 총담관의 좌연부근까지 가서, 중간동맥이 우간동맥으로부터 분지하는 경우에는 그 분기부를 확인하고 보존한다. 간측은 전후구역지로 분기하는 부근까지 실시하고 문맥우지 및 담관(을 포함한 혈관주위 결합 조직)으로부터 충분히 박리한다. 문맥의 박리시에서는 미상엽지를 몇 개 볼 수 있으므로 모두 결찰절리한다. 이 때 문맥측의 결찰점을 문맥으로 너무 접근시키면 문맥의 협착을 초래하므로 주의가 필요하다. 문맥우지 절리단끝은 보통 이중결찰로 충분하지만 보존측에 협착을 초래할 우려가 있을 경우에는 혈관겸자를 이용해 봉합폐쇄한다.

우간동맥이 상장간막동맥으로부터 분기하는 경우에는 문맥뒤쪽우측에서 박동을 확인한 후 테이핑하고 간측을 향해 박리를 진행시켜 우후구역, 우전구역을 테이핑한다(그림 3).

■ 왼쪽에서의 박리(그림 4)

좌간절제, 확대좌간절제는 왼쪽에서의 박리를 실시한다. 우선 담낭을 절제한 후, 총담관과 주위조직을 붙여 3관합류부위치에서 테이핑하는 것은 같다. 조수에게 간원인대를 적당히 윗쪽으로 견인하도록 지시하고(과도한 견인은 피한다), 문맥좌지~제부가 직선적으로 노출되도록 하는것이 방향을 잡기가 쉽다. 간십이지장간막좌연을 절개해 좌간동맥을 노출, 거기에서부터 위쪽 뒤쪽으로 박리를 실시해 우간동맥, 중간동맥, 고유간동맥의 분기를 분명히 한다. 좌간절제의 경우에는 여기서 좌간동맥을 결찰절리하고 공여자 수술의 경우는 각 동맥지의 테이핑을 실시한다. 중간동맥의 분기패턴은 수술 전 영상으로 파악해 두어야 하지만 수술 중에도 충분히 주의하면서 박리를 실시하면 손상을 피할 수 있다. 계속해서 총간관의 좌측, 좌간동맥의 뒤쪽을 세로방향으로 떼어 놓고 문맥의 전벽에 닿게 한다. 문맥을 간문으로 향해 떼어 놓고 좌우 분기부를 노출시킨다. 간경변증에서는 간십이지장간막내의 혈관이 증식, 확장되어 있어 박리 시에 출혈하기가 쉽다. 작은 혈관의 주행에 주의하면서 신중히 떼어 놓고 섬세하게 결찰할 필요가 있다. 인대 내의 림프관도 확장되어 있어 잘라버리면 수술 후에 복수(림프루)의 원인이 되므로, 역시 섬세한 결찰이 필요하다. 문맥좌지근부를 박리하되 역시 미상엽지가 존재하고 있기 때문에 손상, 출혈이 되지 않도록 신중하게 가지를 결찰절리한다(그림 5). 담관을 간문처리의 단계에서 절리할 경우에는 오른쪽에서의 박리와 같이 담관조영 사용하에 좌간관을 주위결합직과 일괄적으로 처리하든지 조금씩 결찰절리할지를 고려하여 간문처리를 시행한다.

■ 간문부 담관암의 경우(그림 6, 7)

간문부 담관암수술의 경우에는 간십이지장간막의 곽청 술기를 동반할 것, 또 미상엽담관을 가급적 간문으로부터 먼 위치에서 절리하기 위해서는 미상엽의 전절제를 하는 것이 통상적인 간종양에 있어서의 간문박리조작과 다른 점이다. 곽청은 총간동맥을 따른 No.8a, 8p의 림프절에서 시작해 총간동맥, 고유간동맥, 간동맥 주위는 외막을 노출하는 층으로 박리를 실시한다(skeletonization). 각 동맥을 테이핑 견인해(내막의 손상을 막기 위해 과도한 견인은 피한다), 좌측에서 문맥벽을 노출, 확인한다. 하부담관을 테이핑한 후

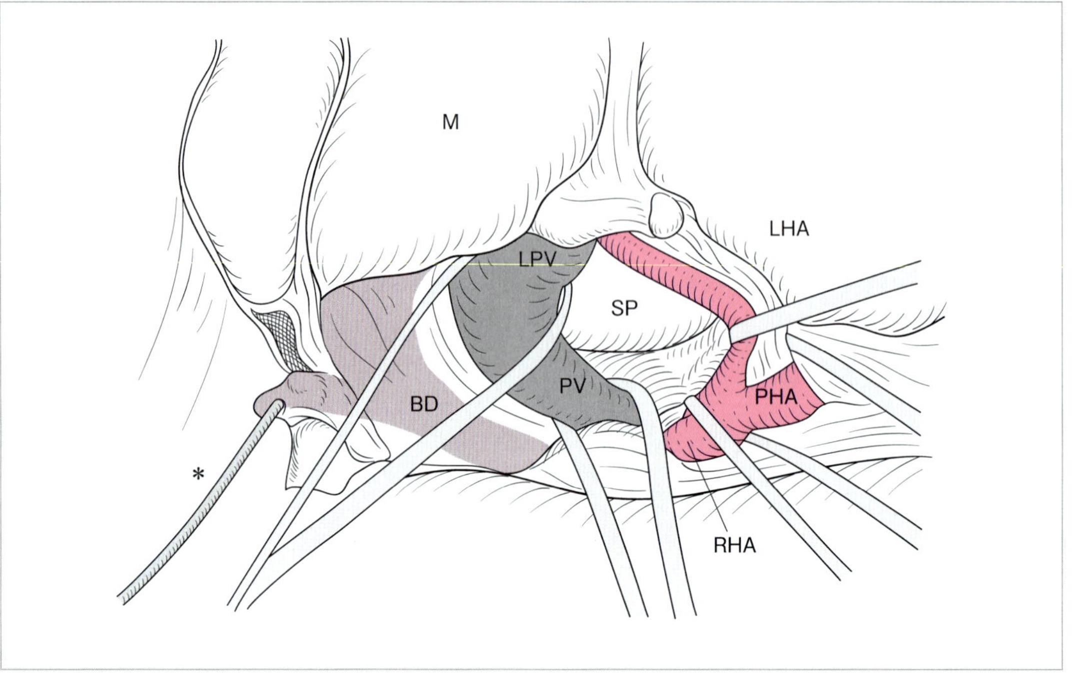

그림 4 왼쪽에서의 간문박리조작

담낭은 절제되어 담낭관단끝에서 총담관(BD) 내로 조영튜브(*)가 삽입되어 있다. 좌간동맥(LHA), 우간동맥(RHA), 고유간동맥(PHA)이 각각 테이핑되어 있다. 좌우간절동맥 분기부의 사이에서 박리를 실시해 문맥본간(PV), 문맥좌지(LPV)를 확인, 테이핑을 실시한다. M : 좌내측구역

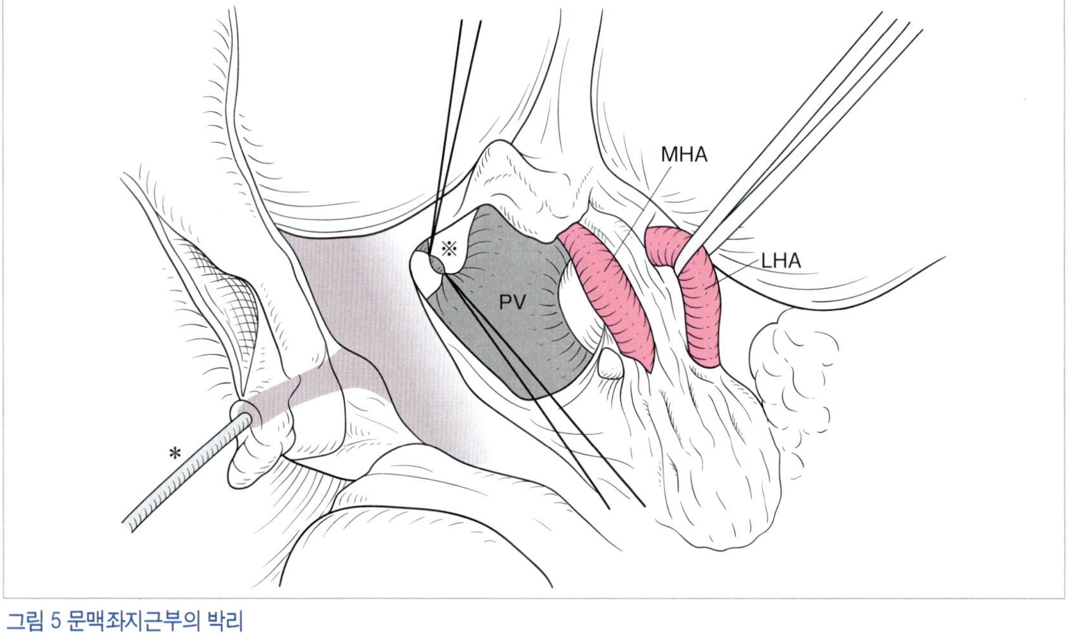

그림 5 문맥좌지근부의 박리

문맥의 좌우분기부로부터 위쪽, 혹은 뒤쪽으로 향하는 미상엽지(※)가 여러개 분지하고 있기 때문에 신중하게 결찰절리한다. 이 부분의 박리로 출혈을 초래하지 않도록 유의한다. LHA : 좌간동맥, MHA : 중간동맥, PV : 문맥본간좌지, * : 담관 내로 삽입한 조영튜브.

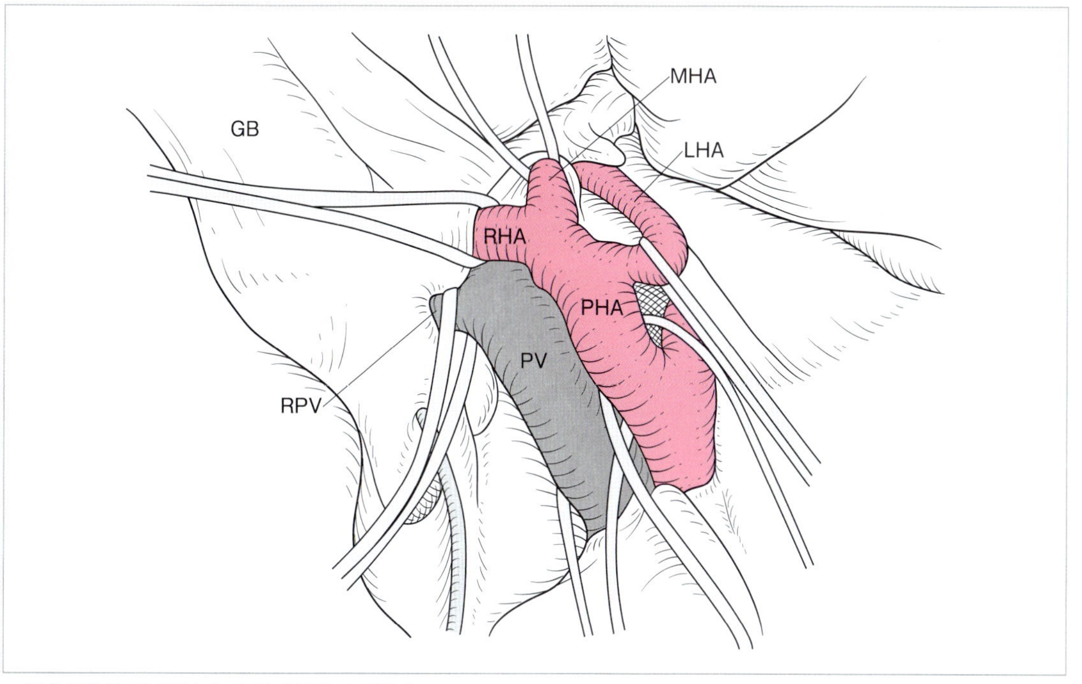

그림 6 간문부 담낭암수술에 있어서의 간문박리

총담관은 췌상연에서 결찰절리되어 오른쪽 위쪽으로 견인되어 있다. 고유간동맥(PHA), 좌간동맥(LHA), 중간동맥(MHA), 우간동맥(RHA), 또 문맥본간(PV) 및 문맥우지(RPV)에도 테이프가 걸쳐져 있다. GB : 담낭.

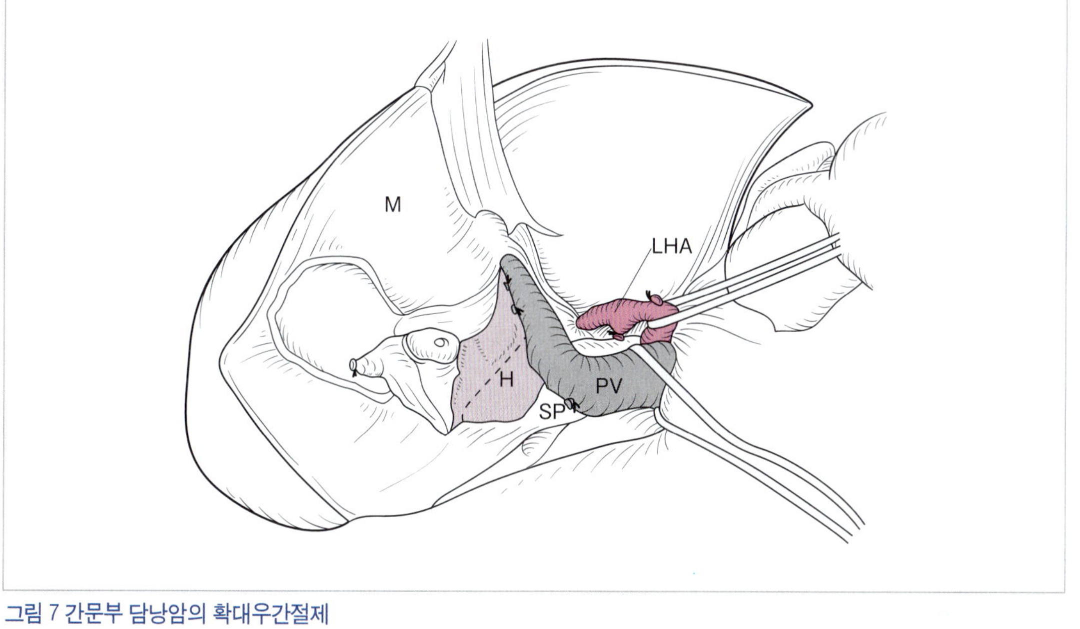

그림 7 간문부 담낭암의 확대우간절제

간문부 담낭암에서 확대우간절제를 실시할 경우에는 우간동맥, 문맥우지를 결찰절리시킨 후, 문맥으로부터 분지하는 미상엽지를 모두 처리하고, 문맥좌지를 제부우연까지 간문판으로부터 분리해 두는 것이 중요하다. 동맥가지도 간실질로 들어가는 곳까지 추적, 박리해 둔다. 이 증례에서 담낭이 벌써 절제되어 있는 것 외에 A4 가지도 절리되어 있다. H : 간문판, PV : 문맥본간, M : 좌내측구역, SP : Spiegel엽.

절리하고 담관을 위쪽 뒤쪽으로 올리면서 우측, 간문측의 곽청을 진행한다. 확대우간절제의 경우에는 우간동맥과 문맥우지, 확대좌간절제의 경우에는 좌간동맥과 문맥좌지를 각각 근부에서 결찰절리 하는데 그 후 보존하는 문맥가지, 간동맥가지를 간실질로 들어가는 위치까지(우간동맥이면 우내측영역지, 외측영역지의 분기까지, 좌간동맥이면 A4, A3, A2 각 가지가 간실질로 들어가는 위치까지) 충분히 박리해 두는 것이 중요하다. 이 조작으로 이 후의 간문판절리를 보다 쉽고 안전하게 실시할 수 있다.

Dos & Don' ts

- 림프절 곽청예를 제외하고 담관벽이 넓게 노출하도록 박리해서는 안 된다.
- 동맥벽(특히 보존측)을 직접 잡아서는 안 된다.
- 미상엽문맥지를 확실히 처리한다.

참고문헌

1) Donovan EJ, Santulli TV: Resection of the left lobe of the liver for mesenchyoma: report of case. Ann Surg 124: 90-93, 1946

2) 本庄一夫:肝臟右葉(亞)全切除に就て. 手術 4: 345-349, 1950

Honjo I. Total resection of the right lobe of the liver. Syujyutu 4: 345-349, 1950(in Japanese)

3) Lortat-Jacob JL, Robert HG: Well defined technic for right hepatectomy. Presse Med 60: 549-551, 1952

4) Quattlebaum JK: Massive resection of the liver. Ann Surg 137: 787-795, 1953

5) Pack GT, Baker HW: Total right hepatic lobectomy. Ann Surg 138: 253-258, 1953

6) Suzuki H: Correlation and anomalies of the vascular structure in Glisson's area around the hepatic hilum, from the standpoint of hepatobiliary Surgery. Nippon Geka Hokan 51: 713-731, 1982(in Japanese)

7) 公文正光, 松嶋政規, 板原隆, 他:肝鋳型標本による肝門部と尾状葉の解剖. 胆と膵 10: 1417-1422, 1989

(國土典宏·青木 琢)

2 간절제에 있어서의 혈행동태

Point

① 간절제 중의 출혈의 출처는 2가지로 나눌 수 있다. 1개는 유입로계인 간동맥 및 문맥으로부터의 유입계(inflow system)이며, 다른 1가지는 간정맥으로부터의 역류인 유출계(outflow system)이다. 간절제의 출혈량을 줄이기 위해서는 이 2가지의 출혈의 출처를 제어해야 한다.
② Pringle법에 의한 inflow system의 혈행차단은 15분 이내에서 5분간의 재관류를 반복한다.
③ Pringle법에 있어서도 inflow system의 제어가 불충분한 경우에는 부간동맥의 존재를 확인한다.
④ 총혈관 배제술(Total vascular exclusion)은 간종양이 간정맥이나 하대정맥으로 침윤하는 증례로 정맥의 절개 및 합병절제를 실시할 경우에 유효하다.
⑤ Outflow system의 제어에는 우선 마취관리에 의해 중심정맥압을 저하시키는 것으로 실시한다.
⑥ 마취관리에서 중심정맥압의 저하가 불충분한 경우에는 간하부 하대정맥(Subhepatic hepatic IVC)의 차단으로 outflow system의 제어를 실시한다.

■ Inflow system의 제어

1) Pringle법

Inflow system의 제어로서 가장 넓게 보급되어 있는 방법은 Pringle법이 있다[1]. Pringle법이란 간혈유량의 유입로인 간십이지장간막에서 동맥, 문맥을 일괄적으로 혈행차단을 하는 방법이다(그림 1, 2).

차단시간에 관해서는 10~15분간의 차단하고 다음에 5분간 계속해서 재관류하고 이를 반복실시한다.

Pringle법으로 혈행차단 후에도 출혈이 나타나는 경우에는 부간동맥(accessory hepatic artery)이 존재하는 경우가 있다.

2) 그 외의 inflow system의 제어

Pringle법의 결점으로서 문맥의 혈행차단에 의한 장관울혈을 들 수 있다. 이 장관울혈을 피하는 방법으로서 Makuuchi 등이 제창한 절제예정영역의 동맥, 문맥을 차단하는 반간혈관폐색(hemihepatic vascular occlusion)[2], Takasaki가 제창한 선택적 글리슨막 차단이 있다[3]. 선택적 글리슨막 차단이란 미리 3개의 글리슨막 2차분지(좌엽지, 전구역지, 후구역지)를 테이핑해 절리면을 끼는 2개의 글리슨막만을 차단하는 방법이다(그림 3, 4).

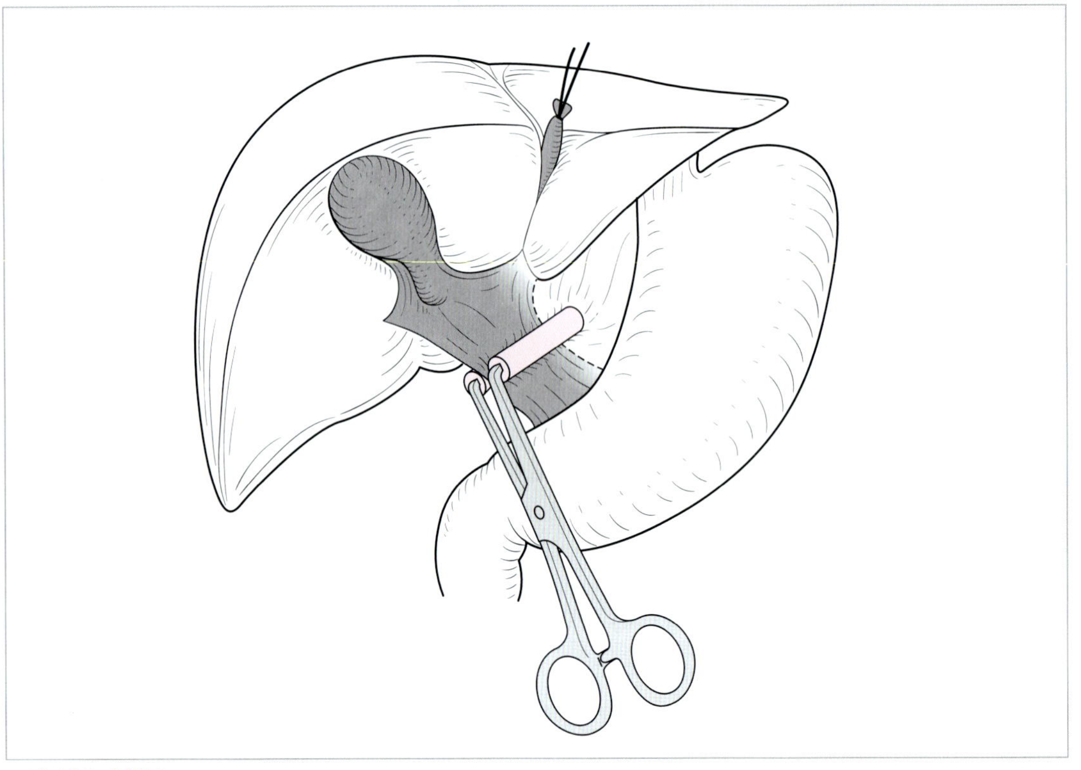

그림 1 Pringle법(1)

Pringle법은 간십이지장간막을 satimsky겸자 혹은 겸자 끝에 고무 혹은 스펀지를 장착한 것으로 조직에 손상이 적은 도구를 선택한다.

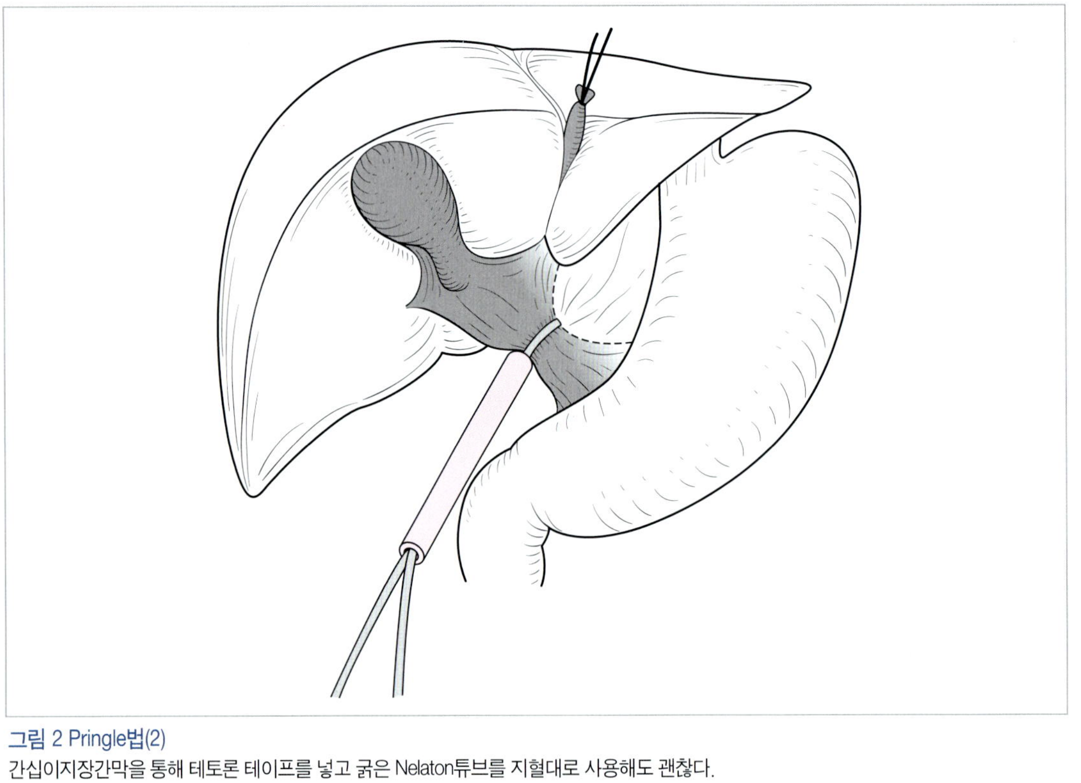

그림 2 Pringle법(2)

간십이지장간막을 통해 테토론 테이프를 넣고 굵은 Nelaton튜브를 지혈대로 사용해도 괜찮다.

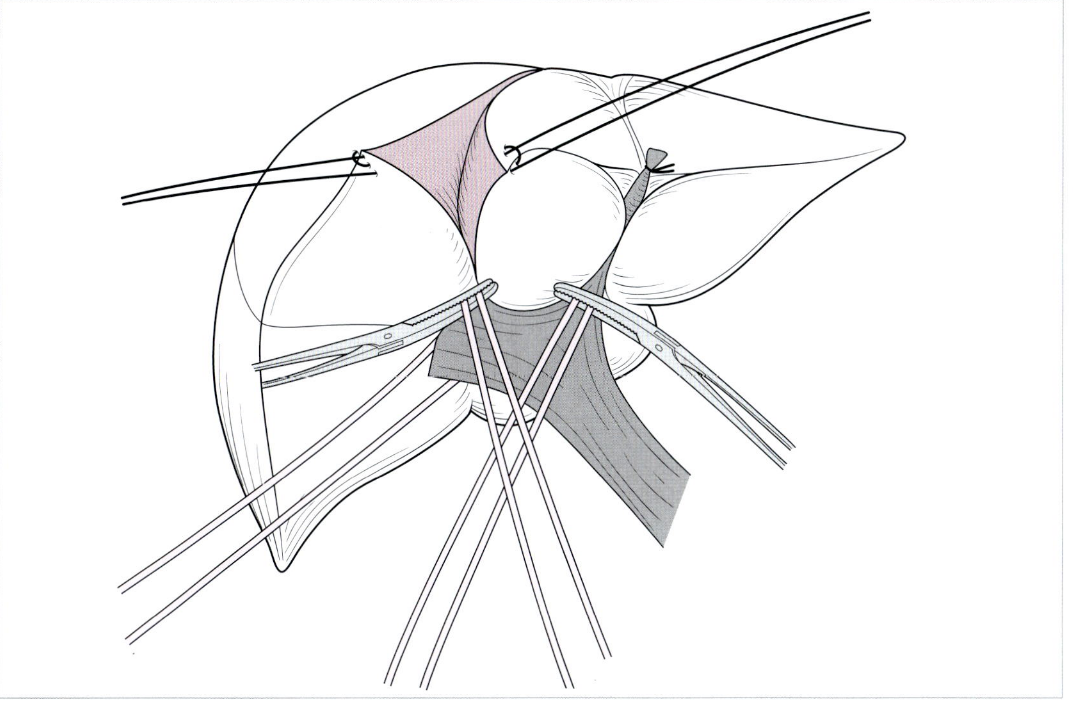

그림 3 선택적 글리슨막 차단(1)

좌엽과 전구역 사이의 절제는 좌엽글리슨막, 전구역 글리슨막을 차단하고 후구역가지는 개방해 둔다.

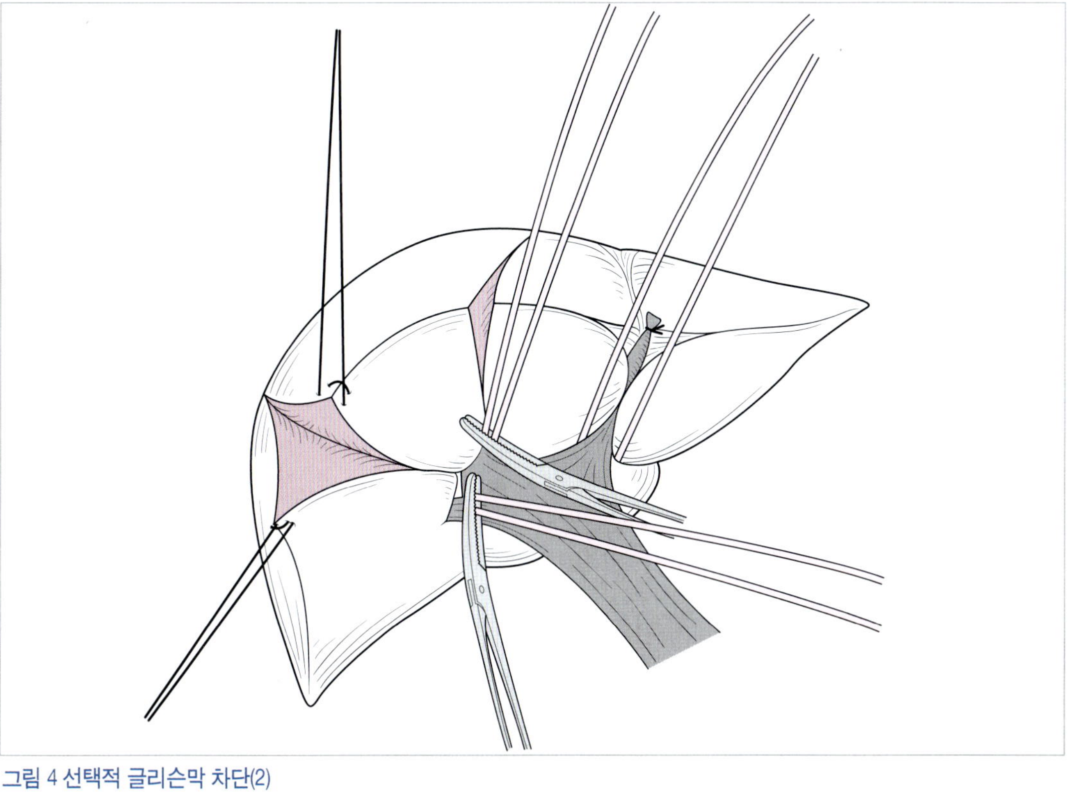

그림 4 선택적 글리슨막 차단(2)

전후구역의 경계 절제는 전구역가지, 후구역가지를 차단하고 좌엽지는 개방해 둔다.

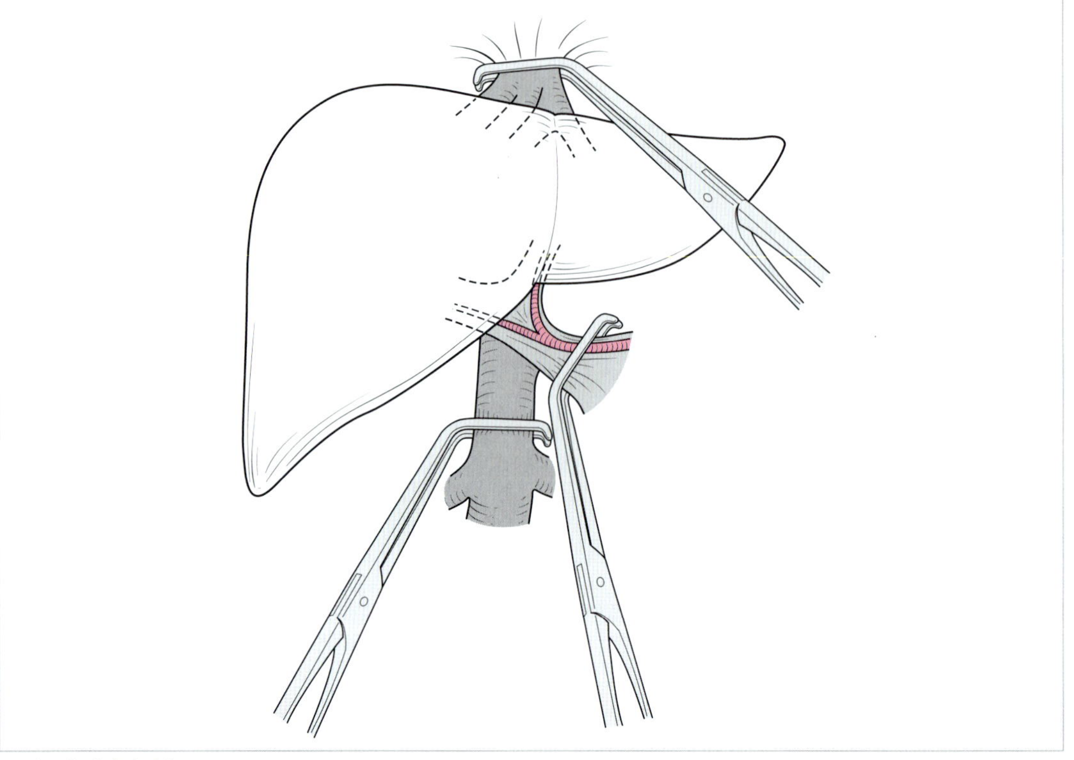

그림 5 총혈관배제술(Total vascular exclusion)
유입로인 간동맥, 문맥의 혈행차단에 추가해서 간상하 하대정맥을 차단한다.

■ Outflow system의 제어

1) Total vascular exclusion

간정맥에서 역류에 의한 출혈을 제어하는 방법으로서 total vascular exclusion(TVE)가 있다. TVE란 간문부의 혈행차단에 추가해서 간상하의 하대정맥을 차단하는 방법이다(그림 5)[4, 5]. TVE는 inflow 및 outflow의 출혈의 제어에 유효한 것처럼 보이지만, Pringle법과 비교하면 TVE는 수술시간 및 허혈시간의 연장, 심박출량의 저하를 보충하기 위한 대량수액에 의한 폐합병증의 증가를 초래한다. 그렇기 때문에 보통 간절제에서는 행해지지 않는다[6]. TVE가 적응이 되는 경우에는 종양이 간정맥 혹은 하대정맥에 침윤 혹은 종양절을 형성한 증례에서 정맥을 절개 또는 합병절제하는 경우이다.

2) 중심정맥압을 저하시키는 마취관리

간정맥에서의 역류인 outflow system에서의 출혈은 중심정맥압과 관련이 있다. 수술 중의 중심정맥압 마취가 출혈량을 줄이는데 유효하다[7]. 특히 중심정맥압을 5 cmH_2O 이하로 관리하면 출혈량의 감소에 유효하다고 보고되어 지고 있다[8].

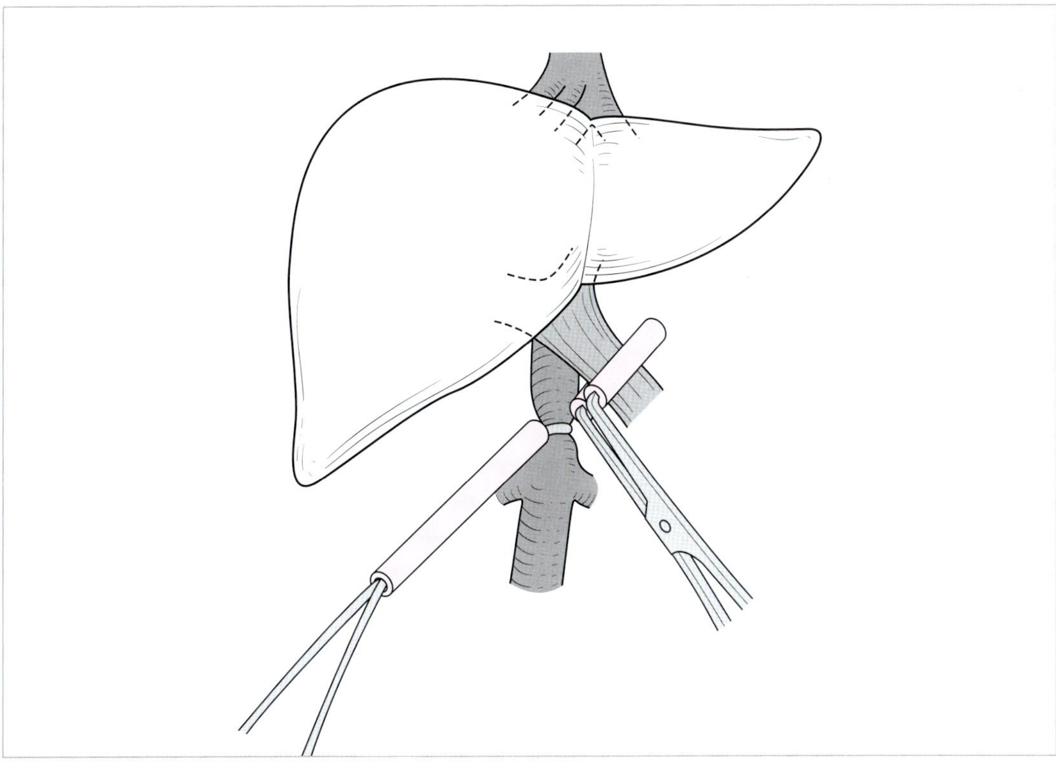

그림 6 간하부 하대정맥의 차단
간문부를 Pringle법으로 혈행차단하고 간하부 하대정맥을 테토론 테이프를 사용해 지혈대로 차단한다. 혈압에 따라 하대정맥의 차단은 조절한다.

3) 마취 이외의 중심정맥을 저하시키는 방법

때로는 마취관리만으로는 중심정맥압이 저하하지 않는 경우가 있다. 이러한 경우에는 간하부하대정맥의 차단이 유효하다(그림 6)[9]. 하대정맥의 혈행차단에 의해 대체로 4 cmH_2O 정도 중심정맥압이 저하한다. 간하부 하대정맥의 차단 중에는 하대정맥압(pIVC)은 상대정맥압(pSVC)보다 2 cmH_2O 낮다. 또 최소 하대정맥압(minimum pIVC)는 평균(mean pIVC)보다 2 cm 낮다. 따라서 상대정맥압이 4 cmH_2O 미만일 때에는 간부 하대정맥압은 음압이 되어 공기색전의 위험성이 있다(그림 7)[3]. 차단에 의해 혈압을 유지할 수 없는 경우는 지혈대를 조금 느슨하게 해서 혈압을 80 mmHg 기준으로 하대정맥의 차단을 조절한다. 차단시간은 유입로의 차단과 같이 10~15분간의 혈행차단과 5분 간격의 재관류를 반복한다. 그 외의 중심정맥을 저하시키는 방법으로서 Hashimoto 등은 간이식 공여자수술에 대해 체중의 0.7%의 사혈이 중심정맥압의 저하 및 출혈량의 감소에 유효하다고 보고하고 있다[10].

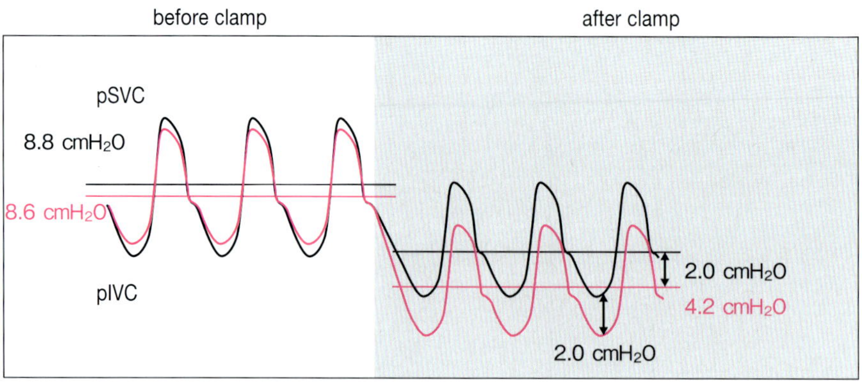

그림 7 간하부 하대정맥 차단 전후의 중심정맥압의 변화

간하부 하대정맥 차단 시에는 평균 상대정맥압(mean pSVC)이 평균 하대정맥압(mean pIVC)보다 2 cmH_2O 높다. 또 평균 하대정맥압(mean pIVC)이 최저 하대정맥압(minimum pIVC)보다 2 cmH_2O 높다. 따라서 상대정맥압으로 중에 최저 하대정맥은 평균 상대정맥압보다 4 cm 낮아진다.

COLUMN

총혈관배제술(Total vascular exclusion)에 있어서의 역설적 출혈(paradox bleeding)

Heaney JP, Huguet C 등이 제창한 TVE는 Pringle법에 추가해서 간상부 하대정맥과 부신정맥보다 위측에서의 하대정맥을 차단하는 것이었다. 최근에는 간단한 방법으로 부신정맥의 미측에서 하대정맥의 혈행차단을 실시하는 경우가 많다. 이러한 혈행차단을 실시했을 경우, 부신정맥 및 하횡격막정맥의 배액정맥(drainage vein)을 폐색하게 된다. 차단된 하대정맥 내로 유입하는 정맥혈은 간부 하대정맥압을 상승시켜 간정맥으로부터의 역류에 의한 출혈을 조장하게 된다. 이것이 총혈관배제술에 의한 역설적 출혈(paradox bleeding)이다. 이러한 상황에서 간상부의 혈행차단을 해제했는데, 간절제단면으로부터의 출혈량이 격감한 경험이 있다. 이것이 간실질절리에 간하부 하대정맥 차단을 시작한 계기가 되었다.

Dos & Don' ts

- 유입혈류의 차단 시간과 재관류시간을 엄수한다.
- 간절제중 수액은 말리는 느낌으로 공급한다. 출혈에 대응 되게 다량으로 수액을 공급하면 중심정맥을 상승시켜 더욱 출혈량을 증가시키게 된다.
- 간하부 하대정맥의 박리시에 하대 정맥외막에 인접하여 박리를 진행해 나간다. 외막에 닿아서 박리를 진행하면 허리정맥 등 가는 혈관의 분지가 잘리기 쉬워 출혈의 원인이 된다.

참고문헌

1) Pringle JH: Note on the arrest of hepatic hemorrhage due to trauma. Ann Surg 48: 541-549, 1908

2) Makuuchi M, Mori T, Gunvén P, et al: Safety of hemihepatic vascular occlusion during resection of the liver. Surg Gynecol Obstet 164: 155-158, 1987

3) Takasaki K: Glissonean Pedicle Transection Method for Hepatic Resection. Springer-Verlag, Tokyo, 2007

4) Heaney JP, et al: An improved technique for vascular isolation of the liver experimental study and case reports. Ann Surg 173: 237-241, 1966

5) Huguet C, Nordinger B, Galopin JJ, et al: Normothermic hepatc vascular exclusion for extensive hepatectomy. Surg Gynecol Obstet 147: 689-693, 1978

6) Belghiti J, Noun R, Zante E, et al: Portal triad clamping or hepatic vascular exclusion for major liver resection: a controlled study. Ann Surg 224: 155-161, 1996

7) Melendez JA, Arslan V, Fischer ME, et al: Perioperative outcomes of major hepatic resections under low central venous pressure anesthesia: blood loss, blood transfusion, and the risk of postoperative renal dysfunction. J Am Coll Surg 187: 620-625, 1998

8) Jones RM, Moulton CE, Hardy KJ: Central venous pressure and its effect on blood loss during liver resection. Br J Surg 85: 1058-1060, 1998

9) Otsubo T, Takasaki K, Yamamoto M, et al: Bleeding during hepatectomy can be reduced by clamping the inferior vena cava below the liver. Surgery 135: 67-73, 2004

10) Hashimoto T, Kokubo N, Orii R, et al: Intraoperative blood salvage during live resection: a randomized controlled trial. Ann Surg 245: 686-691, 2007

(大坪毅人)

3 간거상법(hanging maneuver), 간탈전

Point

① 간정맥근부의 확인 : 간탈전에 앞서 간겸상 인대를 자르고 장막절제를 횡격막하에서 좌우로 약 5 cm 넓혀 결합조직을 박리하고 우간정맥 및 좌간정맥 · 중간정맥을 노출해 둔다.

② 좌관상인대, 삼각인대의 절제 : 좌관상인대의 절제 전에 거즈를 간외측구역뒤쪽 식도 · 위, 비장과의 사이에 넣고 보호하면서 간인대 너머 거즈를 보면서 전기메스로 절리한다.

③ 하대정맥 전면의 박리 : 간부 하대정맥 앞쪽의 박리를 실시할 때, 겸자를 진행해 나가는 방향이 중요하다. 위쪽에서는 11시 방향을 목표로 박리한다. 다만 겸자의 끝에 조금이라도 저항을 느끼면 결코 무리하지 않는 것이 중요하다.

④ 초음파에서의 확인 : 하대정맥복측 박리 시에는 초음파에서 단간정맥이 없는지 확인하면서 겸자를 진행시켜 나가는 것으로 손상을 피할 수 있다.

⑤ 간우엽탈전 시의 우부신의 처리 : 우부신의 위쪽이 분명해진 시점에서 수술자는 왼손 검지손가락과 엄지손가락을 우부신의 위쪽과 아래쪽에 넣고, 양손가락의 사이가 얇은 결합조직에만 처리되는 것을 확인한다. 그리고 겸자를 이용해 간과 우부신 사이를 우부신두측에 둔 검지손가락으로 확인하면서 바깥쪽을 향해 통과시킨다.

⑥ 단간정맥의 처리 : 단간정맥은 「목」이 짧고 신중하게 처리할 필요가 있다. 필자 등은 간쪽을 결찰해 하대정맥쪽을 mosquito로 잡고 자른 후에 5-0 PDS를 이용해 Z봉합하고 있다.

본 장의 주제는 간절제술에 있어서의 기본 수기인 간 거상법 및 간탈전에 있어서의 수기의 요령, 행정이다. 수기의 연구라고 하는 점에 관해서 안전한 우간절제방법을 시행하기 위해서 필자 등이 보통 유의하고 있는 점을 중심으로 기술한다.

■ 간거상법

1) 원법과 변법

Belghiti 등[1]의 원래의 간거상법(liver hanging maneuver; LHM)에서는 횡격막에 침윤하는 간우엽의 큰 종양에 대해 전방 접근에 의한 우간절제방법을 실시할 때, 하대정맥 전면을 지나는 테이프를 견인하면서 간실질절제를 실시하는 수기이다. 테이프를 걸쳐 당기는 것으로 심부에서의 절리면을 노출하기 쉽게 하는 것과 동시에 보통의 간실질 심부의 절제 시에 염려되는 출혈을 줄일 수 있는 안전하고 유용한 수기로 보고되었다.

원래의 간거상법에서는 간의 수동을 실시하지 않고 하대정맥 전면에 존재하는 무혈관 얇은 통로(avascular thin route)를 박리해 테이프를 하대정맥 전면으로 지나게 하고 있다(그림 1). 이 술기는 우선 간위쪽에서

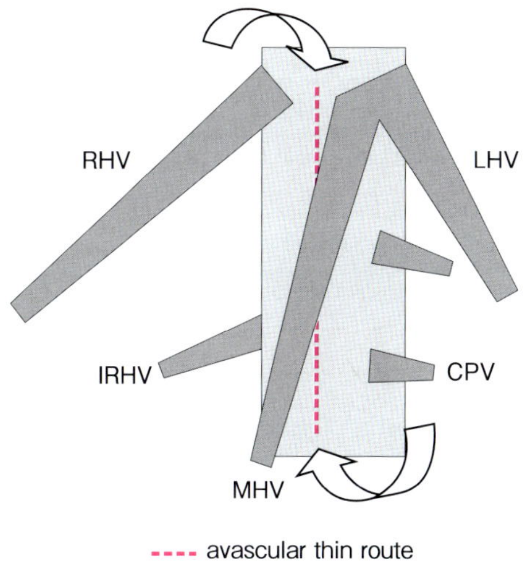

그림 1 하대정맥 전면의 박리
하대정맥뒤쪽 정면에는 단간정맥의 합류가 거의 없고, 이 무혈관 얇은 통로(avascular thin route)에 겸자를 통과시켜 하대정맥 전면을 박리한다. CPV: caudate process veins, IRHV: inferior right hepatic vein

우간정맥과 좌 · 중간정맥 사이를 2 cm 정도 뒤쪽으로 박리해 두고, 뒤쪽에서는 미상엽후면에서 하대정맥 전면으로 들어가게 한다. 하우간정맥이 존재할 경우에는 그 왼쪽을 표적으로 4~6 cm 무조건 간위쪽으로 박리를 해서 우간정맥과 좌 · 중간정맥과의 사이를 향하여 겸자를 진행시킨다. 수술 전 다중채널 CT(MDCT) 및 수술 중 초음파에서 비교적 굵은 단간정맥, 하우간정맥의 유무를 확인하는 것이 중요하다.

간실질절제 시에는 통과시킨 테이프를 뒤쪽으로 견인해 걸쳐둔 상태에서 테이프를 향해 간실질절제를 진행시키기 때문에 간표면에서 개시한 절리선에서 나아갈 방향도 정해지는 동시에 편평한 절리면을 만들기 쉽다. 또 간심부의 이단 시에도 편평한 절제면을 유지하는 것이 가능하다. 간을 하대정맥에서 들어 올리고 있기 때문에 지혈도 용이해진다. 심부의 절리에서는 제1조수가 왼손으로 좌측절리면을 쉽게 넓힘으로써 양호한 시야에서 간절리를 실시할 수 있다(그림 2).

COLUMN

진땀나는 경험

난소암의 간전이증례에 대한 우간절제 수술 중의 사건이다. 정상간이며 종양의 위치로도 주요 혈관과는 떨어져 있었기 때문에 예상되는 어려운 곳도 없고 순조롭게 수술은 진행되고 있었다. 간위쪽에서 우간정맥과 좌 · 중간정맥 사이에 들어갈 수 있던 왼손 검지손가락끝으로 겸자첨단을 확인하면서 간부 하대정맥 전면으로 겸자를 통과시키고 있을 때, 스윽~ 겸자를 진행시켰는데 왼손 검지손가락끝의 심부에 겸자가 있었다. 단간정맥의 가지를 손상시켜 하대정맥 내에 겸자가 진입했던 것이다. 겸자는 뽑지 않고 그대로 두고 우엽탈전을 먼저 시행했다. 우측에서 단간정맥 손상부위를 확인한 후에 봉합지혈했다. 조금이라도 저항이 있으면 무리해서는 안된다는 것을 실감한 증례이다.

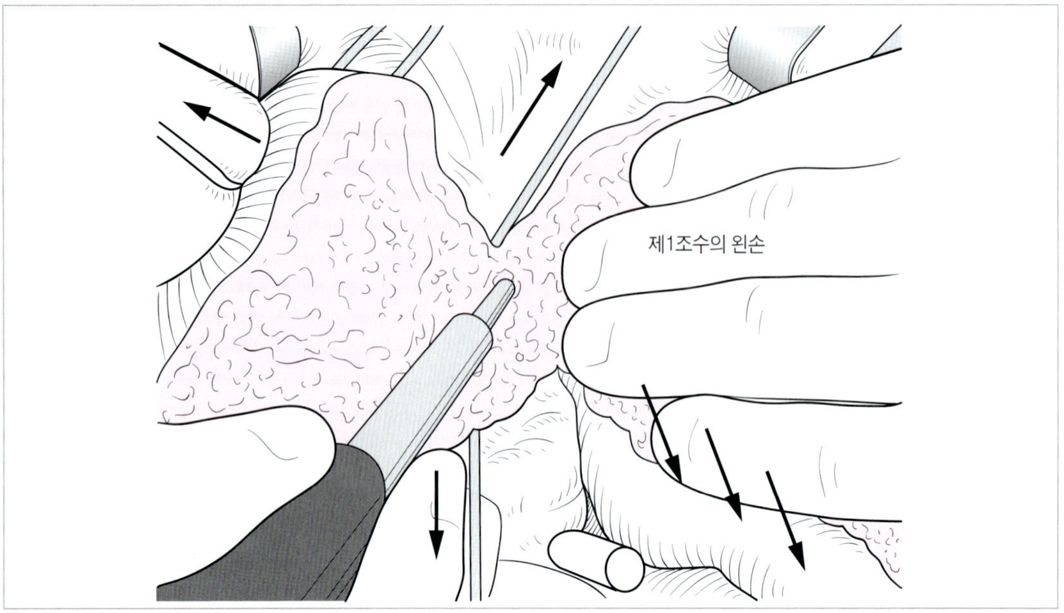

그림 2 심부에서 절제면의 전개
절제면을 전개하는 제1조수의 이 왼손이 매우 효과적이다.

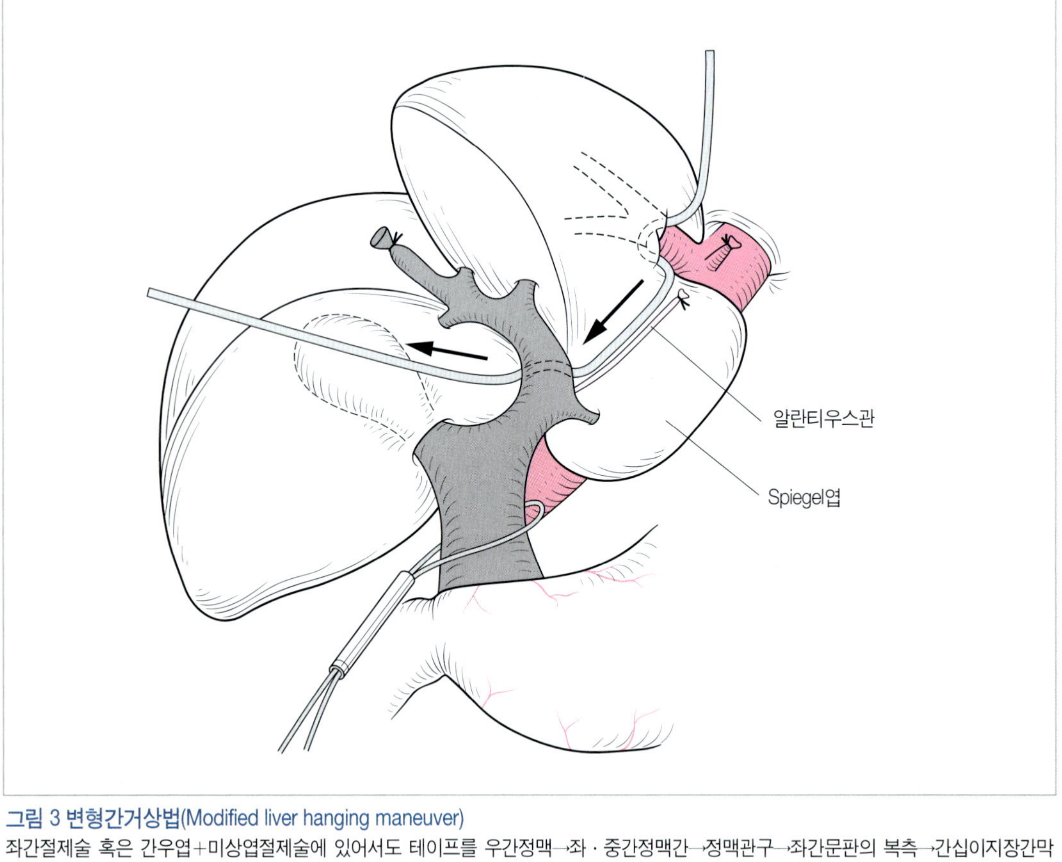

그림 3 변형간거상법(Modified liver hanging maneuver)
좌간절제술 혹은 간우엽+미상엽절제술에 있어서도 테이프를 우간정맥→좌 · 중간정맥간→정맥관구→좌간문판의 복측→간십이지장간막 전면으로 유도하는 것으로 응용할 수 있다.

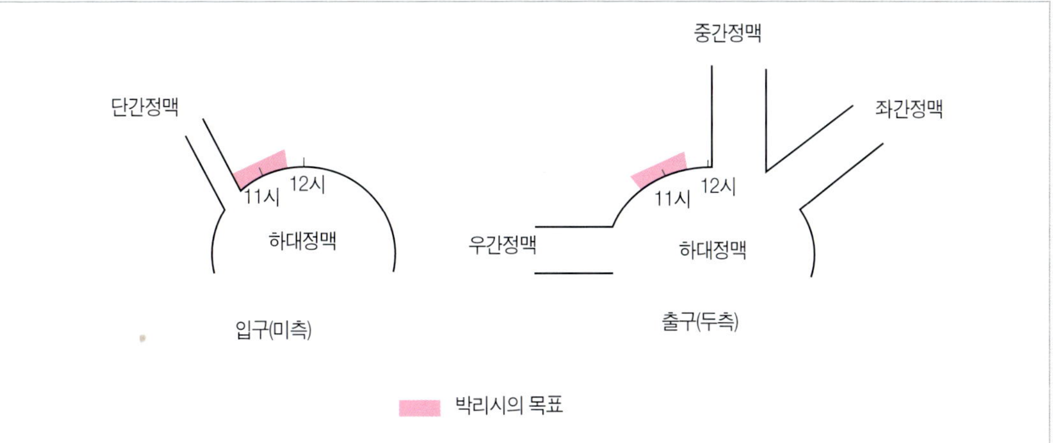

그림 4 안전한 박리통로의 지표
하대정맥 전면의 박리 시의 「입구」와「출구」의 지표

최근에는 우간절제에 국한하지 않고 중앙 2구역절제나 미상엽절제라고 하는 여러가지 술식에 대해 원래의 간거상법을 응용한 변형간거상법(modified LHM)을 하고 있다[3, 4]. 확대좌간절제술도 간위쪽에서 테이핑한 좌·중간정맥의 뒤쪽을 지나 탈전해 간좌엽뒤쪽(정맥관구)을 지나 간문판 앞쪽으로 유도하는 것으로 응용 가능하다(그림 3). 좌엽절제의 경우에는 위쪽의 테이프를 좌간정맥과 중간정맥의 사이에 스윗치하는 것으로 대응한다. 좌간절제(미상엽보존)나 우엽절제+미상엽절제라고 하는 본래 간실질 절제선이 편평하기 어려운 술식에서도 특히 심부에 있어서 견인을 해준 상태에서 테이프를 향해 절제를 진행시키는 것으로 편평한 절리면을 유지할 수 있다.

2) 단간정맥·하대정맥의 처리

대부분의 단간정맥은 보통 간부 하대정맥의 좌우 어딘가에 어긋나 합류하고 있고 바로 정면에는 합류하지 않는다. 따라서 간하부 하대정맥에서 간상부 하대정맥의 우간정맥과 좌·중간정맥 공통관과의 사이까지 간부 하대정맥 정면을 케리겸자로 신중히 대략적으로 박리함으로써 안전한 터널링이 가능하다[1]. 필자 등은 특히 긴 박리겸자를 이용해 하대정맥복측을 박리, 터널링하고 있다. 여기에 면테이프를 통해 간절제 끝에서 뒤쪽으로 거상하고 있다.

하대정맥복측의 박리를 할 때 주의해야 할 점은 신중한 박리조작은 물론, 조금이라도 겸자의 끝에 저항

COLUMN

변형간거상법(Modified liver hanging maneuver)
최근에는 우간절제술 이외의 술식에도 간거상이 이용되고 있다. 필자 등도 미상엽보존의 좌간절제, (확대)우간절제+미상엽합병 절제술을 실시할 때에 이용하고 있다. 순서는 우선 간좌엽을 탈전해 좌·중간정맥뒤쪽을 박리, 테이핑한다. 그 다음에 테이프를 우간정맥→좌·중간정맥간→정맥관구→좌간문판의 뒤쪽→간십이지장간막전면으로 유도하는 것으로 응용할 수 있다.

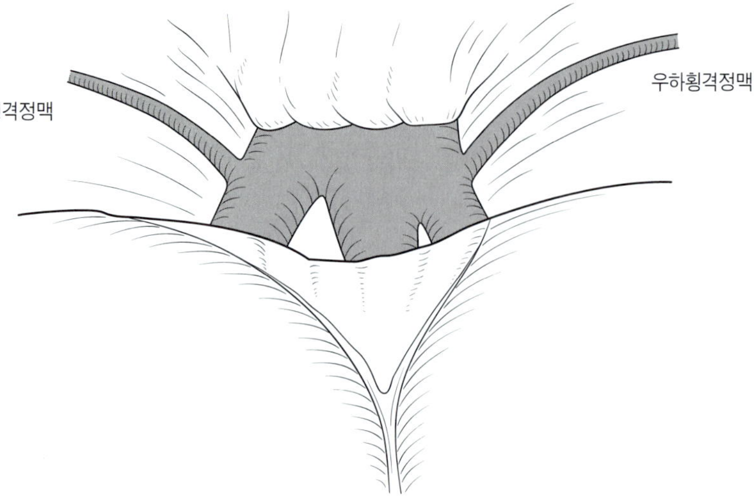

그림 5 간상부의 간정맥근부 부근의 해부
간정맥 하대정맥 유입부 부근의 관상간막을 절개 · 박리해 하대정맥과 우간정맥, 좌 · 중간정맥 공통관과의 합류부를 노출시킨다.

을 느끼면 결코 무리해서는 안된다는 것이다. 필자 등은 하대정맥뒤쪽 박리 시 11시 방향(출구)을 목표로 박리를 실시하고 있지만, 확실한 단간정맥의 합류는 거의 경험하지 못했다(그림 4). 하대정맥복측 정면에서 단간정맥의 합류는 거의 없다고는 해도「가지가 있을 지도 모른다」라고 생각하면서 박리하는 것이 중요하다. 박리가 어려운 경우에는 간탈전을 먼저 시행해 우간정맥에 테이핑을 한 후 하대정맥 전면에 테이프를 통과시켜 거상에 대비하면 좋다.

■ 간탈전

1) 간위쪽의 수동

우선 가장 첫번재로 실시하는 것은 충분한 시야 확보이다. 피부절개법은 J자절개(개흉)나 비개흉하는 벤츠절개가 있다. 필자 등은 거의 개흉을 하지 않는다. 보통 벤츠절개 또는 역L자절개로 개복하고 있다.

수술자와 제1조수는 접은 거즈를 잡아 간표면에 대고 아래쪽으로 간을 견인한다. 노출된 하대정맥으로

COLUMN

간거상에 이용하는 테이프

위관튜브나 펜로즈 드레인 혹은 면테이프를 이용하는 경우가 많다. 최근 필자 등은 역행성 경간 담즙 배액튜브(retrograde transhepatic biliary drainage tube)를 이용하고 있지만 끝이 비외상성(atraumatic)의 형태로 하대정맥 전면을 박리시켜 그대로 위쪽으로 뺄 수 있는것이 유용하다.

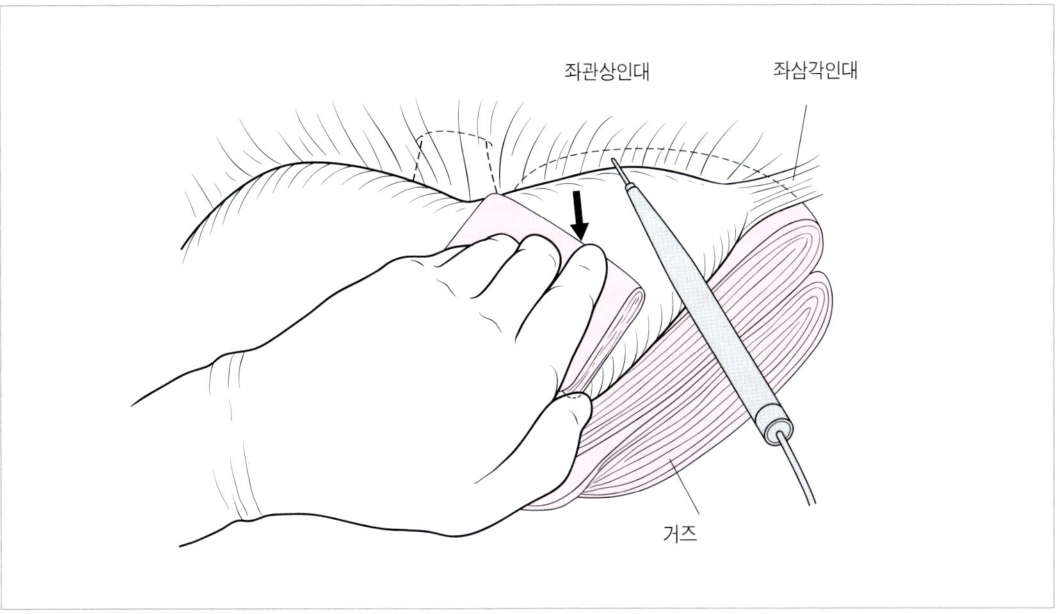

그림 6 좌관상인대, 삼각인대의 절리
위와 비장의 위쪽 부분을 보호하듯이 간의 외측구역위위쪽에 거즈를 넓게 삽입해 거즈를 투과시킨 상태에서 전기메스로 관상인대를 절개한다.

간정맥이 유입되는 부근의 관상인대를 절개 · 박리해 하대정맥과 우간정맥 및 좌 · 중간정맥 공통관과의 합류부를 노출한다. 우하횡격정맥은 우간정맥근부 우측으로 합류하기 때문에 박리 시에 지표가 된다(그림 5).

재간절제 증례에서 이전의 수술 시에 박리되어진 경우, 간위쪽의 관상인대가 유착되어 단축된 경우가 있다. 이러한 경우 간정맥도 매달듯이 보통보다 얕은 부위에 위치하는 경우가 있기 때문에 주의할 필요가 있다.

2) 좌간의 수동

좌관상인대의 전엽에서 좌삼각인대의 절개를 실시한다. 간외측구역뒤쪽~식도 · 위, 비장과의 사이에 추가적으로 거즈를 접어 삽입해 둔다. 이 상황에서 수술자는 접은 거즈를 왼손에 두고 간외측구역 표면에 맞춰 아래쪽으로 견인한다. 개방한 관상인대의 전엽을 절개하면 후엽 너머로 거즈를 넣을수 있기 때문에 뒤쪽에 거즈가 있는 상황에서 다른 장기 손상에 대한 걱정없이 전기메스로 절리할 수 있다(그림 6). 삼각인대에 중요한 맥관이 있으면 결찰절리 하지만 보통은 전기메스 혹은 리가슈어를 이용해 소작절리한다. 그 다음으로 간위간막을 절개해 간좌엽의 수동을 완료한다.

3) 우간의 수동

우간아래쪽에서 수술자는 가제를 쥔 왼손으로 간을 위쪽으로 견인해 간하부 하대정맥으로부터 우부신 우측삼각인대까지의 간신인대를 전기메스로 한번에 박리한다. 이 때 간으로부터 5 mm 정도 떼어 놓으면

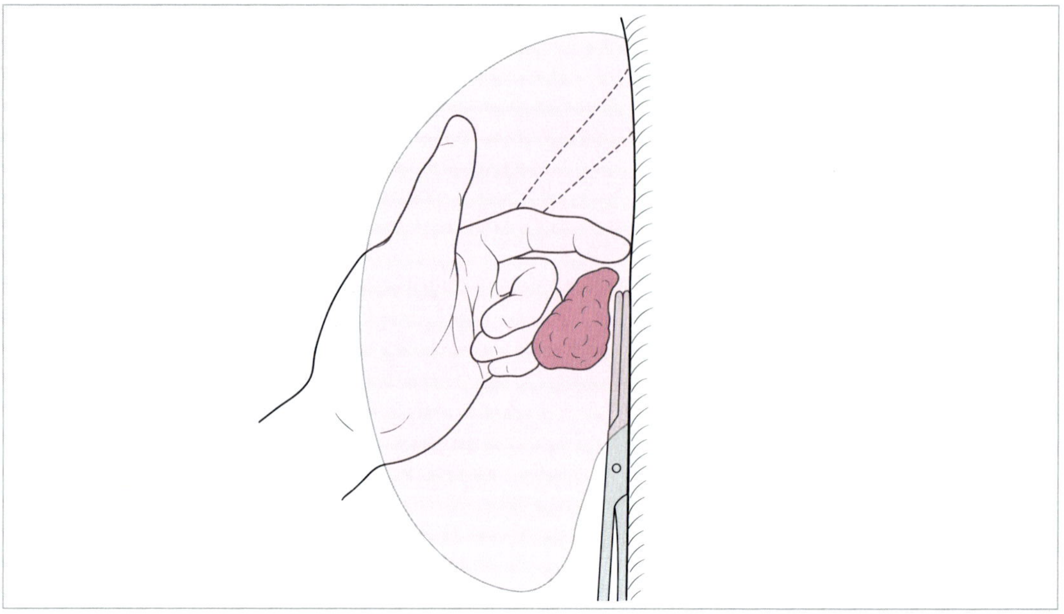

그림 7 우부신의 박리
수술자 왼손의 시지와 엄지손가락으로 우부신의 위쪽과 아래쪽을 얇은 결합조직이 남을 정도까지 박리한 후, 우부신과 간과의 사이를 하대정맥으로 기어가듯이 겸자를 삽입한다. 겸자를 사용한 박리는 우부신위쪽을 시지로 겸자의 첨끝을 확인하면서 실시한다.

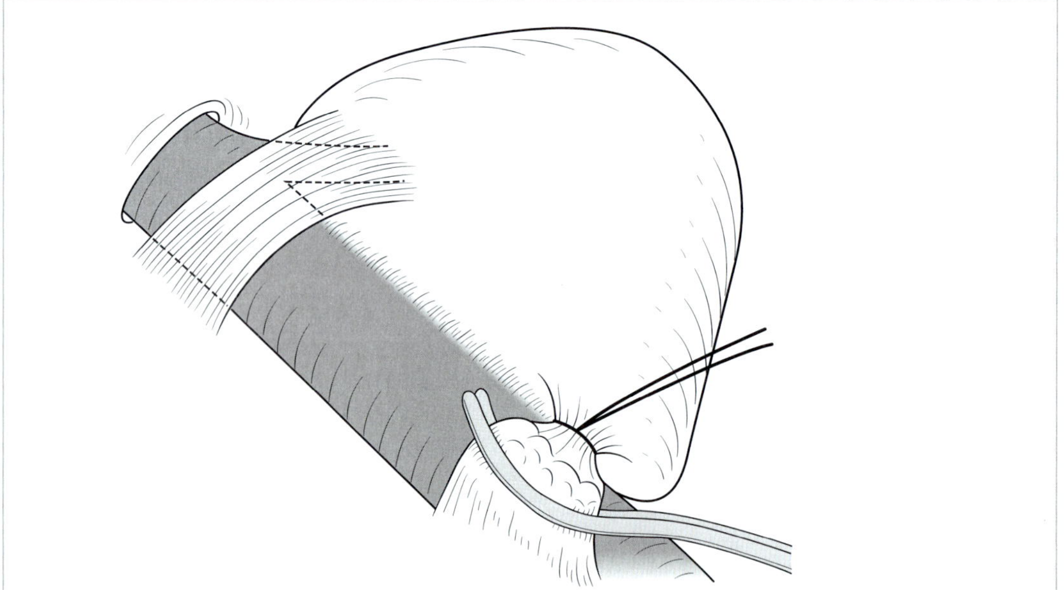

그림 8 우부신의 처리
우부신의 처리는 대출혈을 초래할 가능성이 있기 때문에 신중하게 실시할 필요가 있다. 필자 등은 부신측을 겸자로 클램프한 후에 절리해 4-0 PDS로 연속봉합하고 있다.

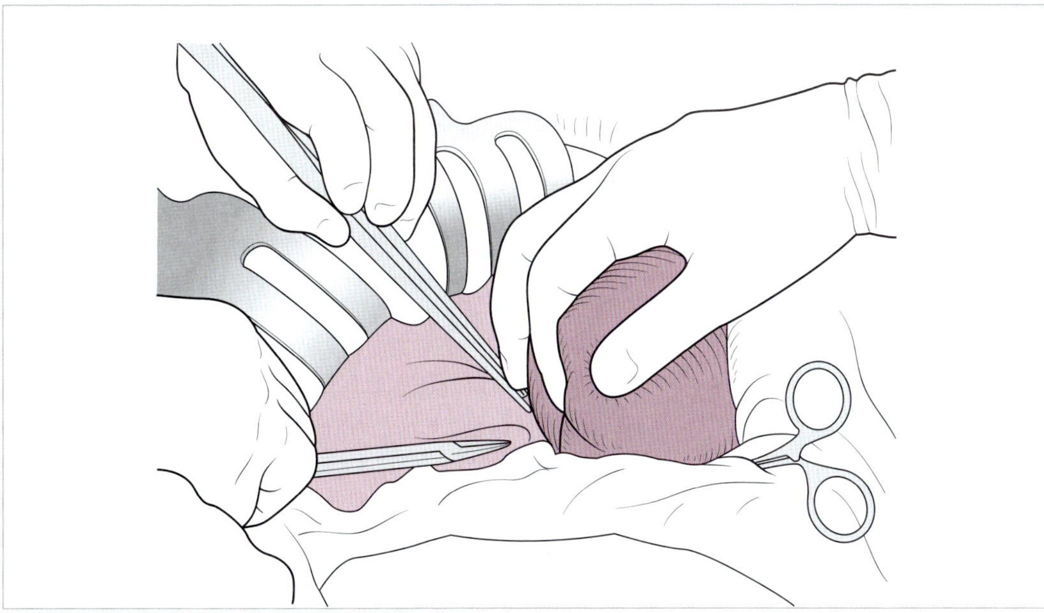

그림 9 간우엽의 수동
제1조수는 수술자가 시술하기 쉽도록 시야를 만들어 유지시킨다. 양호한 시야에서의 수술은 수술자가 수술을 쉽게할 수 있도록 해 준다.

간피막을 손상시키지 않는다. 다음으로 간우엽을 좌측으로 탈전하고 우관상인대, 우삼각인대를 절개하면서 간우엽을 우부신까지 수동한다. 이 때, 수술자와 조수가 forcep을 이용해 횡격막의 벽측복막을 함께 위쪽 앞쪽으로 잡고 절리면을 만들면 벽측복막과 장기복막 사이의 절개가 쉬워진다. 절개한 간신인대부와 이어지면 우엽전체의 복막절개가 완료되고 간과 횡격막 사이의 느슨한 결합조직이 분명해진다. 이 부위는 무장막영역(bare area)으로 간을 따라 전기메스로 절개한다. 계속해서 간하부 하대정맥에서 위쪽을 향해 하대정맥 전면을 박리해 단간정맥을 절리한다. 단간정맥의 처리는 간측을 3-0 Vicryl사로 결찰, 하대정맥측은 mosquito pean 겸자로 잡은 후에 절리해 5-0 PDS사로 Z봉합폐쇄한다. 우부신의 위쪽을 충분히 박리한 후, 왼손 시지끝으로 우부신위쪽끝을 확인하면서 간과의 사이를 pean겸자로 천천히 신중하게 박리한다(그림 7). 우부신위쪽을 통과하면 간측을 결찰해 부신측을 혈관겸자 등으로 잡고 4-0 PDS사로 연속봉합한다(그림 8). 하대정맥인대도 이와 같이 잡고 4-0 또는 5-0 PDS사로 연속봉합한다.

간우엽의 수동을 안전하게 실시하기 위해서는 수술자가 시술하기 쉽도록 시야를 확보하는 것이 중요하다. 그러기 위해서는 제1조수의 역할이 중요하다는 것도 잊어서는 안된다(그림 9).

Dos & Don' ts

- 하대정맥 전면을 박리하는 겸자의 끝은 11시 방향을 향해 진행시킨다.
- 겸자의 끝에 조금이라도 저항을 느끼면 결코 무리를 하지 않는다.
- 우부신위쪽을 분명히 하고 나서 간과 우부신 사이를 박리한다.

참고문헌

1) Belghiti J, Guevara OA, Noun R, et al: Liver hanging maneuver: a safe approach to right hepatectomy without liver mobilization. J Am Coll Surg 193: 109-111, 2001

2) Kokudo N, Imamura H, Sano K, et al: Ultrasonically assisted retrohepatic dissection for a liver hanging maneuver. Ann Surg 242: 651-654, 2005

3) Ettorre GM, Vennarecci G, Boschetto A, et al: Feasibility of hanging maneuvers in orthotopic liver transplantation with inferior vena cava preservation and in liver surgery. J Hepatobiliary Pancreat Surg 11: 155-158, 2004

4) Kim SH, Park SJ, Lee SA, et al: Various liver resections using hanging maneuver by three Glisson's pedicles and three hepatic veins. Ann Surg 245: 201-205, 2007

(宇都宮徹·島田光生·居村　暁)

4 간절제

A. Pean법

Point

① 간절제의 요점은 신중한 실질파쇄와 확실한 맥관처리이다.
② 왼손으로 간을 들어 시야의 전개와 출혈의 컨트롤 한다.
③ 정맥의 지혈은 좋은 시야에서 실시한다.
④ 정맥의 노출은 불완전한 편이 오히려 출혈이 증가할 수 있다.
⑤ 조수의 결찰과 흡인은 양호한 간절제의 필요조건이다.

간실질의 절제법은 손을 이용한 방법과 기계를 사용한 방법으로 크게 구별된다. 필자 등은 pean겸자로 간실질을 파쇄해 남은 맥관을 결찰절리해 간이단을 진행하는 방법(clamp crushing method)[1)]을 사용하고 있다. 간절제에 있어서 익숙져야 할 기본적 수기의 하나로 생각해 해설한다.

■ pean법의 이점

pean법의 최대 이점은 자유도가 높은 점으로 이단면을 생각대로 만들 수 있고, 수정도 용이하다. Takayama등[1)]이 pean법과 CUSA의 무작위 비교시험에서 출혈량, 절제시간에 유의차는 없지만, 주요 표지인 간정맥의 노출에 있어서 pean법이 우수했다. 경제적 측면, 단순함을 생각해도 익숙져야 할 기본 수기이다.

■ 수술자의 요령

1) 겸자파쇄는 1 cm 간격으로

Pringle법 또는 한쪽 엽 허혈법을 이용해 유입혈을 일차적 차단시킨 후에 간을 절제한다[2)]. 간피막은 전기메스로 절개한다. pean겸자 끝을 절제선에 수직으로 세워 1 cm 폭으로 간실질을 파쇄한다[3)]. 절제개시 시에는 pean의 방향을 종양의 반대측으로 향하게 하면 절제면이 얕아지는 것을 막을 수 있다. 또, pean의 폭을 조심성없게 넓히면 모처럼 남긴 맥관이 찢어진다. 결찰해야 할 맥관(1 mm이상)이 절제면에 3~4개 정도 출현하면, 조수에게 결찰시킨다.

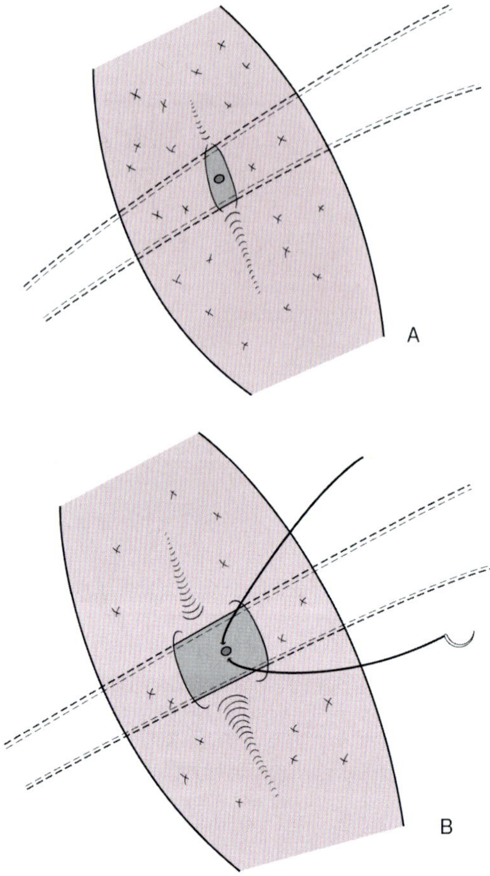

그림 1 간정맥의 지혈법

정맥에서 출혈했을 경우에는 당황하지 말고 가볍게 손가락을 대는 등 지혈을 하면서 주위의 간실질을 절제하고, 충분한 시야를 확보한 후 봉합폐쇄한다.

2) 정맥의 지혈은 좋은 시야에서

심부로 절제가 진행되었을 경우 출혈의 원인은 가는 간정맥지의 손상에 의한 경우가 많다. 절제 앞쪽부분에서 상당양의 정맥성 출혈을 보았을 경우에는

① 처리해도 좋은 간정맥지라면 완전히 절리하고 나서 봉합폐쇄한다.

② 보존해야 할 간정맥지라면 출혈부를 압박하면서 주위의 간실질을 충분히 절제해 시야를 확보하고 심부의 찢어진 곳을 정면에서 보면서, 확실히 봉합폐쇄한다(그림 1A, B).

3) 글리슨처리는 확실하게

주요한 글리슨계 맥관의 주행은 수술 중 초음파로 확인하고 반드시 세로축 방향의 절제측으로 1 cm 정도 노출시킨다(그림 2). 뒤편의 간정맥지가 존재할 경우가 있으므로 겸자를 깊이는 삽입하지 말고 글리슨막에 붙여 저항없이 통과시킬수 있는 포인트를 찾는다. 무리하면 출혈 또는 담즙루가 일어난다. 남는 간쪽

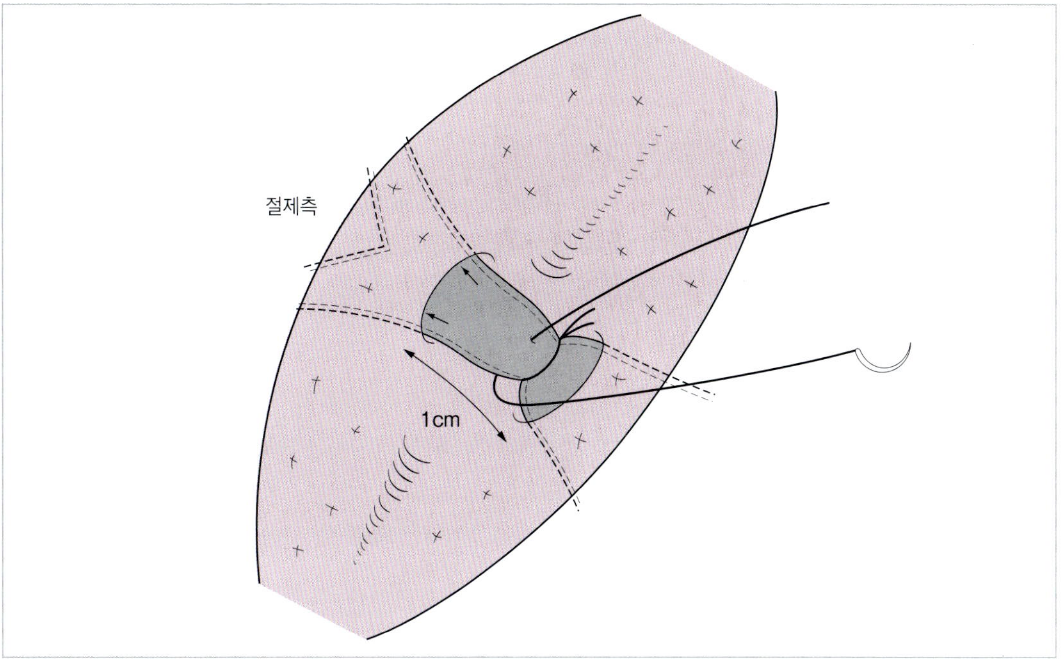

그림 2 글리슨계 맥관의 처리법
절제측으로 박리를 진행시켜 충분히(약 1 cm) 노출시키고 나서, 관통결찰을 더한 이중봉합을 실시해 절리한다.

은 관통결찰을 더한 이중봉합 후 절제한다. 담즙루가 보이면 forcep 또는 겸자로 핀포인트를 잡아 결찰한다. 조심성없이 봉합사에 의한 봉합은 피해를 확대시킨다.

4) 간정맥처리는 우아하게

계통적절제에서 주요표지가 되는 간정맥을 절제면으로 노출시키지 않으면 안 된다. 간정맥을 노출시키면 출혈이 적지 않지만 불완전하게 노출이 된 경우 오히려 출혈이 많다. 간정맥 주가지의 일부를 노출하면 이것을 돌파구로 간정맥 둘레의 반을 노출시킨다. 멧젠바움(Metzenbaum)의 끝으로 간정맥벽을 어루만지듯이 박리한다. 주가지로 유입하는 작은 가지는 조직을 일절 붙이지 않고 결찰절리한다. 작은 가지를 뽑아내 본간으로부터 출혈이 있을 경우에는 혈관봉합바늘로 출혈점만을 폐쇄한다. 이 조작을 하나 하나 신중히 계속한다(그림 3A, B).

5) 시야의 확보와 왼손의 역할

왼손을 유용하게 사용하는 것이 중요하다.

① 탈전한 우간의 뒤쪽(개흉시에는 횡격막아래)에 왼손을 넣어 간을 거상해 시야를 확보하고 절제면을 크게 열어 적당히 팽팽하게 걸치는 것이 중요하다.

② 항상 왼손으로 종양을 인식하고 왼손가락을 향해 간절제를 진행하도록 한다.

③ 간을 거상해 제2손가락으로 우간정맥근부를 압박하는 것으로 우간정맥으로부터의 출혈을 제어한다.

④ 개흉이 큰 수술적 침습이 되지 않기 때문에 좋은 시야를 확보할 수 있다면 주저하지 않고 개흉을 한다[4].

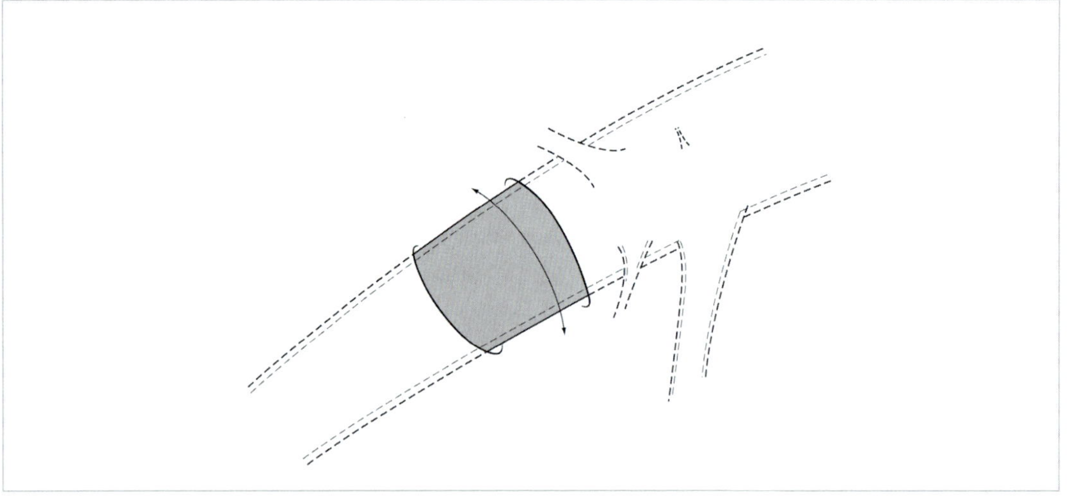

그림 3A 간정맥본간의 노출법(1)
간정맥본간의 일부가 노출되면, 둘레의 반을 노출시킨다.

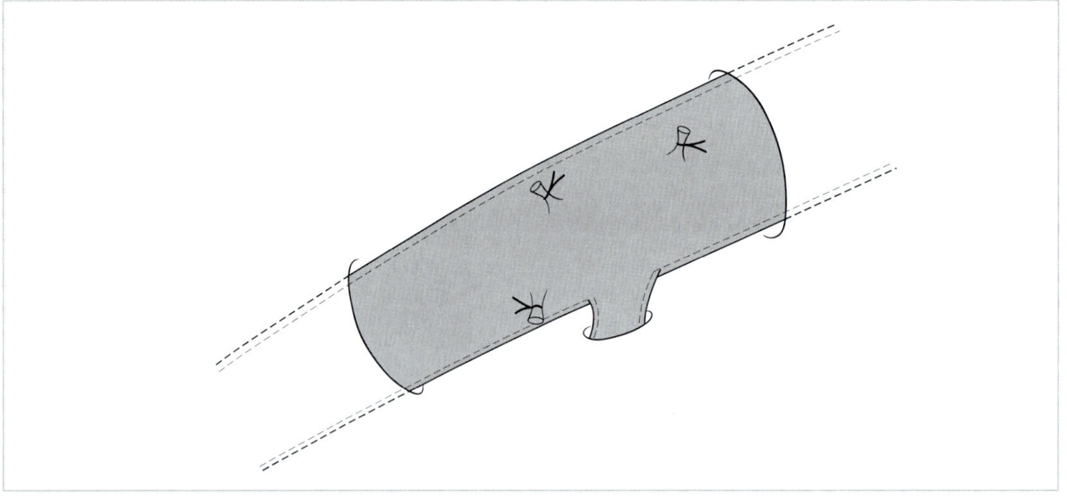

그림 3B 간정맥본간의 노출법(2)
Metzenbaum의 끝으로 정맥벽을 어루만지듯이 박리를 진행시켜 유입하는 작은가지에 여분의 조직을 일절 붙이지 않고 결찰절리한다. 이것을 신중히 반복한다.

■ 조수측의 요령

제1조수는 우선 재빠르고 확실히 결찰하는 기술이 요구된다.

결찰의 주의점으로서

① 실을 당길 방향은 간절리면으로 평행하게 한다.

② 실을 절리면으로 억누르지 않는다.

③ 결찰부에 팽팽하게 걸지 않는다.

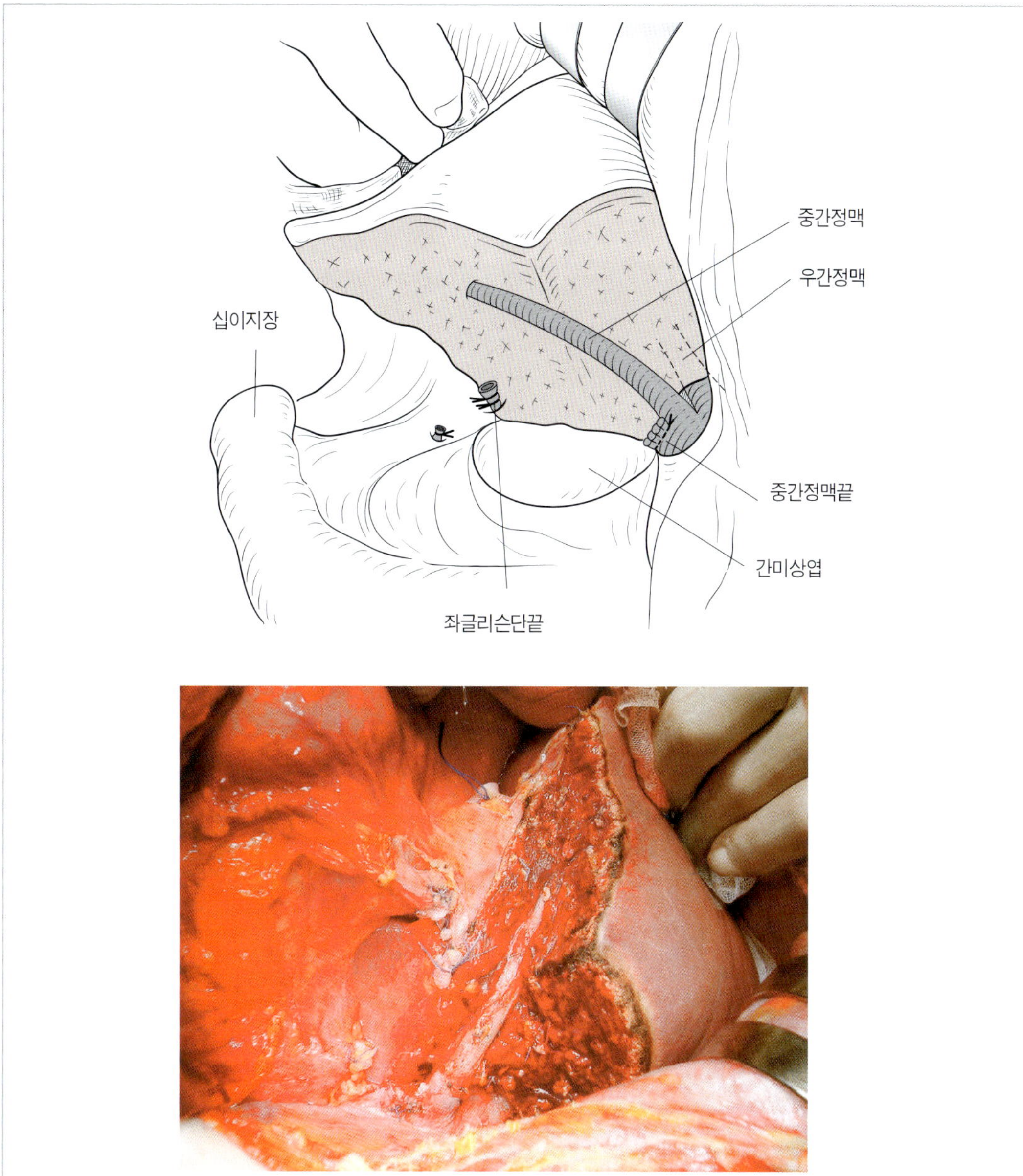

그림 4 확대좌간 절제방법
중간정맥이 간절제면으로 노출되고 있다.

등을 들 수가 있다. 또한 절제면의 확보나 절제방향의 확인 등으로 수술자를 보조한다.

제2조수의 흡인도 이와 같이 중요하다. 항상 시야를 깨끗하게 유지하도록 유의한다.

① 간정맥은 위쪽에서 아래쪽으로 분기하고 있으므로 아래쪽에서 위쪽을 향해 흡인관을 움직이면 혈관의 분기부가 찢어져 출혈한다.

② 흡인관의 끝은 출혈점으로부터 수 mm 떨어뜨려 놓고, 웃물을 흡입하듯이 신중히 조작한다. 흡인기 끝을 눌러서는 안 된다.

2명의 조수의 능력이 간절제에 있어서 잘되고 안되고를 크게 좌우한다.

pean법에 따른 간이단은 단순하고 확실한 방법이다. 기본 수기로서 습득함으로써 예정한 간절제면을 그리고 출혈량을 최소한으로 억제해 안전하고 확실한 간절제를 시행할 수 있다.

Dos & Don' ts

- pean의 폭을 너무 넓히지 않는다.
- 심부에서의 출혈은 당황해서 지혈하지 말고 좋은 시야에서 실시한다.
- 흡인은 아래쪽에서 위쪽으로는 실시하지 않는다.

참고문헌

1) Takayama T, Makuuchi M, Kubota K, et al: Randomized comparison of ultrasonic vs clamp transection of the liver. Arch Surg 136: 922-928, 2001

2) Takayama T, Makuuchi M, Inoue K, et al: Selective and unselective clamping in cirrhotic liver. Hepato-Gastroenterology 45: 376-380, 1998

3) 高山忠利：ペアンによる肝離断. 幕内雅敏, 他編：肝臓外科の要点と盲点(2版), 文光堂, 2006: 152-153

4) Tsugita M, Takasaki K, Ohtsubo T, et al: Right side hepatic resection under right thoraco-abdominal incision with special reference to a highly anatomical systematized method. Int Surg 80: 242-246, 1995

(渡辺慶史, 高山忠利)

B. CUSA®를 이용한 간절리

Point

① CUSA®에는 지혈효과가 없기 때문에 간정맥으로부터의 출혈을 어떻게 제어해야하는지 염두해 두면서 간절제를 진행한다.
② 새로운 기기의 눈부신 진보는 신속하고 출혈이 적은 간절제를 실시하기 위해 적극적으로 도입한다. 기기를 잘 다루려면 특징을 이해하고 익숙해 지는 것이 중요하다.
③ 절제면을 재빨리 만들어 출혈이 없는 시야아래, 한 번 확보한 절제면을 유지한다.
④ 간담췌외과의는 평소에 비외상바늘(atraumatic needle)로 깊은곳에서의 지혈 조작이나 결찰을 할 수 있도록 염두해둔다.

간절제에 대해서는 간실질을 파쇄해 맥관구조를 분리처리하기 위해서 여러가지 간절리법이 개발되어 새로운 기구가 도입되게 되었다. 기관마다의 전통적인 방법을 익히는 것이 능숙해지는 지름길인 것은 틀림없지만, 시대와 함께 새로운 기기의 눈부신 진보는 질 높은 간절제를 실시하기 위해 적극적으로 도입하는 것도 중요하다. 특히 간절제를 지금부터 배우는 외과의는 안전하고 비교적 용이하게 익숙질 수 있는 간절리법을 배워야 하는 것이다. 본 장에서는 CUSA®를 중심으로 한 간절리를 해설한다.

■ 간절제(그림 1)

출혈량이 적은 신속한 간절제를 실시해 예정한 절제면대로에 간절제를 달성하기 위해서는 여러 가지 중요한 점에 유의해야 한다[1]. 간절제는 유입혈의 차단과 간정맥압을 충분히 내려 간절제를 실시하지 않으면 아무리 뛰어난 장비를 이용해도 피가 없는 시야에서 간절제를 실시할 수 없다. 간절제 시에는 우선 CUSA® 나 pean으로 간실질을 분쇄해 글리슨이나 간정맥과 분리한다. 최근에는 결찰 이외에 가는 맥관(5 mm>)의 지혈처리에는 초음파 응고 절개장치(존슨앤존슨 : 하모닉스카펠®, 올림푸스메디컬시스템 : 소노서지®, 타이코헬스케어 : 오토 소닉®), 혈관실링시스템(타이코헬스케어: 리가슈어®), 다이섹션실러(티슈링크: 티슈링크 · 다이섹션실러-3.0®)가 사용되고 있다. 그렇지만 CUSA®에 의한 간실질의 파쇄와 유효한 맥관의 분리없이 이들 기기로 간실질을 절제하는 것은 힘들다.

■ CUSA®

CUSA®는 Cavitron 사가 제조한 초음파 외과 흡인장치(ultrasonic surgical aspirator)의 상표명이지만, Cavitron사가 없어진 현재에도 일반적으로 호칭되고 있다. 원리는 핸드피스 끝단에 있는 팁이 진동해 간실질 조직을 파쇄하고 부드럽게하는 동시에 첨단의 팁주위로부터 세정수가 주입되어 시야를 닦아내고, 팁의 끝 중앙으로부터 흡인된다. 팁의 발진주파수는 2338 kHz로 300 μm까지 진폭으로 진동해 간실질을 파쇄한다. 신경, 혈관, 담관 등의 섬유성분이 풍부한 조직은 진동과 공진, 흡수해 파쇄되지 않고 낳는다. 파쇄,

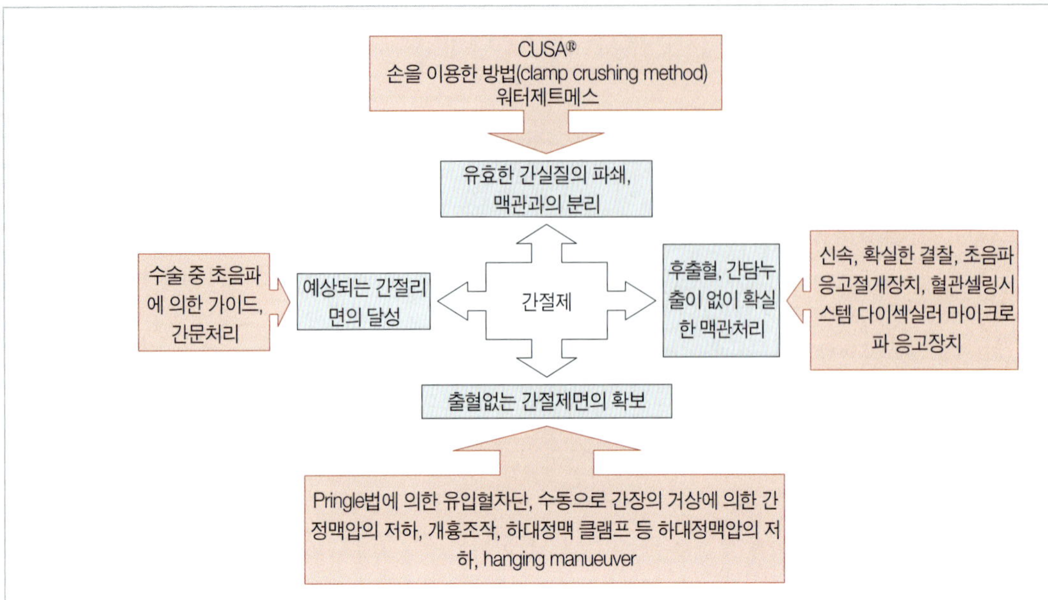

그림 1 간절제를 구성하는 여러가지 중요인자

세정, 흡인에 의해 글리슨, 간정맥은 손상을 받지 않고 분리되어 출혈이나 담즙누출 없이 결찰처리하는 것이 가능해진다. 그림 2는 Valleylab의 CUSA Excel이다. 경량인 핸드피스가 개발되어 조작성이 향상되었다. 또 전기메스의 기능을 추가할 수 있는 기종도 개발되고 있다. CUSA Excel에서 출력은 정상간에서는 70~80, 간경변에서는 100으로 설정한다. 또 흡인은 60, 송수는 3으로 설정하고 있다. 이 기기에는 티슈 · 셀렉트™(Tissue Select™) 기능이 있어 출력시간을+~4+까지 조정해 가는 맥관이 찢어지지 않도록 조직에 좋은 세세한 설정이 가능하다.

그림 3에는 CUSA®의 특징을 정리했다. 기기의 특성을 숙지해 장점을 살리고 단점은 다른 기술로 보충한다.

■ CUSA®에 의한 간절제의 실제(그림 4)

CUSA®에는 지혈효과는 없기 때문에 기본적으로 손을 이용한 방법(clamp crushing method)과 같이 간절제를 실시한다. 충분한 간수동, Pringle법(15분 차단, 5분 개방)에 따르는 유입혈 차단을 실시한다.

1) 간피막의 절리

수술 중 초음파로 계획한 절제예정선, 혹은 먼저 시행한 간문부처리로 생긴 구획선(demarcation line)을 따라 간피막을 전기메스로 절제한다. CUSA®로 피막은 절제할 수 없다. 전기메스로 간피막절개 시에 출혈이 많은 경우에는 간정맥압이 높을 가능성이 있기 때문에 주의를 필요로 한다. 중심정맥압을 측정해 정맥압이 높은 경우에는 우신정맥 상부에서 하대정맥으로 클램프를 걸 수 있도록 테이핑해 두면 좋다[2].

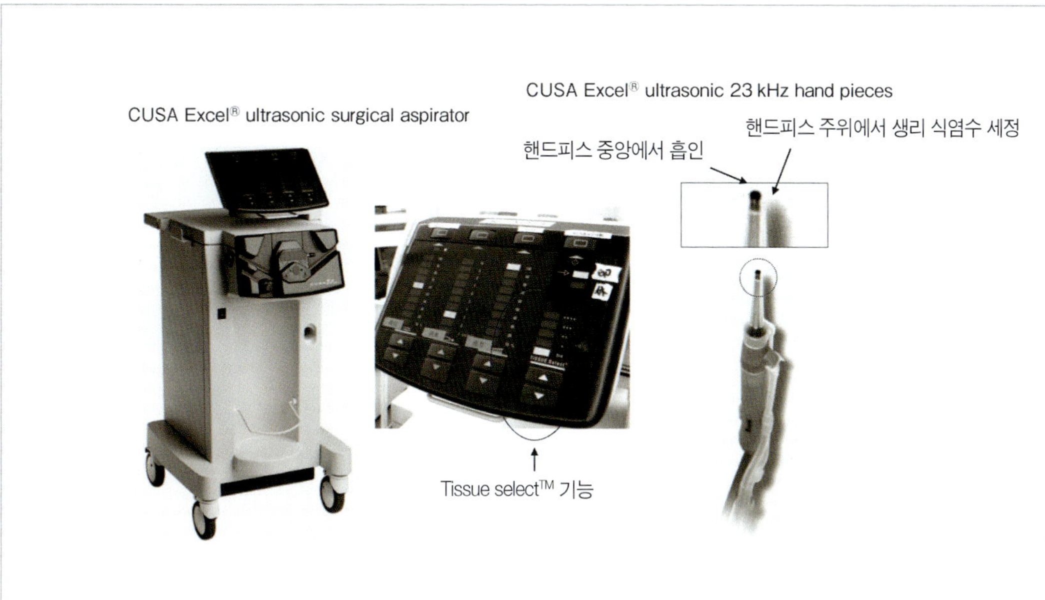

그림 2 Valleylab의 CUSA Excel과 핸드피스

CUSA®의 특징을 잘 이해하고 기기마다의 진폭레벨, 흡인레벨의 간절제에 적절한 기준설정치를 습득한다. 핸드피스의 코드를 시야의 어느 위치에 고정하면 사용하기가 편리한지, 간절제 전에 고려해 둔다. Tissue Select™ 기능이 있어 출력시간을+~4+까지 조정해, 맥관이 찢어지지 않도록 세세한 설정이 가능하다. 이전과 비교하면 본체, 핸드피스도 컴팩트하고 사용하기에 비약적으로 향상되었다.

• 장점
① 간실질의 파쇄 시에 파쇄조직이 흡인 제거된다.
② 전기메스가 탑재된 기종도 개발되 효과가 좋다.
③ 간절제에 적당한 진폭, 흡인레벨의 설정이 가능하다.
④ 손을 이용한 방법에 비해 수술자의 기술의 영향이 적다.
⑤ 복강경 간절제에도 사용이 가능하다.

→ 간실질의 파쇄부위, 간의 섬유화 정도에 따라 가장 적절한 방법을 선택한다. ←

• 단점
① 고가이고, 설정이 복잡하다.
② 핸드피스나 코드가 크고 복잡하다.
③ 기기설정, 특성파악에 숙련이 필요하다.
④ 고도의 섬유화 간실질에는 파쇄 효과가 낮다.
⑤ 간문부, 간정맥의 미세한 맥관처리에 주의를 요한다.

그림 3 CUSA®의 특징

2) 절제면의 설정과 유지

간절제에서 가장 중요한 것은 비계통적인 부분절제에서도 계통적인 구역, 간엽절제에서도 절제면을 일찍 만들어 양호한 시야아래 간절제면을 유지하는 것이다. 간표면에서 얕은 부위에는 굵은 맥관은 없지만, 팁으로 가는 가지를 찢어지지 않도록 신중히 분리해 지혈한다. 이러한 경우 결찰이 까다롭기 때문에 아래와 같이 리가슈어나 하모닉스카펠로 맥관을 처리하면 효율적이다. 한 곳에서 깊이 절개하지 않도록 넓고 얕게, 적은 출혈에서도 귀찮아 하지 말고 지혈처리를 하면서 피가 없는 절리면을 유지해 간다. 손을 이용해 절제면을 벌릴 수 없는 경우에는 절제선을 따라 비외상성바늘의 지지사를 걸쳐 들어서 벌린다. 또 cooper

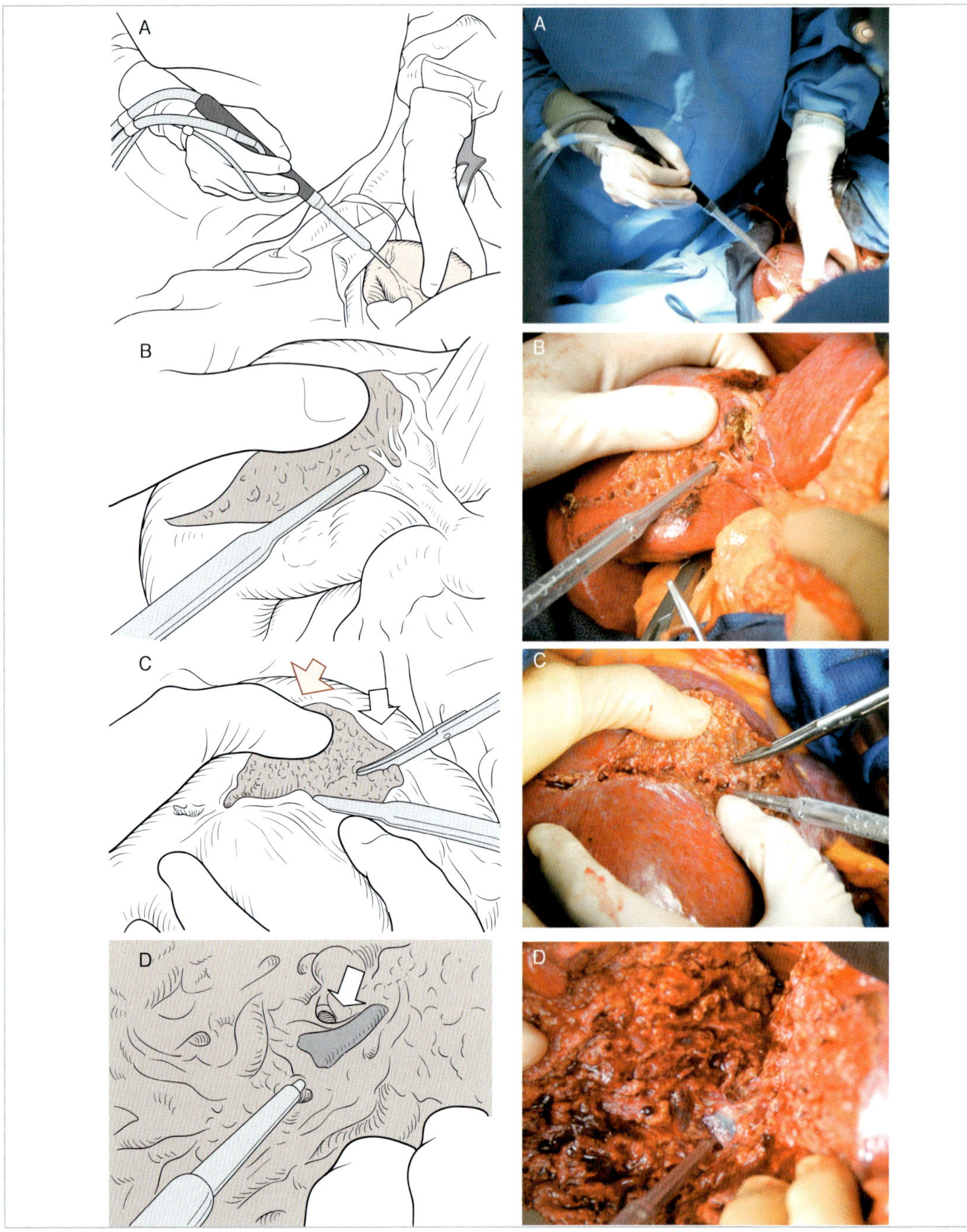

그림 4 CUSA®에 의한 간절제

A : 핸드피스는 가볍고 조작성이 양호하다. 간표면은 전기메스로 피막을 절개해 둔다.

B : 간표면으로부터 한 곳에서 깊게 절제 되지 않도록 면을 유지한다. 세세한 가지가 간실질에서 분리되어 있다.

C : 간절제는 손가락(색화살표)이나 cooper 가위(흰색 화살표)로 전개한다.

D : 굵은 글리슨(S8글리슨가지)(화살표)의 근처에서는 출력을 약하게 작은 가지가 찢어지지 않도록 한다. 간표면에서 멀고 깊은 면으로의 간 절개에는 정맥지가 빠지면 시야를 확보할 수 없을 정도로 출혈한다.

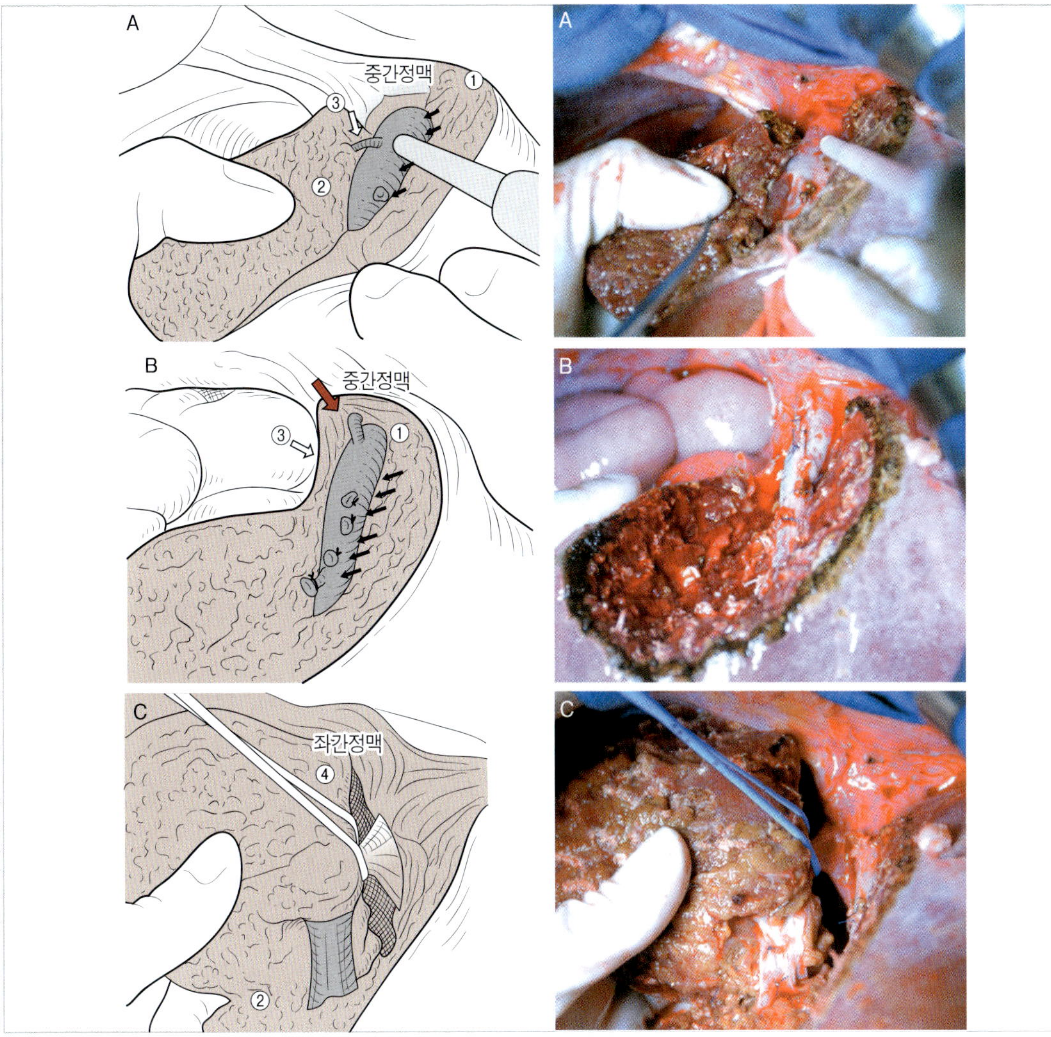

그림 5 간정맥처리, 출혈에 대한 고안, 지혈 요령

① 간정맥의 주행이 하대정맥에 대해서 비스듬하게 절제에 면으로 노출되면 출혈의 컨트롤이 쉽다. 간정맥 분기부를 손가락으로 누르며, 출혈을 막는 것도 한가지 방법이다. 간정맥의 말초위쪽 경계부를 충분히 박리해 시야를 확보하고 아래쪽 경계로 향해 작은 가지를 처리해 나간다(흑화살표)(A, B).

② 왼손으로 간조직과 간정맥마다 들어 간정맥의 출혈을 컨트롤한다. 작은 가지가 빠졌을 경우에는 손가락 또는 드베키포셉으로 직접 작은 구멍이 아니라 가볍게 간정맥 중심쪽을 압박한다. 출혈이 적어진 시점에 5-0 prolene으로 봉합 지혈한다. Z봉합으로 할 필요는 없다. 간정맥의 뒤벽에 5-0프로린실이 걸리지 않도록 주의한다(A, C). 단지 함부로 잡으면 찢어지므로, 자신이 없으면 압박해 둔다.

③ 굵은 정맥가지는 소아용 Botallo포셉을 걸고 5-0 prolene으로 연속봉합한다. 넓게 찢어졌을 경우에는 출혈부를 우선 압박한다. 찢어지지 않은 구석의 부분에 5-0 prolene 침사를 걸고 압박한 손가락이나 겸자를 늦추면서 서서히 찢어진 정맥벽을 연속봉합한다(A, B).

④ 간정맥 분기부에 테이핑해 두는 것도 간정맥 출혈의 컨트롤에 유효하다(C). 우간정맥은 용이하지만 중간정맥은 좌간정맥과 공통간으로 조작이 복잡하다.

(A : 흰색 화살표=중간정맥 작은 가지, B ; 색화살표=하대정맥과 중간정맥근부, 흰색 화살표=간정맥 분지 봉합폐쇄)

가위로 간원색을 드는것도 유용한 점이 있다. 간실질에 핸드피스의 팁을 함부로 돌진시키지 말고, 어디까지나 절제면을 일정하게 유지한다. 가는 가지를 팁으로 조심성없이 조작하지 않도록 염두해 두고 인내하며 간절제를 진행시킨다. 맥관을 분리할 경우에는 어느 정도 폭을 분리해 어디서 결찰처리할지, 또 맥관의 어느 쪽이 주가지측인지 말초측인지 또한 몇 개로 분기하고 있는지 생각하면서 간절제를 진행시킨다.

3) 간정맥의 노출(그림 5)

간절제의 출혈량은 간정맥으로부터의 출혈을 얼마나 컨트롤할 수 있는 지를 염두해 두고 간절제를 진행시킨다. 계통적절제일 경우 주요간정맥을 길게 노출할 필요가 있어, 출혈량이 매우 많다. 간절제면을 따라 말초측에서 신중히 가는 가지를 결찰해 나간다. 간정맥 주위를 CUSA®만으로 간절리를 실시하는 것은 어렵고, 본간에서는 조금 떨어져 팁을 조작한다. CUSA®에서는 섬세한 조작이 힘들고 간정맥이 쉽게 빠질 것 같은 경우에는 멧젠바움을 이용해 간정맥벽으로부터 간실질을 분리해 세세한 가지를 결찰 혹은 소작하도록 한다. 중요한 점은 간정맥의 주가지가 간절리면에 가까워 지면 어느 방향으로 주행하고 있는지를 재빨리 관찰하는 것이다. 간정맥주가지가 노출되면 간정맥이 확장되어 있지만 정맥압이 떨어져 느슨해진것을 볼 수 있다. 간의 거상방법을 고려해 간정맥압의 상승을 막는다. 또 중간, 우간정맥을 노출할 때, 오른손시지로 기시부를 압박하는 것도 하나의 방법이다. 간정맥은 1 mm 정도의 작은 구멍이 있을 경우에도 시야가 출혈로 덮일 가능성이 있다. 당황해서 보고만 있으면 출혈만 증가하므로 곧바로 가볍게 압박해 지혈한다. 수술자는 마음을 진정시키고 간정맥압이 내려가도록 왼손으로 간을 보관 · 유지 · 거상해 지혈한다. 실제로 지혈조작을 실시하는 것은 제1조수이므로 간정맥본간을 노출할 필요가 있을 경우에는 경험을 쌓은 외과의가 시행하는 것이 좋다.

4) 간문부 주위의 처리

굵은 글리슨막 주위에서는 간실질을 간문부에서 말초를 향해 팁을 세세하게 움직여 간실질을 흡인한다. 글리슨막을 어디서 절제할지를 결정해 약간 말초측의 간실질을 분리해, 만일 빠져도 그 중추측에서 가지를 결찰처리할 수 있도록 고려한다. 간문부 부근의 일차 글리슨막에 직접 팁 끝이 접촉하면 담관에 손상을 입을 경우가 있다. 또 주가지에 빠듯한데에서 가는 가지가 빠지면, 비외상바늘로 봉합하는 것도 곤란하다. 미상엽절제와 같이 특수한 절제 이외에서는 종양학적으로 문제가 없으면 간실질을 조금 남겨 세세한 가지는 여유를 가지고 결찰처리할 수 있도록 배려한다. 조심성없이 바늘봉합사를 걸치면 담즙누출을 악화시킬 뿐더러 중추부에서의 담관협착을 초래하기도 하므로 섬세한 처리가 필요하다. 담즙누출의 우려가 있을 경우에는 예방적으로 담관에서 감압용튜브를 삽입해 유치해 둔다.

COLUMN

간실질파쇄와 맥관분리의 한계 왜 간경변간의 간절리는 어려운 것인지?

CUSA®로 손을 사용한 방법을 이용하여 간절제를 실시해도 섬유화의 강한 간경변에는 능숙하게 간실질로부터 맥관을 분리하는 것은 어렵다. CUSA®의 진폭레벨을 조금 높게 설정하지 않으면 섬유화가 있는 간실질의 파쇄효율이 지극히 나빠지고, 동시에 가는 맥관도 손상되어 출혈의 컨트롤을 할 수 없게 된다. 간실질과 맥관의 딱딱함이 같으면 양쪽을 이론적으로는 분리할 수 없다. pean에 의한 손을 사용한 방법에 따른 간실질파쇄가 섬유화가 강한 간실질의 절리에 적합할지도 모른다. 간경변증예에는 절제면을 RFA(radio frequency ablation)나 MTC(마이크로파 응고장치)로 응고지혈해 간절제를 실시하든지, 양쪽 모두의 절제면끝에 큰 바늘봉합사를 걸치는 결찰기계에 의한 간절제도 한가지 방법이다.

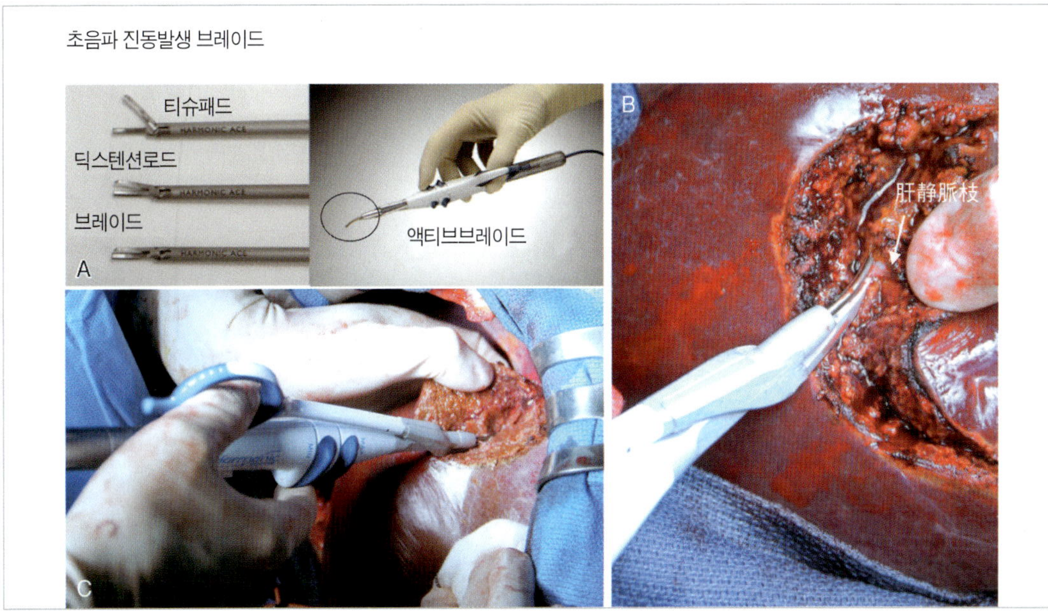

그림 6 초음파 응고 절개 장치 하모닉 포커스(에티콘엔드서저리저팬)

A : 초음파 진동은 끝의 브레이드로 전할 수 있다. 브레이드는 개폐하지 않고 반대가 되는 티슈패드가 개폐해 조직을 사이에 둔다. 티슈패드는 가위의 다른 한쪽으로서 또 브레이드로부터 발생하는 충격파(캐비테이션)로부터 주위의 조직을 보호한다.

B : 저온으로 응고해 절개도 동시에 실시할 수 있는 것이 장점이다. 그러나 지혈응고 시간이 약간 긴 느낌도 있지만, 어느 정도 지름이 긴 맥관에서도 지혈 가능하다.

C : 손안에 있는 스윗치로 조작성이 매우 양호, 섬세한 조작이 가능하다. 세세한 맥관을 한 번에 처리하기에는 브레이드의 크기가 작다고 여겨진다.

■ 그 외 간절제에 유용한 기기

복강경수술의 진보와 함께 조직의 절제나 혈관의 처리에 유용한 기기가 개발되어 왔다. 고가이기는 하지만 수술시간의 단축, 출혈량의 감소에 유용하다. 이러한 기기로 실질의 절제까지 실시하는 것은 아니고, CUSA®나 pean으로 간실질로부터 맥관을 분리하는데 사용한다.

1) 초음파 응고 절개 장치

원리는 제너레이터로 발생한 전기에너지가 핸드피스에 공급되어 내장한 트란스듀서에 의해 초음파 진동으로 변환된다. 이것이 호른 효과(horn effect)로 액티브브레이드 끝에서는 최대 100 μm까지 증폭된다. 이 기기의 이점은 응고지혈과 절제를 동시에 실시할 수 있다는 것이다. 초음파 진동에 의해 점착성의 미세 응집물이 형성되어 작은 혈관을 봉인해 지혈할 뿐만 아니라, 또한 심부 혈관의 응고도 촉진시킨다. 직경 3 mm 정도의 동맥은 절제지혈이 가능하다. 조직의 탄화, 부스럼 딱지 형성도 적고, 종래의 전기메스보다 저온이기 때문에 조직손상이 적다. 브레이드를 초음파 진동을 시킴으로써 충격파에 의한 주위의 조직손상, 가열된 브레이드의 주위조직의 접촉에 의한 장관손상에 주의할 필요가 있다. 하모닉스카펠(존슨앤존슨), 소노서지®(올림퍼스메디컬시스템), 오토소닉(타이코헬스케어저팬)의 3종류가 판매되고 있다. 하모닉스카펠은 브레이드의 파지력이 강화되어 지혈능력이 뛰어나 손안에서의 조작이 가능하고, 조작성이 매우 양호하다

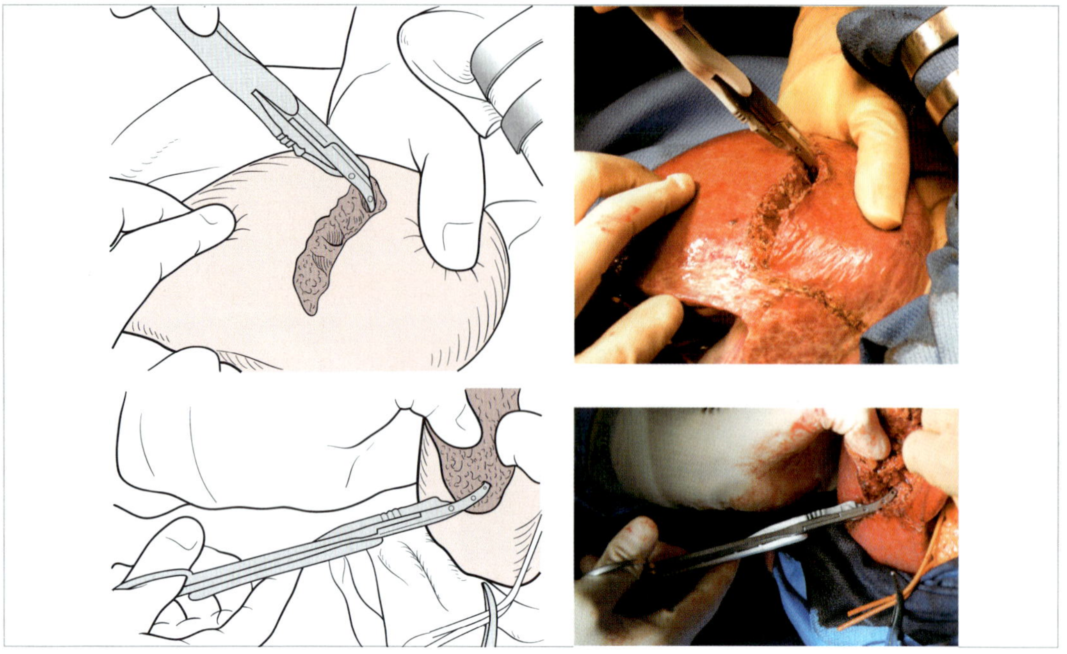

그림 7 리가슈어맥스(타이코헬스케어저팬)
리가슈어는 맥관파열 강도가 클립이나 결찰과 동등하고 신뢰도가 높고, 넓어 소화기 외과 수술에 사용되어 여러가지 개복, 복강경용의 기기가 제공되고 있다. 풋스윗치가 아닌 손안에서 조작할 수 있으면 조작성이 한층 더 향상된다. 간절제에 매우 유용하고, 신속한 간절제를 실시할 수 있다.
리가슈어 혈관 실링 제너레이터는 전기메스와 병용할 수 있어 편리하다. 맥관을 사이에 두어 지혈하는 부분의 폭이 좁고 작은 경우에는 끝이 작은 하모닉 포커스가 좋다.

(그림 6). 소노서지®는 핸드피스가 반복해 사용할 수 있는 것, CUSA®를 본체에 접속하는 것이 가능하다.

2) 혈관실링 시스템

원리는 전기를 통해 혈관 내의 콜라겐과 결합조직을 융합해 혈관내강을 일체화해 플라스틱형태로 만들어 지혈하는 것이다. 단시간에 7 mm 정도의 혈관폐색을 주위 조직의 손상이 적게 할 수 있다. 리가슈어(타이코헬스케어저팬)(그림 7)의 혈관파열 강도는 초음파 응고 절개 장치보다 높고, 결찰이나 클립과 동등하다. 특히 동맥은 벽내의 콜라겐이나 엘라스틴이 풍부해 혈관주위의 조직이 없더라도 봉합형성 폐쇄가 가능하기 때문에 간절제의 글리슨 처리에 매우 유용하다[3]. 한편 정맥은 벽이 얇기 때문에 주위조직을 포함한 수습응고를 시행할 필요가 있다. 계통절제에 있어서의 분절사이면(intersegment plane)의 간절제는 범위가 넓지만 리가슈어로 세세한 맥관을 처리하면 출혈도 적고 신속하게 간절제를 시행할 수 있다.

그 외의 간실질절제에는 마이크로파 응고장치(microwave tissue coagulator), 박리밀봉기(dissecting sealer), ABC(argon beam coagulator)가 사용되어 왔다. 현재는 복강경 간절제에 사용되고 있다.

이러한 지혈기기는 결찰봉합사와 같이 이물질이 체내에 남지 않는다는 점에서도 유용하다. 그러나 간정맥이 찢어지거나 간문부에서의 작은 가지를 처리하려면 역시 손을 이용하여 비외상바늘로 걸거나 결찰을 실시할 필요가 있다. 이러한 처리의 실패는 불필요한 수혈이나 중대한 합병증으로 발전할 가능성도 있으므로 평소부터 비외상바늘에 의한 지혈조작이나 심부에서의 결찰을 할 수 있도록 유의하지 않으면 안 된다.

Dos & Don'ts

- 간실질에 핸드피스의 팁을 마구 닥치는대로 돌진해 들어가지 않는다.
- CUSA®로 간정맥이 쉽게 빠져 버리는 경우에는 멧젠바움을 이용해 간정맥벽으로부터 간실질을 분리하고 가는 가지를 처리한다.
- 주요 간정맥벽의 작은 구멍으로부터의 출혈이 있는 경우에는 우선 가볍게 압박한다.
- 굵은 맥관에는 연속봉합이나 결찰과 함께 봉합결찰을 한다.

참고문헌

1) Takayama T, Makuuchi M, Kubota K, et al: Randomized comparison of ultrasonic vs clamp transection of the liver. Arch Surg 136: 922-928, 2001

2) Otsubo T, Takasaki K, Yamamoto M, et al: Bleeding during hepatectomy can be reduced by clamping the inferior vena cava below the liver. Surgery 135: 322-330, 2004

3) Saiura A, Yamamoto J, Koga R, et al: Usefulness of LigaSure for liver resection: analysis by randomized clinical trial. Am J Surg 192: 41-45, 2006

(島田和明, 阪本良弘, 江崎　稔)

5 간정맥의 처리 · 하대정맥절제재건

Point

① 단간정맥벽은 취약하여 쉽게 빠지는 손상을 일으키는 것을 염두해 두고 처리한다.
② 단간정맥의 처리에서는 하대정맥측의 처리를 신중히 해 둔다.
③ 간정맥근부의 처리에서는 후벽측의 단끝이 빠져 있지 않는가 주위를 기울인다.
④ 간정맥근부를 먼저처리 하는것은, 함정에 빠지기 쉽다.
⑤ 하대정맥의 절제재건시에는 시행하려는 방법보다 한층 더 많은 준비를하고 실시한다.
⑥ 하대정맥 재건에 패치수복과 완전치환을 두고 고민하면 치환을 선택하는 것이 쉽다.

■ 간정맥의 처리

1) 단간정맥의 처리(특히 우측에 있어서)

(1) 기준의 조작

단간정맥은 그 갯수도 존재장소도 변이가 매우 많다. 유일하게 많은 증례에서, 일치해 보이는 것은 미상엽돌기부에서 하대정맥 전면 중앙에 나와 있는 가지(caudate processus hepatic vein)이다(그림 1). 이 정맥의 절제가 우미상엽을 하대정맥으로부터 박리하는 수기의 기점이 된다. 비교적 확실히 인식할 수 있으므로 그 처리에 어려움을 겪는 일은 없다. 주의할 점은 하대정맥측의 결찰에 충분히 목을 잡지 않으면 나중에

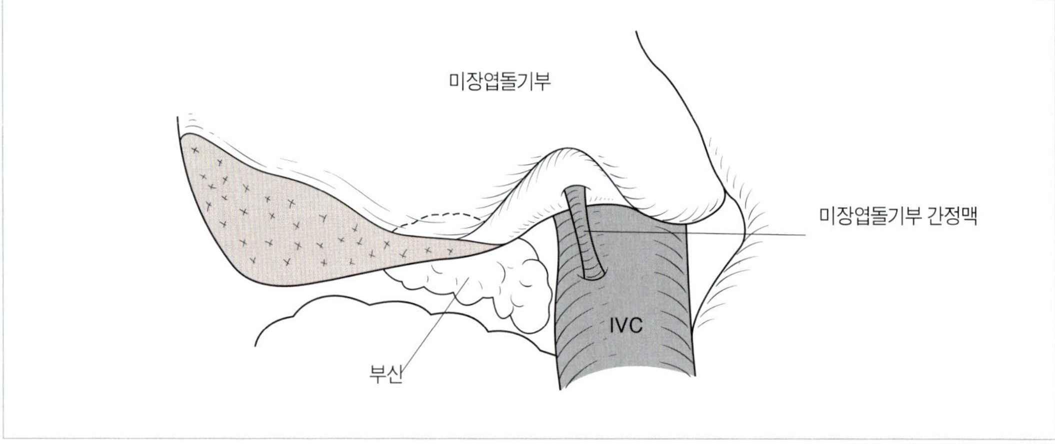

그림 1 최초의 단간정맥
단간정맥의 처리의 가장 첫번째는 미상엽돌기부 간정맥(caudate processus hepatic vein)의 절제로부터 시작된다.

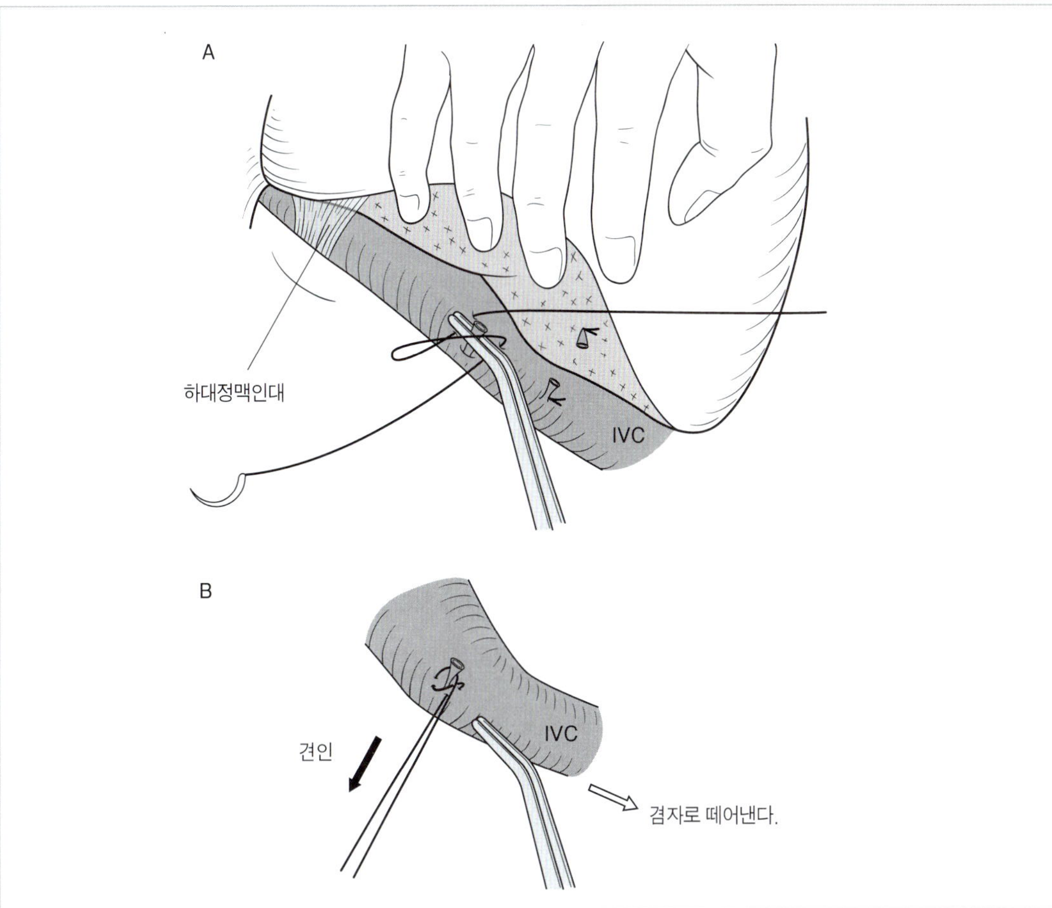

그림 2 단간정맥단끝의 처리
A와 같이 겸자를 포함해 Z봉합을 걸고 B와 같이 왼손으로 실을 가지런히 견인하면서 겸자를 뽑으면 조수의 손을 빌리지 않고 출혈없는 결찰을 할 수 있다. IVC : 하대정맥

결찰한 실이 빠지고 생각하지 않는 출혈로 연결되는 경우가 있다. 최대한 적게 이중결찰을 할 수 있으면 관통결찰 또는 5-0 정도의 혈관봉합사로 Z봉합을 실시해 두는 것이 좋다.

우간절제에서는 우부신의 박리에 있어 위쪽의 단간정맥을 절제하면서 우엽의 탈전을 진행시키지만, 단간정맥이 우하간정맥으로서 발달하고 있는 경우에는 보통 우부신과 거의 같은 높이로 하대정맥의 우측면이나 그것보다 약간 전면에 유입하고 있다. 직경이 5 mm 정도 이상으로 발달하고 있는 경우에는 혈관겸자를 걸어 자르고, 4-0 혈관봉합사로 봉합폐쇄한다.

이 부분을 지나면 간을 좌측으로 일으키면서 아래쪽에서부터 차례차례 단간정맥을 1개씩 처리해 간다. 주의점은 겸자로 단간정맥 그 자체를 직접 건져올리려고 하지 않는 것이다. 간을 조수에게 잡게하고, 멧젠바움의 등으로 가볍게 누르면 하대정맥 전면을 박리할 수 있다. 근막 안에서 단간정맥이 보이면 그 주위 하대정맥 표면을 압박하는 것으로 정맥을 중간에 놓이도록 한다. 간쪽을 우선 짧게 결찰한 후에 하대정맥측에 겸자를 걸고 자르고 5-0 정도의 혈관봉합사에 의한 Z봉합을 시행하는 것이 좋다(그림 2). Z봉합의 실을 가지런히 해 왼손으로 견인하면서 겸자를 뽑으면 조수의 손을 빌리지 않고 출혈없이 결찰할 수 있다. 하대

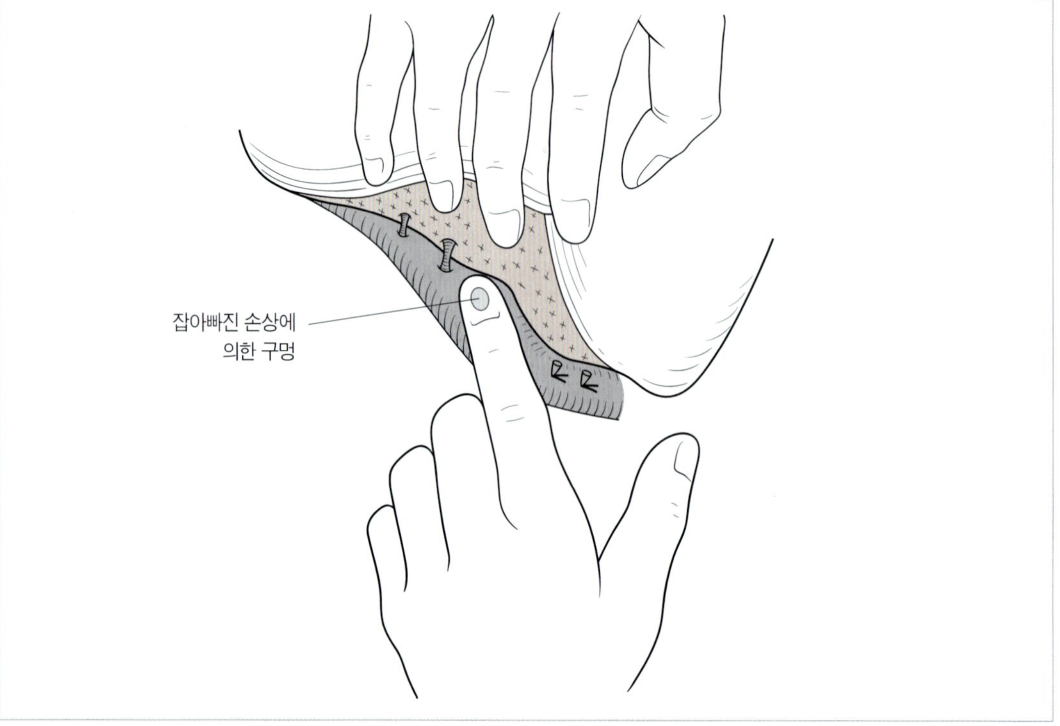

그림 3 단간정맥의 잡아빠진 손상의 응급처치
빼내기 손상 등으로 하대정맥벽에 구멍이 났을 경우에는 시지의 바닥으로 가볍게 눌러주면 출혈을 충분히 컨트롤 할 수 있다. 맹목적으로 겸자를 돌진하거나 간의 탈전을 강화하는 것은 위험하다.

정맥에 비해 단간정맥의 벽은 매우 취약하기 때문에, 근막 중에서 정맥만을 건져올리려고 하거나 정맥의 양끝에 겸자를 걸어 사이에서 절리하면 쉽게 빠지는 손상을 일으킨다.

(2) 잡아빠진 손상의 처치

단간정맥은 조수는 간의 그늘이 생겨 시야확보가 어렵고, 때때로 수술자 혼자서 처리를 해야 한다. 불행하게 잡아 빠지는 손상이나 가랑이가 찢어져 손상을 초래했을 때에 금물인 것은 ① 당황해서 출혈원으로 맹목적으로 겸자를 돌진하거나 ② 시야를 보기 쉽게 하려고 간의 탈전을 강화하는 것이다.

①의 조작은 겸자로 손상부를 불필요하게 크게 할 가능성이 있다. Sadinsky 겸자 등을 단번에 걸치려고 하면 충분한 장소를 확보하지 못하고 오히려 부가적인 손상을 초래하므로 주의가 필요하다. 특히 단간정

COLUMN

관통결찰인가 Z봉합인가

관통결찰은 조수의 도움 없이는 할 수 없는 수기이다. 그러나 겸자를 끼운 부위에 Z봉합의 바느질을해 실의 양끝을 왼손으로 견인하면 수술자는 스스로 겸자를 떼어 놓을 수 있다. 하대정맥은 저압이므로 겸자를 떼어도 실을 견인하고 있으면 완전하게 지혈을 유지할 수 있다. 단간정맥의 처리 시와 같이 조수의 손을 빌리지 않고 처리를 해야 할 때에는 Z봉합이 유용하다(그림 2 참조).

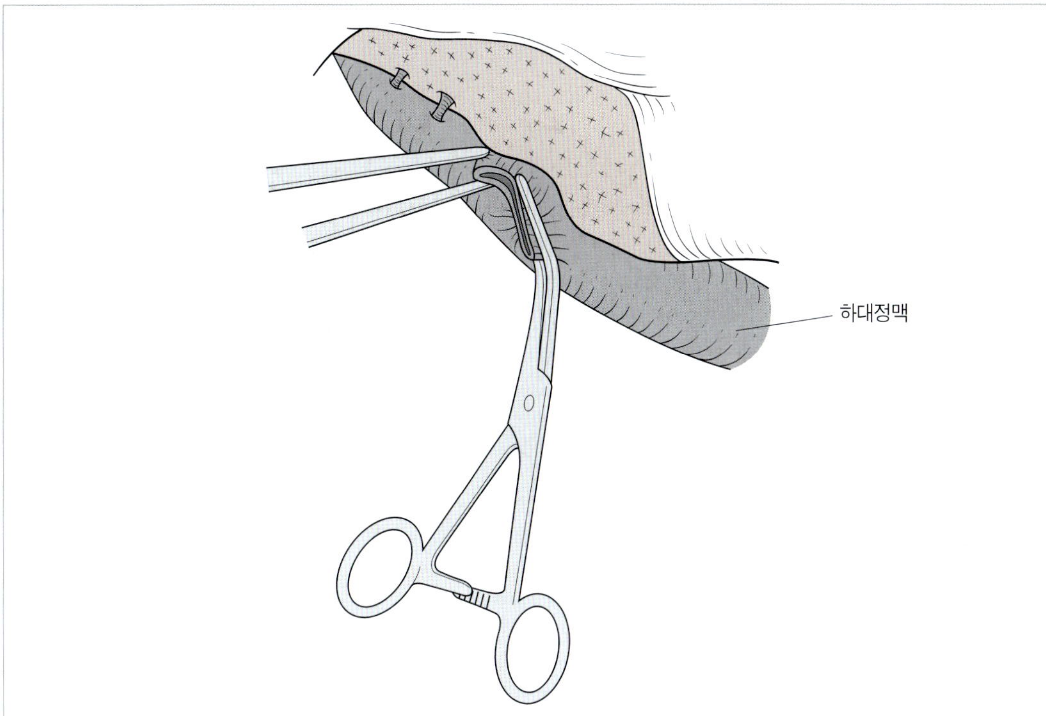

그림 4 하대정맥벽 손상부위의 부분 클램프

하대정맥벽의 손상부위에 혈관겸자를 걸칠 때에 부분 클램프로서도 나머지를 포셉으로 잡으면 출혈을 컨트롤할 수 있다. 무리해서 안쪽까지 겸자를 넣어서 부가적인손상을 초래하지 않게 해야 한다. IVC : 하대정맥

맥의 처리 중에는 간의 탈전이 아직 불완전하고 문제가 되는 손상구 좌측하대정맥이 겸자를 걸치는데 충분한 박리를 끝내지 않은 경우가 많다. 무리한 조작은 다른 단간정맥을 손상시키거나 클램프가 가능해도 앞뒤의 벽이 어긋나 봉합폐쇄가 힘들어 지는 경우도 있다. ②의 조작은 가랑이가 찢어진 된 손상부를 한층 더 커지고 세로로 찢어지는 위험을 수반한다.

이러한 경우에는 우선 왼손시지의 바닥을 출혈부에 가볍게 대어 덮는다(그림 3). 이것으로 하대정맥의 구멍이 약 1 cm 정도까지라면 출혈을 컨트롤할 수 있다. 하대정맥압은 낮기 때문에, 누르는 요령은 강하게 누르지 않고 손가락으로 덮는다는 생각으로 가볍게 눌러주는 것이다. 또 구멍이 작은 경우에는 거즈를 대어 간의 탈전을 원상태로 되돌리는 것만으로 일단 출혈을 컨트롤할 수 있는 경우도 있다. 주위의 혈액을 흡인제거하고 주위 상태를 관찰하고 나서 침착하게 대처방안을 생각한다.

결손부가 크고 하대정맥에 클램프가 필요한 경우에도 하나의 혈관겸자로 한 번에 구멍을 막으려고 하면 안된다. 손상부의 아래측에서 하대정맥벽에 그림 4와 같이 Pott 겸자(PILLING 사 35-3190®)로 비스듬하게 클램프를 부분적으로 걸어도 출혈량이 큰폭으로 감소해 남은 위쪽 끝을 포셉으로 잡는 것만으로도 지혈할 수 있는 경우가 많다. 무리해서 안쪽까지 겸자를 넣어 부가적인손상을 초래하지 않도록 해야 한다.

2) 간정맥근부의 처리

간정맥근부처리를 간실질절제 전에 실시할지, 실질절제 후에 실시할지에 대해서는 여러 가지 논의되고

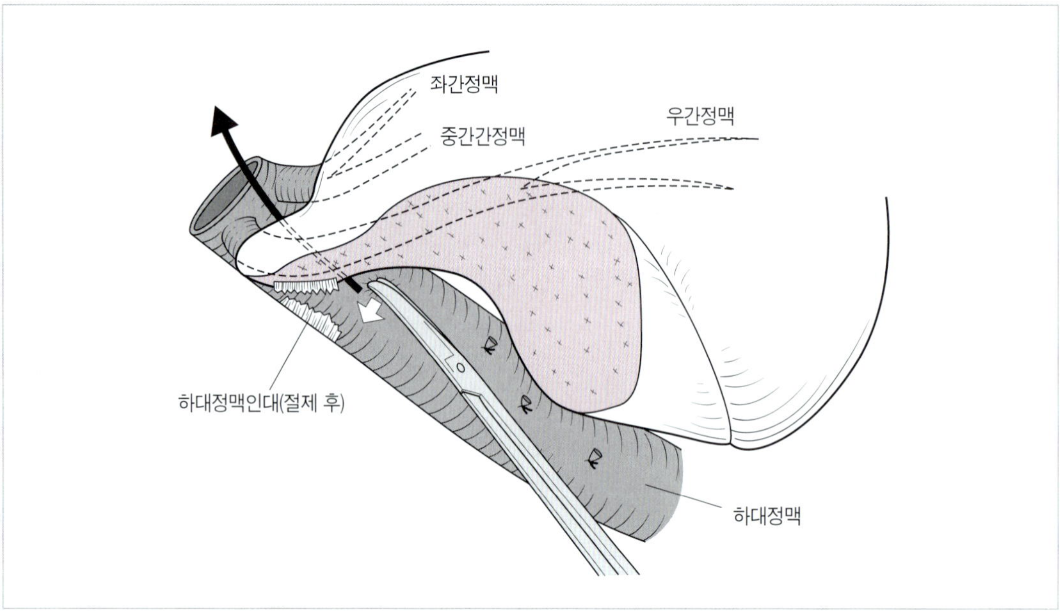

그림 5 우간정맥근부 좌측에서 하대정맥의 전면을 터널링
흰 화살표와 같이 하대정맥의 전면을 가위로 꽉 누르듯이 하면서 검은 화살표의 방향으로 나가면 터널링이 생긴다. 여기에 테이프를 통과시키면 우간정맥을 분리한 것과 같은 결과를 얻을 수 있다. IVC : 하대정맥, LHV : 좌간정맥, MHV : 중간정맥, RHV : 우간정맥

있지만, 필자는 실질절제를 완전히 끝내고 나서 간정맥근부처리를 하고 있다. 그 이유는 절제측간으로도 유입혈이 많고 배액정맥을 남겨 두는 것이 실질절제 중의 출혈량이 적기 때문이다.

(1) 우간정맥근부의 처리

우간정맥근부를 간위쪽에서 정맥벽을 따라서 박리하려고 앞쪽에서부터 겸자를 삽입하면, 우간정맥의 유입각도에 따라서는 간정맥의 뒷면을 겸자끝으로 손상할 위험이 있다.

하대정맥인대의 절제 후, 하대정맥 앞면을 멧젠바움을 이용해 누르는 느낌으로 횡격막쪽으로 박리를 진행시키면, 우간정맥의 아래부분우측에서 간위쪽 하대정맥의 앞면에 이른바 liver hanging maneuver[1]로 겸자를 통과시키는 통로로 손쉽게 터널을 만들 수 있다(그림 5). 여기에 테이프를 통과시키면 우간정맥근부의 지표가 된다.

간실질절제를 종료하고 우간정맥근부에서만 연결된 상태가 되면 근부의 목이 자연스럽게 늘어나 혈관겸자를 걸 거리를 충분히 확보할 수 있다. 필자는 합류부 하대정맥벽을 일부 포함하도록 스푼형의 혈관겸자(AESCULAP사 FB713®)로 클램프하고 있다. 절제측에도 같은 방향의 곡선형으로 페어 겸자를 걸어 그 겸자를 따라서 우간정맥을 절단하고 하대정맥측은 충분한 봉합 부분을 남기고 표본을 적출한다. 절단끝의 처리는 4-0 혈관봉합사로 연속봉합한다. 최근에는 내시경수술용 자동문합기로 절제를 실시하는 기관도 있지만[2], 간담췌외과의 수련의는 이 부분의 처리가 대혈관 재건 시의 봉합훈련도 되므로 손바느질 봉합에 익숙해 지는 것이 좋다.

손바느질 봉합의 순서로는 그림 6a와 같이 위쪽끝(우간정맥의 절단끝은 하대정맥의 축방향으로 세로로 긴 모양이 된다)으로부터 시작해 연속봉합을 실시하고 하단까지 오면 실을 조수에게 맡기고 그림 6b와 같

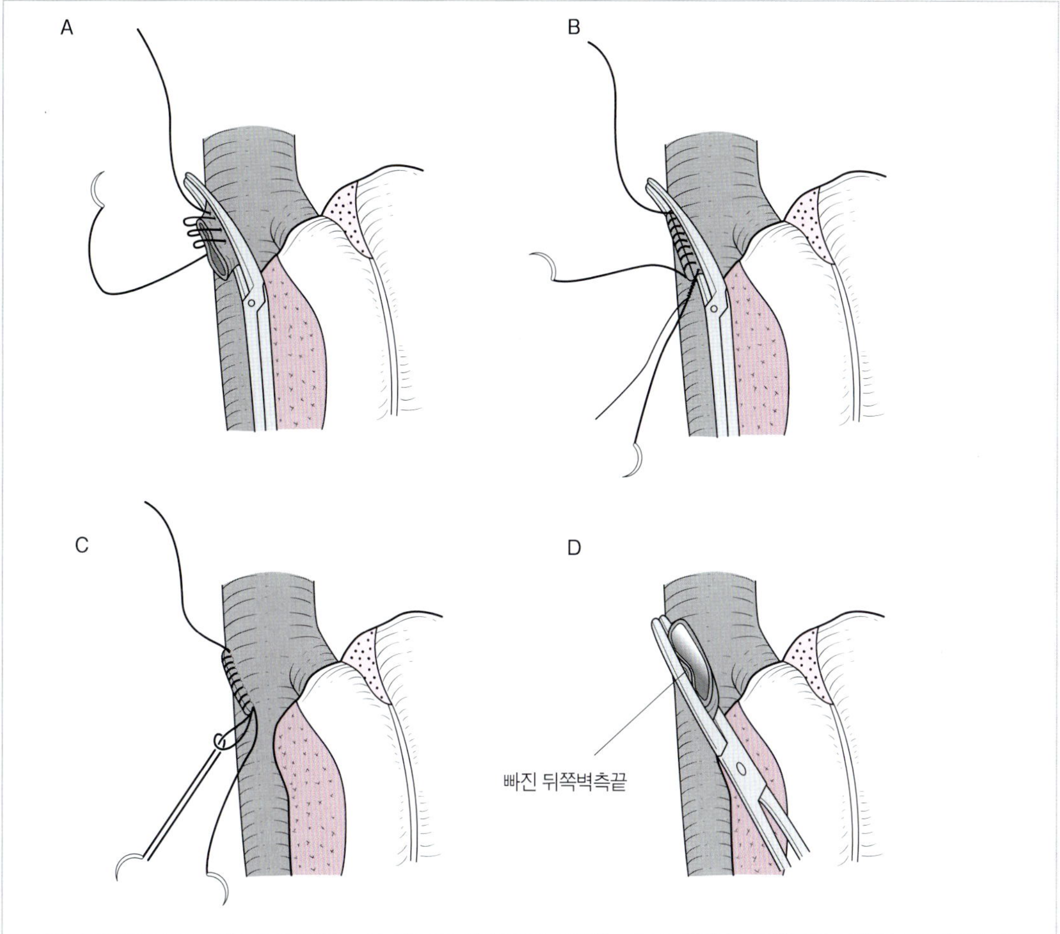

그림 6 우간정맥근부끝의 봉합폐쇄
AC와 같이 단끝 뒤벽의 뜻밖의 손상에 주의하면서 위쪽끝단보다 아래쪽 끝을 향해 연속봉합한다. D와 같이 뒤쪽벽측끝이 빠지는 경우가 있으므로 겸자로부터 충분히 거리를 두고 절제한다.

이 하단에 다른실로 표시를 해둔다. 표시실의 한쪽과 연속봉합을 실시해 온 실로 느슨하게 한번 결찰을하면서 혈관겸자는 출혈이 없는 것을 확인하면서 천천히 빼고(그림 6c), 봉합부가 부풀었을 때 결찰을 완료한다. 주의해야 할 점은 정맥의 단끝을 충분히 잡았다고 생각했어도 그림 6d와 같이 후벽단끝이 겸자측으로 미끄러져 봉합시에 얇아지는 경우가 있다는 점이다. 앞쪽벽측의 끝은 명료하게 보이므로 봉합시 손상을 입는 경우가 거의 없지만, 뒤쪽벽측은 보기 힘들기 때문에, 여기서 바늘을 회전시키면서 바늘을 꺼내면 뒤쪽면의 끝을 손상시킨다. 요점은 바늘을 겸자 면을 따라 곧게 찌르는 것이다(그림 7). 그림 중 b와 같이 손목의 스냅으로 바늘을 회전시키면 후벽을 손상시킬 위험이 있다. 또 초보자는 후에 실이 풀리는 것이 두려워 결찰 시에 강하게 잡아당겨 실을 자르는 경우가 있다. 혈관봉합은 장관봉합과 달리 봉합부에 혈류가 재개되면 혈관벽을 치는 힘으로 실과 핀이 늘어나 결찰부는 꼭 조이는 것이다. 강하게 결찰할 필요는 없고, 결찰점이 접촉하는 정도로 많은 횟수로 결찰해 실을 길게 남기고 자르는 것이 좋다.

하나 더 주의할 점은 간정맥근부에 클램프한 혈관겸자를 조수에게 잡지않게하는 것이다. 겸자의 양쪽

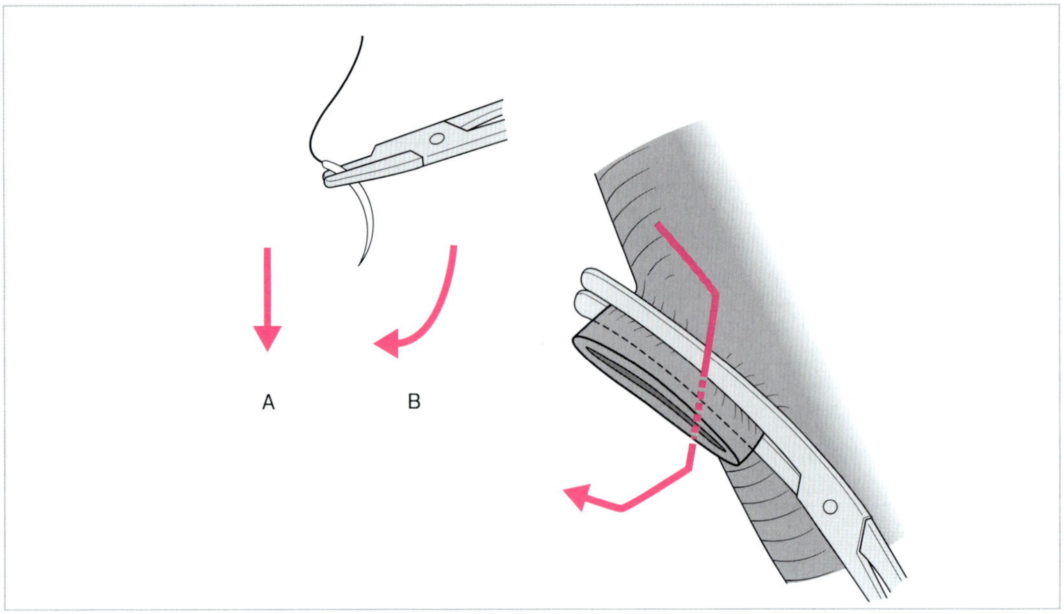

그림 7 혈관겸자의 면을 따라 실행한 바늘의 찌르기와 빼기
A와 같이 바늘의 끝이 겸자의 면으로부터 멀어지지 않게 곧게 찔러 혈관의 뒤벽끝을 손상시키지 않도록 한다. B와 같이 손목의 스냅으로 회전시키면 뒤쪽벽을 손상시킬 위험이 있다.

arm에 손이 많이 가고 겸자의 조임쇠가 느슨해지면 간정맥근부가 쉽게 미끄러져 대출혈로 연결된다. 봉합하기 쉬운 각도를 만들기 위해서 겸자를 지탱해 줄 때에도 한편의 arm만을 가볍게 눌러 주는 것이 좋다.

(2) 좌간정맥근부(좌 · 중간간정맥 공통간)의 처리

좌간정맥 왼쪽경계뒷면의 확인은 좌삼각인대 및 좌관상인대의 절개 후, 알란티우스관을 위쪽끝으로 자르는 것으로 가능하다. 그러나 좌간정맥과 중간간정맥, 또는 그 공통간은 하대정맥에 앞면에서 합류하는 형태를 취하고 거기다 좌하횡격정맥이 좌간정맥에 좌측 아래쪽면으로부터 유입하는 경우가 있기 때문에 이것들을 간박에서 거는 것은 의외로 어렵다. 또 중간간정맥과 좌간정맥의 합류부는 자주 간실질내에 존재한다.

좌간절제 시에 중간간정맥의 좌측을 따라서 실질절리를 진행시키면 좌간정맥과의 합류부에 닿는다. 여기서 좌간정맥배측의 실질을 초음파 외과 흡인장치로 나누고, 미상엽두측단의 전면으로 향하게 터널을 비우면 좌간정맥근부를 분리할 수 있다(그림 8). 확대좌엽절제나 공여자의 좌엽이식편 채취의 경우에는 중간정맥의 우측면을 뒤쫓는 것으로 공통간우연에 도달하므로, 실질절제의 골짜기에서 하대정맥 전면과 공통간뒷면을 쉽게 분별할 수 있다. 간겸상인대와 평행으로 절제하는 외측구역 절제 등의 경우에는 중간 · 좌 간정맥 합류부의 가랑이 사이에 직접 도달하게 된다. 합류부에서 좌간정맥의 뒷쪽을 미상엽의 전면과 사이에 터널을 만들면 좋다. 이 때에 주의할 점은 좌간정맥 오른쪽에서 유입하는 말초정맥과 중간정맥주가지를 오인하지 않는 것이다. 가끔 중간간정맥의 합류부가 외측구역으로 변위하고 있어 생각보다도 좌간정맥의 상류로 합류점이 위치하는 경우가 있다. 중간간정맥 그 자체를 보지 않고 실질절리를 시행해 직접적으로 중 · 좌간정맥 합류부에 닿으므로, 비교적 굵은 정맥이 나타났을 경우에는 초음파로 중간간정맥의

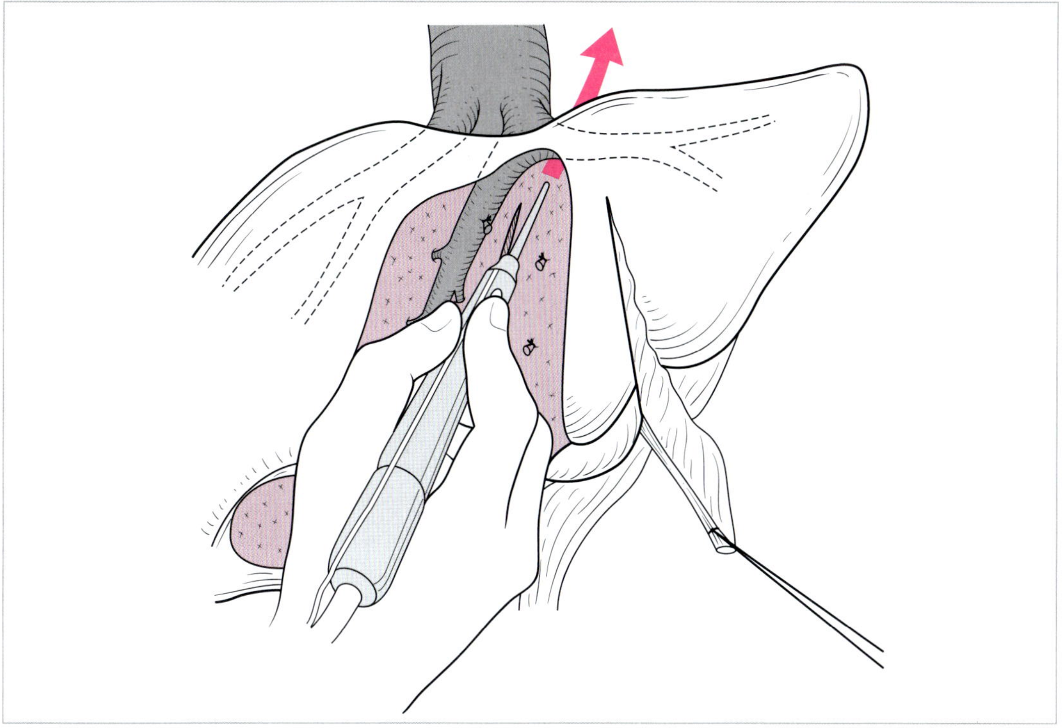

그림 8 좌간정맥근부 후방의 터널링
중 · 좌간정맥의 합류부는 간내에 존재하는 경우가 많아, 실질절제의 마지막에 뒷면을 터널링하면 분리가 용이하다.

위치를 재확인해야 한다. 이러한 정맥근부의 절제와 봉합폐쇄의 요령은 우간정맥근부의 처리와 같다.

■ 하대정맥 절제재건

1) 하대정맥 차단과 체외순환 회로

하대정맥은 콩팥상부로부터 간아래쪽면까지 약 3 cm이고, 간부 하대정맥의 절제재건에는 절제범위 어디에 있든지 하단의 차단은 콩팥정맥의 위쪽에서 대부분 충분하다. 그러나 상단의 차단은 간아래쪽면으로부터 간정맥 합류부 직하까지 역시 3 cm 정도 밖에 없고, 대부분의 경우 여기에 절제부위를 포함시키기 위해 간정맥 합류부의 아래쪽에서 겸자 차단이 가능할지 여부에 따라 크게 다르다.

간정맥 아래쪽에서 차단이 가능한 경우에는 간혈류를 유지할 수 있기 때문에 하대정맥 차단에 의한 혈압의 하강을 일으킬 경우도 적고, 그대로 절제재건을 실시할 수 있는 경우가 많다. 이 경우에는 체외순환 회로를 사용할 필요가 없다. 한편 간정맥의 재건도 필요한 경우, 하대정맥의 차단부와 절제부가 근접하고 있고, 안전의 이유로 간상부 하대정맥에서 차단을 필요로 하는 증례에서는 간정맥 환류가 저해되기 때문에 간의 유입혈차단도 필요해 간혈관배제술(hepatic vascular exclusion; HVE)의 형태를 취하지 않을 수 없게 된다.

문맥의 혈류차단이 30분 이내로 억제되는 경우에는 하대정맥혈을 상대정맥계로 우회시키는 체외순환

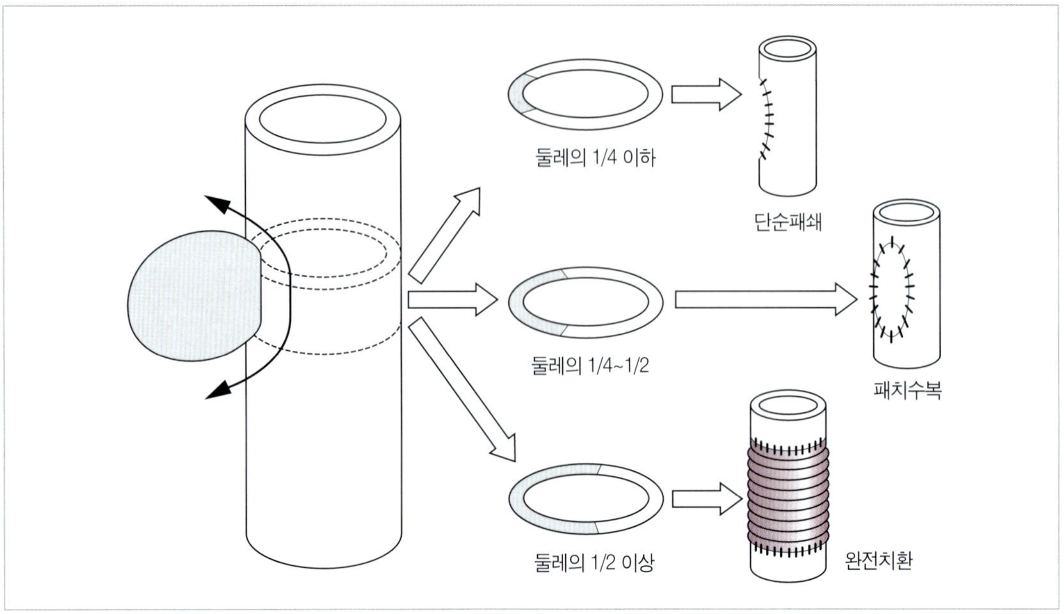

그림 9 하대정맥의 재건법
하대정맥 재건법의 기준을 나타낸다. 재건법으로 헤매게 되면 더 큰 재건법을 선택하는 것이 마무리에서 불안하지 않다.

회로만으로도 괜찮지만 그 이상을 필요로 하는 경우에는 장울혈을 막기 위해서 바이오펌프를 이용해 Y단락(shunt)형의 체외순환회로를 만드는 것이 안전하다. 상세한 것은 다른 곳에서 기술하기로 하고 간정맥의 복잡한 재건을 필요로 하는 증례나, 인공혈관으로 간정맥을 재건할 필요가 있는 증례에서는 간허혈시간이 더욱 장시간에 이르는 경우도 고려해 간혈관배제술의 사이, 간에 차가운 간보존액을 관류시켜 간의 활력로를 보존하는 전략이 필요하다[3].

하대정맥 차단에 이용하는 겸자는 간정맥 아래쪽에서는 스푼겸자로 충분하고 작기 때문에 방해도 되지 않는다. 그러나 간위쪽에서 차단하는 겸자는 빠지면 위험하기 때문에 드베이키형의 대동맥 차단겸자를 이용하고 있다.

2) 하대정맥의 박리와 테이핑

하대정맥 절제를 동반하는 수술 시에는 그 절제부가 어디가 될지 예상을 못하는 사태에 대비해 하대정맥의 뒷면을 전체 길이에 걸쳐서 뒤탈막으로부터 박리해, 콩팥정맥 위쪽과 간상부 하대정맥의 두 부분에 테이핑해 두는 것이 좋다. 신장정맥 아래에서는 뒤탈막으로부터 하대정맥으로 유입하는 가지가 많지만 신장정맥보다 위쪽에서는 거의 가지를 볼 수 없기 때문에 신중하게만 다루면 뒤탈막으로부터의 박리가 용이하다.

3) 하대정맥의 재건법

하대정맥의 벽절제가 둘레의 1/4이하로 끝낼 수 있는 경우에는 그대로 축방향으로 4-0 혈관봉합사의 연속

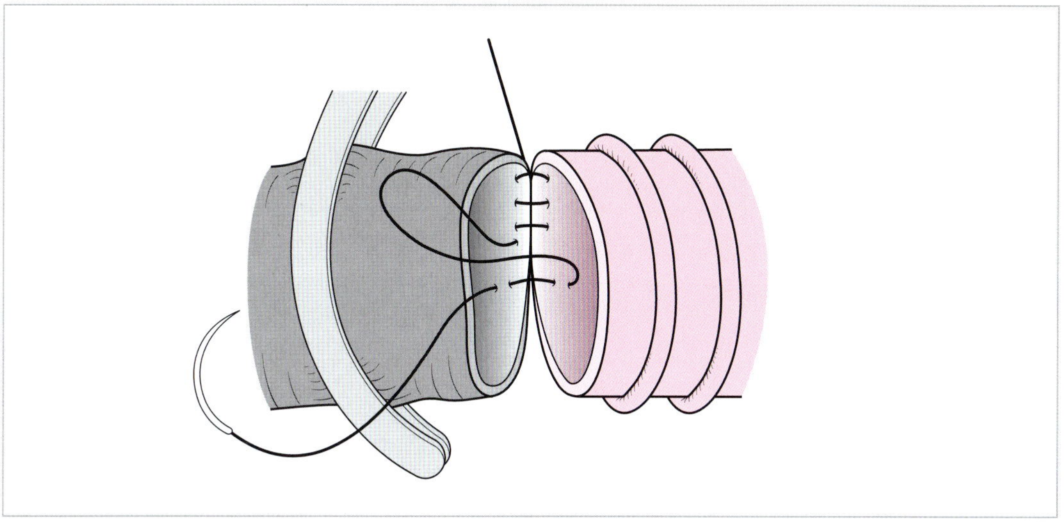

그림 10 ePTFE 튜브와 하대정맥의 뒤쪽벽봉합
인공혈관벽이 딱딱해서 바깥쪽으로 뒤집기 어려울 때에는 이와 같이 봉합하면 강제적으로 안쪽면끼리를 접착시킬 수 있다.

봉합으로 폐쇄해도 상관없다. 벽절제가 둘레의 1/4~1/2에 이르는 경우에는 패치수복을 추천한다. 이 경우의 패치편으로 작은 것으로는 절제간의 문맥벽 등 자가재료를 사용할 수 있지만 큰 경우에는 ePTFE(expanded polytetrafluoroethylene)시트나 소의심막 등을 사용한다. 벽절제가 1/2를 넘는 경우에는 전체 절제를 실시해서 20 mm 지름의 링 ePTFE 튜브 등의 대용혈관으로 치환하는 것이 일반적이다(그림 9)[4].

막상 하대정맥벽을 절제하려고 할 때, 패치수복이나 완전치환을 두고 고민하는 경우가 있다. 이러한 경우 패치수복을 선택하면 절제여백을 작게하지 않으면 안된다. 패치봉합은 의외로 복잡하고 디자인도 어렵다. 수술 수기로서는 완전치환이 오히려 간단하고 쉽다. 애매한 증례에서는 완전치환을 선택하는 것이 유리한 계책이라고 생각된다.

봉합재료로서는 기본적으로 4-0 혈관봉합사가 좋지만, ePTFE 튜브를 사용할 때는 벽이 의외로 딱딱하기 때문에 3-0를 이용하고 있다. 또 하대정맥의 재건에는 혈관을 뒤집는 것이 곤란하기 때문에 뒤쪽벽봉합은 아무래도 강내(intraluminal)법으로 시행할 필요가 있다. 이 경우 혈전의 원인이 되지 않도록 끝을 바깥쪽으로 뒤집을 필요가 있는데 딱딱한 인공혈관의 끝을 바깥쪽으로 뒤집으려면 방안이 필요하다. 필자는 그림 10과 같이 바느질하는 스티치를 무엇이 어디에 집어 넣느냐에 따라 혈관중간끼리가 강제적으로 합쳐지도록 하고 있다.

한가지 더, 인공혈관을 사용할 경우에 해당하는 주의사항으로는 감염문제가 있다. 시야가 청결하게 유지되는 경우에는 인공혈관으로 문제없지만, 시야가 오염되어 있는 경우에는 생체재료를 이용하는 등의 방안이 필요하다[5].

Dos & Don' ts

- 정맥 처리에서는 출혈원 안으로 겸자를 돌진하는 등 맹목적인 조작을 해서는 안 된다.
- 단간정맥의 처리 시에 간을 거칠게 뒤집어서는 안 된다.
- 하대정맥벽에서의 단간정맥끝 처리는 Z봉합이 유용하고 안전, 신속하다.
- 간정맥근부를 클램프한 혈관겸자는 조수에게 잡게 하면 안된다.

참고문헌

1) Belghiti J, Guevara OA, Noun R, et al: Liver hanging maneuver: a safe approach to right hepatectomy without liver mobilization. J Am Coll Surg 193: 109-111, 2001

2) Ramacciato G, Aurello P, D'Angelo F, et al: Effective vascular endostapler techniques in hepatic resection. Int Surg 83: 317-323, 1998

3) Yamamoto Y, Terajima H, Ishikawa Y, et al: In situ pedicle resection in left trisegmentec-tomy of the liver combined with reconstruction of the right hepatic vein to an inferior vena caval segment transpositioned from the infrahepatic portion. J Am Coll Surg 192: 137-141, 2001

4) Kumada K, Shimahara Y, Fukui K, et al: Extended right hepatic lobectomy: combined resection of inferior vena cava and its reconstruction by EPTFE graft(Gore-Tex). Case report. Acta Chir Scand 154: 481-483, 1988

5) Oldhafer KJ, Frerker M, Winkler M, et al: Complex inferior vena cava and renal vein reconstruction after abdominal gunshot injury. J Trauma 46: 721-723, 1999

(山本雄造)

6 췌두부십이지장 절제방법에 있어서의 췌절제법

Point

① 췌두부 십이지장 절제술의 포인트는 문맥터널링이며, 췌두부의 절제에는 필수적인 기술이다.
② 문맥터널링에서는 위결장 정맥간(GCT)의 해부를 이해하는 것이 중요하다.
③ 췌절리면의 혈류를 보전하는 것이 합병증이 적게 췌장문합을 실시하는 요령이다. 절리면의 동맥성 출혈은 가느다란 혈관봉합사로 지혈하고, 삼출성 출혈(oozing)은 전기메스로 국소만 응고해 지혈한다.
④ 췌절제면의 췌관단끝을 조심스럽게 다루는 것이 췌장문합의 합병증을 줄이는데 중요하다. 특히 췌관주위는 전기메스 등으로 열응고가 되지 않게 유의한다.

■ 췌두부십이지장 절제술의 수기

췌두부 십이지장 절제술의 과정은 절제 · 곽청 수기와 재건 수기로 크게 나눌 수 있다. 출혈이 적고, 종양학적으로 합리적인 곽청 수기 및 절제가 요구되는 것과 동시에, 췌액루를 중심으로하는 수술 후 합병증을 예방하는 재건법이 중요하다. 절제 · 곽청 수기에 대해서는, 췌두부의 수동(문맥터널링) 및 림프절 곽청을 거치고, 췌절제를 실시한다. 수술 후의 췌액루를 예방하는 췌절제법을 확립하는 것이 바람직하지만, 췌절리법에 관한 근거가 높은 임상연구는 적은 것이 현실이다. 본 장에서는 췌장주위의 박리조작으로부터 시작해 췌장후면의 터널링 및 췌장절제법을 중심으로 서술하고 상장간막 동맥주위 신경총 곽청의 수기에 대해서도 설명한다.

1) 시야의 확보

췌장수술에서는 검상돌기로부터 배꼽아래쪽 5 cm까지의 큰 상복부 정중절개로 개복한다. 환자에 따라 검상돌기를 절제해 양호한 시야를 얻도록 한다. 최근에는 복강경수술로 대표되는 작은 상처 수술의 우위성이 논의되고 있지만 췌두부 절제술과 같은 큰 수술(big surgery)에서는 합병증을 일으키지 않도록 하기 위해서라도 양호한 시야가 필요하고, 아직도 "Great surgeon makes big incision"이 추천되는 수술이며, 그 의미에서 기능 보존 개념과는 구분된다.

간원인대와 간겸상인대를 절제해 매달아 올리는 식의 개복갈고리로 시야를 크게 전개한다. 태생기의 췌장은 십이지장의 회전에 수반해 후복벽의 복막에 유착된다. 췌두 부, 췌장경부 및 췌장체부의 일부(오른쪽 반 췌장)는 십이지장간막의 후엽과 벽측복막이 유합해서된 Treitz인대에 의해 후복막에 고정된다. 이 Treitz인대를 박리하는 조작이 Kocher 십이지장 가동술(mobilization)이다(그림 1).

Kocher수동술을 머리측으로 진행해 간십이지장간막의 우연까지 도달하면, 좌신정맥의 위쪽에 췌두신

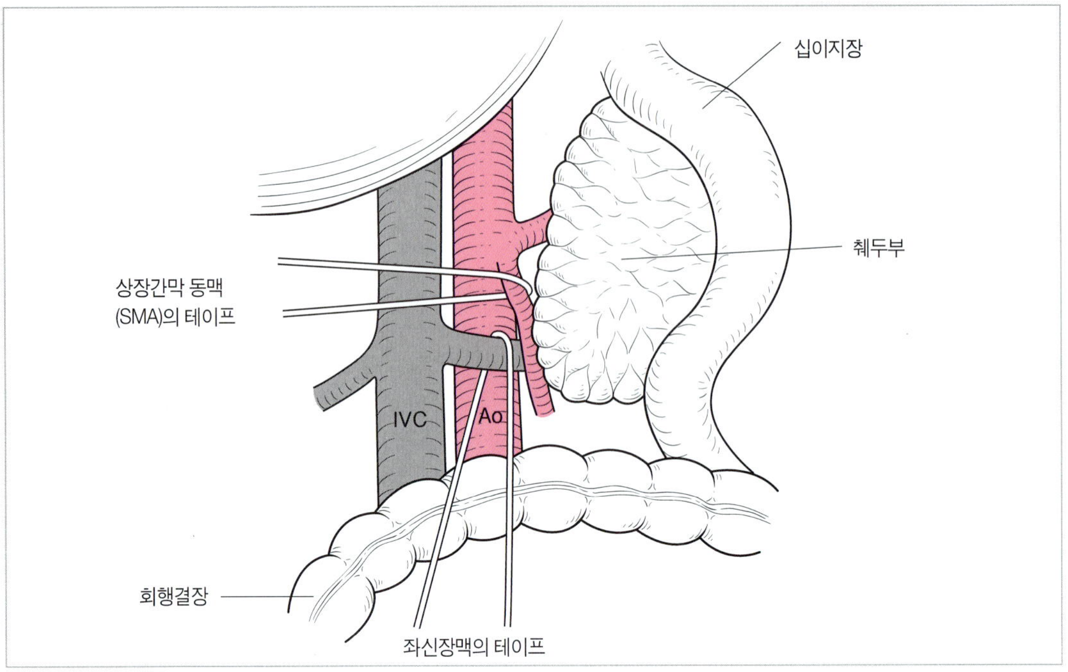

그림 1 Kocher가동술

Kocher가동술을 위쪽으로 진행해 간십이지장간막의 우연까지 시행한다. 확대 곽청의 경우, SMA근부 부근의 신경총을 곽청한다. 이 단계에서의 SMA근부에의 테이핑에 구애될 필요가 없다.

경총으로 덮인 상장간막 동맥(SMA)근부를 쉽게 확인할 수 있다. 이 단계에서 췌두신경총 제I부를 곽청한 후, SMA의 근부를 테이핑해 두지만, SMA근부의 곽청은 다음에도 가능하기 때문에 이 단계에서의 테이핑을 고집할 필요는 없다. 또 복강동맥 사이의 근부도 이와 같이 확인할 수 있지만, 여기에서는 테이핑을 실시하지 않았다.

2) 문맥의 박리와 터널링

다음으로 문맥주위의 박리와 췌두부 후면의 터널링으로 옮긴다. 췌두부 앞쪽의 아래쪽에서는 상행결장・횡행결장간막이 십이지장간막의 전엽과 유합한다. 이것은 상행결장간막이 벽측복막과 유합해 형성된 우측 Toldt 유합근막의 연장이다. 횡행결장간막과 십이지장간막의 전엽 사이, 즉 우측 Toldt 유합근막의 연장선상에서 횡행결장과 십이지장을 박리하면, 상장간막 정맥(SMV)의 주가지를 쉽게 분류할 수 있다. 문맥침윤이 있는 증례에서는 문맥계 작은가지가 확장하고 있는 경우가 많아, 신중하게 결찰하면서, 위결장정맥간(GCT)을 근부에서 결찰절제한다. 이 때 우부결장정맥 및 전상췌십이지장정맥을 먼저 결찰해 두면 시야전개가 용이해져, 초보자라도 출혈없이 위결장정맥간근부에 도달할 수 있다(그림 2). 위결장정맥간을 절제하고 상장간막 정맥 주가지전면의 췌장 터널링조작을 실시할때 출혈하기 쉽기 때문에, 대책이 필요하다[1].

문맥위쪽면(Henle trunk)에 암이 침윤된 증례에서는 췌장후면과 문맥 사이의 터널링이 불가능하지만 문맥의 좌연 또는 우연만의 침윤에서는 그 반대측에서의 터널링이 가능하다.

문맥박리 시에 생각지 않는 출혈이 있는 경우가 있지만, 다음의 처치로 반드시 지혈할 수 있다. ① 문맥

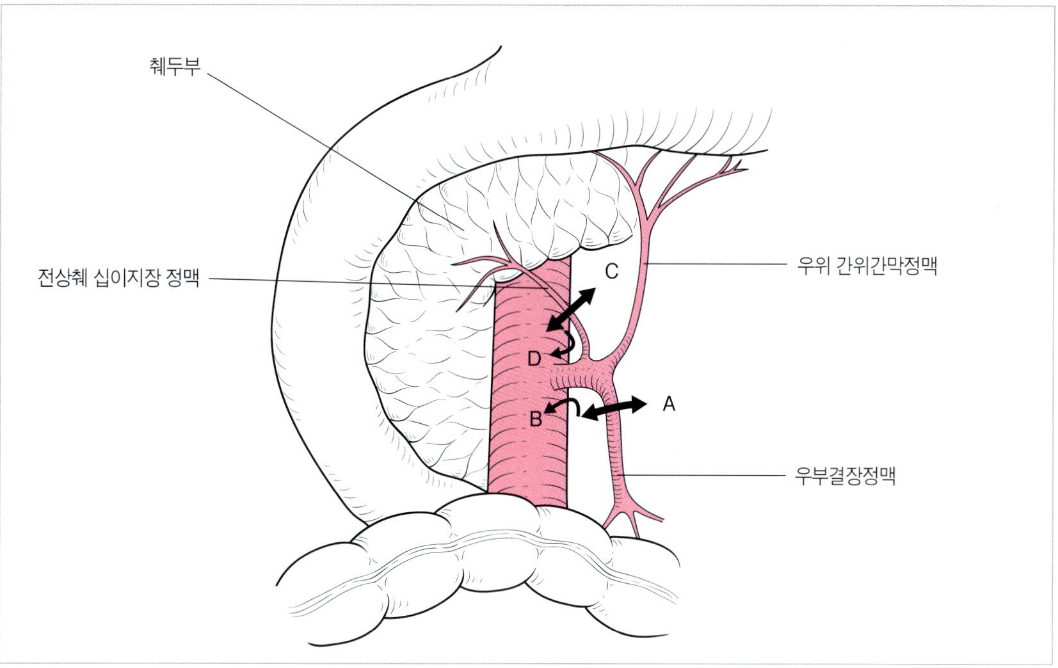

그림 2 위결장 정맥간(GCT) 주위의 시야전개의 요령
초보자에게 있어서 어려운 점의 하나가 위잘록창자정맥(gastrocolic trunk; GCT)의 박리 · 결찰이다. 우선 우부결장 정맥을 결찰 절리하고(A), GCT하연을 박리한다(B). 그 다음에 전상췌십이지장 정맥을 결찰절리하고(C), GCT 상연을 박리하면(D), GCT근부를 쉽게 분류할 수 있다. GCT를 결찰절리하면 췌후면의 터널링이 용이하다.

압은 낮기 때문에, 당황하지 말고 잡고 있는 췌장을 원래의 위치로 되돌려 문맥압이 오르지 않게 한다. ② 출혈은 선상에 찢어지고 있는 것이 아니라, 반드시 점이기 때문에(점모양으로 구멍이 열려 있을 뿐) 손가락 1개로 반드시 압박지혈할 수 있다. 이 때 당황해서 지혈겸자로 클램프하거나 마구 침사를 걸치면, 출혈점이 찢어져 선상의 출혈이 일어난다. 이렇게 되면 이미 지혈이 곤란해져 상당양의 출혈을 각오하지 않으면 안 된다. ③ 손가락 1개로 압박지혈하고 있는 출혈점을 혈관용포셉으로 잡고 조금 견인하면 출혈량이 감소하므로, 이 부분에 5-0 prolene 등의 혈관봉합사를 정확하게 걸쳐 지혈한다. 이러한 문맥계로부터의 출혈을 정확하게 지혈할 수 있는 지 못하는 지가 본 수술의 수행에는 필수이다.

3) 간십이지장간막으로부터 총간동맥주위에 걸친 림프절 곽청

상장간막 정맥과 췌장후면의 박리가 거의 종료한 지점에서 간위인대의 절개로 들어간다. 하모닉스카르펠 등의 초음파 응고 절개 장치를 이용하면 결찰의 수고를 줄일 수 있다. 좌 · 우위 간위인대 동정맥의 분기부 부근까지 간위인대를 절제한다. 수술 중 동결절편 병리검사를위해, 우선 우위간위인대 동맥의 근부를 결찰절제하고, No.6 림프절을 한 덩어리로서 곽청한다. 유문 보존췌두부 십이지장 절제술에서는 십이지장 절리는 유문고리의 1~2 cm 분문(cardia)측까지로 위유문부의 혈류를 보전하는 것이 수술 후의 위내용배출 지연을 예방하는데 중요하다[2].

그 다음으로 위십이지장 동맥에 테이핑을 실시하고 고유간동맥을 찾아 테이핑한다. 보통 이 시점에서 우간동맥을 찾아 테이핑하는 것이 중요하고, 이 조작없이 먼저 총담관을 박리하면 배면을 주행하는 우간동

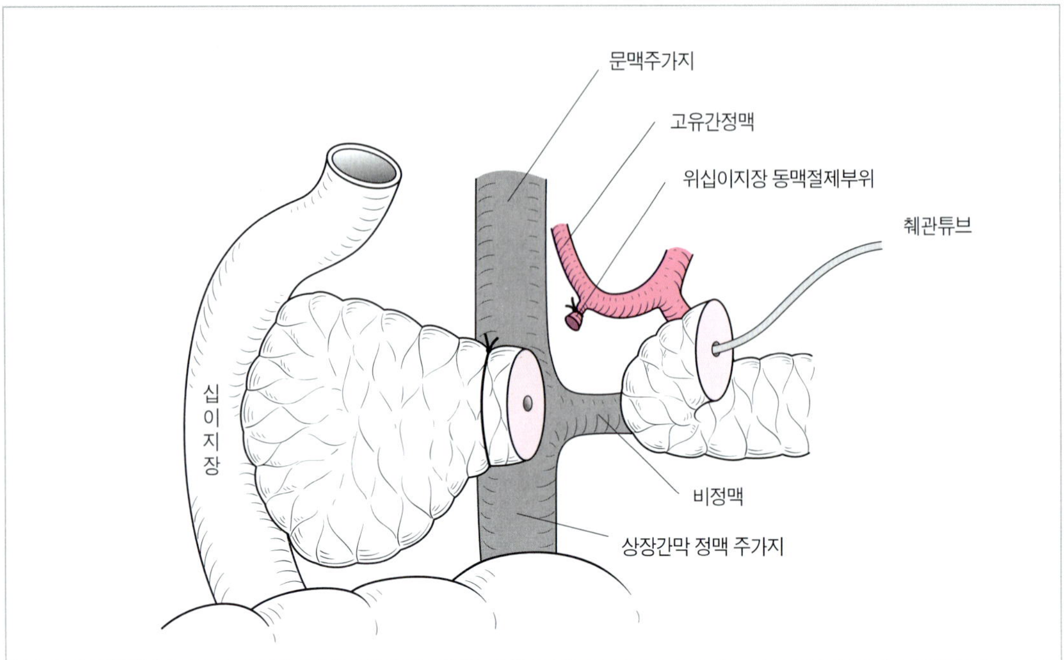

그림 3 췌절리
문맥좌연으로 메스로 예리하게 췌를 절리한다. 적은 양의 출혈은 전기메스로 지혈하고 췌장절제끝의 동맥성출혈만 5-0프로린실로 봉합지혈한다. 췌단끝의 혈류를 보존하는 것이 췌장문합을 성공시키는 요령이다.

맥을 손상할 위험성이 있다. 이러한 주의깊은 수술조작도 비디오심사의 평가 포인트가 된다.

다음으로 담낭 절제술을 실시해, 총간관위치에서 담관을 절리하고 절단끝은 수술 중 동결절편 병리검사를 한 후, 간측 담관 Bulldog형 혈관 겸자로 막아 담즙의 유출을 방지한다. 십이지장측의 담관은 비단실로 결찰한 후, 관통결찰을 실시해 아래쪽으로 견인하는데 이용한다. 뒷면에 문맥주가지가 노출되어 있어, No.12a, b, p의 림프절 곽청을 실시해, 방금전의 No.8a, p의 곽청영역으로 연결해 한 덩어리로서 림프절을 절제한다. 위십이지장 동맥을 이중결찰하면 문맥주가지가 한층 더 잘 보인다.

4) 췌장절제와 십이지장절제

췌두부를 실로 결찰하고 남는 췌장의 꼬리쪽은 부드러운 vessel loop로 가볍게 묶어 횡췌동맥으로부터의 출혈을 제어한다. 너무 서두르면 췌장조직이 손상되므로 주의깊게 시행한다. 수술칼로 췌장을 예리하게 절제해 절제측의 췌관끝을 동결절편 병리검사를한다. 췌장절제는 예리하게 실시하는 것이 가는 췌관의 확인에 용이하고, 무디게 조금씩 절제를 진행시키는 방법이라면 가는 췌관의 경우, 오히려 확인할 수 없는 경우가 있다. 5호의 췌관 튜브를 췌관에 삽입한다(그림 3).

췌장절제법에 대해서는 ① 필자 등의 방법과 같이 메스로 예리하게 절리하는 방법, ② 전기메스에 의한 췌장절제, ③ CUSA 또는 겸자를 이용한 clumping에 의해 미소췌관을 결찰하는 방법, ④ bipolar scissors에 의한 췌장절제, ⑤ 리가슈어 등 고주파메스를 이용한 절제법 등이 보고되고 있다.

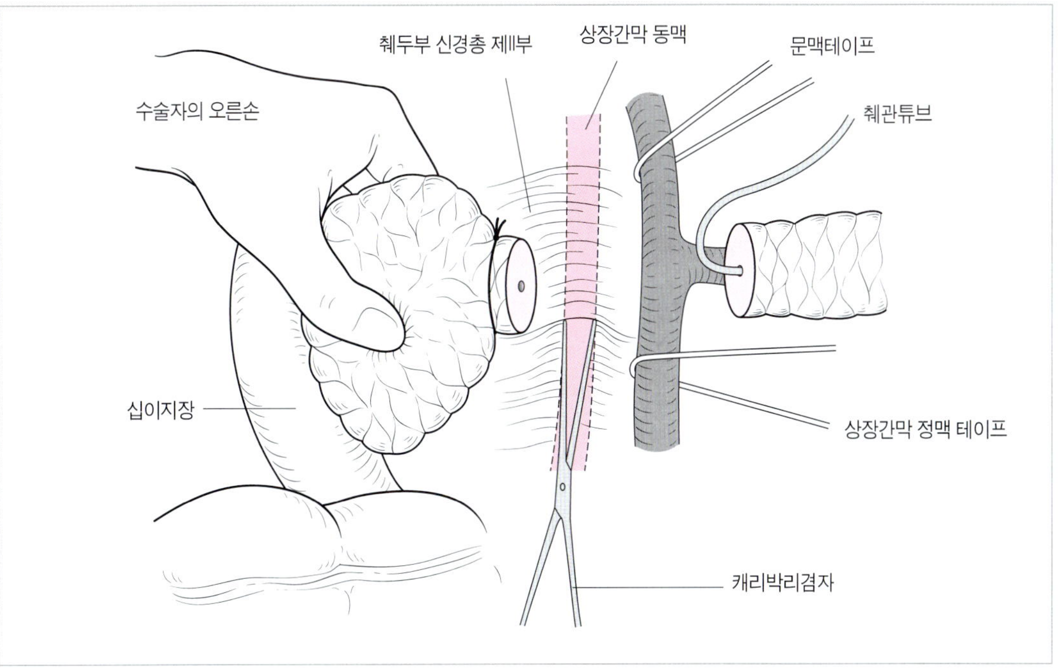

그림 4 췌두부 신경총의 절리
SMA 바로 윗쪽에서 신경총을 절제해 나간다. 우선 하췌십이지장 동맥(IPDA)을 결찰절리 하면 출혈량이 적다.

우선 ① 메스에 의한 방법은 가장 간단한 방법이며 단시간에 췌장절제가 종료한다. 단면이 깨끗하고, 췌장끝의 혈류유지에도 우수하다. 그러나 횡췌동맥으로부터의 출혈에는 5-0prolene으로 관통결찰하는 등 주의가 필요하다. 절제된 췌장끝으로부터의 세세한 출혈은 전기메스로 지혈이 가능하다. ② 전기메스를 이용한 방법은 출혈제어에는 우수하지만, 응고범위가 깊어져, 절제끝의 혈류가 떨어질 가능성 때문에 불안하다. 또 횡췌동맥으로부터의 동맥성출혈은 제어할 수 없기 때문에, 메스에 의한 췌장절리와 같이 프로린실로 지혈하는 것이 필요하다. ③ CUSA® 또는 겸자를 이용한 clamping법[3]은 미세한췌관을 결찰절제하는 것으로, 수술 후의 췌액루를 예방하는 것을 목적으로 한 절제법이다. 그러나 다른방법과 비교해서 췌장절제에 시간을 필요로 하고 모든 췌관을 결찰하는 것은 물리적으로 불가능하다. 때문에 췌액루를 완전하게 막을 수 없다. 리가슈어 등 고주파메스에 의한 절리법은 지혈력이 뛰어나고 응고범위도 전기메스와 비교해서 좁기 때문에, 이상적인 기구이지만 췌관의 확인을 할 수 없기 때문에 췌관이 가는 경우 등은 주의가 필요하다.

이상으로 각각의 췌장절제법에는 이점과 결점이 있다. 향후 췌액루를 막는데 적합한 췌장절제법을 개발하는 대규모 임상시험이 필요하다.

5) 상장간막 동맥 주위의 신경총 곽청과 문맥 합병 절제

상장간막 정맥과 문맥주가지의 두 곳에서 테이핑하고 좌측으로 견인하면 상장간막 동맥의 박동이 그 직하에서 촉지할 수 있다. 상장간막 동맥은 상장간막 정맥에 대해서 약간 좌측에서 우측으로 향해 주행하므로 상장간막 동맥의 촉지는 근부 가까이가 아니라 공장 제1가지가 분기한 말초가 상장간막 정맥의 우측을 상장간막 동맥이 주행하므로 확인하기 쉽다. 상장간막 동맥의 바로 윗쪽의 신경총을 케리겸자로 신중하게 박리하고, 췌두 신경총의 제II부의 우측을 절제한다. 원칙적으로 좌측은 보존하고 있다(그림 4). 어느 경우에서도 출혈량을 감소시키는 요령은 가급적 신속하게 하췌십이지장 동맥(IPDA)을 근부에서 결찰절제하는 것이다. 수술 전의 혈관조영으로 하췌십이지장 동맥의 분기위치를 확인해 두는 것을 추천한다[4].

상장간막 동맥 우측의 췌두 신경총을 제II부로부터 제I부까지 곽청하면, 우측복강 신경총이 곽청되어 상장간막 동맥의 근부가 완전하게 노출한다. 이 때의 상장간막 동맥 근부의 기준은 Kocher수기로 테이핑해 둔 상장간막 동맥 근부를 목표로 박리를 진행시킨다.

여러가지 기구의 개발로 출혈을 제어하면서 안전하게 췌장절제를 실시할 수 있게 되었다. 그러나 여러가지 기구를 이용한 췌장절제법에는 각각 이점과 결점이 있으므로 췌액루 등의 수술 후 합병증을 가장 잘 막을 수 있는 췌장절제법을 개발하는 것이 필요하다.

Dos & Don' ts

- 문맥터널링 시에 췌하연과 상연을 충분히 박리하고 문맥의 분지를 신중히 결찰절제해 둔다.
- 췌절리는 췌장의 손상이 적은 방법으로 실시한다.
- 남은 췌장의 박리는 췌장문합이 가능한 정도에서 박리를 멈춘다.

참고문헌

1) Hirono S, Tani M, Kawai M, et al: A central pancreatectomy for benign or low-grade malig-nant neoplasms. J Gastrointest Surg 13: 1659-1665, 2009

2) Tani M, Terasawa H, Kawai M, et al: Improvement of delayed gastric emptying in pylorus-preserving pancreaticoduodenectomy: results of a prospective, randomized, controlled trial. Ann Surg 243: 316-320, 2006

3) Kawai M, Tani M, Yamaue H: Transection using bipolar scissors reduces pancreatic fistula afterdistal pancreatectomy. J Hepatobiliary Pancreat Surg 15: 366-372, 2008

4) Kawai M, Tani M, Ina S, et al: CLIP method (preoperative CT image-assessed ligation of inferior pancreaticoduodenal artery) reduces intraoperative bleeding during pancreatico-duodenectomy. World J Surg 32: 82-87, 2008

(山上裕機)

7 문맥절제재건

Point

① 암의 수술 전 진전도 평가를 충분히 실시해 문맥절제 재건의 유무, 이식편의 필요성 등에 맞는 수술계획을 짠다.
② 문맥재건은 소화관문합과는 다른 수기이며, 혈관문합의 기본을 익히고 이해한다.
③ 문맥재건 시에 필요한 봉합사, 각종 말초혈관겸자 등 적절한 기기와 재료를 준비한다.
④ 문맥문합부의 과긴장에 의한 협착, 확장에 의한 굴곡, 꼬임 등 혈전의 원인이 되기 때문에 충분히 조심한다.
⑤ 문맥절제에 동반되어 울혈이 생길 경우, 소화관문합부의 출혈과 비장손상에 의한 출혈을 일으킬 경우가 있으므로 충분히 주의한다.

일본의 췌장암등록보고(2007)에 의하면 2001~2004년에 등록된 췌두부 십이지장 절제 1,070 증례 중 381예(35.6%)의 문맥절제가 시행되었고 또 췌장전 절제술이나 췌장말단 절제술에서도 각각 34.7%, 16.0%의 문맥절제가 시행되고 있다[1]. 췌장암에서의 문맥절제는 1970년대 후반보다 일본에서도 일반적이 되어 절제율을 향상시켰다. 최근의 영상진단의 진보에 의해 정확한 진행도 진단이 가능하게 되고, 또 기기, 재료, 기술의 진보 등 주술기 관리의 향상 등으로 문맥절제를 안전하게 실시할 수 있게 되었다[2~5]. 본 장의 췌장암진료 가이드라인에서는 문맥 합병 절제에 의해 절제끝 및 박리면에서의 암침윤을 음성으로 할 수 있는 증례에 한해서 적응이 된다고 여겨지고 있고 R0를 기대할 수 있는 증례에서는 문맥절제를 고려해야 한다라고 보고되어지고 있다. 또 National Comprehensive Cancer Network(NCCN)의 가이드라인에 대해도 진행도에 따라서는 문맥절제의 의의를 인정하고 있다[2~5]. 또 문맥재건은 담관암이나 이식수술에 대해서도 필요한 수술 수기이며, 간담췌의 고도기능의를 목표로 하는 사람들에게 있어서는 꼭 습득해야 할 기술이다. 본 항에서는 췌두부 십이지장 절제에 있어서의 문맥절제 재건 수기 및 유의점에 대해 살펴보자.

■ 수술 전의 준비

1) 수술 전 평가 및 수술 계획을 충분히 실시한다.

수술 전의 문맥침윤 평가에는 CT가 유효하다. 3D-CT portography나 multiplanar reformation(MPR) 등의 재구축 영상이 유효하지만 보통의 횡단상과 비교해 진단하는 것이 기본이다(그림 1). 문맥협착이 고도인 경우나 폐색예에서는 측부혈행의 평가도 중요하다. 수술 계획을 세우기 위해는 문맥절제의 부위, 길이, 또 혈관의 분기 · 합류형태〔상장간막 정맥(SMV), 하장간막 정맥, 좌위정맥 등〕을 파악할 필요가 있다. 문맥재건은 기본적으로는 끝과 끝의 문합이 가능하지만, 문맥절제의 길이가 5 cm를 넘는 경우나 일치부에

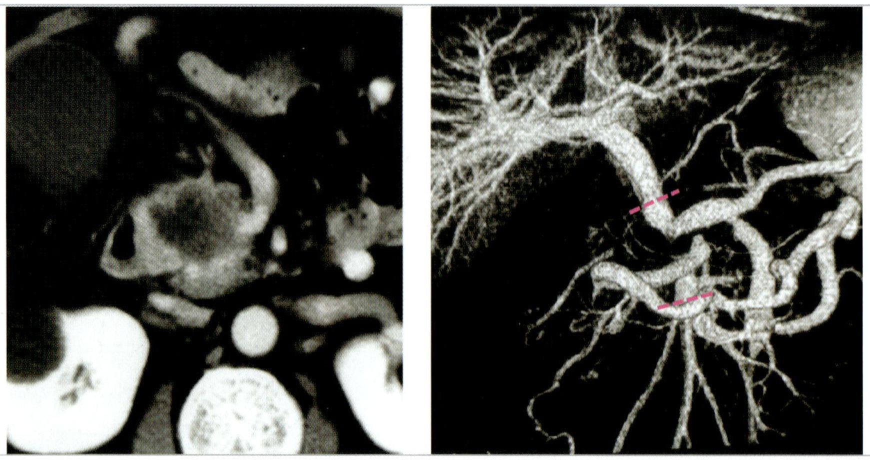

그림 1 CT에 의한 문맥침윤 진단
횡단상에서는 문맥이 종양으로 1/2주 이상접해 협착하고 있다. 3D-CT portography에서는 문맥의 폐색을 보인다.

긴장이 나타나는 경우에는 이식편의 사용을 고려한다. 이식편의 후보로서는 내 · 외장골정맥, 좌신정맥, 내경정맥 등을 들 수 있는데 채취의 용이함이나 크기로부터 필자 등은 외장골 정맥을 가장 먼저 선택하고 있다. 상장간막 정맥이 여러개의 가지가 되는 경우에 모든 혈관을 문합시킬 필요는 없지만 성형을 실시하는 경우도 있다(그림 9, 10). 측부혈행이 발달하고 있는 경우나 문맥재건에 시간이 걸리는 경우에 대비하여, 문맥-하대정맥 우회(bypass)에도 대응할 수 있는 준비를 해둔다. 또 상장간막 동맥(SMA)의 클램프가 문맥울혈에 효과가 있지만, 상장간막 동맥의 혈전형성에 조심한다(그림 9).

2) 혈관문합의 기본을 이해한다

혈관문합에 있어서의 기본원칙으로서 전층 1층 봉합으로 내막끼리를 맞게하고(외번봉합), 혈관겸자나 섭자에 의한 내막손상을 최소한으로하고, 문합부의 협착, 긴장, 과장, 뒤틀림에 대해 배려하는 것이 중요하다.

COLUMN

비손상에서 SOS

췌두부십이지장 절제에 꾀익숙한 10년 넘은 선생과 문맥절제를 동반한 췌두부십이지장 절제를 실시했을 때이다. 소화관재건도 무사히 종료해 먼저 손을 놓고 있는데, 수술실에서 긴급전화가 걸려왔다. 수술실에 도착했더니 마취과선생님이 여러분 있었다. 곤란한 상황이 발생했다는 생각이 들었다. 어쩐지 마지막에 복강 내의 세정을 하고 있었는데 비장아랫부분을 손상시켜, 조금 출혈한 것 같다. 처음에 압박을 했지만 멈추지 않아 전기메스로 지혈했다는 것이다. 그러던 중, 혈압이 내려갈 정도의 출혈이 발생한 것 같았다. 비장손상은 별일 아니었지만, 비정맥을 절제했기 때문에 좌측의 문맥압항진상태이며, 상당한 기세로 출혈하고 있다. 압박지혈을 하면서 조금 한심한 얼굴을 하고 있는 후배에게 어떻게 된 것이냐고 물었더니 「우물쭈물」말한다. 비장문부를 케리로 잡고 한 순간에 지혈을 하고 비장절제로 종료. 환자분에게는 미안했지만, 조금 어려운 의학용어로 설명하고 선배의 역량을 보여준 증례였다.

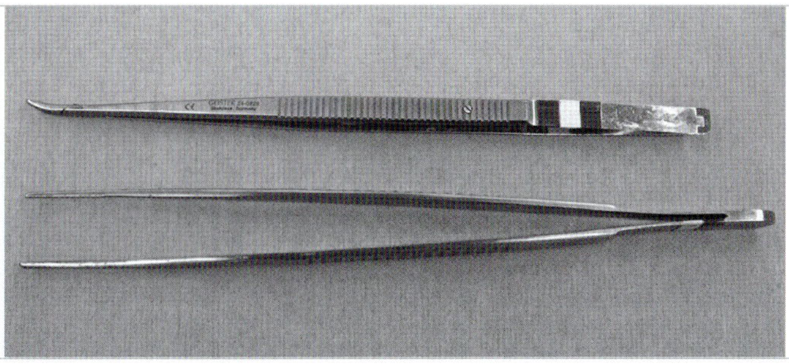

그림 2 지침기 및 섭자
카스트로비에호씨 지침기와 드베이키섭자.

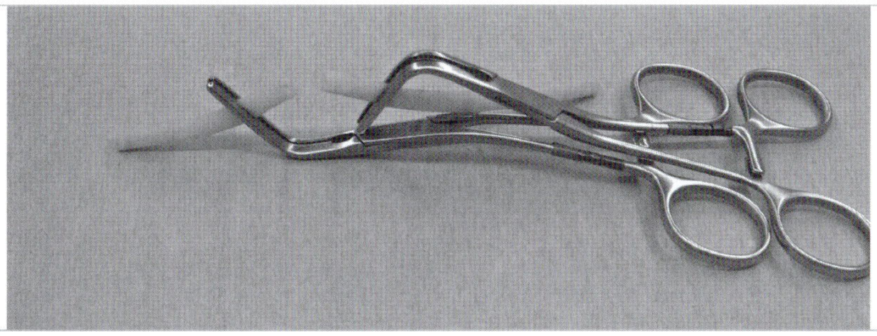

그림 3a 혈관겸자

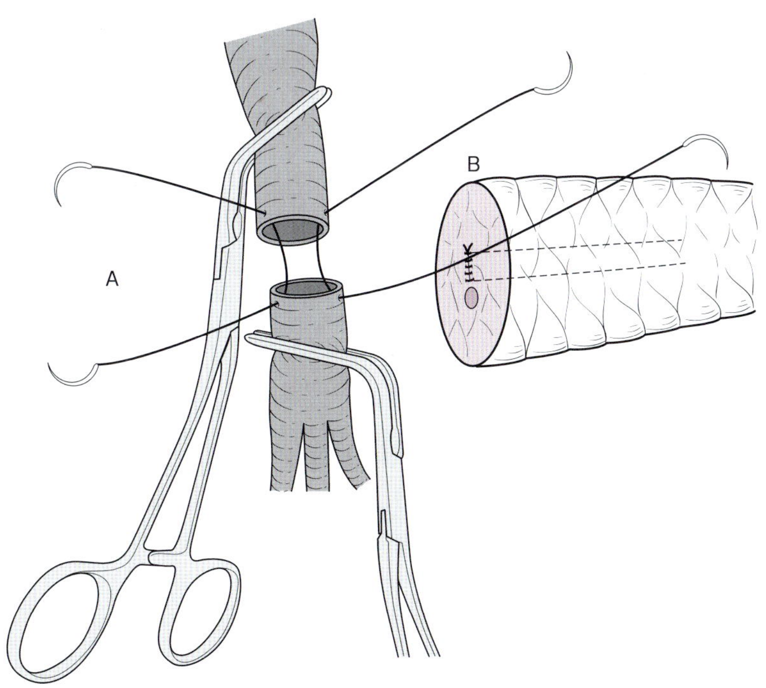

그림 3b 혈관겸자
전후벽에 걸친 상태를 나타낸다. 뒤틀림의 방지에는 겸자를 간쪽, 장쪽에서 같은 방향으로 걸치는 것이 포인트이다. 6-0의 양끝바늘로 2점지지를 실시한다.

3) 적절한 기기나 재료를 준비한다

혈관겸자는 각종 길이나 곡선의 말초혈관겸자를 준비해 상황에 따라 사용한다. 필자 등은 봉합사로서 monofilament의 3/8 circle의 것 6-0한 양단바늘을 사용해(프로린, BV-1, 에티콘사), 카스트로비에호씨 지침기를 이용하고 있다(그림 2, 3). 실을 잡을 때 네라톤을 끼운 모스키토 겸자를 이용하고 있다. 안스론바이파스튜브는 기본적으로는 사용하지 않지만, 준비해 두면 좋다.

4) 문합부의 과긴장에 의한 협착, 과장에 의한 굴곡, 꼬임에 유의한다.

문합부의 긴장은 협착의 원인이 된다. 문맥을 간문부까지 충분히 박리 하거나 상행결장으로부터 회맹부를 위쪽으로 수동하는 것으로 문합부의 긴장을 완화시킬 수 있다. 반대로 과장에 의한 굴곡에도 조심할 필요가 있고, 특히 이식편을 이용할 경우에는 최소한의 길이를 이용하는 것이 중요하다. 꼬임의 방지에는 혈관겸자를 걸 때의 주의가 필요하다. 혈관겸자는 간쪽, 장쪽에서 같은 방향(증례에 의해서 전후방향 혹은 좌우 방향을 선택)으로 걸치는 것이 포인트이다. 문합부의 협착, 굴곡, 뒤틀림은 혈전의 원인이 된다. 혈전이 생긴 경우에는 물론이지만, 문합부가 불안할 경우에는 주저하지 않고 재문합을 실시한다.

5) 소화관문합부의 출혈이나 비장의 손상을 조심한다

문맥절제의 예에서는 위, 십이지장에 울혈이 생길 가능성이 있어, 소화관문합부의 지혈을 충분히 확인한다. 또 비장정맥을 자른 경우에는 좌측의 문맥압 항진상태이며, 비장손상을 일으켰을 경우 지혈이 힘든 경우가 많아 주의가 필요하다.

아래에 실제의 문합법에 대해 말한다.

6) 일반적인 끝과 끝의 일치

겸자는 전후방향에 걸친다(그림 3). 프로린 6-0 양단바늘을 이용해 2점지지를 실시한다. 겸자를 우측방향으로 넘어뜨려 우벽의 뒤쪽으로부터 앞쪽으로 외번연속봉합한다(그림 4). 제2조수는 겸자를 대고 제1조수는 봉합사를 가볍게 잡게한다. 또 혈관내강에 헤파린 생리 식염수를 살포한다. 우벽봉합 종료 후 겸자를 좌방향에 넘어뜨려, 좌벽과 마찬가지로 봉합한다(그림 5). 좌우벽의 봉합은 같은 1개의 봉합사를 이용한다. 봉합을 종료하면 말초측의 겸자 차단을 해제하고 일치구가 충분히 퍼지고 나서, 출혈하지 않을 정도로 결찰한다(그림 6). 그 외의 방법으로서는 겸자를 좌우방향으로 걸쳐 전벽을 봉합한 후에 180도 회전해 후벽을 봉합하는 경우도 있지만, 필자 등은 앞에서 서술한 방법을 주로 이용하고 있다. 비장정맥을 절리해 버렸을 경우의 비장정맥재건은 기본적으로는 실행하고 있지 않지만, 임상적으로 문제가 된 증례는 아직까지는 없다.

7) 문합부를 뒤집기 어려운 경우

그림 9에서 나타난 경우나 간문부의 재건 시에는 겸자를 뒤집기가 곤란하다. 이러한 증례에서 후벽의

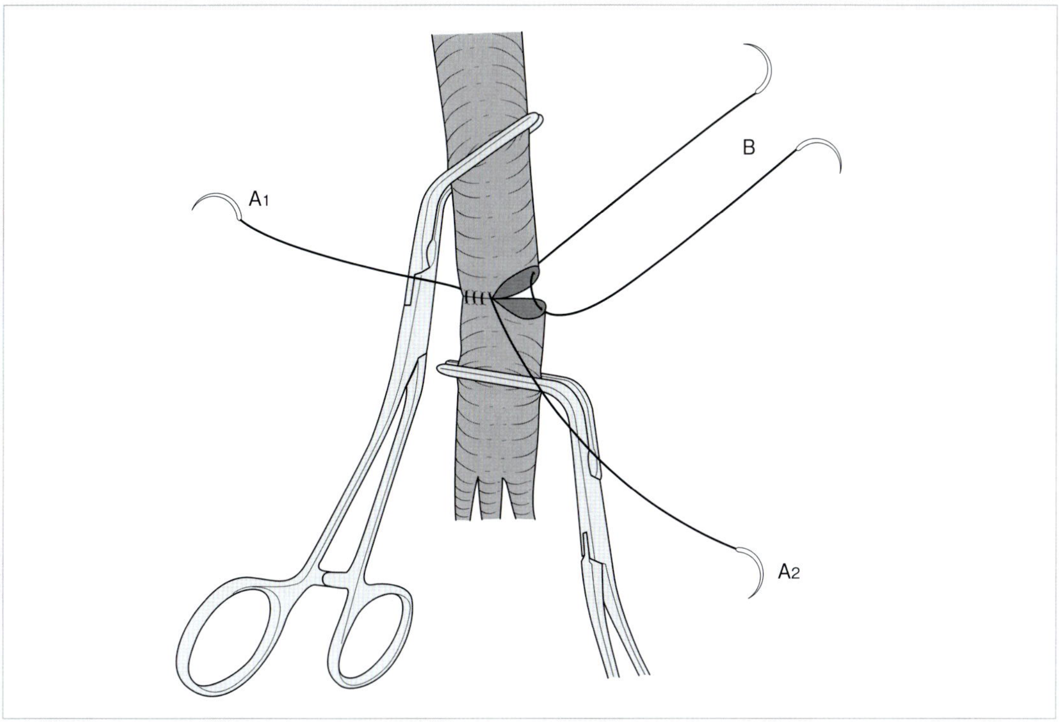

그림 4 끝과 끝의 문합
겸자를 우측방향에 넘어뜨려 우벽 뒤쪽에서 앞쪽으로 외번연속봉합한다.

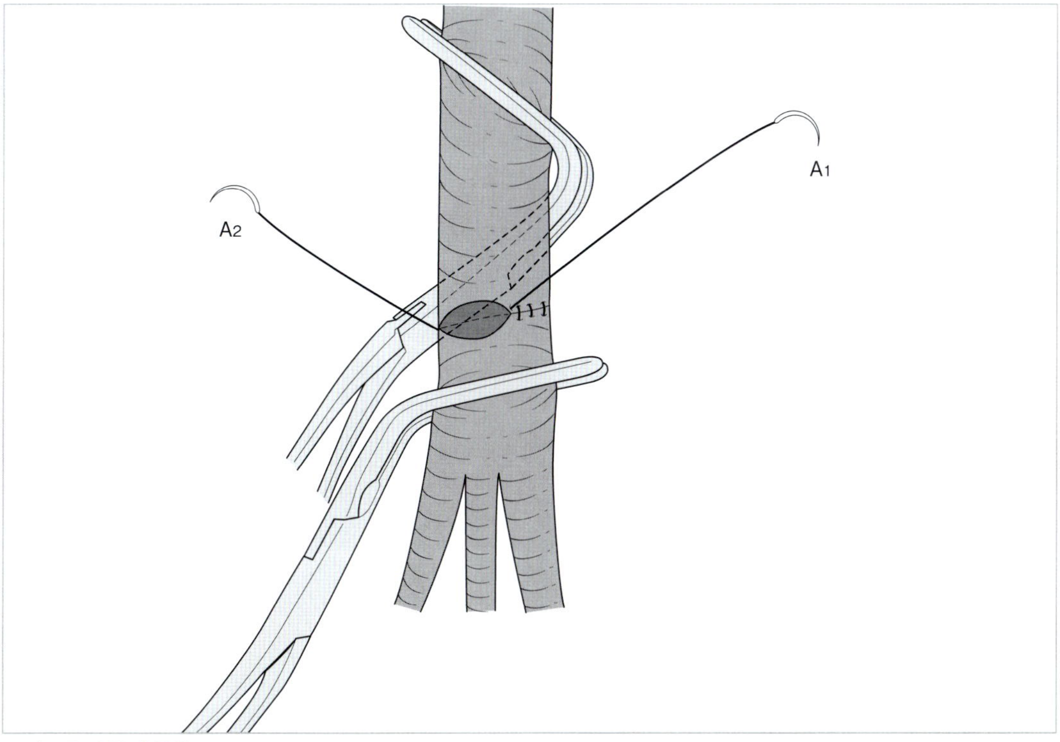

그림 5 끝과 끝의 문합
겸자를 좌측방향으로 넘어뜨려, 똑같이 좌벽을 봉합한다.

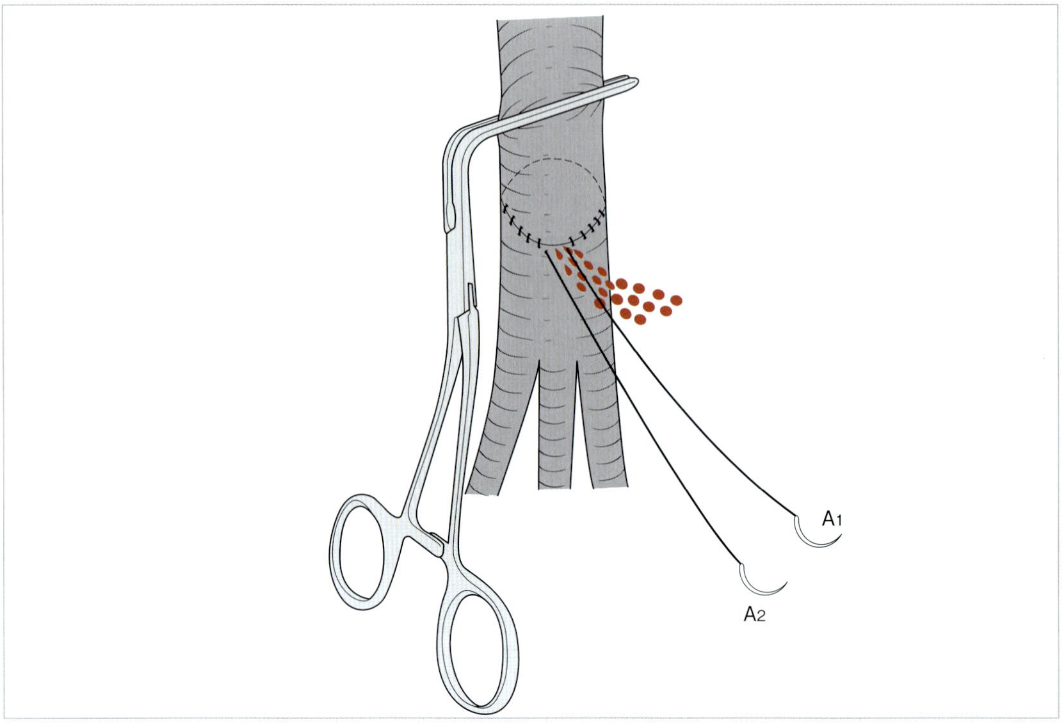

그림 6 끝과 끝의 문합

말초측 겸자의 차단을 해제하고 문합구가 충분히 펴지고 나서 결찰한다

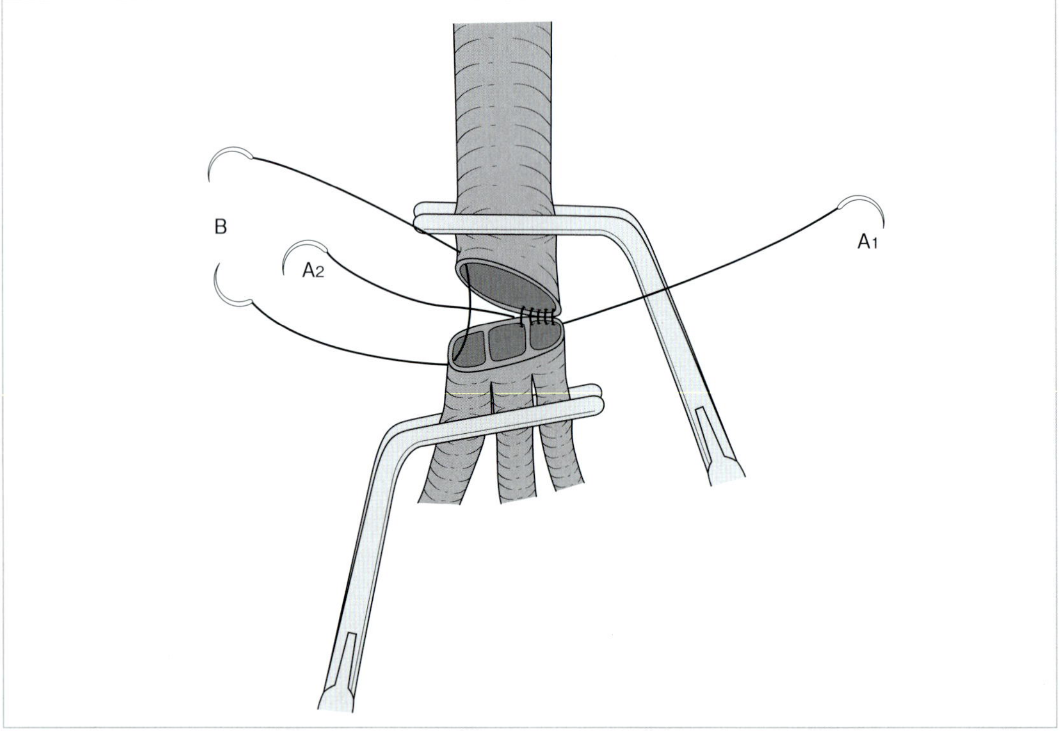

그림 7 문합부를 뒤집기 어려운 경우

문합부를 뒤집기 곤란한 경우에는 후벽의 일치는 강내 봉합법(intraluminal suture method)을 이용한다.

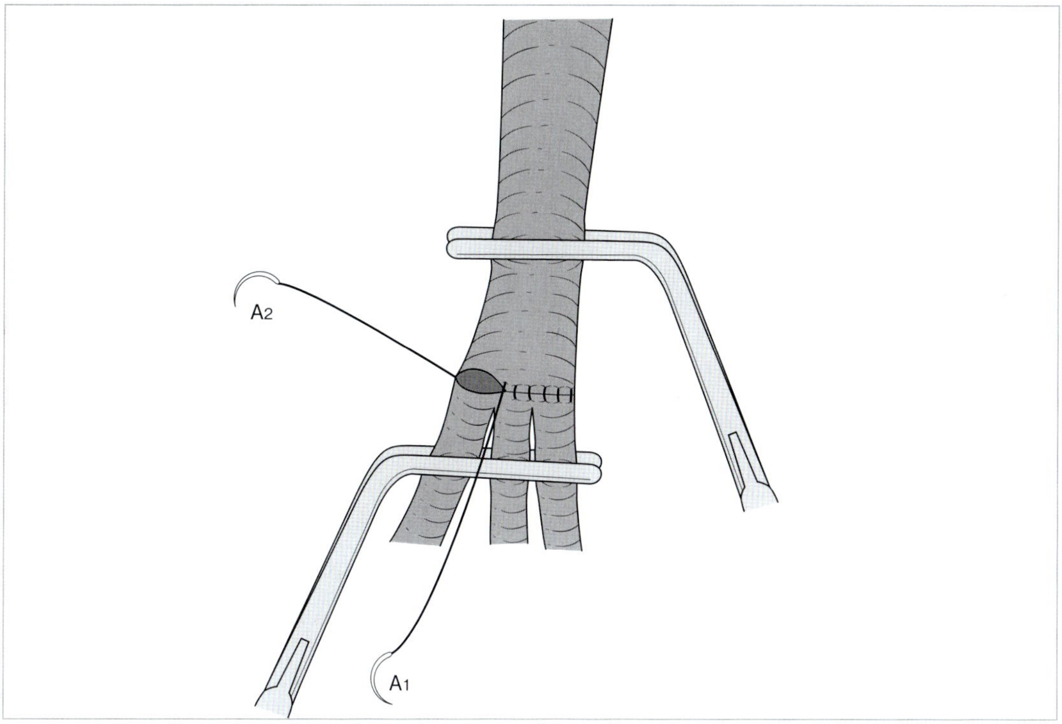

그림 8 문합부를 뒤집기 어려운 경우
다음으로 전벽의 외번연속봉합을 실시하지만, 문합부를 뒤집지 않고 일치시킬 수 있다.

봉합은 강내 봉합법(intraluminal suture method)을 이용한다(그림 7). 다음으로 전벽의 외번연속봉합을 실시하는 것으로 문합부를 뒤집는 일 없이 문합시킬 수 있다(그림 8).

8) 문맥의 성형

말초측의 문맥이 여러 개의 가지가 되는 경우, 모든 문맥을 문합할 필요는 전혀 없지만, 혈관지름을 고려해 성형이 필요한 경우도 있다. 말초측(SMV)이 3개가 된 증례를 나타내지만, 성형을 실시하는 것으로, 구경차이가 생기는 일 없이 문합이 가능하다(그림 9, 10).

9) 이식편 사용 경우

외장골 정맥 이식편 채취는 정중 피부절개를 아래로 연장해 시행하는 경우가 많다. 채취한 하지의 울혈이나 부종을 나타내는 경우가 있지만, 대부분의 경우 일시적이다. 이식편을 이용하는 경우의 문합은 어려운 부위를 선행하는 것이 원칙이다. 일반적으로 가장 먼저 간쪽의 문합을 실시한다. 겸자를 좌우방향으로 걸고전벽을 우선 봉합하고(그림 11), 다음으로 이식편 말초측을 위쪽으로 들어 올려 후벽을 봉합한다(그림 12). 그 다음으로 간쪽 겸자의 차단을 해제해 봉합사를 결찰한다. 다음으로 겸자를 전후방향으로 다시 건다. 이식편의 길이를 최소한으로 해 말초측의 문합을 앞에서 서술한 방법을 이용해 좌우벽에서 시행한다(그림 13).

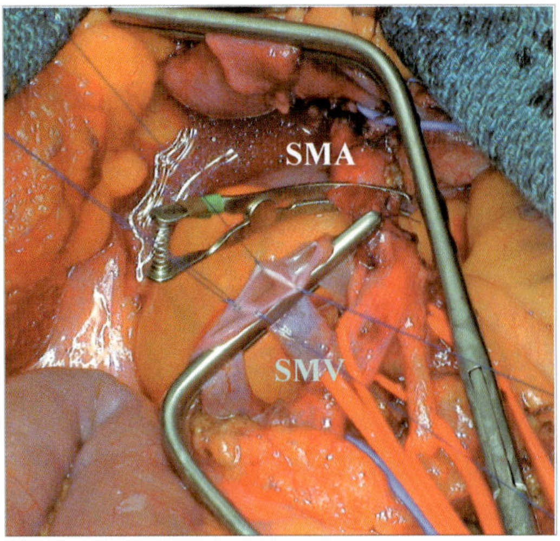

그림 9 수술 중 사진
SMV가 3개가 되었기 때문에, 성형을 실시했다.
문맥재건에 시간이 걸리기 때문에 SMA를 클램프하고 있다.

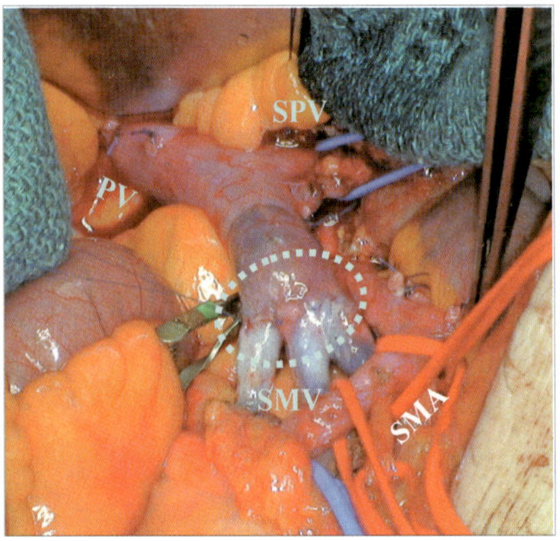

그림 10 수술 중 사진
SMV의 성형에 의해 구경차가 없이 일치시킬 수 있었다.

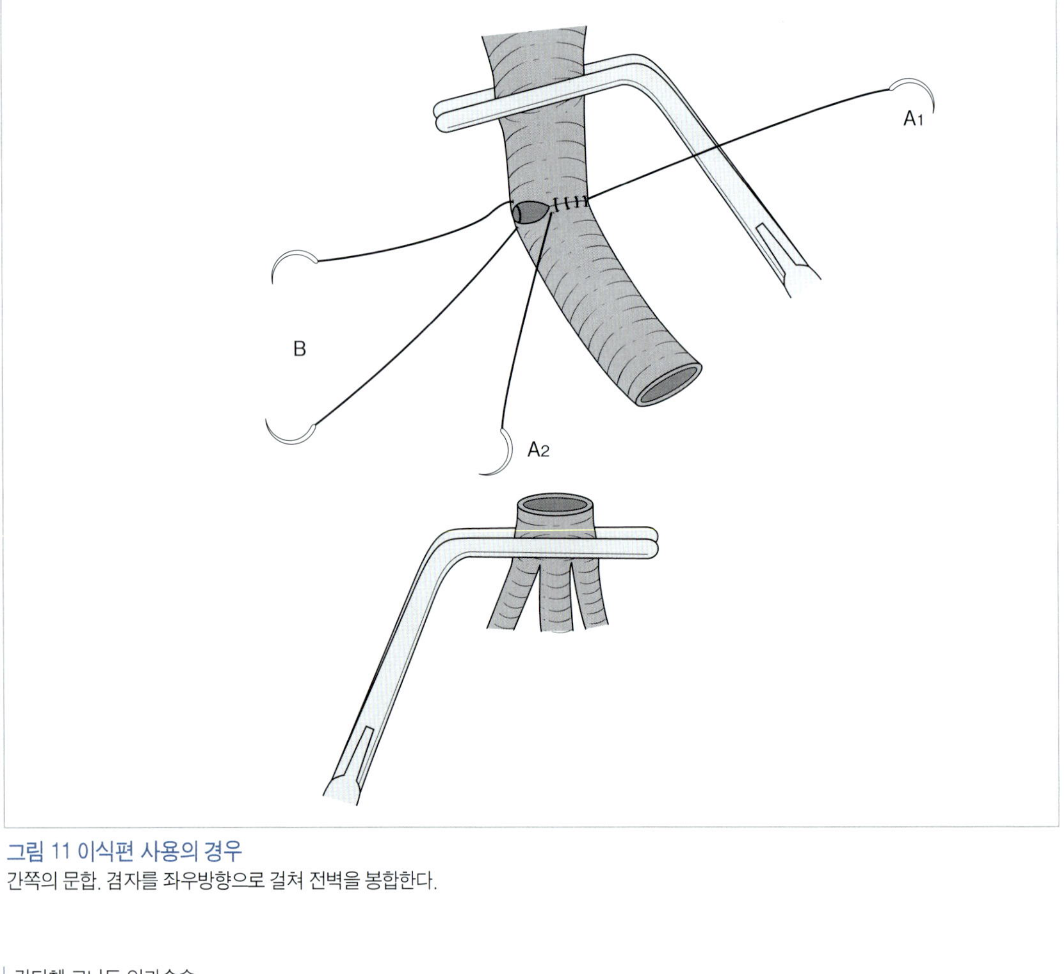

그림 11 이식편 사용의 경우
간쪽의 문합. 겸자를 좌우방향으로 걸쳐 전벽을 봉합한다.

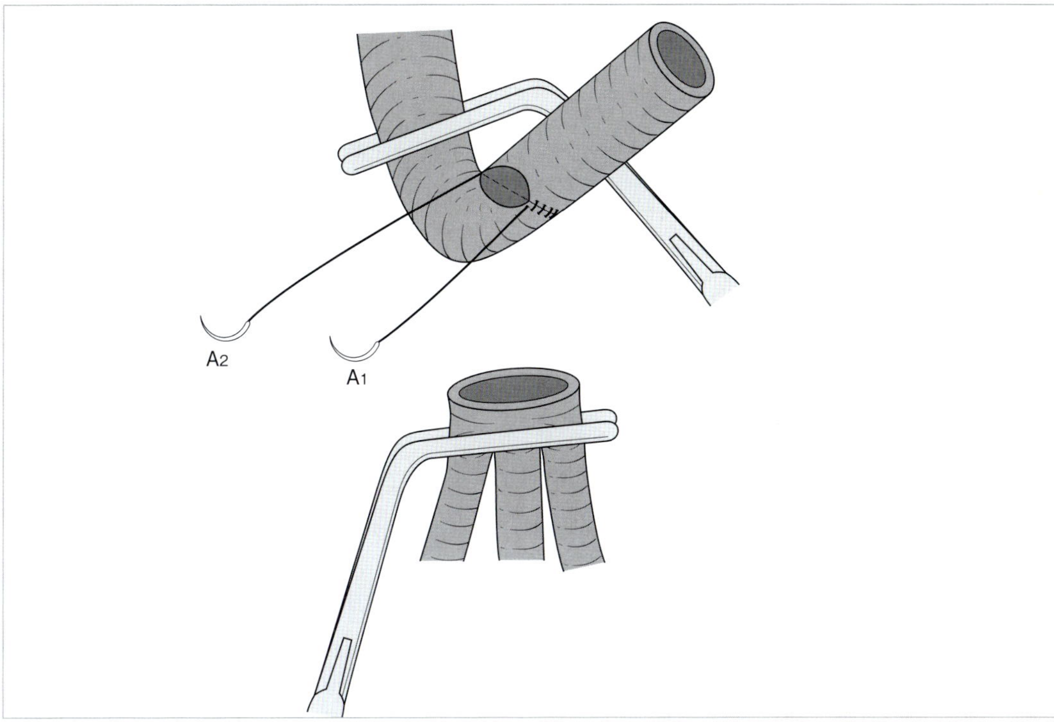

그림 12 이식편 사용의 경우
간쪽의 일치. 이식편 말초측을 위쪽으로 들어 올려 후벽을 봉합한다

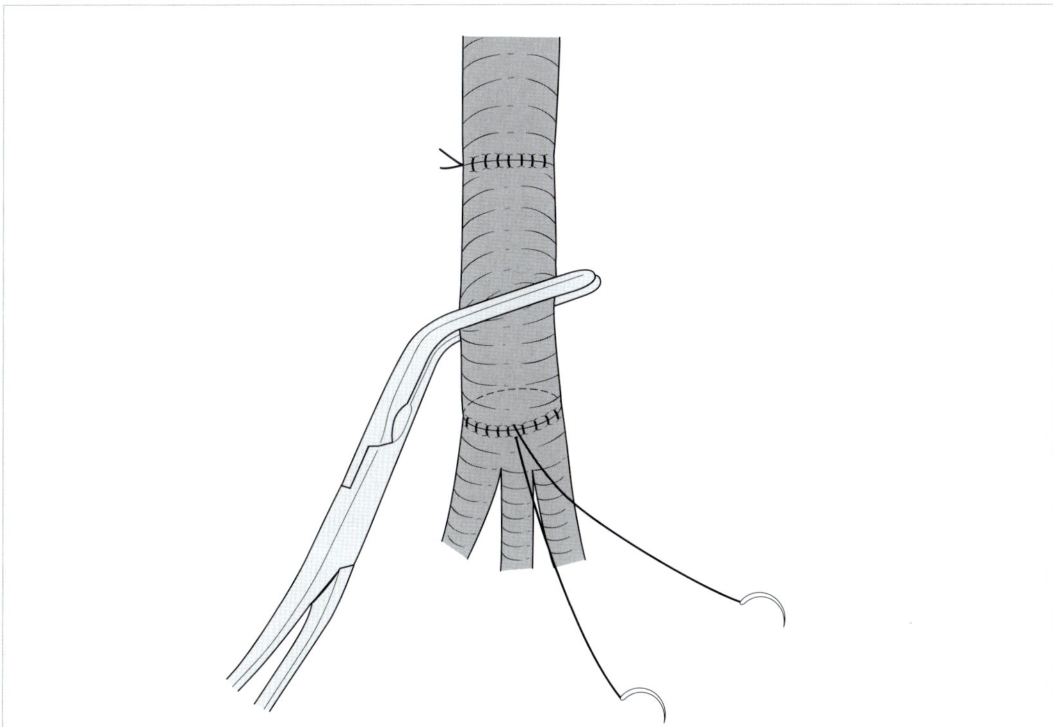

그림 13 이식편 사용의 경우
말초측의 문합. 좌우벽에서 실시하지만, 이식편은 최소한의 길이로 하는 것이 중요하다.

Dos & Don' ts

- 협착, 굴곡, 꼬임은 문맥혈전의 원인이 된다.
- 봉합사를 너무 강하게 매면 협착의 원인이 된다.
- 문맥울혈을 일으키면 대량출혈을 일으킬 가능성이 있다. 울혈에서의 대처법을 생각해 둔다.
- 문합부가 불안할 경우에는 주저없이 재문합을 시행한다.

참고문헌

1) Procedure of pancreatectomy and combined resection of surrounding organs. Suizo 22: e113, 2007 (In Japanese)

2) Yekebas EF, Bogoevski D, Cataldegirmen G, et al. En bloc vascular resection for locally advanced pancreatic malignancies infiltrating major blood vessels: perioperative outcome and longterm survival in 136 patients. Ann Surg 2008; 247: 300-309

3) Imaizumi T, Hanyu F, Harada N, et al: Extended radical Whipple resection for cancer of the pancreatic head: operative procedure and results. Dig Surg 1998; 15: 299-307

4) Nakao A, Takeda S, Inoue S, et al: Indications and techniques of extended resection for pancreatic cancer. World J Surg 2006; 30: 976-974

5) National Comprehensive Cancer Network (NCCN) clinical practice guidelines in oncology. Pancreatic adenocarcinoma. http://www.nccn.org/

(天野穂高, 高田忠敬)

8 소화관 문합

A. 췌장위문합

Point

① 췌장절제 : 췌장후면을 약간 길쭉하게 췌장을 절제하면 문합면으로 긴장이 걸리기 어렵다. 췌장으로 누르면서 조작하거나 절리면의 봉합폐쇄는 하지 않는다.

② 췌관튜브의 사용 : 문합 예정부위의 위후벽에서 전벽으로 봉합한다. 췌관튜브가 길잡이가 되어 그 후의 봉합조작이 쉽고 안전하게 실시할 수 있다. 문합종료 후에는 스텐트 또는 췌액외루로서 이용이가능하다.

③ 외열봉합(위후벽과 췌관통 봉합) : 바느질은 위점막하층을 폭넓게 확보(췌단끝의 2배 정도), 췌장은 절리단으로부터 약 1 cm 정도로 꿰매는 대로 바늘을 넣어 관통한다.

④ 내열봉합(췌관위점막 일치) : 췌관이 가는 경우, 미리 췌관만 봉합사를 걸쳐 두어 차례차례 위점막으로 봉합을 시행한다.

⑤ 일괄결찰 : 췌장이 찢어지지 않게 하기 위해 위를 췌장에 대듯이 췌관위점막 문합부터 결찰을 시작한다. 조수는 문합부에 긴장이 걸리지 않도록 주의한다.

⑥ 봉합에 의한 췌장조직의 허혈을 최소한으로 억제하는 것이 중요하다. 본 술식의 특징은 췌장의 관통에 의한 수가 적은 봉합으로 최대의 밀착효과를 얻는 것에 있다.

필자 등은 췌두부 십이지장 절제술 후의 췌장재건법으로서 위를 절개 하지 않고 췌관과 위점막을 일치하는 췌장위문합법[1)]을 1987년부터 사용하고 있다. 췌장위문합법의 안전성은 물론이지만 기능면에서도 췌장문합에 뒤떨어지지 않는 것이 판명되었다[2~4)]. 특히 정상췌장에 대해 더욱 안전성과 수기의 용이함을 확립하기위해 몇 개의 연구를 실시해 왔다[5~9)]. 췌장재건 후의 수술 후 합병증으로서 가장 염려되는 췌액루는 정상췌장에서 많다. 본 방법의 특징은 정상췌장에서의 응용이 쉽고 또한 안전한 것이다.

■ 췌장위문합의 수기

1) 췌장절리

췌장을 터널링해 췌장절제예정선의 위쪽과 아래쪽에 동맥지혈을 겸한 견인사를 두고 췌절리를 쉽게 하기 위해서 조수가 윗쪽으로 천천히 당긴다. 췌장에 손상을 주지 않고 절제를 실시해야 하는 것이다. 초음파메스를 이용하면 남는 췌장에 겸자 등으로의 지혈 · 압좌조작을 더하지 않고, 초음파에 의한 지혈효과를

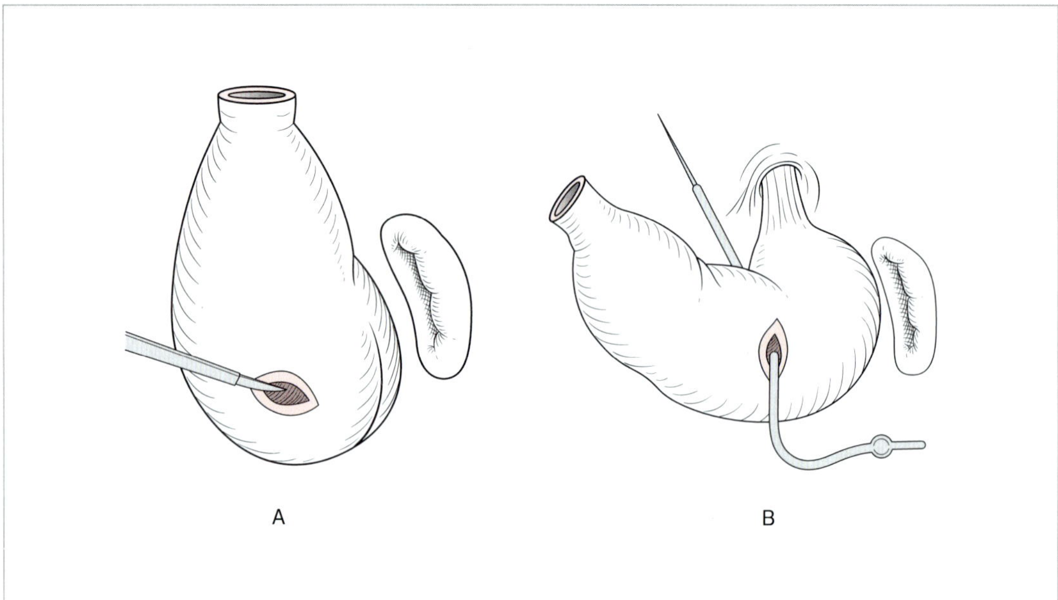

그림 1 위체부 후벽의 장막근층 절리와 췌관튜브의 사용
A : 위체부 후벽에 약 2 cm 큰 점막하층 노출부를 만들기 위해 장막근층 절개를 실시한다.
B : 췌관튜브를 점막하층 노출부위의 중심부로부터 찔러넣어 위를 관통시켜 전벽에서 뽑아낸다.

이용해 췌장절리면에 지혈처치를 더하지 않고 단시간에 췌장절리를 실시할 수 있다[6]. 원칙적으로 췌관은 메스로 절제한다. 또 절제면의 봉합폐쇄는 실시하지 않는다.

2) 위후벽장막근층 절개와 췌관튜브

먼저 위후벽의 어느 부위에 췌장을 문합할지를 결정하는 것부터 시작한다. 대부분의 증례에서는 위각(angle)보다 2~3 cm의 앞쪽부위가 적당하다고 생각할 수 있다. 특히 유문부 보존 췌두부 십이지장 절제술 후의 재건에서는 음식 통과 장해의 원인이 되는 경우가 있으므로 유문부는 피하는 것이 현명하다. 그 다음으로 위체부 후벽으로 약 2 cm 큰 점막하층 노출부를 만들기 위해 장막근층 절개를 실시하고(그림 1A), 특히 문합부에 해당한 부위가 완전하게 근층이 제거되도록 점막하층을 노출한다. 위의 전층절개는 실시하지 않는다. 주췌관에 적절한 사이즈의 절부 췌관튜브를 위후벽 점막하층 노출부위의 중심부로부터 찔러넣어 위를 관통시켜 전벽으로부터 뽑아 둔다(그림 1B).

2) 외열봉합(위후벽 · 췌관통 봉합)

본 봉합은 먼저 위후벽의 췌관위점막 봉합부에 가까운 부위로부터 시작해 좌우외측에 차례차례 봉합사를 걸친다. 즉 최초의 봉합사는 췌관튜브천자부로부터 5 mm 떨어진 부위에 구멍을 뚫어 통과하게 한다. 췌장절단끝부분의 크기는 증례마다 차이가 있으므로, 끝부분이 덮이도록 위후벽의 봉합폭을 정하는 것이 중요하다. 필자 등은 35 mm의 큰 바늘을 장착한 흡수사를 이용하고, 장막근층 절제부의 유문측 약 1 cm 부위로부터 위후벽의 장막근층을 크게 걸치고, 장막근층 절제부에서는 점막하층을 통과시켜 반대측의 근

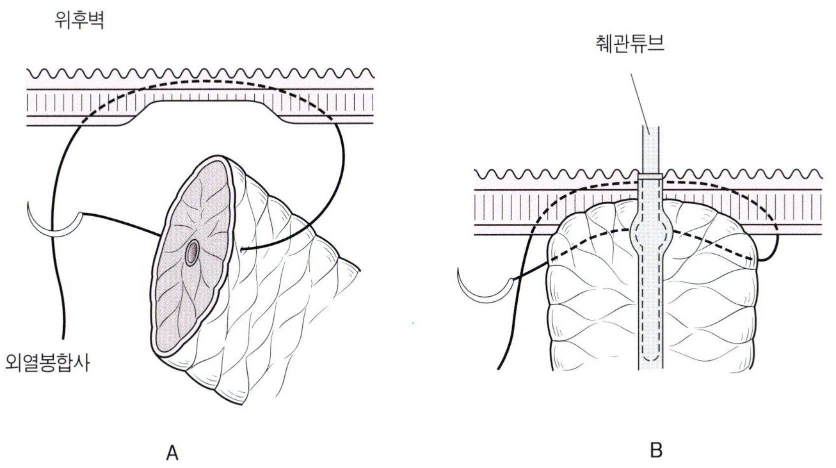

그림 2 췌관통 외열봉합(위후벽 · 췌장관통봉합)
A : 35 mm의 큰 바늘을 장착한 흡수사를 이용하고, 장막근층 절제부의 유문측 1~2 cm 부위에서 위후벽의 장막근층을 크게 걸치고 장막근층 절제부에서는 점막하를 통과시켜 반대측 근층 · 장막을 차례차례 걸쳐 바늘을 뽑아낸다. 그 다음으로 주췌관에 가장 가까운 부위의 췌장끝으로부터 약 1 cm의 췌실질 봉합선으로 잡고, 췌장앞쪽면에서 바늘을 넣고 췌장를 관통해 췌배측면에서 뽑아낸다.
B : 위후벽의 단면도로 본 봉합사의 바느질. 위후벽과 췌장끝의 사이에 사강(deadspace)이 없도록 밀착하고 있다.

층 · 장막을 차례차례 걸쳐 바늘을 뽑아낸다(그림 2 A). 그 다음으로 주췌관에서 5 mm 떨어진 부위에서 췌장끝으로부터 약 1 cm 췌장실질을 봉합선으로 잡아 췌장 앞쪽면에서 바늘을 찔러 넣어 췌장을 관통해 췌장뒤쪽면에서 뽑아낸다(그림 2A, B). 이 조작 시에 문맥을 찌르지 않도록 주의한다. 췌단끝의 크기에 따라 다르지만 정상췌장의 경우에는 6개(췌관상하 3바늘씩)의 외열봉합사로 충분하고, 결찰은 췌관 · 위점막 봉합을 끝낸 뒤에 한꺼번에 실시한다.

3) 내열봉합(췌관 · 위점막문합법)

내열봉합으로서 췌관위점막 문합을 실시한다(그림 3A). 13 mm 바늘이 달려있는 4-0 흡수사를 이용하

COLUMN

췌장위문합의 역사

췌장위문합의 역사는 오래되었다. 1934년 Tripodi가 처음으로 개를 이용해 췌장위문합을 실시해 장기간 췌액의 분비를 확인할 수 있던 것을 보고하고 있다. 1944년 Waugh가 처음으로 사람에 대해서 췌장위문합을 보고하고 있다. 이후 산발적으로 시행되고 있었지만, 1975년 Mackie가 췌장위문합 25예를 보고하고, 1985년 Flautner가 전위유문부 보존 췌두부 십이지장 절제술에 대한 췌장위문회 37예를 보고한 후[10], 서서히 보고에가 증가해 오고 있다. 일본에서는 1985년에 와타나베가 처음으로 췌장위문합을 보고했고 1986년에는 타카다가 췌장위문합에 의한 전위유문문합을 보존 췌두부 십이지장 절제술을 처음으로 보고하였다[11]. 현재까지 문헌상 약 3,800예 이상의 췌장위문합이 보고되고 있고 췌액루 발생률은 0~14%, 수술사망률은 0.4~9%가 보고되고 있다.

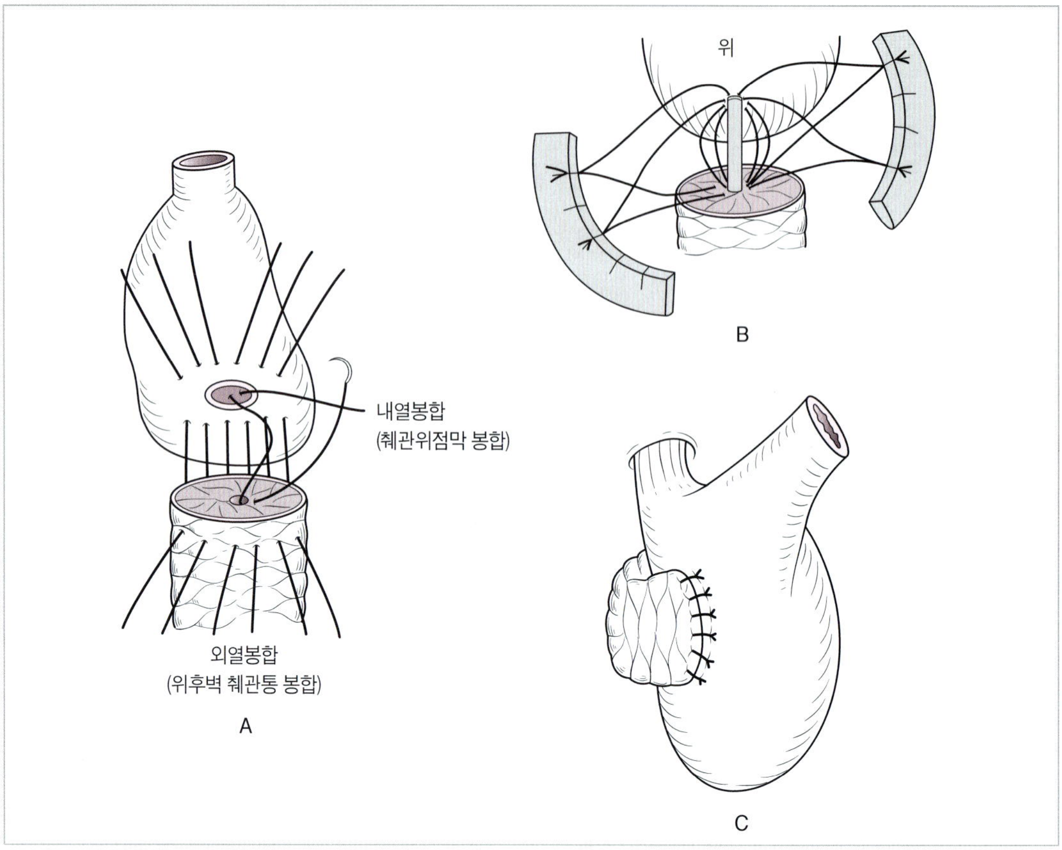

그림 3 내열봉합(췌관위점막 문합)과 일괄결찰

A : 외열봉합과 내열봉합의 전체그림

B : 일치사는 일괄결찰하므로 얽히지 않도록 주의한다. 그림은 sutureholder를 사용

C : 내열 · 외열봉합사의 일괄결찰 종료후

COLUMN

췌장위문합의 장점 · 단점은?

장점 : ① 봉합부전이 적다. ② 정상췌장에서도 안전하게 실시할 수 있다. ③ 문합대상이 되는 장기가 위이기 때문에 확대수술에 의한 장기부종, 불안정한 수술 후 대사 등에 영향을 받기 어렵다. ④ 위전층절개를 하지 않기 때문에 위액의 누출이 없다. ⑤ 췌장액은 장액과의 혼합에 비해 위액과의 혼합으로 소화활성이 낮아지기 때문에 췌액의 누출이 발견되어도 단기간에 자연치유되는 증례가 많다.

단점 : ① 위와 췌장이 해부학적으로 전후에 위치하고 있기 때문에 시야확보가 약간 곤란하다. ② 바늘의 이동이 췌장공장문합과 다르기 때문에 익숙함이 필요하다.

의문점 : ① 췌장액의 위에서의 분비에 대한 염려 : 현재로서는 수술 후 환자에게 소화 및 대사에의 영향은 췌장장문합과 비교해 차이가 보이지 않는다. 또 위점막에 대한 발암성은 나타나지 않았다. ② 췌관개구부의 수술 후 폐색의 염려 : 개구부 수술 후 조기폐색에 의한 급성 췌염의 예가 적지 않게 보고되고 있지만, 필자 등은 경험이 없어 발병기전이 분명하지 않다. 또 개구부의 수술 후 후기폐색은 췌장장 및 췌장위문합의 양쪽에서 관찰되지만 문합대상장기에 의존하는지, 남는 췌장의 만성췌장염화에 의한 췌액배출의 저하에 기인하는지는 확실하지 않다.

문제점 : 수술 후 당뇨병에 관해서 췌장장 및 췌장위문합 어느 쪽에서도 증상이 나타나거나 진행이 관찰되지만 확실한 원인은 현재로서는 분명하지 않다.

고, 췌관지름이 2 mm 이하인 경우에는 4개, 3 mm 이상일 경우에는 8개의 사용을 기준으로 하고 있다. 실이 걸리는 부위는 4바늘의 경우가 12시, 3시, 6시, 9시의 십자 모양의 방향으로, 8바늘의 경우에는 그 사이에 1바늘씩 더한다. 이것으로 봉합간의 거리와 문합부의 긴장의 균형을 확보한다.

익숙해지지 않으면 봉합사가 얽히거나 하는 번거로운 조작이므로 필자 등은 봉합사가 얽히지 않도록 지침기(needle holder) 모스키토를 사용하고 있다(그림 3 B).

4) 내 · 외열봉합의 일괄결찰

췌관위점막 문합으로부터 결찰을 시작한다. 4~8바늘 전부를 결찰하면 췌관과 췌관튜브는 위후벽으로 덮여 안보이게 된다. 1바늘을 튜브고정에 이용한다[5,9]. 그 다음으로 외열봉합을 췌관에서 가까운 중심부로부터 차례차례 결찰을 시작한다. 정상췌장의 경우에도 췌장조직이 찢어지지 않도록 긴장하면서 결찰을 실시한다(그림 3C). 정상췌장을 부드러운 조직이므로 외과결찰로 천천히 결찰하면서 위후벽과 췌단끝의 밀착감을 느끼면서 조심스럽게 실시하는 것이 중요하다.

5) 췌장위문합의 종료

췌관튜브를 스텐트로서 남기는 경우에는 위전벽으로 절개해 스텐트로 한다. 위전벽천자부위를 1바늘 봉합해 췌장위문합을 종료한다.

현재 췌장재건법은 크게 췌장위문합과 췌장장문합으로 나뉜다. 술자에게 있어서 선택할 수 있는 옵션이 있는 것은 중요한 것이다. 췌장위문합법과 췌장장문합법은 오랜 세월에 걸쳐 많은 기관에서 비교검토되어 왔지만, 췌액루발생률에서 본 안전성에 대해서는 췌장위문합법이 췌장장문합법보다 조금 뛰어나다고 생각할 수 있다[12~14]. 특히 정상적인 부드러운 췌장에 대해서 췌장위문합법은 뛰어난 췌장재건법이다. 향후 장기합병증에서의 수술 후 당뇨병의 발생 또는 진행에, 남은췌장의 섬유화 혹은 문합법 그 자체가 기인하는지는 흥미있는 과제로 설명이 기대된다.

Dos & Don'ts

- 췌관위점막 문합의 췌관으로 바늘의 회전은 췌관을 손상하지 않도록 췌장조직을 충분히 확보한다.
- 췌장관통 봉합사는 췌장을 찢어지지 않도록 위를 췌장에 대면서 천천히 결찰한다. 술자와 조수의 호흡이 중요하다.

참고문헌

1) Takao S, Shimazu H, Maenohara S, et al: Modified pancreaticogastrostomy following pancreaticoduodenectomy. Am J Surg 165: 317-321, 1993

2) Takao S, Shinchi H, Aikou T: Pancreaticogastrostomy after pancreaticoduodenectomy. Geka 60: 551-554, 1998(in Japanese)

3) Shinchi H, Takao S, Maenohara S, et al: Gastric acidity following pancreaticogastrostomy with pylorus-preserving pancreaticoduodenectomy. World J Surg 24: 86-91, 2000

4) Shinchi H, Takao S, Maemura K, et al: Value of magnetic resonance cholangiopancreatog-raphy with secretin stimulation in the evaluation of pancreatic exocrine function after pancreaticogastrostomy. J Hepatobiliary Pancreat Surg 11: 50-55, 2004

5) Takao S, Shinchi H, Yamamoto S, et al: A novel pancreaticogastrostomy. Operation 54: 529-534, 2000(in Japanese)

6) Takao S, Shinchi H, Maemura K, et al: Ultrasonically activated scalpel is an effective tool for cutting the pancreas in biliary-pancreatic surgery: experimental and clinical studies. J Hepatobiliary Pancreat Surg 7: 58-62, 2000

7) Shinchi H, Takao S, Maemura K, et al: A new technique for pancreaticogastrostomy for the soft pancreas: the transfixing suture method. J Hepatobiliary Pancreat Surg 13: 212-217, 2006

8) Takao S, Shinchi H, Aikou T: Pancreaticogastrostomy. Operation 61: 867-872, 2007(in Japanese)

9) Shinchi H, Maemura K, Mataki Y, et al: A pancreaticogastrostomy for no leakage after pancreaticoduodenectomy. Operation 63: 1307-1313, 2009(in Japanese)

10) Watanabe G, Udagawa H, Suzuki M, et al: Pancreaticogastrostomy after pancreatico-duodenectomy. Clinic Surg 40: 621, 1985(in Japanese)

11) Takada T, Yasuda H, Uchiyama K, et al: A Pylorus-preserving pancreaticoduodenectomy reconstructed with pancreaticogastrostomy. J Tokyo Women's Medical College 56: 533, 1986(in Japanese)

12) Takano S, Ito Y, Watanabe Y, et al: Pancreaticojejunostomy versus pancreaticogastrostomy in reconstruction following pancreaticoduodenectomy. Br J Surg 87: 423-427, 2000

13) Ohigashi H, Ishikawa O, Eguchi H, et al: A simple and safe anastomosis in pancreatico-gastrostomy using mattress sutures. Am J Surg 196: 130-134, 2008

14) Murakami Y, Uemura K, Hayashidani Y, et al: Long-term pancreatic endocrine function following pancreatoduodenectomy with pancreaticogastrostomy. J Surg Oncol 97: 519-522, 2008

(高尾尊身, 新地洋之)

B. 췌장장문합

Ⅱ B1. No stent법

Point

① 신선한 혈류가 양호한 췌장끝, 췌관끝을 확보한다.
② 봉합 시에 췌실질이나 췌관을 손상시키지 않는다.
③ 췌장실질 · 췌관과 공장전층을 확실히 봉합해 문합부의 개통성을 확보한다.
④ 췌장과 공장을 밀착시킨다.
⑤ 췌절리 시 메스를 약간 뉘여 비스듬하게 절개하면 췌관을 보기 쉬워진다.

췌장재건방법에는 췌장을 소화관에 재건하는 췌장소화관문합과 췌장과 췌장을 재건하는 췌췌문합이 있다. 이 중, 췌장소화관문합은 췌액을 소화관에 배액하는 문합법으로, 췌두부 십이지장 절제술(PD)이나 췌중앙 절제술(MP) 시에 시행된다. 재건장기로서 공장을 이용하는 췌장공장 문합과 위를 이용하는 췌장위문합이 있다. 또 문합법에는 췌장실질과 소화관뿐만이 아니라 췌관과 소화관점막 혹은 전층을 일치하는 점막 · 점막문합법과 췌관 내에 스텐트튜브를 넣어 췌관과 소화관의 문합은 시행하지 않고 췌장실질과 소화관만을 문합하는 함입법이 있다. 어느 문합법을 선택할지는 기관의 역사적배경, 술자의 기량, 남은췌장의 딱딱함이나 주췌관확장의 유무 등에 의해 영향을 받고 있는 것이 현실이다. 그러나 어느 문합법을 이용하든지 반드시 안전하고 확실한 것은 없으며 봉합부전을 포함한 췌액루[1)]로부터 복강내 출혈, 복강내 농양 등의 중독적인 수술 후 조기합병증을 야기할 가능성이 있어, 확실한 문합수기가 요구된다[2-5)]. 본 항에서는 췌장문합으로 약칭되는 췌장공장문합 중 no stent법에 대해 기술한다.

■ No stent법의 적응

봉합부전이나 남은췌장의 췌액정체를 걱정하여 외루 혹은 내루에 의한 췌관 스텐트튜브를 유치하고 있는 기관이 많다. 2009년 제36회 일본췌장절제연구회의 설문조사에 의하면, 89개의 기관 중의 80개의 기관(90%)이 다른 스텐트튜브를 넣고 있고 no stent법은 소수파이다. 스텐트튜브를 넣는 잇점은 수술 후 조기에 문합부의 개통성의 확보와 체외 혹은 장관내에서의 췌액의 배액 보조에 있다고 할 수 있다. 결점은 튜브의 굴곡이나 폐색, 혹은 외루시의 튜브 제거에 동반되는 문합부의 부종 등에 의한 췌액정체(잔췌췌염) 등의 튜브문제, 외루 시 환자의 운동제한 등을 줄 수 있다. 또한 no stent법의 잇점은 튜브문제가 없고 여분의 의료재료가 필요없다는 것 등을 생각할 수 있는데, 결점으로서 췌관비확장예에서의 문합부 부종에 수반하는 일과성의 췌액정체의 가능성이 있다는 것이다(표 1). 췌관스텐트거치와 no stent법 중 어느 것이 효과적인지는 췌장공장문합에 있어서 항상 논의가 되고 있다. 전향적연구에 의한 췌장공장문합의 검토에서는 외루에 의한 췌관스텐트를 거치하는 것이 췌액루의 발생빈도가 적다는 보고가 있지만, 이 보고는 전향적연구

COLUMN

결찰 시에 손상이 일어난다

No stent법은 췌장 혹은 췌관을 손상하지 않는 확실한 수술 술기가 요구된다. 문합 시의 손상은 바늘회전 시 뿐만 아니라 결찰 시에도 일어난다. 바늘회전에는 충분히 주위를 기울여도, 부주의한 조잡한 결찰로 인해 췌장실질을 찢거나 봉합사를 자르거나 해서 췌장손상이 일어나는 경우가 있다. 5-0, 6-0의 봉합사로는 힘의 가감이 잘 되지 않으면 실이 느슨해지거나 혹은 실을 잘라 버리기 때문에 지도의의 손놀림으로 힘의 가감을 상상하거나 남은 실 등을 이용해 미리 연습해 두는 것이 좋다.

표 1 stent 거치와 no stent법의 비교

	stent법	no stent법
잇점	• 문합부의 개통성의 확보 • 체외 혹은 장관 내로 췌액의 배액 보조	• 튜브트러블이 없다. • 여분의 의료재료가 필요없다.
결점	• 튜브의 굴곡이나 폐색에 의한 췌액정체 • 튜브 발거시 일치부의 부종 등에 의한 췌액정체(외루시) • 환자의 운동제한(외루시)	• 분합부의 부종에 수반하는 일과성 췌액정체의 가능성이 있다(췌관비확장예)

라도 무작위화는 된 것이 아니다[4]. 또 내루에 의한 췌관스텐트와 no stent법을 비교한 무작위연구(randomized controlled trial)에서는 췌액루의 발생빈도는 부드러운 췌장과 딱딱한 췌장으로 나누어 비교해도 췌관스텐트의 유무에 의한 차이는 인정받지 못했다[5]. 따라서 췌관스텐트유치의 시비에 대해서는 우열을 가리지 않을 수 없는 과제라고 하지만, 모든례에 있어서 췌관스텐트를 거치할 필요는 없다고 생각한다. 어느 방법을 선택할지는 췌장의 성질과 상태, 췌관지름, 수술기량, 숙련됨, 환자상태 등에 따라 판단해야 한다. 필자 등은 췌단끝의 혈류가 양호하고 췌관손상의 가능성이 없고, 문합부의 개통성이 충분히 확보되는 문합을 실시할 수 있으면, 부드러운 췌장이어도 no stent법을 적용해도 괜찮다고 생각한다[3]. 그러나 봉합에 시간이 걸린다든지 해서 췌관손상이 의심되어 문합부의 부종으로 문합부의 개통성이 확보되지 않는다고 예측되는 경우에는 스텐트튜브를 넣고, no stent법을 고집할 필요는 없다.

■ No stent법의 실제

1) 췌장절제와 췌장끝 처리

우선 no stent법을 실시할 때 중요한 점은 손상이나 혈류장애가 없는 신선한 췌장 및 췌관단면을 얻는 것이다. 필요이상으로 췌장끝 주위를 너무 떼어 놓지 않도록 한다. 또 문합 시의 강력한 지지조직이 되는 췌장전면의 피막을 확실히 남겨 두는 것이다. 보통 메스를 이용해 췌장을 날카롭게 절제하며 동맥성 출혈점은 5-0 또는 4-0의 무손상바늘 모노 필라멘트비흡수사로 봉합 지혈하고, 삼출 정도는 전기 메스로 지혈하고 있다. 초음파 응고 절개 장치 등으로 췌장절제를 실시하는 경우에도 췌관은 메스로 날카롭게 절제한다.

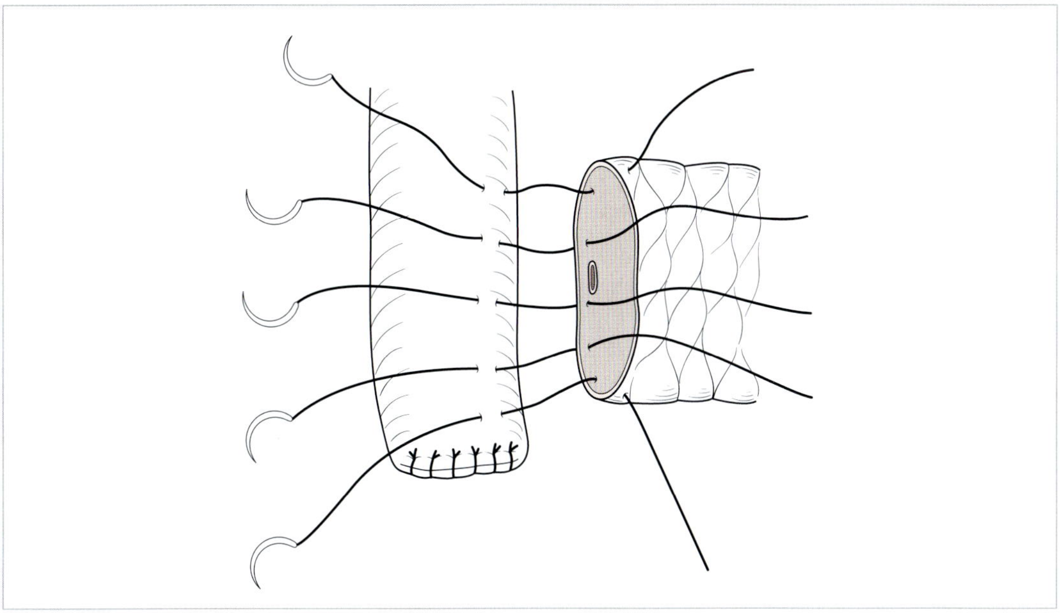

그림 1 외층봉합(후열)
췌장실질을 어느 정도의 두께로 잡아두어 손상받지 않도록(찢어지지 않도록) 봉합한다.

2) 췌장공장 문합

No stent법을 이용한 췌장공장 문합〔췌-담관-십이지장(위) 배열〕에 대해 설명한다. 췌피막 실질과 공장 장막근층(외층), 췌실질을 포함한 췌관과 공장전층(내층)과의 2층 봉합이다. 그 포인트는 췌관전벽가운데에 지지사를 두어 췌관내강을 보기 쉽게 하고 내층봉합에서는 췌관손상을 방지하기 위해 췌관뿐만 아니라 췌실질도 포함한 췌관과 공장전층을 췌장액이 새지 않는 정도의 간격으로 봉합한다(1~1.5 mm간격). 외층의 봉합에서는 췌장전면의 피막을 확실히 잡아, 췌장실질의 손상을 피하도록, 또, 췌단끝 혈류장애를 최소한으로 억제하도록, 힘들게 끝이 조이지 않고 양쪽에 사강(dead space)이 없도록 밀착시켜 봉합한다.

(1) 후열봉합(외층)

외층후열의 췌장실질과 공장 장막근층을 5-0 또는 4-0의 무손상바늘 모노 필라멘트 비흡수사로 췌장실질을 손상하지 않도록 결절봉합한다(그림 1).

(2) 췌장실질 · 췌관과 공장전층의 봉합(내층)

공장장막근층을 전기메스로 소작하고 박리겸자를 이용해 무디게 절개해 주췌관지름에 맞춘 작은 구멍을 뚫는다(그림 2). 6-0 또는 5-0의 무손상바늘 모노 필라멘트 흡수사를 이용해 안쪽으로 들어가는 결절봉합으로 실시한다. 안쪽으로 들어갈때에는 매듭이 안쪽 공간에 오지만, 흡수사를 이용하고 있어 문제는 없다. 췌관 전벽 가운데 점에 지지사를 1바늘 걸쳐 두면, 췌관 지름이 작은 경우에도 췌관 안쪽 공간을 보기가 쉬워진다(그림 3). 봉합은 후벽으로부터 실시해 양끝, 그 다음에 가운데, 또한 양끝과 가운데 사이를 췌액이 새지 않을정도로 1~1.5 mm 간격으로 봉합한다. 양날바늘을 이용해 내외, 외내의 어느 쪽이든 봉합하기 쉬운 방향에서 실시한다. 너무 촘촘하게 봉합하면 오히려 혈류장애를 초래할 가능성도 있으므로 주의

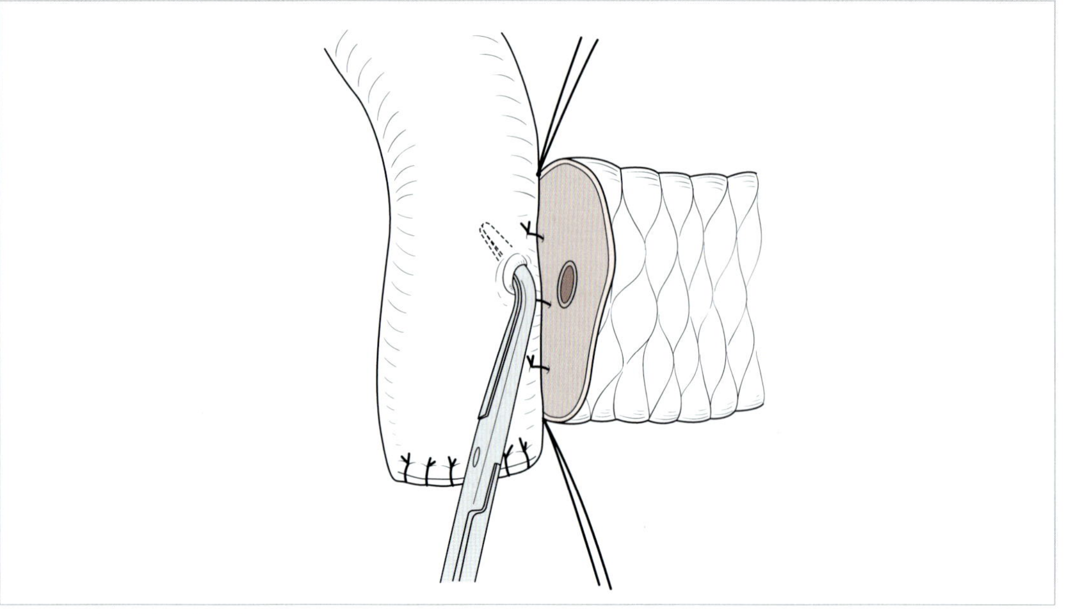

그림 2 공장의 작은구멍 형성
주췌관 지름에 맞춘 작은 구멍을 대강 만든다.

한다(그림 4). 또 췌관만, 공장점막만 봉합하면 췌관과 점막손상을 초래할 경우가 있기 때문에 췌장실질도 포함한 췌관과 공장전층을 확실히 봉합한다(그림 5).

후벽봉합이 종료하면 똑같이 전벽봉합을 뒤집어 실시한다. 전벽가운데점의 지지사도 봉합에 이용한다(그림 6).

(3) 전열봉합(외층)

마지막으로 외층전열의 봉합을 뒷줄과 같이 5-0 또는 4-0의 무손상바늘 모노 필라멘트 비흡수사를 이용한 연속봉합 또는 결절봉합으로 실시한다(그림 7). 이 때 췌장실질뿐만 아니라 강력한 지지조직인 췌장피막을 확실히 포함하는 것으로 췌장과 공장을 사강 없이 확실히 밀착시킬 수 있다. 최종적으로 췌공장 2층 봉합의 형태가 된다(그림 8).

외층의 봉합에서는 앞에서 기술한 것과 같은 전후열 2열봉합 외에 췌피막 · 실질을 관통시켜 1열로 봉합하는 방법도 있지만, 이 경우 내층, 외층에 모두 봉합사를 걸고 나서 내층, 외층의 순서로 결찰한다.

3) 문합부의 보호, 배액관의 거치

문합부에 피브린정맥을 도포하거나 문합부를 간위간막에서 덮거나 하는 방법이 있지만, 그 유용성은 분명하지 않다. 또 배액관을 문합부의 전면과 후면에 끼우듯이 넣는 방법이 있지만, 문합 후에 문합부주위를 조작하는 것이 오히려 문합부를 손상시킬 가능성이 있다. 이 때문에 필자 등은 보통 문합부의 보호 등은 일절 실시하지 않고, 췌장상연에 배액관을 1개만 넣고 있다.

No stent법을 선택할 경우에는 그 특징을 파악한 후에 시행해야 하고, 췌장의 성질과 상태에 관계없이 췌관이나 췌장실질을 손상하지 않도록 신중하고 확실한 문합을 실시하는 것이 중요하다.

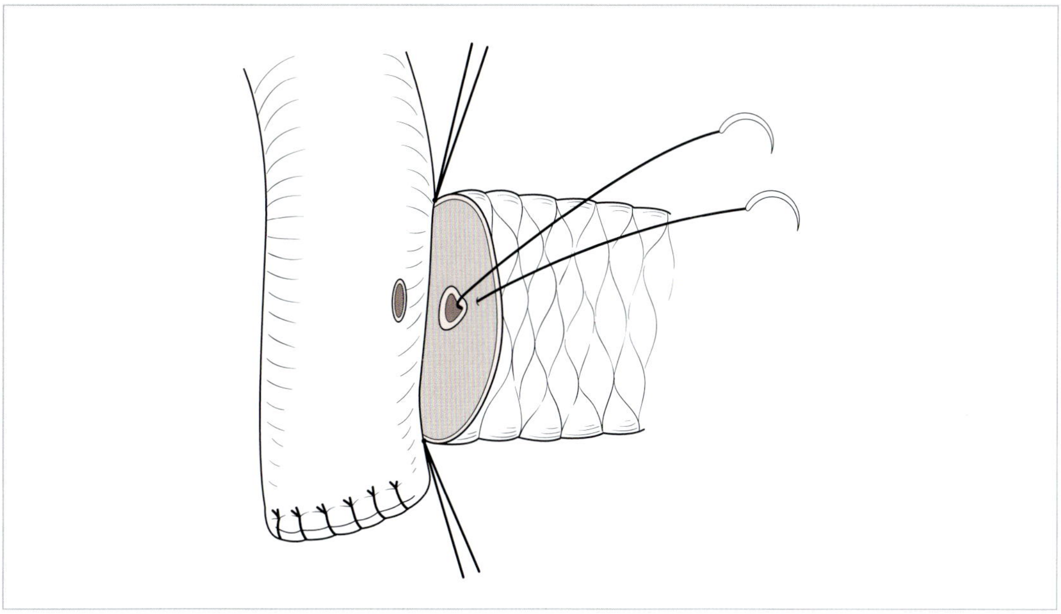

그림 3 췌관전벽가운데점 지지사

지지사에 의해 췌관내강을 보기 쉽도록 한다.

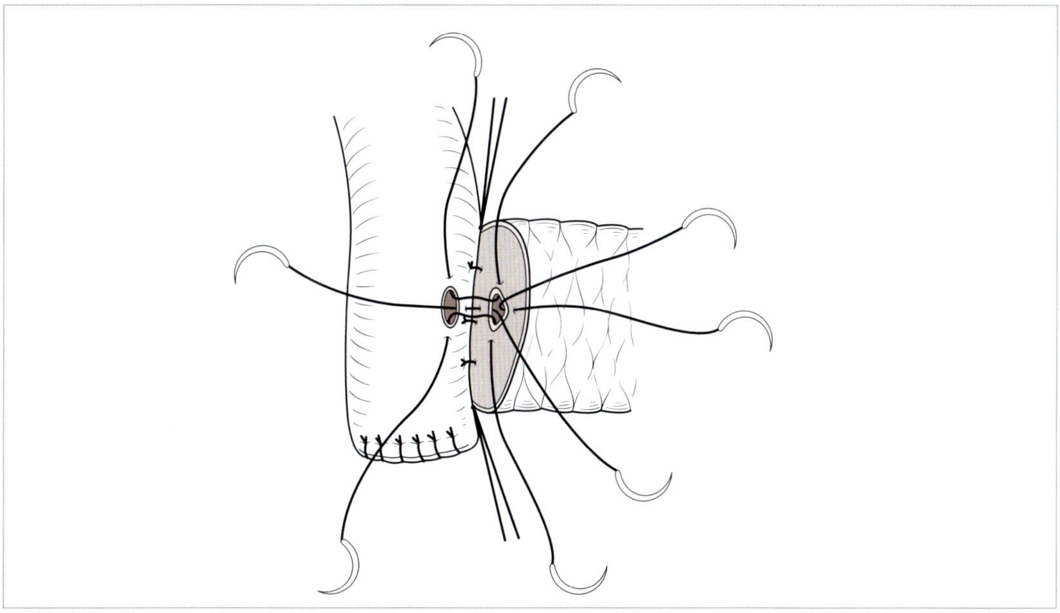

그림 4 췌실질 · 췌관과 공장의 전층봉합(내층 후벽봉합)

양날바늘을 이용해 내외, 외내의 어느 쪽이든 봉합하기 쉬운 방향에서 실시한다.

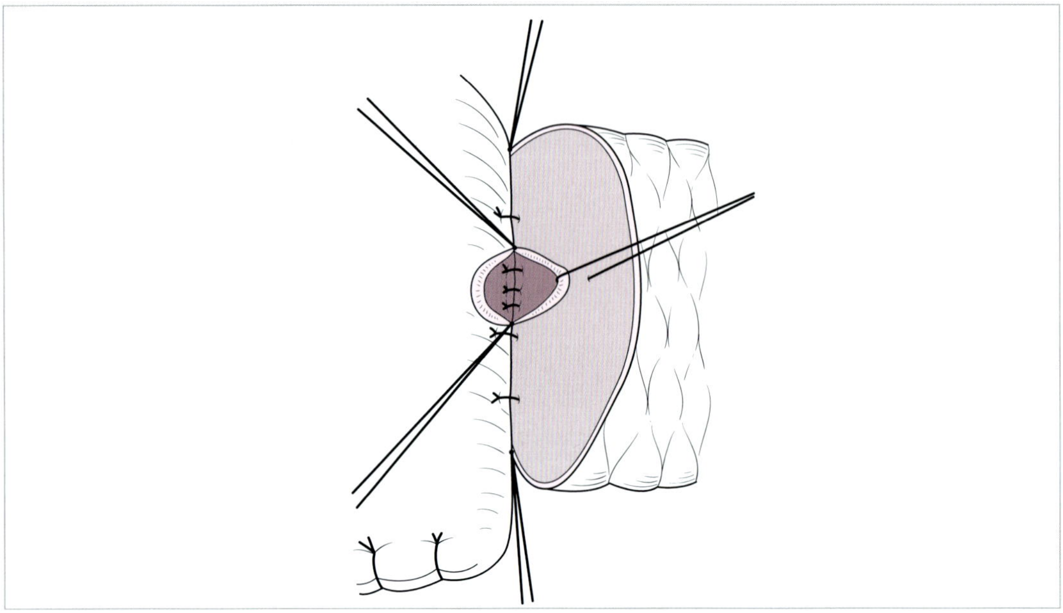

그림 5 내층 후벽봉합 종료
췌장실질을 포함한 췌관과 공장전층을 확실히 봉합한다.

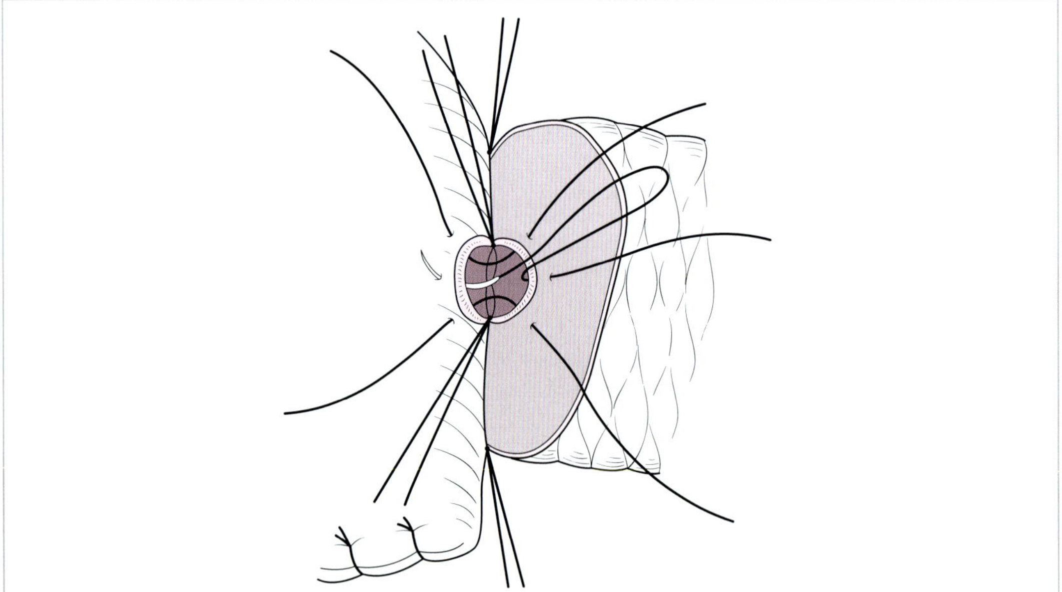

그림 6 췌피막 실질 · 췌관과 공장의 전층봉합(내층 전벽봉합)
전벽중점의 지지사도 봉합에 이용한다.

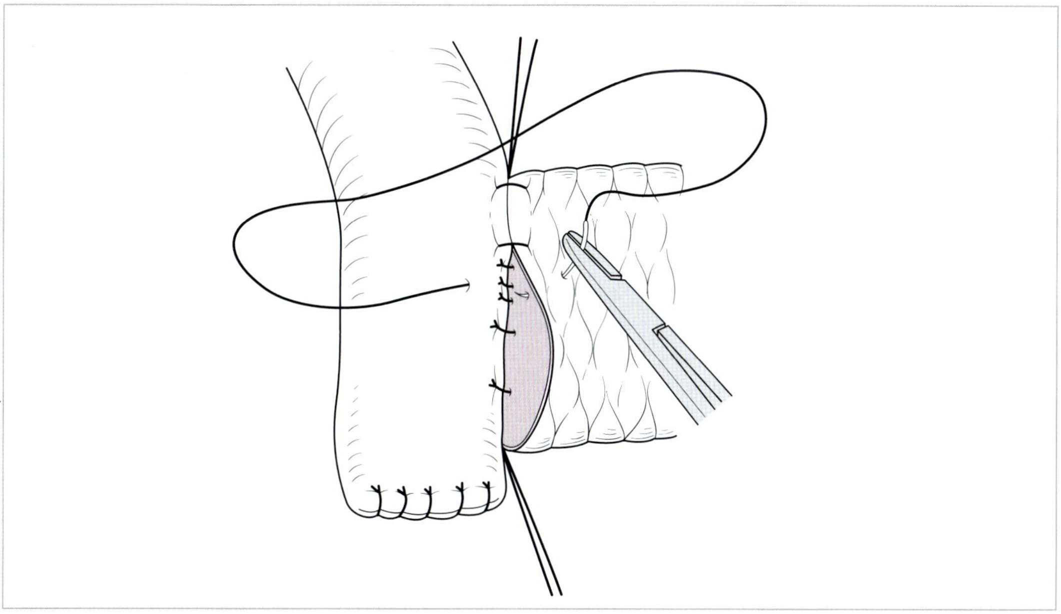

그림 7 외층봉합(전열)
췌장피막을 확실히 포함해서 봉합한다.

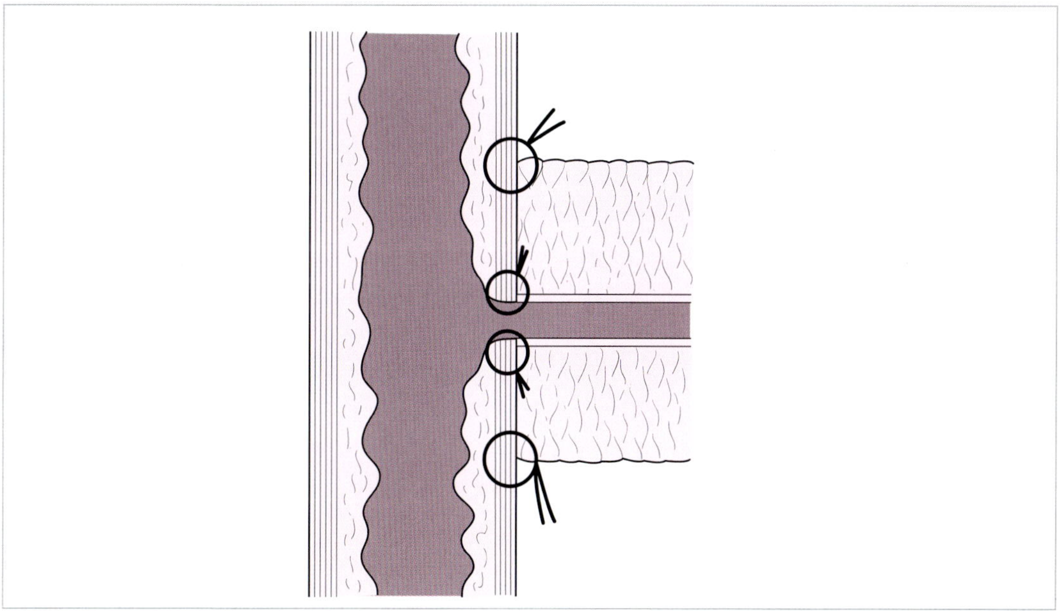

그림 8 췌공장 일치 no stent법의 단면
2층 봉합으로 췌장과 공장을 확실히 밀착시킨다.

표 2 췌관스텐트의 유무 비교 PJ : 췌공장 일치

author	anastomosis		patients		pancreatic fistula		P
				stent			
			+	−	+	−	
Roder JD(1999)	PJ	85	44	41	6.8%	29.3%	0.007
Winter JM(2006)	PJ	234	115	119	11.3%	7.6%	0.3
			soft		21.1%	10.7%	0.1
			hard		1.7%	4.8%	0.4

Dos & Don'ts

- 췌관내강 혹은 공장내강을 확인할 수 없는 채로 봉합을 실시하지 않는다.
- 봉합사가 끊어지지 않도록 확실히 결찰한다.
- 일정한 방향으로의 봉합을 고집하지 않고 양날바늘을 이용해 내외, 외내 중 하기 쉬운 방향으로 봉합을 실시한다.

참고문헌

1) Bassi C, Dervenis C, Butturini G, et al: Postoperative pancreatic fistula: an international study group (ISGPF) definition. Surgery 138: 8-13, 2005

2) Cameron JL, Riall TS, Coleman J, et al: One thousand consecutive pancreaticoduodenectomies. Ann Surg 244: 10-15, 2006

3) Imaizumi T, Hatori T, Tobita T, et al: Pancreaticojejunostomy using duct-to-mucosa anastomosis without a stenting tube. J Hepatobiliary Pancreat Surg 13: 194-201, 2006

4) Roder JD, Stein HJ, Böttcher KA, et al: Stented versus nonstented pancreaticojejunostomy after pancreatoduodenectomy: a prospective study. Ann Surg 229: 41-48, 1999

5) Winter JM, Cameron JL, Campbell KA, et al: Does pancreatic duct stenting decrease the rate of pancreatic fistula following pancreaticoduodenectomy? Results of a prospective randomized trial. J Gastrointest Surg 10: 1280-1290, 2006

(羽鳥 隆)

B. 췌장문합

Ⅱ B2. Stent법

Point

① 췌관 스텐트튜브는 췌관지름보다 가는 것을 선택한다.

② 췌장절제끝에서 약 2 cm 꼬리쪽까지 췌장후면과 비정맥의 박리, 또한 비동맥과의 박리를 시행하고 췌장가동(mobilization)이 충분히 가능한 상태를 만들어 둔다.

③ 췌관 공장문합의 첫층을 확실하고 강하고 단단히 하기 위해서, 좌우가 서로 이웃이 되는 시계판(pair watch)을 연상하여 12바늘의 결절문합을 실시하는 것이 바람직하다.

④ 췌관 공장문합의 첫층의 봉합에서는 췌관측은 췌관과 췌실질을 충분히 포함하여 바늘을 걸고 공장측은 공장전층을 걸어 췌관겸췌실질 · 공장전층 봉합을 실시한다.

췌두부 십이지장 절제 후의 췌장소화관문합은 지금까지 많은 술식이 고안되어 현재까지 아직 그 논의가 계속되고 있다. 이것은 췌장소화관문합이 소화관 재건 중에서 가장 고난이도이기 때문이다. 최근 미국에서도 췌장문합에 관련한 합병증 발생률은 30~50%에 이른다고 보고되고 있다[1]. 췌장소화관문합의 봉합부전 발생의 위험인자로서는 췌관지름, 췌장실질의 딱딱함, 연령, 출혈량, 수술자의 경험 등을 들 수 있다.

췌장소화관문합은, 췌장문합과 췌장위문합으로 크게 구별하는데, 각각의 수술 수기에는 여러가지 방법이 있고 표준적인 기술은 딱히 없다. 췌소화관문합 중에서는 공장각을 이용한 췌장공장문합법이 가장 넓게 보급되어 있다. 췌장공장문합에는 감입법과 췌관 공장 점막문합법이 있고, 두 가지 방법에서 봉합부전 등의 합병증 발생률에 차이는 없지만 잔췌의 췌관 확장이나 췌위축을 예방하는 점에서는 췌관 공장 점막문합법이 우수하다[2, 3].

필자 등은 스텐트 삽입에 의한 췌단끝과 공장측벽과의 췌관 공장 점막단측 문합을 기본으로 실시하고 문합에는 췌관지름에 의한 5~8바늘의 결절봉합을 실시해 왔는데[4, 5], 봉합부전의 발생률은 10% 전후였다. 여기서 췌장공장문합의 봉합부전을 예방하기 위해서는 수술 술기의 표준화를 실시하는 것이 중요하고 췌관지름이 가늘어도 12바늘의 결절봉합을 더하는 pair watch suturing technique(PWST)를 2007년 3월에 고안해 지금까지 실시해 양호한 성적이 얻고 있으므로, PWST의 수술 수기의 방안과 요령에 대해 기술한다.

■ 췌두부 십이지장 절제 후의 재건법

췌장암에 대해서는 아전위보존 췌두부 십이지장 절제(SSPPD)를, 하부담관암이나 유두부암에서는 유문부 보존췌두 십이지장 절제(PPPD)를 기본으로 하고 있다. 재건법은 공장의 막힌 끝을 결장 앞으로 들어올려 췌장공장문합, 담관 공장문합, 위(십이지장) 공장문합의 순서로 재건하고 췌액 · 담즙 위내역류를 예방하는 목적으로 Braun문합을 추가하고 있다(그림 1).

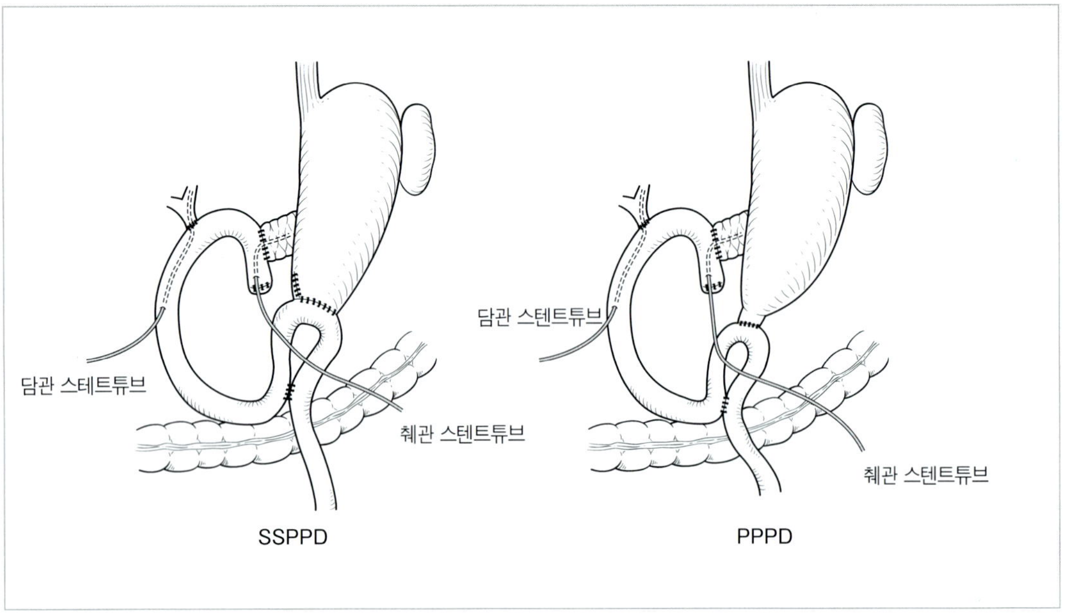

그림 1 아전위보존 췌두부 십이지장 절제(SSPPD) 또는 유문부 보존 췌두부 십이지장 절제(PPPD)의 재건도
모두 결장의 앞으로 공장을 들어올려, 췌액 · 담액의 위내 역류예방을 위해 Braun문합을 추가한다.

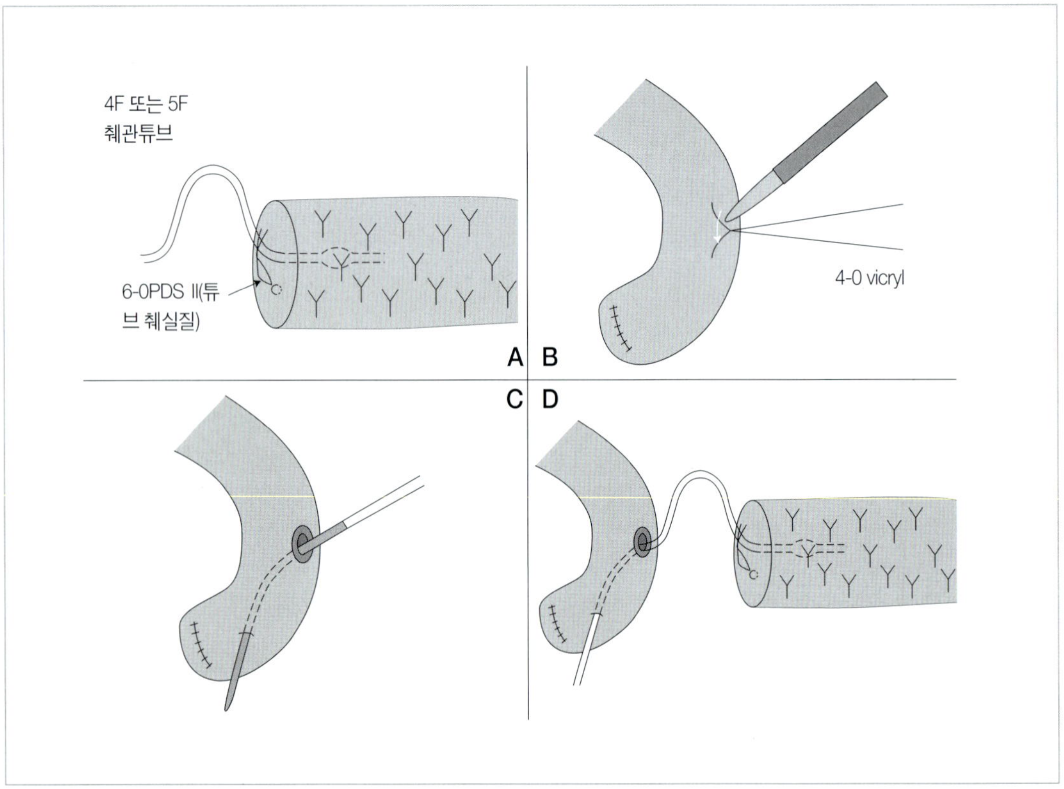

그림 2 췌관 공장단측 문합(췌관결췌실질 · 공장전층 봉합)의 순서
A : 췌관튜브(4F 또는 5F)의 삽입과 고정. B : 공장장막의 전기메스를 이용한 소절개. C : 췌관튜브의 금속 탐색자(probe) 공장 강내에로 삽입. D : 췌관과 공장과의 거리를 5 cm 정도 두고, 그사이에 췌관튜브가 루프모양으로 굽은 상태로 한다.

■ PWST의 개요

췌공장문합은 2층봉합으로 실행하고 있다. 즉 첫번째 층은 이른바 췌관 공장 점막문합으로, 두번째층은 췌장절제연과 공장장막근층의 봉합이다. PWST는 첫번째 층의 췌관 공장 점막문합에 이용하는 수기로, 췌관지름이 가늘어도 확실히 12바늘의 결절봉합을 시행할 수 있는 방법이다. 즉 이 방법은 1.5~2.5배의 확대경을 사용함으로써 보다 안전하고 확실히 시행할 수 있다.

1) 췌관 스텐트튜브의 삽입법

① 췌관 내에 4F 또는 5F의 마디부착 췌관튜브(스미토모 baglite)를 삽입하고 췌관튜브와 췌장실질을 6-0 PDS사로 고정한다(그림 2A).

② 공장장막에 2, 3 mm의 작은 구멍을 전기메스로 열어 이 지점부터 마디부착 췌관튜브의 금속 탐지자를 공장 내로 삽입해 공장맹단 근방에서 공장바깥으로 뽑아낸다(그림 2 B, C).

③ 췌관 공장문합의 후벽문합을 실시할 때, 췌단끝과 공장과의 거리를 5 cm 이상 떼어 놓고, 췌관튜브를 루프모양으로 밖으로 외전시켜 둠으로써 후벽문합이 용이해진다(그림 2 D).

2) PWST에 의한 췌관겸췌실질 · 공장전층 봉합

PWST를 시작하기 전에 좌우 두지점이 서로 이웃된 시계판(pair watch)을 연상해서 공장의 문합구멍을 왼쪽의 시계판으로 췌관구멍을 오른쪽의 시계판으로 적용시킨다(그림 3). 공장구멍의 후벽은 0~6시에 해당하고, 췌관구멍의 후벽은 6~12시에 해당한다.

① 6-0 PDS사(양날바늘)를 이용하고 제1바늘은 후벽의 중심부, 즉 췌관구멍의 9시와 공장구멍의 3시 위치로 매듭을 in-out로 부합한다. 췌관측은 췌관과 췌장실질을 충분히 포함해 바늘을 거는 것이 요령으로, 공장측은 공장전층을 걸친다. 즉 췌관 공장 점막문합이 아니라 췌실질을 충분히 포함한 췌관(췌관겸췌실질) · 공장전층 봉합이다. 실은 묶지않고 1번의 번호를 매긴 모스키트 겸자로 잡아 둔다.

② 제2번 바늘에서 제4번 바늘은 후벽문합의 꼬리쪽을 향해 차례차례 바늘을 걸친다. 즉 제2번 바늘은 췌관측의 8시와 공장측의 4시 위치로 바늘을 걸고, 제3번 바늘은 췌관측의 7시와 공장측의 5시, 제4번 바늘은 췌관측의 6시와 공장측의 6시에 걸친다. 모두 24번의 번호를 매긴 모스키트 겸자로 잡아 둔다.

③ 후벽의 제5번 바늘에서 제7번 바늘은 후벽문합의 위쪽을 향해 차례차례 바늘을 건다. 즉 제5번 바늘은 췌관측의 10시와 공장측의 2시로, 제6번 바늘은 췌관측의 11시와 공장측의 1시로, 제7번 바늘은

COLUMN

췌관 스텐트의 선택은 가는 것을!

췌관 스텐트튜브의 선택에는 보통 췌관지름에 맞는 것을 권한다. 그러나 췌관지름이 3 mm 전후로 가는 경우에는 수술 후 7일째 무렵에 가는 췌관튜브가 단백덩어리로 덮어 버리는 경우가 많다. 이 경우 췌관과 튜브가 딱 밀착하고 있으면(혹은 췌관벽과 췌관튜브를 결찰해 완전바깥쪽으로 뽑고 있는 경우) 문합부에 압이 걸려 췌액루의 원인이 된다. 따라서 췌관튜브는 가는 것을 선택해 불완전외루로 하는 것이 좋다.

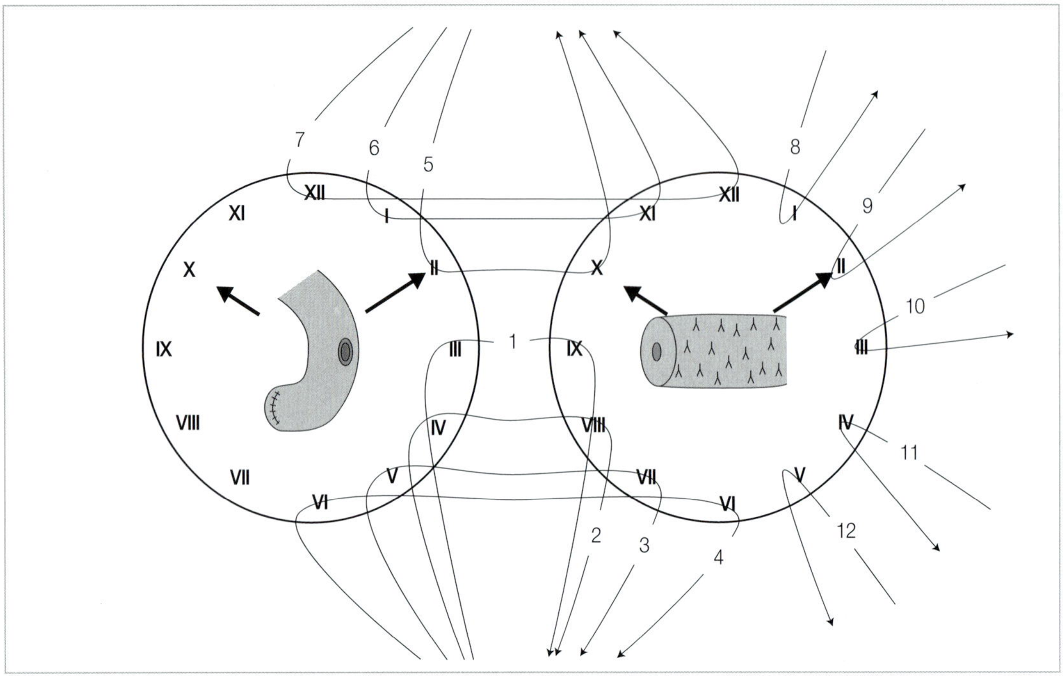

그림 3 pair watch suturing technique(PWST)에 의한 췌관 공장단측 문합(췌관겸췌실질 · 공장전층 봉합)의 순서 : 후벽봉합
좌우 두 지점이 서로 이웃이 된 시계판(pair watch)을 연상해, 공장의 문합구멍을 왼쪽의 시계판, 췌관구멍을 오른쪽의 시계판으로 해, 1번~7번 후벽의 바늘을 걸고 그 다음으로 전벽의 췌관에 8번~12번의 바늘을 건다.

췌관측의 12시와 공장측의 0시 위치로 바늘을 걸어 모두 5~7번의 번호를 매긴 모스키트 겸자로 잡아 둔다.

④ 후벽에 7번 바늘의 실을 걸친 후에 췌관구멍의 앞벽 1시~5시의 위치에 미리 6-0 PDS를 다섯바늘을 걸고, 모두 8~12번의 번호를 매긴 모스키트 겸자로 잡아 둔다(그림 3).

⑤ 후벽 7번 바늘의 실을 결찰 : 후벽에 걸친 7개 바늘의 실을 가볍게 견인하면서 공장을 췌관측으로 근접시켜, 1번의 모스키트 겸자의 실(후벽의 9시와 3시에 걸린 실)로부터 차례차례 7번째의 실까지 결찰한다. 실의 매듭이 봉합벽의 외측으로 되어 있으므로, 실의 늘어짐이 없는 지를 확인하면서 결찰하고, 보통 6-0 PDS는 5~7회 결찰한다.

⑥ 전벽의 문합 : 췌관전벽의 1시~5시에 걸쳐 둔 실을 이용하고, 공장전벽에 각각 대응하는 11시~6시의 위치에 실을 걸친 후(그림 4), 이것들을 차례차례 결찰한다. 이것으로 췌관공장의 첫번째 층의 문합이 종료된다.

PWST에 의한 췌관 공장문합은 서로 이웃이 되는 2개의 시계판의 문자판을 봉합하는 것을 상상하면서 봉합함으로써 췌관지름에 관계없이 거의 같은간격으로 12바늘의 결절봉합을 할 수 있다. 덧붙여 스텐트튜브는 췌관지름보다 가는 것을 삽입하는 것이 요령으로, 이로써 췌관내강을 제대로 확인하면서 바늘을 걸 수 있다.

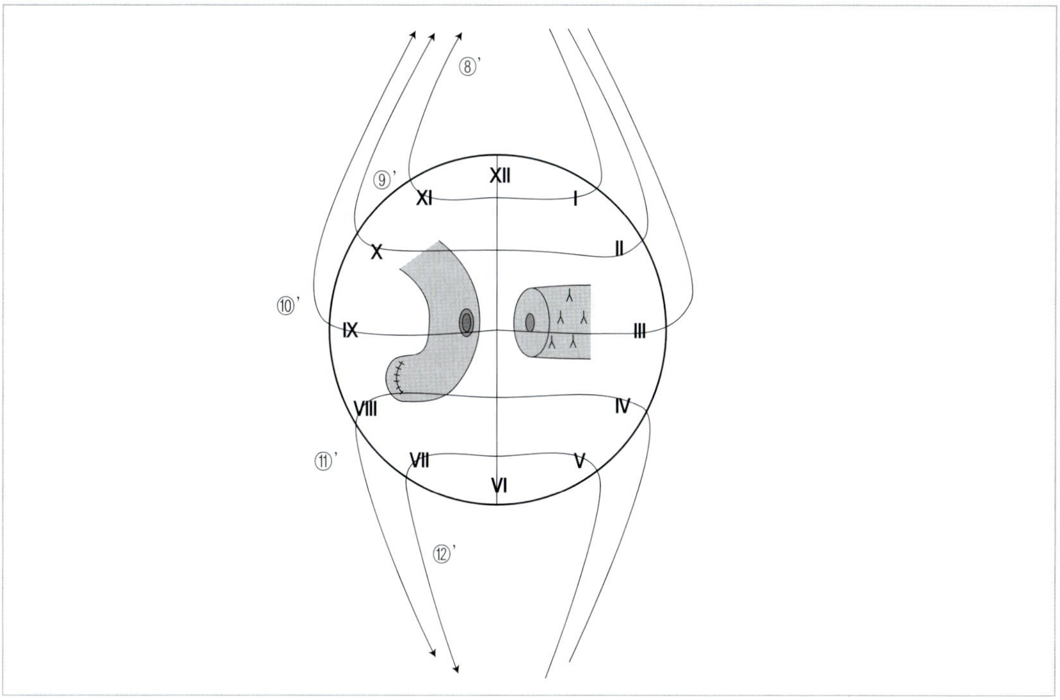

그림 4 pair watch suturing technique(PWST)에 의한 췌관 공장절제면 문합(췌관겸췌실질 · 공장전층 봉합)의 순서 : 전벽봉합
전벽의 췌관에 걸쳐 둔 8~12번을 바늘을 공장에 걸어 문합시킨다.

■ 췌장공장문합의 수술 수기의 실제

하부담관암이나 유두부암 등 정상췌장(췌관지름 3 mm 정도)의 췌두부 십이지장 절제에 있어서 췌장공장문합에 대해 기술한다.

1) 췌장의 절제와 췌장끝의 처리

췌장경부와 SMV · PV의 사이를 대강 떼어 놓고 췌장의 터널링을 실시해 펜로즈 배액관을 통과시켜 둔다. 췌장절제선은 SMV · PV의 좌연으로 하고 췌상연과 하연 절제예정선 좌우에 약 1 cm 미만의 바이트로 3-0 바이크릴실을 걸어 결찰해 지지사로 한다. 이것은 우횡행췌동맥과 횡행췌동맥으로부터의 출혈을 예방하는 목적도 있다.

췌장절제는 초음파 응고 절개 장치를 이용해 실시한다. 주췌관근방(수술 중 에코로 주췌관의 위치를 표시해 두면 좋다)에는 11번의 메스를 이용해 췌실질을 조금씩 떼어 놓고 췌관을 노출해 췌관을 절제한다. 또한 정상췌장은 췌관지름이 가늘어서, 초음파 응고 절개 장치로 췌장절제를 끝내면 췌관의 위치를알 수 없게 되는 경우가 있다. 이 경우에는 초조해 하지 말고 초음파로 췌관의 위치를 다시 확인해, 메스로 췌관부근을 추가 절제하여 췌관을 다시 노출시키는 것이 중요하다.

미측 췌관에는 5F의 마디부착 췌관튜브를 삽입해 췌관 근방의 췌장실질에 6-0 PDS사를 걸쳐 이것과 튜브를 고정해 둔다. 또한 췌관이 가는 경우는 튜브 마디 부분을 자르고, 옆구멍을 2, 3개 연 후에 췌관 내로 삽입한다. 췌관 내로는 2~3 cm 삽입하면 충분하고, 췌관 삽입부에서 5~8 mm 떨어진 곳에 6-0 PDS바늘을 튜브에 걸쳐 결찰한 후, 1 cm 정도의 접동을 만들어 실을 재차 결찰하고 이 실을 췌관 근방의 췌실질에 봉합해 고정해 둔다(그림 2A).

삽입한 췌관튜브는 췌관지름보다 약간 가는 것을 이용하는 것이 문합시키기 쉽다. 췌장절제면에서의 출혈은 출혈점만을 6-0 프로린실로 봉합지혈하고 췌장끝은 매트리스봉합을 실시하지 않는다.

2) 췌장끝의 비장 동 · 정맥부터의 박리

문합을 시작하기 전에 비장 동 · 정맥부터 췌장끝을 충분히 떼어 놓아 둔다. 비장정맥이나 비장동맥이 췌장끝에 근접한 상태로, 췌공장문합을 실시하면 두번째층의 췌장절제연과 공장장막근층과의 봉합 시에, 봉합사가 비장정맥이나 비장동맥에 걸려, 문합부에서의 출혈원인이 되기 때문이다. 췌장끝으로부터 약 2 cm 미측까지는 췌장후면과 비장정맥의 박리, 또한 비장동맥과의 박리를 실시해, 췌장가동이 충분히 가능한 상태로 해 두는 것이 포인트이다(그림 5).

3) 췌관 공장전층 봉합(첫번째 층)

췌관튜브 첨끝의 금속바늘(둔침)을 췌관에 대응하는 공장측벽에 전기메스로 작은구멍을 열고 찌르고

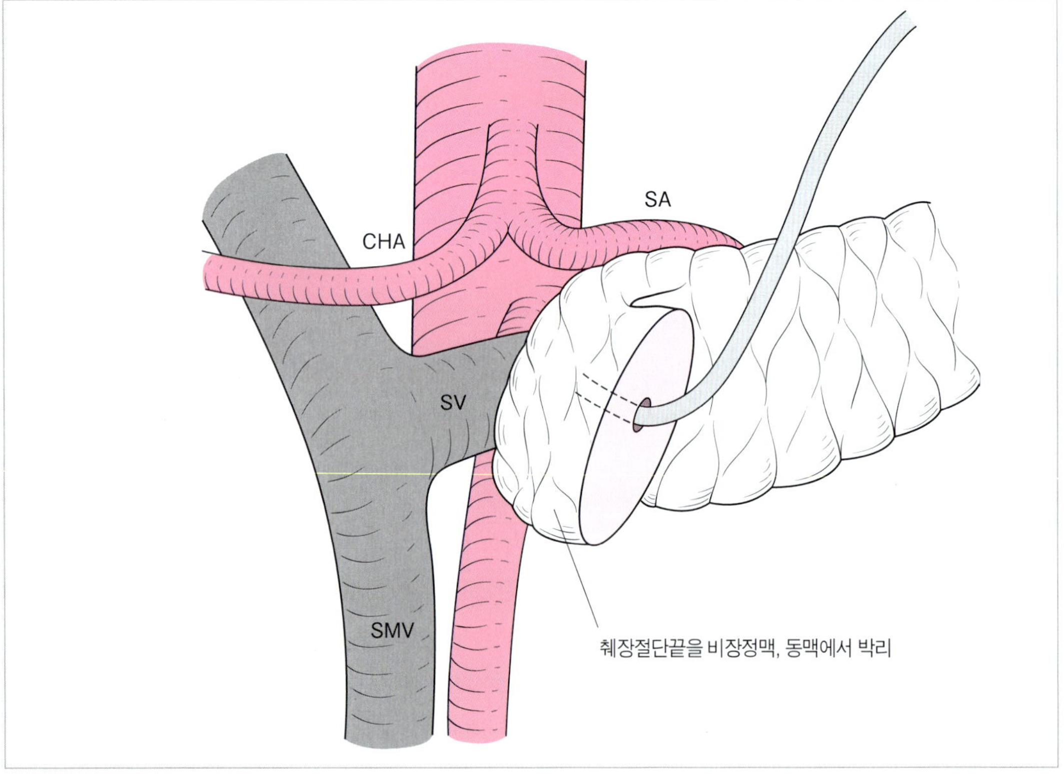

그림 5 절제된 췌장끝의 비장정맥 · 비장동맥에서의 박리와 수동
절제된 췌장끝으로부터 약 2 cm 꼬리쪽까지 췌장의 가동을 실시하면 문합이 쉬해진다.

(췌관지름이 3 mm 미만에서는 작은구멍을 뚫지 않고 직접찌름), 공장 입구에 가까운 곳 옆에서 장관바깥으로 빼둔다.

췌관겸췌실질 · 공장전층 봉합은 후벽의 중앙으로부터 실시한다. 6-0 PDS사를 이용해 매듭이 외측이 되도록 공장전층과 췌관과 췌실질을 충분히 포함해 봉합하는 것이 요령이다(그림 6). 이 방법으로 췌관겸췌실질 · 공장전층 봉합에 12개의 바늘을 거는 것으로 문합이 확실하고 강하고 단단히 된다.

제2번 바늘코에서는 PWST의 방법으로 후벽 일곱바늘을 걸친 후 전벽은 췌관측만 1시~5시의 위치에 다섯바늘 걸쳐 둔다(그림 3, 7A). 췌관튜브를 당겨 일직선으로 PDS사를 심어 췌관과 공장전층을 근접시킨 후(그림 7A), 후벽봉합의 중앙부(1번째 모스키트 겸자실)에서 바깥경계를 향해 차례차례 실을 결찰해, 후벽봉합을 종료한다.

그 다음으로 전벽은 먼저 1시~5시의 췌관에 걸려 있던 바늘을 공장측의 11시~7시로 대응시켜 공장전층에 걸치게 하고, 8~12번의 모스키트침자로 잡은 후, 실을 결찰해 전벽봉합을 종료한다. 또한 전벽봉합 시에 췌공장문합구멍에 스텐트가 삽입되고 있기 때문에 문합구멍을 확인하는 것이 쉬워져 보다 확실한 문합을 이룰 수 있다.

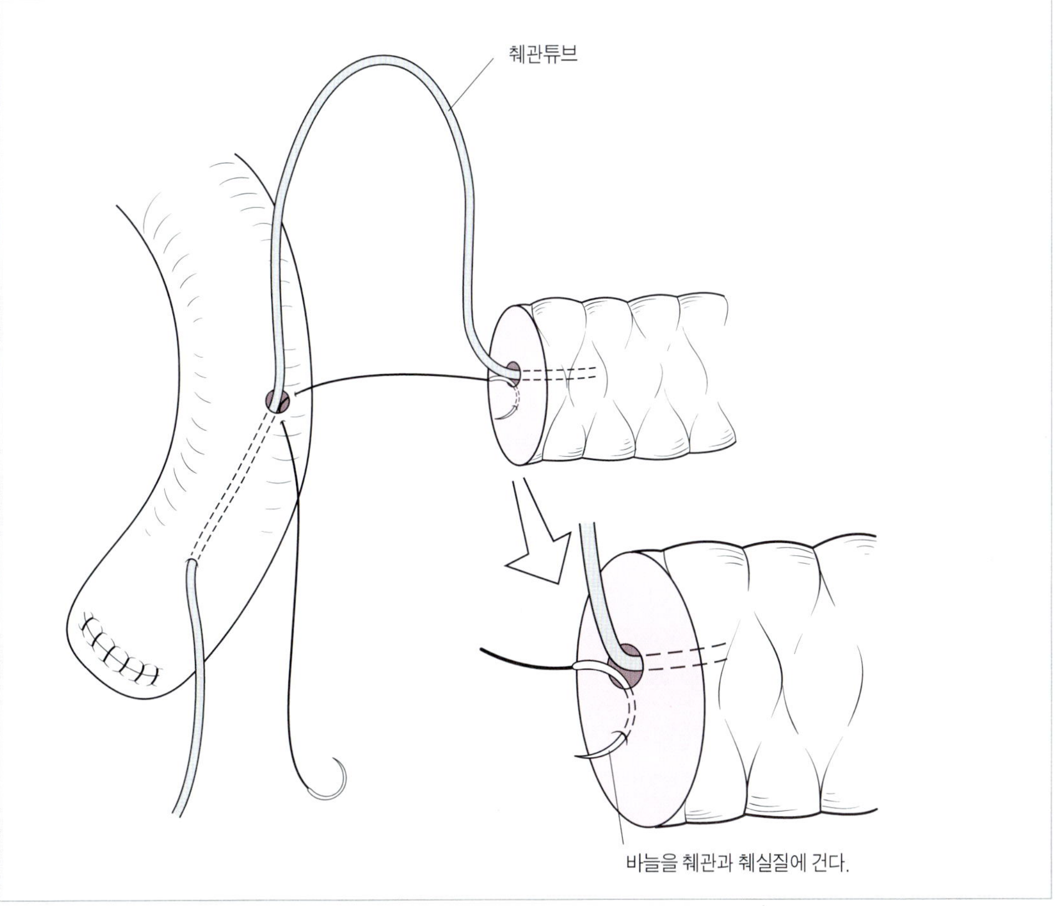

그림 6 췌관겸 췌실질 · 공장전층 봉합의 봉합법
후벽의 중앙으로부터 시작해, 6-0 PDS사로 매듭이 외측이 되도록 공장전층과 췌관 · 췌실질을 충분히 포함해 봉합한다.

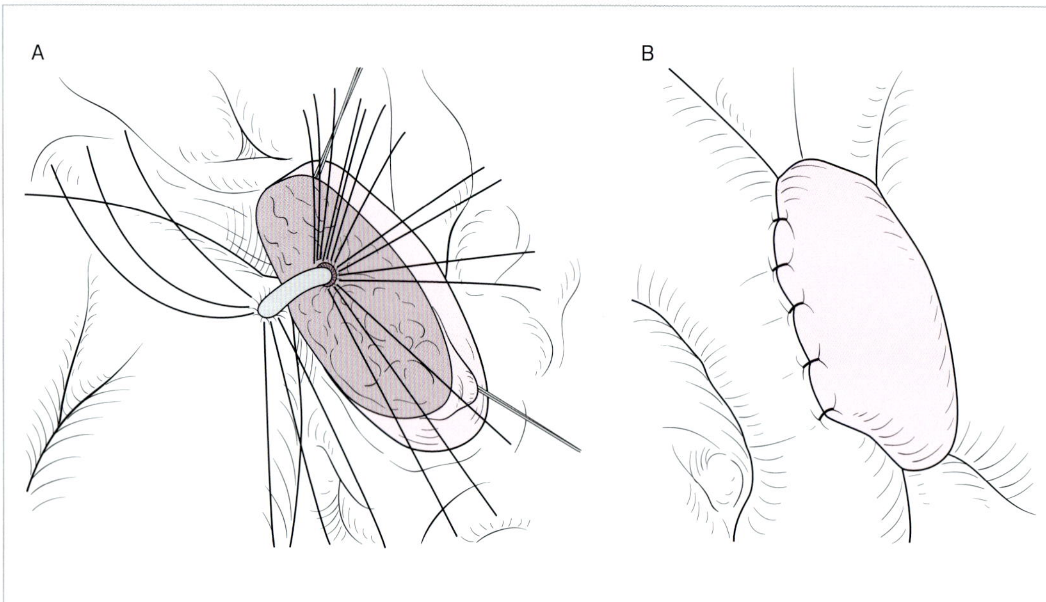

그림 7 PWST에 의한 췌관겸췌실질 · 공장전층 봉합
A : 12바늘의 실이 걸린 상태, B : 췌장절제연과 공장장막근층의 결절봉합 : 두번째층 문합종료

4) 췌관 공장 봉합(두번째층)

전벽의 췌장절제연과 공장장막근층의 결절봉합을 4-0 바이크릴실로 실시한 후 췌공장문합부를 가볍게 윗쪽에 견인하면서, 후벽의 췌장절제연과 공장장막근층을 같은 모양으로 시행한다(그림 7B). 췌장절제연 및 공장장막근층의 바이트는 각각 1 cm 정도를 취하도록 하고 있다. 바이크릴실의 결찰시에는 췌실질이 찢어지기 쉽기 때문에, 실을 췌장측에 대듯이 신중하게 결찰한다. 또한 첫번째 층의 췌관겸췌실질 · 공장전층 봉합부 부근에서는 두번째 층의 췌장절제연과 공장장막 문합부의 바늘이 첫번째의 문합부에 걸리지 않도록 충분히 주의한다. 두번째 층의 문합은 보통, 전후벽과도 5~7바늘의 결절봉합을 시행하고 있다. 마지막으로 췌장 공장문합부 상연과 하연에 1바늘씩 봉합을 추가해 보강한다.

공장단에서 벽외로 유도한 췌관튜브를 4-0 Vicryl실을 이용해 Witzel형으로 고정시켜 췌관 공장단측 문합을 종료한다. 배액관은 보통 1개로 폐쇄식 흡인 배액관을 담관 공장문합부의 후방을 통해 췌장공장문합 윗선부근(문합부에는 근접시키지 않는 것)으로 두고 우측 복부에서 체외로 뺀다. 췌관튜브, 담관튜브를 각각 체외로 빼고 복벽을 2층으로 봉합하고 수술을 종료한다.

■ PWST의 수술성적

2007년 3월부터 2009년 4월까지 PWST에 의한 췌관 공장일치를 55예 시행했다. 55예의 술자는 모두 졸업 후 5년 이상인 13명이 집도했다. 수술 후 3일째와 7일째에 배액관 배액 중 아미라제를 측정하고 7일째의 배액 액 중 아미라제치(d/s Amy ratio)가 혈청 아미라제치의 3배 이하이면 췌액루가 없는 것으로 판정했다. 55예의 원인질환은 췌암 28예, IPMN 14예, 하부담관암 · 유두부암 3예, 십이지장암 2예 등으로 췌관지름의 평균은 5.0±3.1 mm였다. 배액 액과 혈청 아밀라제의 비가 3이상이 넘는 증례는 55례 중 7예(12. 7%)였는데, 모두 7일째에는 3이하가 되어 췌액루의 발생예는 없었다.

Dos & Don' ts

- 공장측벽에 작은 구멍을 뚫을 때에는 췌관지름에 맞도록 매우 작은 것으로 한다.
- 췌관 공장문합의 후벽문합 시에 췌관 스텐트튜브에 회전시킨 상태로 조작하면 튜브의 움직임에 의해 공장측의 구멍이 점차 커져 버리는 경우가 있으므로 충분한 루프모양의 굴곡을 만들어 조작해야 한다.

참고문헌

1) Kleespies A, Albertsmeier M, Obeidat F, et al: The challenge of pancreatic anastomosis. Langenbecks Arch Surg 393: 459-471, 2008

2) Bassi C, Falconi M, Molinari E, et al: Duct-to-mucosa versus end-to-side pancreatico-jejunostomy reconstruction after pancreaticoduodenectomy: Results of a prospective randomized trial. Surgery 134: 766-771, 2003

3) Hosotani R, Doi R, Imamura M: Duct-to-mucosa pancreaticojejunostomy reduces the risk of pancreatic leakage after pancreatoduodenectomy. World J Surg 26: 99-104, 2002

4) Kawarada Y, Isaji S: An accurate and secure technique for end-to-side pancreaticojejunostomy after pancreatoduodenectomy. Gastroenterological Surgery(Shoukaki Geka) 21: 93-100, 1998(in Japanese)

5) Isaji S, Sakurai H, Usui M, et al: Pylorus-preserving pancreaticoduodenectomy for carcinoma of the lower bile duct and papilla of Vater: anterior approach for proximal pancreatectomy. Operation(Shujutsu) 61: 821-827, 2007(in Japanese)

(伊佐地秀司, 安積良紀)

9 담관재건

Point

① 중상부에서 담관벽의 박리는 쉽지만, 간문부 및 간내 담관에서의 벽을 구분 하기가 어려워진다. 문맥지 · 간동맥지를 제외한 나머지 글리슨 조직을 절리하면 담관구가 나타난다.

② 가는 담관지(특히 미상엽지나 간문측으로 합류하는 가는 B4, B5 가지)를 간과하면 수술 후 난치성 담즙루가 된다. 수술 전의 시뮬레이션이 중요!

③ 담관점막과 공장점막을 맞추어 스텐트목적으로 담즙외루튜브를 삽입해 두면 담관재건은 우선 OK.

④ 이미 걸친 실을 외측으로 끌어들이고 팽팽하게 걸쳐 두면서 바늘을 옮기는 것이 실의 엉킴을 방지하는 요령이다. 결찰 시에는 실의 결절부위에서 멀리 손가락을 넣을 것.

⑤ 담관벽이 얇고 취약한 경우, 글리슨 결합직이 비교적 두꺼운 문맥지에 가까운쪽을 후벽으로 선정해 먼저 봉합하고 공장을 대고 나서 전벽을 봉합한다.

본 장에서는 가장 일반적인 담관재건법인 담관 공장단측 문합을 예로 수술 수기의 상세한 부분에 대하여 해설한다. 다른 특수한 담관재건(담관 십이지장 문합, 담낭공장 문합, 담관 담관 문합 등)도 기본적으로는 같다. 여기서 말하는 방법은 홋카이도대학 종양외과에서 일상적으로 실시하고 있는 방법으로 간 내의 가는 담관지를 여러개의 가지에 문합시키는 경우에서도 수술 후에 봉합부전을 경험하는 경우는 우선 없다고 해도 좋을 정도로 안전하고 확실한 방법이다. 보다 간단하고 편한 상황에서는 일부를 적당히 생략 혹은 변경해도 좋다.

■ 담관끝의 문합 전 준비

- 절제부위가 중상부 담관일 경우(PD 등), 담관을 구분해 보통 바로 뒤쪽을 주행하는 우간동맥에 주의해서 테이핑한다. 십이지장쪽은 결찰 혹은 봉합폐쇄, 간쪽은 지혈용발조겸자 등으로 차단하고 나서 가위 혹은 전기메스로 절제한다. 문합 직전에 개방해 그 사이의 시야의 담즙 오염을 방지한다.
- 간문부~간내에서 절제할 경우, 담관벽의 구분이 곤란해지므로 문맥지 · 간동맥지를 제외한 나머지 글리슨 조직을 절제하면, 담관구가 나타낸다(그림 1)[1, 2]. 가는 담관지를 놓치지 않도록 지지사를 걸쳐 두면 좋다.
- 담관벽 · 주위의 동맥성 출혈을 전기메스로 멈춘 후, 재차 가는 담관지(특히 미상엽지나 간문측으로 합류하는 가는 B4, B5 가지)를 간과하지 않았는지를 꼼꼼하게 체크한다(그림 1). 간과하면 수술 후 난치성 담즙루가 된다.

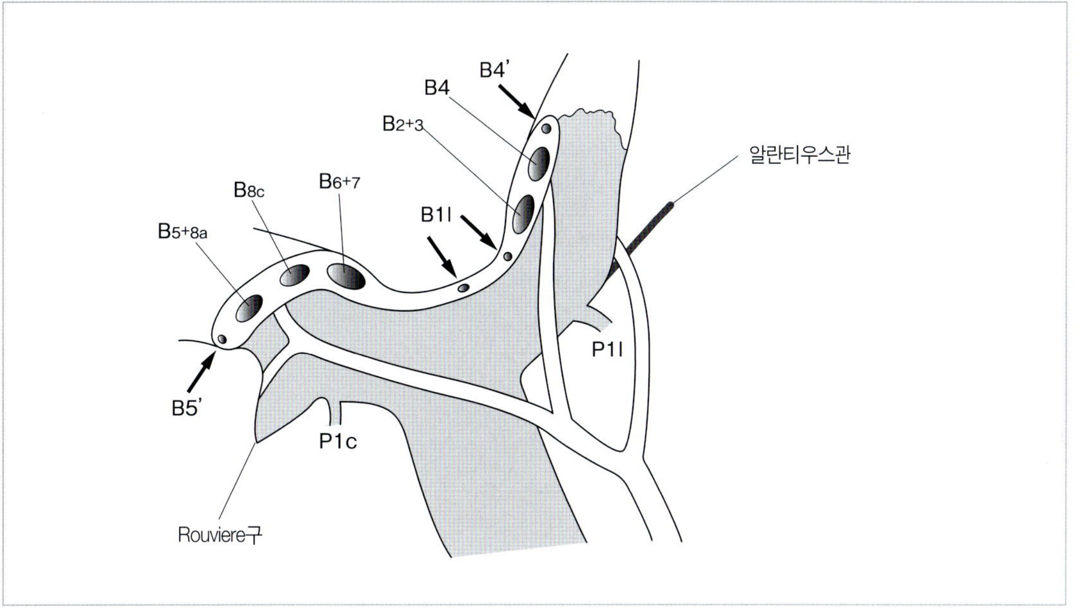

그림 1 간문판 · 담관절제 후의 담관구
담관벽의 구분이 힘들기 때문에 문맥지 · 간동맥지를 충분히 떼어 놓은 후, 나머지 글리슨 조직을 절리하면 담관구가 나타난다. 간과하기 쉬운 가는 담관지(B4 ′, B1l, B5 ′)를 화살표로 나타냈다.

- 5F(직경 1.7 mm) 튜브가 들어가지 않는 가는 가지는 원칙적으로 재건을 단념하고 확실히 봉합폐쇄한다. 남을간의 예비기능에 문제가 있다면 한층 더 가는 카테터를 이용해서 재건을 실시한다[3].
- 담관구가 근접해서 여러개인 경우에는 꿰매어 붙여 구멍을 하나로 만들고 봉합사를 견인용의 지지사로서 이용하면 된다(그림 2). 하나가 되지 않으면 글리슨 조직의 절리면 전체를 옆으로 긴 하나의 담관구로 보고 골라 문합해도 괜찮다.
- 담관구가 떨어져서 복수인 경우에는 공장의 일치구도 이에 맞게 여러개로 만들고 각각을 문합시킨다. 이 때 한개씩 문합을 완성시켜 가는 것이 아니라, 우선 함께 후벽봉합을 실시하고 나서, 그 다음에 전벽봉합을 실시하는 것이 편하다.

■ 수술 수기

1) 공장각(jejunal limb)의 제작

- Treitz인대로부터 20 cm 전후로 공장을 절제한다.
- 공장각을 충분한 거리로 들기 위해서는 제2 혹은 제3 공장 동 · 정맥을 절제하면 된다.
- 십이지장하행각(limb)~수평각(limb)을 떼어 놓아 결장간막근부에 충분히 큰 절개구를 비워 결장후방(retrocolic)으로 공장각을 들어올린다. 이 경로를 이용할 수 없을 경우에는 위의 뒤쪽을 통과하는 결장후방 위후방(retrocolic-retrogastric)경로[4]도 고려한다.

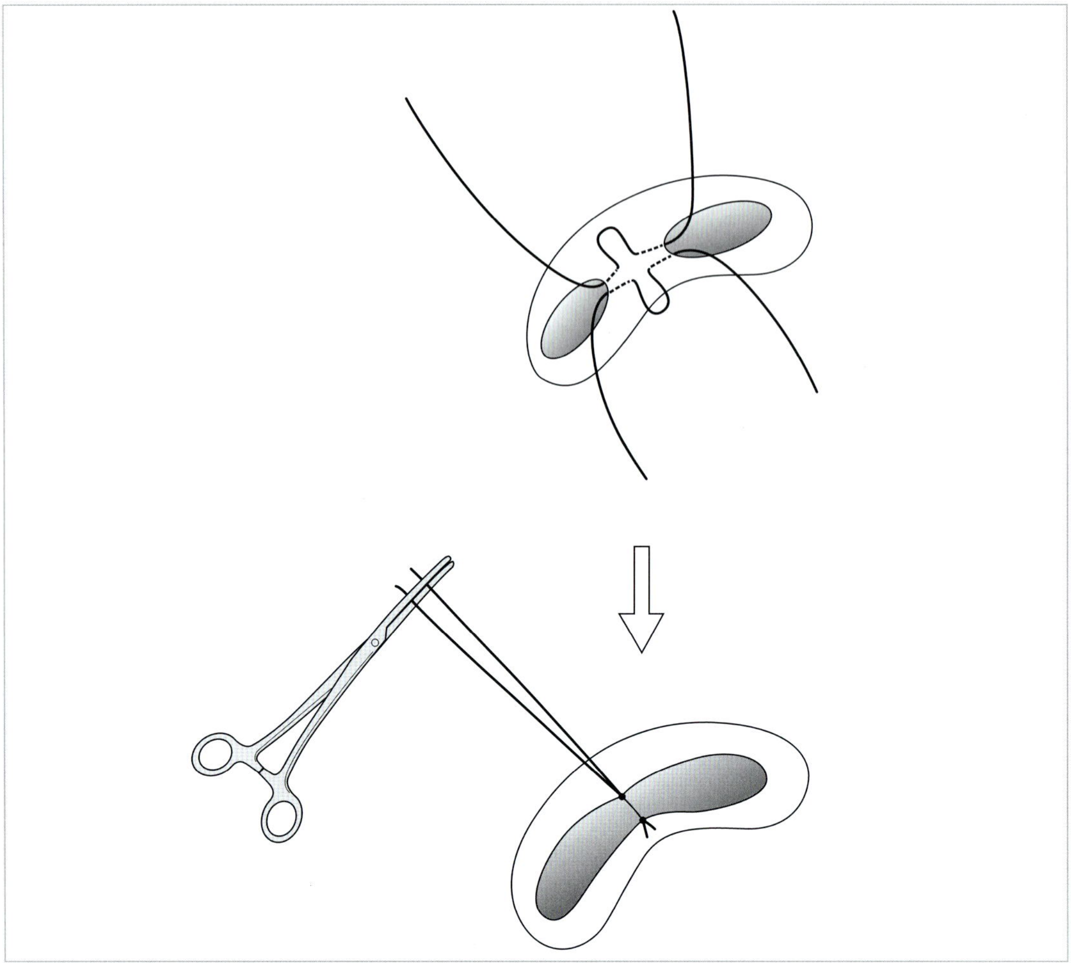

그림 2 여러개의 담관구를 하나의 구멍으로 만들기
꿰매어 붙여 하나의 구멍으로 하고, 전벽측의 봉합사를 견인용 지지사로 이용한다.

COLUMN

수술 후 담즙루는 봉합부전?

수술 직후로부터 혹은 몇 일 지나고 나서 담관 공장 문합부 부근에 넣어 둔 배액관(drain)으로 담즙이 배출되는 경우가 있다. 이른바 수술 후 담즙루이다. 예전부터 담관 공장 문합부 봉합부전인지, 간절리면의 작은담관가지끝에서 담즙이 누출된다고 했다. 물론 이럴 가능성을 부정할 수는 없다. 하지만 어느 정도의 봉합부전인지를 확인하기 위해서 담즙외루튜브로부터 조영해 봐도 전혀 밖으로 새지 않고 공장 내로 부드럽게 배출되는 경우도 적지 않다. 그렇다면 간절리면의 작은담관가지끝에서 누출된 것일까? 하류측의 담관이 폐색 하고 있으면 그럴 가능성이 높지만, 수술에 의해서 폐색이 없어진데다 또한 담즙외루튜브가 삽입되어 확실히 감압되고 있다. 따라서 간절리면의 작은담관가지끝으로부터 누출되는 경우는 우선 있을 수 없다. 그럼 도대체 어디에서 누출되는 것일까?
의외로 알려지지 않은 것이 가는 담관지(특히 미상엽지나 간문측으로 합류하는 가는 B4, B5 가지)의 간과해서 봉합을 잊어버렸기 때문이다. 누공화되어 자연폐쇄시키려면 장기간 걸리기도 하므로 수술 중의 집중력이 중요하다.

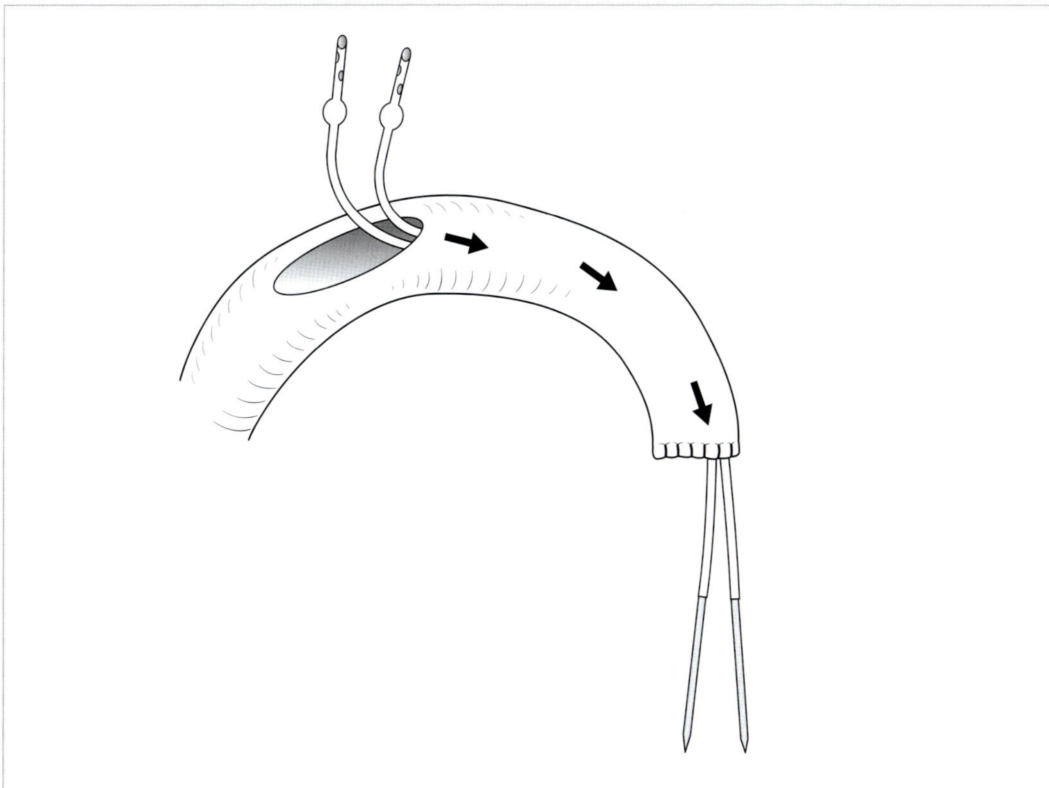

그림 3 담즙외루튜브의 준비
문합하는 담관구와 같은 수의 튜브(5F마디 부착 · 다른 끝에 무딘바늘을 장착)를 공장절개구로부터 공장의 막힌 끝으로 꺼내 둔다.

2) 공장 문합구의 제작과 담즙외루튜브의 삽입

- 들어올린 공장막힌 끝(blind end)은 담즙외루튜브가 나오는 곳으로서 이용하고 폐복 시에 복벽에 고정하므로 이로 인해 팽팽히 걸리지 않는 부위에 문합구를 정한다.
- 공장문합구는 문합 조작 시 꽤 늘어나기 때문에 담관구보다 짧게 절개해 만든다.
- 원칙적으로 모든 담관구에 담즙외루튜브를 삽입하므로 같은 갯수의 튜브(5F마디 부착 · 다른 끝에 무딘 바늘을 장착)를 공장 절개구에서 공장의 막힌 끝으로 꺼낸다(그림 3).
- 문합조작 중에 빠져 버리지 않도록 튜브 첨단을 겸자를 이용해 사이에 둔다.

3) 후벽의 봉합

- 봉합사는 4-0 혹은 5-0의 모노 필라멘트 흡수사를 이용한다.
- 대체로 결절봉합(interrupted suture)으로 실시한다. 어느 정도 숙련이 된 술자라면 연속봉합을 해도 된다.
- 전층 1층 봉합으로 실시한다. 공장측은 점막이 안으로 들어가도록한다. 간문부 간 내에서는 절제한 글리슨 조직을 담관벽으로 보고 골라 1층 봉합을 하지만 바늘이 걸리지 않도록 문맥지 · 간동맥지를

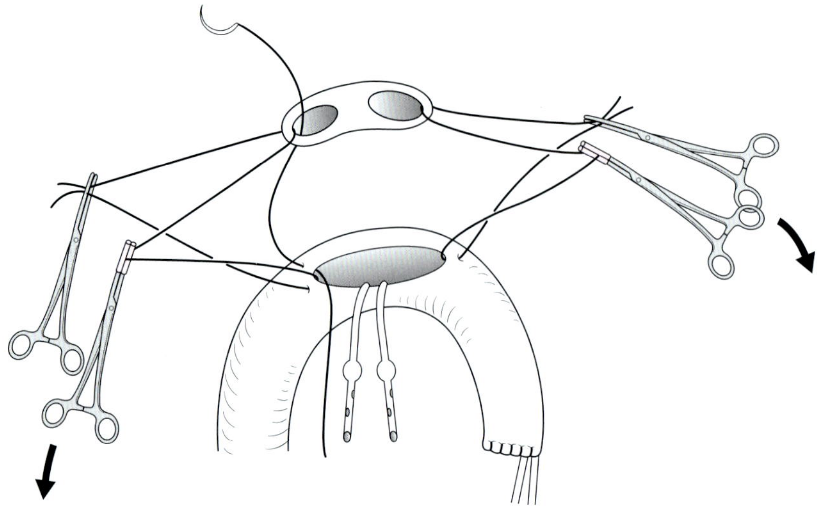

그림 4 로프웨이방식
문합끝에 걸친 실의 양끝을 사이에 둔 겸자와 실의 중앙부분을 잡은 겸자(실을 손상시키지 않도록 고무를 부착한다)의 자기의 무게로 담관구와 공장 절개구는 크게 열려 고정되어 다음의 후벽봉합 조작이 매우 쉬워진다. 겸자를 2개의 실로 매달아 내리고 있는 모습에서 "로프웨이방식" 이라고 부른다.

충분히 떼어 놓아 두는 것을 잊어서는 안된다.

- 문합부 양끝은 75 cm사(외묶음 : 외내→내외)로 실의 양끝 사이에 둔 겸자와 실의 중앙 부분을 잡은 겸자의 무게로 담관구와 공장절개구를 크게 열어 고정한다(그림 4).
- 45 cm사(안묶음 : 내외→외내)를 12 mm 간격으로 구석에서부터 순서대로 걸어 둔다(그림 4). 조작이 어려운 깊은 쪽에서 얕은 쪽으로 걸어가는 것이 좋다.
- 실의 양끝을 잡은 겸자를 차례대로 정리한다. 다른 큰 겸자로 차례대로 통과시키면 된다.
- 이전에 걸어둔 실을 바깥쪽으로 잡아당겨 팽팽하게 걸치면서 바늘을 옮기는 것이 실이 엉키는 것을방

COLUMN

담즙외루튜브는 필요한가? 막히면? 수술 후 조영은?

물론 문합하는 담관이 굵고 튼튼한 경우에는 단단하고 조밀하게 봉합사를 걸칠 수 있으므로, 담즙외루튜브를 유치할 필요가 없을지도 모른다. 그러나 넣어 두어 손해 볼 것이 없는 조기에 흡수되는 실로 고정하면 10일 정도에서 무리없이 제거할 수 있다. 담즙외루튜브의 목적은 상류담관의 감압보다 스텐트효과가 중요하다. 그렇기 때문에 수술 후에 막혀도 전혀 지장이 없다. 튜브주위를 타고 담즙은 담관에서 공장으로 배출된다. 이 스텐트효과가 중요하고, 조금 엉성하게 봉합되어 있어도 문합부 밖으로 담즙이 누출되는 경우는 비록 누출이 된다해도 조만간에 막히게 된다. 또 담관이 가는 경우에는 전벽문합 시, 내강확인이 하기 어려워도 튜브를 따라 바늘을 옮길 수 있다.

이전에는 튜브 제거 전에 정례적으로 튜브조영을 하고 있었지만 현재는 문제가 일어났을 때를 제외하고는 튜브조영을 하지 않는다. 가는 담관지의 경우라면 조영제 주입압이 걸려 담관염을 일으킬 가능성이 높기 때문이다. 하물며 담즙이 찼을 경우에 조영하면 튜브 내의 오물을 주입하게 된다!

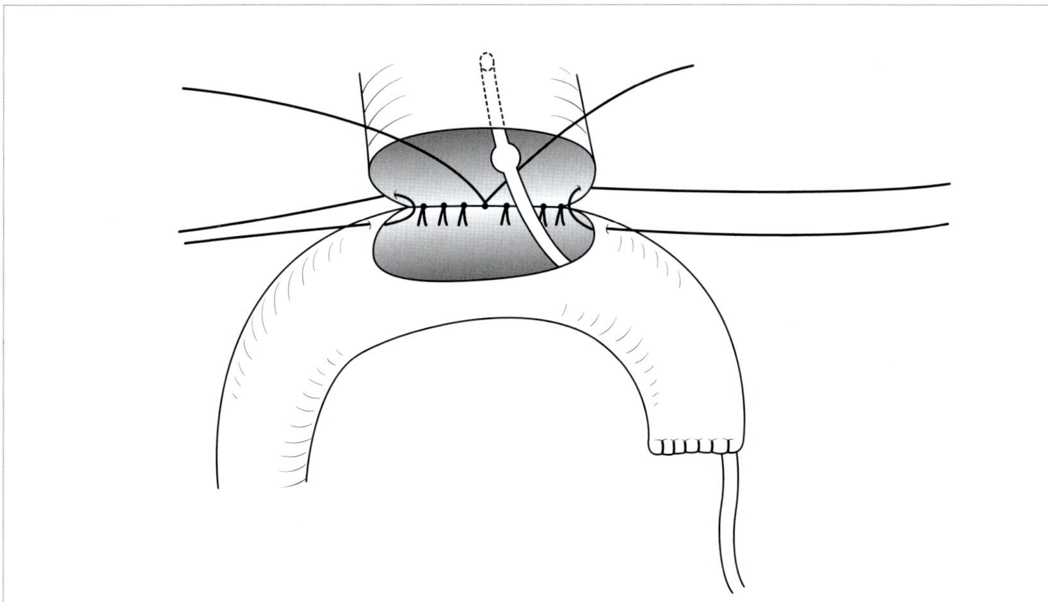

그림 5 담즙외루튜브의 삽입고정
후벽봉합사를 1개만 고정사로서 남기고 그 외는 자른다. 고정사를 V자 모양으로 열려 두고 그 사이를 통해 담관으로 튜브를 삽입한다. 그 후 고정사로 튜브를 결찰고정한다.

지하는 요령이다.

- 가끔 문합부전체를 살펴보고 봉합간격을 조정한다. 문합부가 긴 경우, 처음에 중앙부근에 한바늘을 걸쳐 두면 간격의 조정이 쉽다.
- 담즙외루튜브의 고정에 이용되는 실은 실의 색 혹은 잡는 겸자의 종류를 바꾸어 다른 실과 구별할 수 있도록 한다. 조기에 흡수되는 실을 이용하면, 수술 후 2주 동안 무리없이 튜브를 제거할 수 있다.
- 모든 봉합사를 걸면, "로프웨이방식(그림 4)"를 해제해 실을 잡아당겨 팽팽하게 하면서 공장을 담관에 대고 양끝을 제외하고 실을 결찰한다. 결절부위에서 멀리 손가락을 넣어 결찰하지 않으면 담관벽이 쉽게 "찢어지므로" 주의!

4) 담즙외루튜브의 담관 내 삽입과 고정

- 담즙외루튜브의 고정에 이용하는 실 이외의 후벽봉합사를 자른다.
- 고정사를 V자 모양으로 열어 두고 그 사이를 통과시켜 담관에 튜브를 삽입해(그림 5), 고정사로 결찰고정한다. 튜브가 깊이 들어가지 않을 경우에는 마디보다 끝쪽에서 결찰고정해도 괜찮다.

5) 전벽의 봉합

- 전벽도 45 cm사로, 외묶음(외내→내외)으로 하고 공장점막이 내안으로 들어가도록 봉합한다. 요령이나 주의할 점은 후벽의 봉합과 같다.
- 얇은 담관에서는 내강을 확인하기 어렵기 때문에, 담즙외루튜브를 따라 바늘을 옮긴다. "회전"과 "누르는 것"이 편성의 요령이다.

6) 담즙외루튜브의 공장의 막힌 끝으로의 고정

- 공장막힌 끝의 튜브가 나오는 곳을 장막근층 봉합하여 둘러싼다.
- 공장장막근층에 걸친 봉합사로 담즙외루튜브를 결찰고정한다. 공장의 막힌 끝을 폐복 시에 복벽에 고정하므로 그만큼의 여유가 있도록 한다. 마찬가지로 조기에 흡수되는 실을 이용하면 수술 후 조기에 제거할 수 있다.

7) 공장 공장 문합

- 단측문합을 시행해 Roux-en-Y문합을 완성한다.

8) 특수한 상황(담관벽이 얇고 취약한 경우)에서의 대응책

- 글리슨결합직이 비교적 두꺼운 문맥에 가까운 부분을 후벽으로 정해 먼저 봉합하여 공장을 붙이자 마자 얇고 약한 절제연을 전벽으로서 후에 봉합하는 것이 좋다.
- 실을 결찰할 때에는 결절부위보다 멀리 손가락을 넣어 주의깊게 결찰한다.
- 전벽 실의 결찰 시에는 담관벽이 찢어져 버리는 경우가 있다. 복원하거나 추가봉합해도 괜찮지만 역시 담즙이 새어 나오기도 한다. 이 때는 너무 깊이 넣어 상처를 벌리지 않는 것이 좋다. 후벽을 봉합하고 담즙외루튜브를 넣고 전벽을 공장으로 덮으면, 담즙이 조금 새어도 치유된다. 주변에 공기 지속 흡인의 sump drain[5]을 삽입하고 수술 후에도 누출담즙을 효율적으로 배액해 두면 몇 일 사이에 멈춘다.

Dos & Don' ts

- 담관가지는 항상 간동맥가지와 밀착하고 있다. 동맥을 충분히 떼어 놓지 못하고 담관절리를 해서는 안 된다.
- 담관절제시에는 가급적 담관을 막아 수술부위의 담즙오염을 막는다. 특히 종양쪽을 열어둔 채로 담관을 막아서는 안된다.
- 간문부 간내에서 담관절제하는 경우 가는 담관지의 간과하지 않았는지 꼼꼼하게 체크하고 찾아내면서 지지사를 걸쳐 둔다.
- 후벽 혹은 전벽봉합 시 이전에 걸친 실이 느슨해진 상태로 봉합사를 걸쳐서는 안 된다. 실이 엉키는 것을 초래한다.
- 후벽 혹은 전벽의 실을 결찰할 때, 결절부위보다 앞으로 손가락을 두고 결찰해서는 안 된다. 담관벽이 쉽게 끊어지기 때문이다.

참고문헌

1) Hirano S, Tanaka E, Shichinohe T, et al: Treatment strategy for hilar cholangiocarcinoma, with special reference to the limits of ductal resection in right-sided hepatectomies. J Hepatobiliary Pancreat Surg 14: 429-433, 2007

2) Kondo S, Hirano S, Tanaka E, et al: Division of right-anterior and right-posterior sectional ducts in left hepatectomy with caudate lobectomy. Shokaki-geka 27: 1423-1432, 2004 (in Japanese)

3) Kubota K, Takayama T, Sano K, et al: Small bile duct reconstruction of the caudate lobe in living-related liver transplantation. Ann Surg 235: 174-177, 2002

4) Nagino M, Kamiya J, Kanai M, et al: Hepaticojejunostomy using a Roux-en-Y jejunal limb via the retrocolic-retrogastric route. Langenbecks Arch Surg 387: 188-189, 2002

5) Hara T, Kondo S, Hirano S, et al: Prevention and treatment of leak around cholangio-jejunostomy. Shujutsu 59: 1471-1476, 2005 (in Japanese)

(近藤　哲, 平野　聡, 田中栄一)

III. 우발증에 대한 대처

1. 간장 수술
2. 췌장 수술
3. 담관 수술

간담췌
고난도 외과수술

1 간장 수술

Point

① 간의 가동(mobilization) · 박리견인시의 우발증에는 횡격막손상, 횡격막정맥 · 간정맥손상, 부신손상 등이 있다.
② 간문부 맥관처리 시에는 문맥 · 간동맥손상과 함께 해부학적 변이가 많은 담관손상에 주의할 필요가 있다.
③ 간절제중에 특히 간정맥가지에서의 출혈에 대한 적절한 지혈조작이 중요하다.
④ 간정맥근부의 처리에 대해서는 대량출혈과 공기색전 등의 심각한 우발증이 일어날 수 있으므로 신중한 조작과 냉정 침착한 대처가 요구된다.
⑤ 간정맥 혹은 하대정맥에서의 출혈은 우선 손으로 가볍게 압박해 출혈과 공기색전을 예방한다. 출혈부위를 확인하지 않고 함부로 겸자를 사용해 지혈을 도모하는 것은 매우 위험하다.
⑥ 대량출혈의 경우에는 Pringle법과 함께 간하부 하대정맥을 차단해 중심정맥압을 내려 출혈량의 감소를 도모한 후, 손상부위를 확인해 봉합지혈한다.

간절제를 완수하기 위한 수술조작을 나열해 보면 ① 간의 가동 · 박리견인, ② 간문부 맥관처리, ③ 간절리, ④ 간정맥의 처리 등이 있는데 각각의 조작 과정에서 예기치 못한 우발증을 만나는 경우가 있다. 특히 주의해야 할 우발증으로서는 ① 간정맥 · 하대정맥 또는 문맥 등의 혈관 손상, ② 담관 손상, ③ 간주위의 타장기손상 등이다. 이러한 우발증을 일으키지 않도록 신중히 수술조작을 실시하는 것이 중요하고, 양호한 시야 아래에서 정확한 박리층, 절리면에서 박리 · 절리를 실시하면 이러한 우발증을 피할 수 있다. 따라서 발생빈도는 그만큼 높지는 않지만 발생했을 경우에는 적절히 대처하지 않으면 심각한 결과를 초래하게 된다. 우발증에 대해 논한 논문은 양도 적고 문헌적고찰을 할 수 없기 때문에, 필자의 경험과 많은 사람들로부터의 전해들은 것에 근거해 구체적인 대처법에 대해 살펴본다.

■ 간의 가동 · 박리견인시 동반되는 우발증

1) 횡격막손상

간의 가동을 실시하기 위해서 삼각간막 및 관상간막을 절리할 때나, 간우엽의 무장막구역(bare area)을 박리 할 때에 발생하는 우발증으로 전기메스로 횡격막을 손상하는 경우가 있다. 이 때는 4-0 프로린을 이용해 봉합폐쇄한다. 폐가 허탈한 상태에서 봉합사를 걸쳐 그 후에 충분히 공기를 보내 폐를 부풀리고 나서 결찰한다. 폐손상이 없으면 흉강 배액관(drain)을 삽입할 필요는 없다.

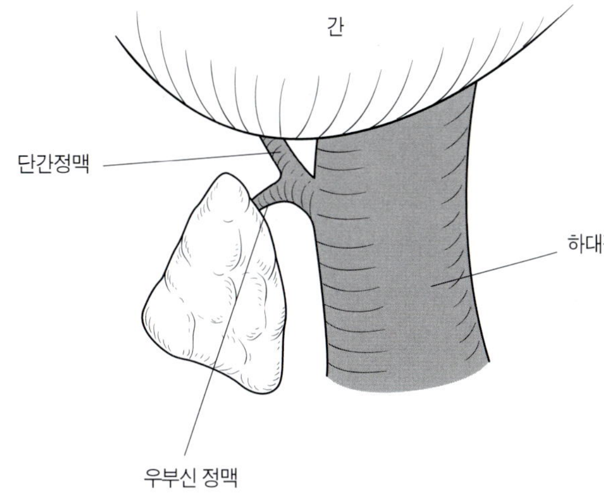

그림 1 단간정맥으로 환류되는 우부신정맥의 경우
간을 탈전할 때 손상되기 쉽기 때문에 주의해서 박리한다.

2) 횡격막정맥 손상 혹은 간정맥 손상

간정맥근부 근방의 관상인대를 절리할 때에 잘못해서 횡격막정맥 혹은 간정맥을 손상시키는 경우가 있다. 이 경우는 곧바로 왼손의 시지로 가볍게 압박해 출혈과 공기색전을 예방하고 마취과에 알려 순환 동태(circulation dynamics)에 주의한다. 압박을 서서히 풀어 출혈 정도와 부위를 확인하여 그대로 봉합지혈해야 할지, 케리겸자 또는 앨리스겸자로 출혈 부위를 폐쇄하고 나서 봉합할지 판단한다. 직접 봉합할 경우에는 조금씩 압박부위를 늦추어 출혈부위의 구석에 지지봉합사(stay suture)를 두고 Z봉합 또는 연속봉합으로 지혈한다. 출혈부위를 확인하지 않은 채, 함부로 겸자를 사용해 지혈을 도모하는 것은 매우 위험하다.

3) 부신손상

간우엽을 박리견인할 때 우부신과의 유착이 강하고 단단한 경우에는 부신으로 들어가거나 부신정맥이 찢어져 출혈하는 경우가 있다. 부신과의 박리가 곤란한 경우에는 그 부분을 간장에 붙여 절제하지만, 이 때는 아래쪽으로부터 하대정맥 전면과 간장 사이를 떼어 놓고 두어 부신의 유착부에 혈관겸자를 걸쳐 절리한다. 부신단끝을 5-0 prolene으로 연속봉합한다. 부신으로 들어간 경우, 혹은 부신정맥을 뽑아 내 손상시켰을 경우에는 손으로 지혈하면서 같은 조작을 실시해 간과의 박리를 실시하고 봉합지혈한다. 부신정맥은 단간정맥 혹은 하우간정맥으로 합류하는 것이 22% 정도 있다[1], 이 경우에는 간을 박리견인할 때 손상되기 쉽기 때문에, 신중히 떼어 놓아 결찰 · 절리할 필요가 있다(그림 1).

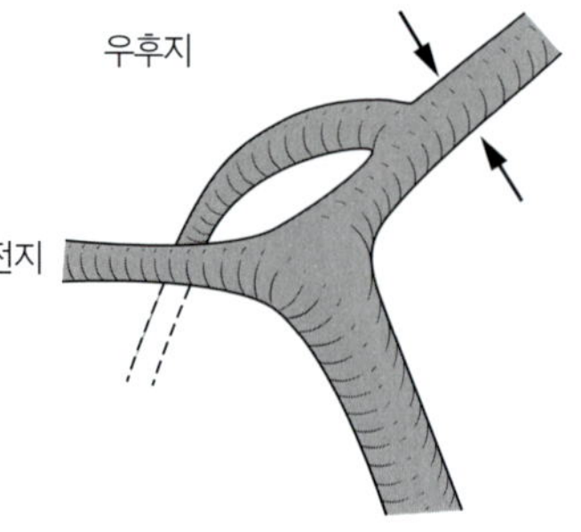

그림 2 우후구역 담관이 좌간관으로 합류되는 경우
화살표 부위에서 좌간관을 절리해야 한다.

■ 간문부 맥관처리시 우발증

1) 문맥 · 간동맥 손상

간문부에서 문맥, 간동맥을 개별적으로 박리할 경우, 우선 담즙을 적체시켜 총담관을 박리 · 티이핑한 후 고유간동맥 및 좌우의 간동맥근부를 박리한다. 총담관과 고유간동맥에 걸친 테이프를 좌우로 견인해 문맥본간을 박리 · 테이핑한다. 총담관의 테이프를 견인해 보통의 그 배측을 주행하는 우간동맥을 떼어 놓고 계속해서 문맥우지 및 좌지를 박리한다. 간동맥의 분기형태 · 주행을 확인하고 처리하면서 필요한 범위를 박리한다. 이 때 제대로 외막이 노출하는 층으로 박리를 실시하면 문맥을 손상시킬 가능성은 거의 없다. 만일 문맥을 손상시켰을 경우에는 미리 본간에 걸친 혈관테이프를 견인하고 또 간동맥을 손상시켰을 경우에는 중심이 되는 곳에 지혈용 Bulldog겸자를 걸쳐 출혈을 조절 한 후, 손상부위를 확인하고 6-0 prolene으로 봉합 · 지혈한다.

글리슨의 일괄처리 시의 출혈은 부적절한 층에서 박리가 되어 간실질을 손상시켰을 경우 혹은 미상엽지 등의 숨은 가지를 손상시켰을 경우에 발생한다. 이 때 간십이지장간막 일괄차단(Pringle법[3])으로 출혈을 조절하고 박리부위에 셀룰로오스코튼(Surgicel)이나 피브리노겐제재 등의 국소지혈제를 채우고 지혈을 기다린다.

2) 담관손상

간엽절제 시의 좌우 간관절리는 간문부 맥관처리의 최종과정에서 행한다. 좌우간관은 글리슨막의 가장 위쪽(간장부착부)을 주행한다. 이것을 개별적으로 박리할 경우 글리슨막(간문판) 안에서의 경계를 이해하기 어렵고, 맹목적으로 박리하면 손상시킬 위험이 있다. 간문부 담관의 합류 형식에는 변이가 많고 특히 후구역지가 좌간관으로 합류하는 형식이 20% 이상으로 보여지므로[2], 좌엽절제에서의 좌간관의 박리는 합류부의 간쪽에서 실시해서, 후구역지를 손상시키지 않도록 주의하지 않으면 안 된다(그림 2). 이러한 변이가 있을 경우에는 담관 손상을 피하기 위해서 간절제 후에 담관을 절리하는 것이 안전하다. 잘못해서 손상시켰을 경우에는 수술 중 담관조영으로 손상부위를 확인하고 협착을 일으키지 않도록 봉합하여 복구한다.

또한 복구 후 담관조영으로 협착이 없는 것을 확인하고 담관튜브를 유치해 감압을 도모한다.

간문부를 가리는 거대 간암에서는 간문판의 가장 위쪽을 주행하는 좌우간관은 종양에 밀착해 박리가 곤란한 경우가 있다. 담관침윤이 있으면 합병절제 · 담도재건이 필요하지만, 간세포암에서는 보통 눌러 밀어서도 박리가 가능하다. 잘못해 담관을 절리하지 않도록 총담관의 전면을 따라서 박리를 진행시켜 보존하는 쪽의 간관과 종양을 조심스럽게 박리할 필요가 있다. 담관 주행을 이해하기 어려우면 수술 중 담관조영으로 확인한다.

글리슨 일괄처리에 대하여 간문판을 간실질로부터 박리할 때, 미세한 담관지가 관통하고 있는 경우가 있다. 이것을 결찰하지 않고 절리하면 후에 담즙루가 되므로 가는 관모양의 구조물은 가늘어도 결찰하는 것이 좋다. 담즙루는 담낭관을 통해 총담관 내로 삽입한 튜브로부터 생리식염수와 공기를 교대로 주입하면 기포가 나옴으로써 발견할 수 있다.

■ 간절제 중의 우발증

1) 간절제면에서의 간정맥출혈

간절제 중의 출혈로 어려움을 겪는 것은 주로 간정맥에서의 출혈이다. 간정맥지는 벽이 얇고 무르기 때문에 분지의 가랑이가 찢어지기 쉽다. 글리슨계 혈관으로부터의 출혈은 Pringle법으로 컨트롤할 수 있지만, 간정맥에서의 출혈에 대한 간정맥 혈행차단은 간유입혈이 완전히 차단하지 않으면 유출계차단(outflow block)때문에 오히려 출혈을 조장하는 경우가 있다. 간절제 중 간정맥으로부터의 출혈을 감소시키기 위해서는 중심정맥압을 낮게 유지하는 것과 동시에 간을 움직여 출혈부위의 간정맥을 하대정맥보다 앞쪽으로 가능한 높은 위치에 둔다. 또는 간을 지지봉합사 또는 hanging maneuver[4]로 앞쪽으로 견인해 간정맥지를 허탈시키는 등의 조작이 유효하다. 간절제 중에 간정맥지를 손상했을 경우에는 가는 것이면 응고 지혈 기기로 지혈한다. 필자는 링겔 첨부의 bipolar섭자를 이용하고 있지만, 최근 개발된 소프트응고, 또는 바이코 램프도 지혈기능이 양호하다. 굵은 간정맥지가 찢어졌을 경우에는 압박, 국소 지혈제 등으로 출혈을 컨트롤한 후, 5-0 또는 6-0 prolene을 이용해 봉합지혈한다.

2) 대량 출혈

간정맥근부나 하대정맥에서의 대량 출혈이 발생했을 경우에는 Pringle법과 함께 간하부 하대정맥을 차단해 중심정맥압을 내려 출혈량의 감소를 도모하면서 손상부를 확인한 후 지혈한다. 여기에 간상부 하대정맥도 차단하면 완전 간혈행 차단(total hepatic vascular exclusion ; THVE)[5]을 할 수 있지만 횡격막정맥, 부신정맥에서 하대정맥으로 유입하는 혈행이나 간십이지장간막 이외에서 간으로의 유입혈행으로 완전한 허혈을 얻을 수 없는 경우가 있다(그림 3). 따라서 완전 간혈행 차단을 효과적으로 실시하기 위해서는 이것들을 모두 처리할 필요가 있고 또 하대정맥(특히 간상부 하대정맥)의 박리 · 테이핑은 복잡한 손기술이므로, 보통의 간절제로 간정맥 출혈 조절하기 위해서 완전 간혈행 차단을 실시할 기회는 적다. 완전 간혈행 차단은 간정맥근부 근방에 존재하는 종양으로 간정맥주간 혹은 하대정맥으로의 침윤이 의심될때 적응증이 된다.

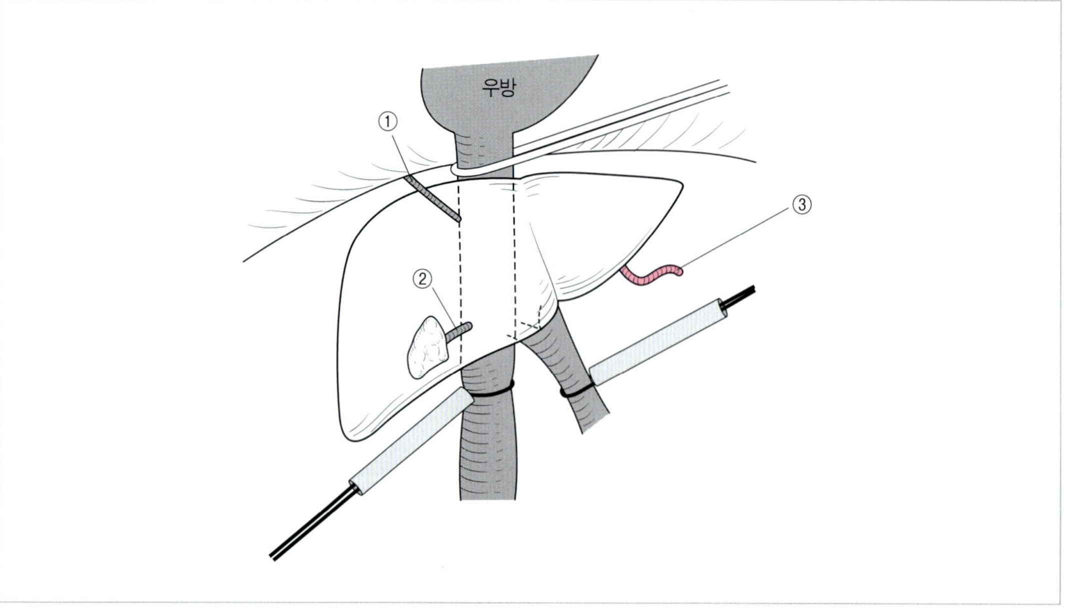

그림 3 THVE 시의 유입혈행
① 횡격막정맥, ② 우부신정맥, ③ 간위간막 내의 aberrent artery

■ 간정맥 처리시 동반하는 우발증

간정맥 처리에 있어서는 수술 전에 간정맥의 합류형식을 충분히 파악하고 수술 중 초음파로 확인할 필요가 있다. Nakamura의 보고에는[1], 우간정맥은 94.0%가 하대정맥 유입부에서 1개이며, 같은 부분에서의 박리가 가능하지만, 중간정맥과 좌간정맥이 독립해 하대정맥으로 유입하는 것은 15.7%이며, 개별적으로 박리할 수 있는 증례는 적다. 따라서 우엽절제에서는 우간정맥은 간이단 전에 간밖에서 박리하는 경우가 많지만, 좌엽절제나 외측 구역 절제에서는 좌간정맥은 간이단 후에 중간정맥 합류부를 확인하고 나서 처리한다.

우간정맥을 박리하기 위해서는 우선 그 바로 앞에 있는 하대정맥인대를 절리할 필요가 있다. 하대정맥인대는 하대정맥 좌우・뒤쪽을 둘러싸듯이 미상엽에 부착되어 있는 섬유성 결합직이다. 하대정맥인대를 하대정맥으로부터 박리할 때, 뒤쪽에서 적절한 층을 유지하도록 인대를 따라서 떼어 놓고, 저항이 있으면 결코 무리하게 박리를 진행시켜서는 안 된다. 인대의 안쪽에서 단간정맥이나 하대정맥 측벽을 손상시키면 바로 볼 수 없기 때문에 복구가 곤란하다. 잘못해서 손상시켰 경우에는 셀룰로오스코튼(Surgicell) 등을 채우고 지혈을 기다린다. 그 후 절리가능한 범위의 인대를 조금씩 결찰・절리해 출혈부위를 확인하고 나서 봉합・지혈한다. 셀룰로오스코튼(Surgicell)로 지혈이 곤란한 경우는 간하부 하대정맥을 차단해 손상부에서 좌측으로 하대정맥 전면과 간 사이를 떼어 놓고, 대형의 스푼겸자로 하대정맥인대를 포함한 손상부하대정맥을 사이드클램프(sideclamp)한다(그림 4). 그 후, 인대를 절리해 하대정맥 손상부를 노출해 봉합한다.

가장 심각한 우발증은 간정맥을 클램프한 혈관겸자가 빗나갔을 경우인데 이러한 일이 발생하지 않도록 적절한 혈관겸자를 선택해 신중히 조작할 필요가 있다. 필자 등은 자동봉합기로 우간정맥을 처리했을 때

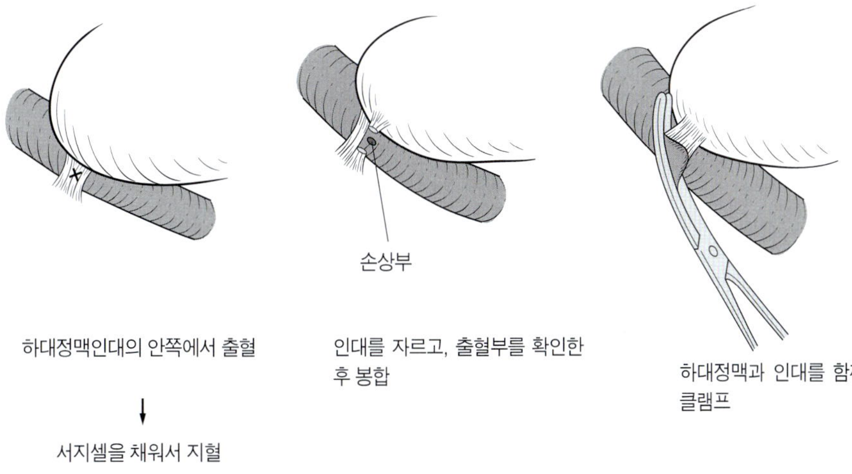

그림 4 하대정맥인대의 안쪽에서 하대정맥을 손상시켰을 경우

기계의 이상으로 스테이플이 나오지 않아 우간정맥단끝에서 대형출혈을 경험한 적이 있다. 이 때는 왼손으로 간정맥단끝을 누르면서 앨리스겸자로 1개 1개 걸쳐 출혈을 컨트롤할 수 있는 시점에서 사이드클램프를 다시 걸어 연속봉합해 지혈한 적이 있다. 앨리스겸자는 이러한 경우에 매우 유용하고 순발력 있게 사용할 수 있도록 익혀 두지 않으면 안 된다.

참고문헌

1) Nakamura S, Tsuzuki T: Surgical anatomy of the hepatic veins and the inferior vena cava. Surg Gynecol Obstet 152: 43-50, 1981

2) Couinaud C: Surgical Anatomy of the Liver Revised. Acheve d'Imprimer Surles Presses, Paris, 1989: 71

3) Pringle JH: Notes on the arrest of hepatic hemorrhage due to trauma. Ann Surg 48: 541-549, 1908

4) Belghiti J, Guevara OA, Noun R, et al: Liver hanging maneuver: a safe approach to right hepatectomy without liver mobilization. J Am Coll Surg 193: 109-111, 2001

5) Huguet C, Nordlinger B, Galopin JJ, et al: Normothermic hepatic vascular exclusion for extensive hepatectomy. Surg Gynecol Obstet 147: 689-693, 1978

(島津元秀)

2 췌장 수술

Point

① 출혈에 대해서는 우선 압박지혈을 실시해 혈액을 흡인하면서 양호한 시야를 확보한다. 그리고 출혈부위를 확인하고 구분한 후에 실, 수술기구, 흡인, 카테터, 수혈 · 수액 등을 충분히 준비해 냉정하게 대처한다.
② 동맥혈전에 대한 상장간막 동맥재건 · 간동맥재건은 가능한 현미경 수술에 숙련된 성형 외과의나 혈관외과의 등에 의뢰해 실시해야 한다.
③ 문맥혈전을 초래했을 경우의 문맥재건 시에는 복잡한 혈관성형 수기를 실시해서는 안된다.

■ 중요한 수술 중의 우발증

췌두부 십이지장 절제, 췌장체부 꼬리부분 절제, 췌장전절제 등의 췌장절제에 있어서의 수술 중 우발증으로서 가장 문제가 되는 것은 혈전 · 출혈 등의 혈관계 합병증이다. 혈전은 상장간막 동맥혈전증과 문맥혈전증의 빈도가 높다. 또 출혈은 상장간막 동맥의 분지로부터의 출혈과 문맥계로부터의 출혈이 많다. 그 외의 우발증으로서는 문맥재건 후 문맥협착, 소화관 손상, 재건 공장의 허혈 · 울혈, 뇨관 손상 등이 있다. 우발증은 아니지만 췌두부 십이지장 절제에서 췌장절리 시에 꼬리부분췌장의 주췌관을 구분할 수 없는 경우가 있다. 본 항에서는 이러한 췌장절제에서 자주 경험하는 주된 우발증의 대처법에 대해 설명한다.

■ 상장간막동맥혈전증

1) 췌장 수술에서의 상장간막동맥혈전증

상장간막 동맥혈전증은 췌장 외과 수술에 있어서 가장 중요한 우발증의 하나이다. 상장간막동맥혈전증은 상장간막동맥주위의 림프절 곽청 및 신경총 곽청조작에 의해 내막손상이 일어나 발병한다고 생각할 수 있다. 수술 전 방사선 조사를 실시했을 경우에는 동맥주위 조직의 섬유화가 일어나 조직의 탄력성이 저하되어 있을 가능성이 있으므로, 조심스럽게 상장간막 동맥을 취급해야 한다.

2) 상장간막동맥혈전증의 대처

(1) 혈전의 적출

상장간막 동맥혈전증에서는 우선 혈전부위를 초음파 검사로 확인한다. 다음으로 혈전의 중심부 부근에

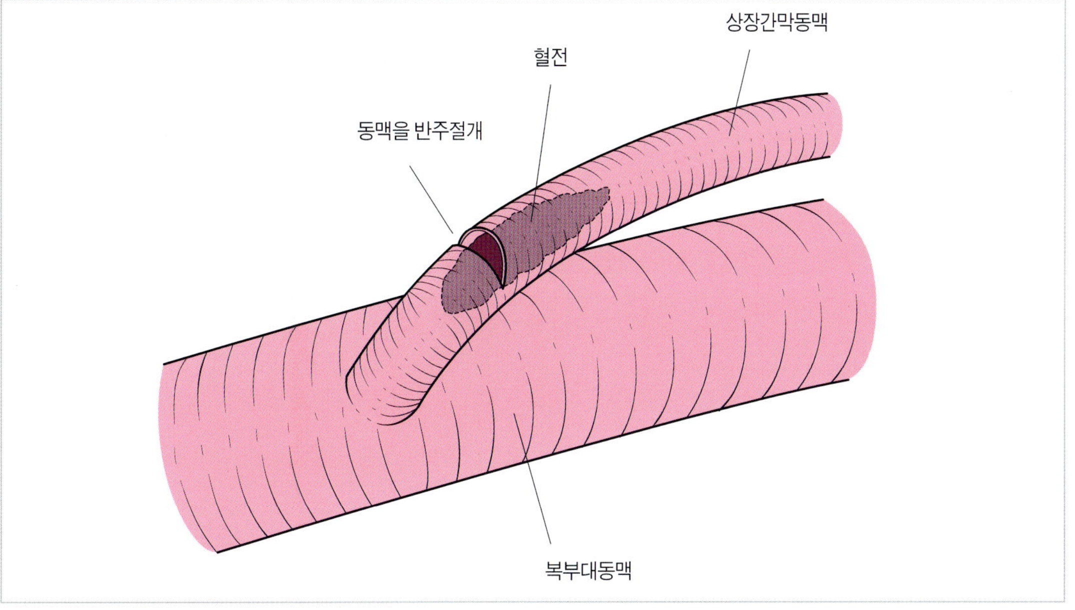

그림 1 상장간막 동맥을 반바퀴 절개하여 혈전을 적출

서 상장간막 동맥을 반바퀴정도 가로로 절개해 혈전을 적출한다(그림 1). 상장간막 동맥 말초측에 혈전이 남아 있는 것이 의심되는 경우에는 fogarty 카테터를 이용해 혈전을 적출한다(그림 2).

(2) 동맥재건

상장간막동맥 절개부의 재건은 현미경 수술에 의한 봉합이 가장 확실하다. 그러나 동맥 경화가 심한 경우 등에서는 fogarty 카테터에 의한 혈전적출조작으로 동맥내막에 손상을 일으켜 그대로는 절개구를 봉합할 수 없는 경우도 있다. 이러한 경우에는 동맥 절개부의 근위측 및 원위측에서 상장간막 동맥을 와전히 절리하고 단단문합에 의한 동맥재건을 실시한다(그림 3). 이 때에도 현미경 수술에 의한 문합이 가장 안전 확실하다. 그러나 성형외과의나 혈관외과의가 없는 경우에는 6-0 prolene을 사용해 결절봉합하여 동맥재건을 실시한다. 혈류재개 후에 초음파 doppler 검사로 충분한 혈류가 있는 지를 확인한다.

■ 문맥혈전증

1) 췌장 수술에서의 문맥혈전증

수술 중 문맥혈전증의 원인으로 가장 많은 것이 문맥재건의 문합부협착에 의한 혈전 형성이다. 그 외 문맥혈전증의 원인으로서는 수술조작에 의한 문맥의 염증, 문맥종양전, 방사선 조사, 간경변, 급성 췌염, 만성 췌장염, 혈액 응고 이상 등이 있다.

2) 문맥혈전증의 대처

여기에서는 주로 문맥 문합부협착에 의한 문맥혈전증의 대처에 대해 설명한다.

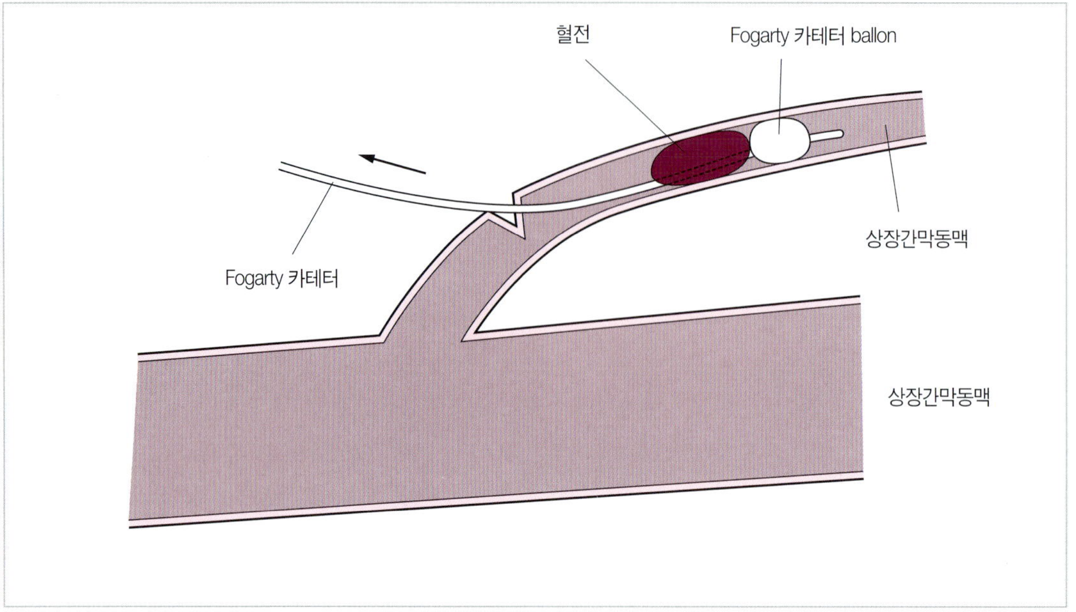

그림 2 Fogarty 카테터를 이용한 혈전의 적출

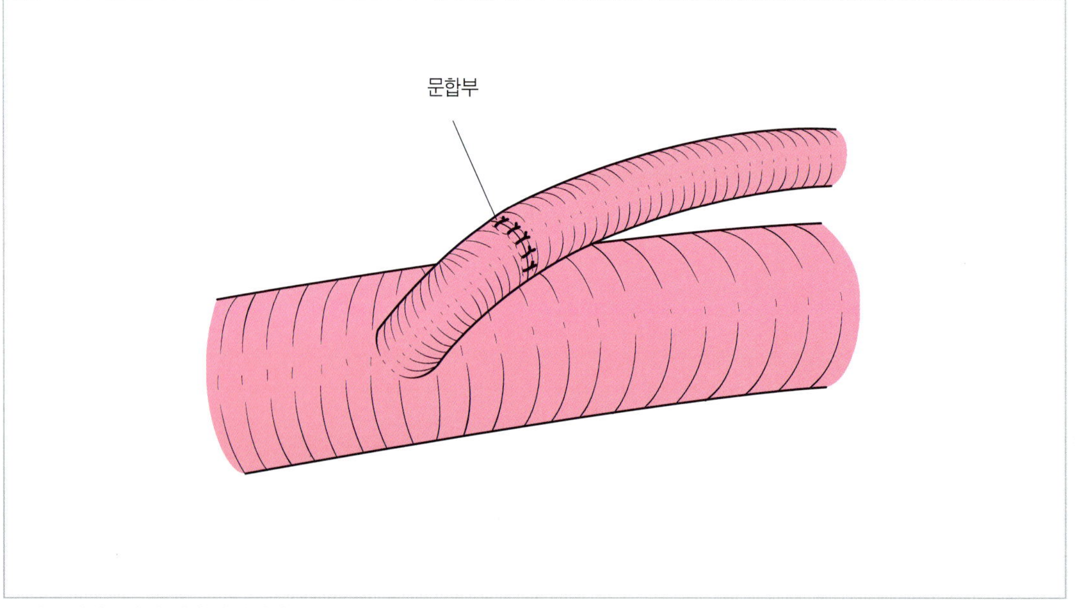

그림 3 단단문합에 의한 상장간막 동맥재건

(1) 혈전의 적출

문맥의 문합부협착에 의한 문맥혈전증에서는 문합부의 근위측 및 원위측에서 문맥 · 상장간막정맥을 완전히 절리하고 혈전을 적출한다(그림 4). 그 이외 문맥혈전증에서는 문맥을 일부절개해 문맥혈전을 적출한다.

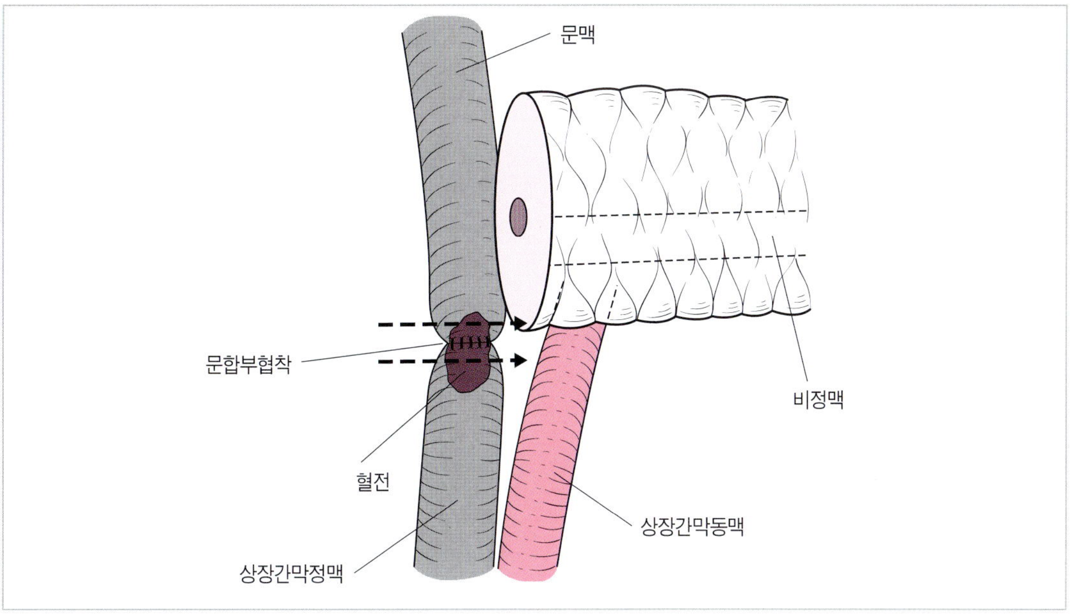

그림 4 문맥/상장간막 정맥협착부의 절제와 혈전의 적출

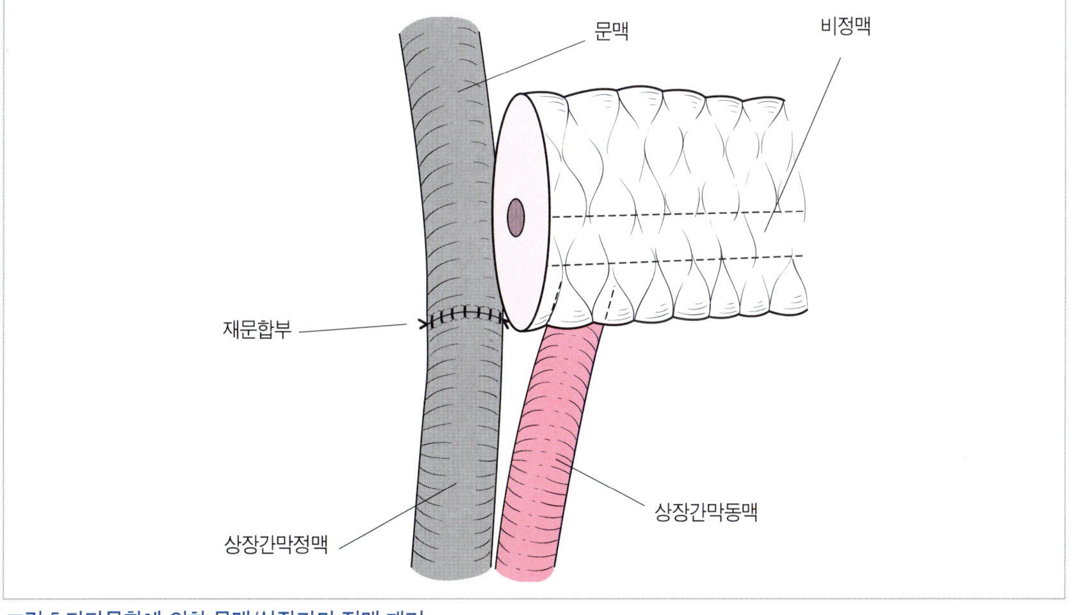

그림 5 단단문합에 의한 문맥/상장간막 정맥 재건

(2) 문맥재건

문합부협착에 의한 문맥혈전에서는 혈전적출 후에 단단문합에 의한 문맥재건을 실시한다. 문맥재건은 5-0 prolene을 사용해 2점 지지에 의한 연속 봉합으로 실시한다(그림 5). 가끔 상장간막 정맥의 혈관형성이나 문맥 이식편(graft)이 필요한 경우도 있다.

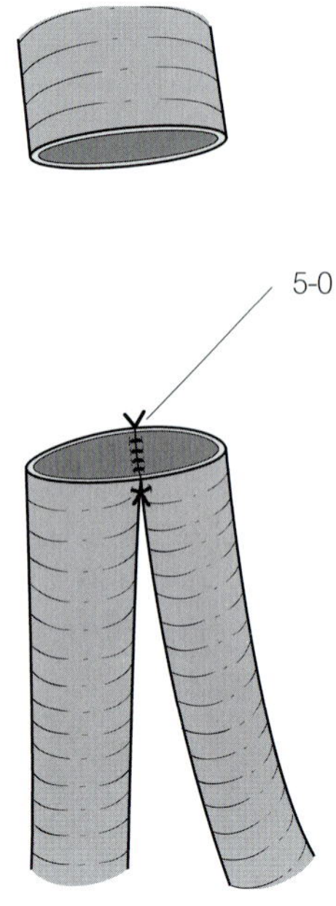

그림 6 2개의 상장간막 정맥을 맞추어 일치구가 1구멍이 되도록 혈관형성을 실시한다

2) 혈관형성

협착한 문맥 문합부를 절제했을 때에 원위측 상장간막 정맥이 2개로 분기하고 있는 경우에는 5-0 prolene을 사용하여, 2개의 혈관을 맞추어 일치구가 1구멍이 되도록 혈관 형성을 실시한다(그림 6). 이 혈관 형성 시에는 봉합사의 매듭이 혈관 밖에 만들어지도록 한다. 원위측의 혈관형성이 곤란하다고 판단했을 경우에는 가는 부분의 가지는 봉합하여 폐쇄하고, 굵은 가지 1개와 근위측문맥으로 단단문합을 실시한다.

3) 문맥 이식편(graft)

협착한 문합부를 절제했을 때에 문합부가 멀어지고 팽팽하게 걸리는 경우에는 외장골 정맥, 내경정맥[1], 좌신정맥[2] 등에서 정맥 이식편을 채취해 문맥재건에 이용한다(그림 7). 재건법은 보통의 문맥재건과 같이 단단문합을 시행한다.

■ 상장간막 동맥분지에서의 출혈

1) 췌장 수술에서의 상장간막 동맥계 출혈

췌두부의 후복막측의 박리와 상장간막 동맥 주위 림프절 · 신경총곽청에 대해서는 상장간막 동맥으로부터 췌두부를 향해 주행하는 하췌십이지장동맥 및 그 외의 동맥지를 구별해 결찰절리 할 필요가 있다. 그러

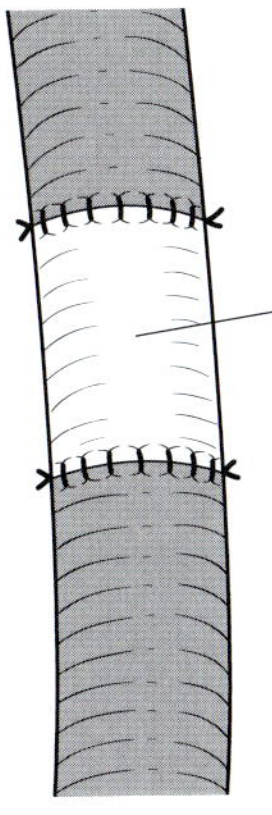

그림 7 정맥 이식편(graft)을 이용한 문맥/상장간막 동맥재건

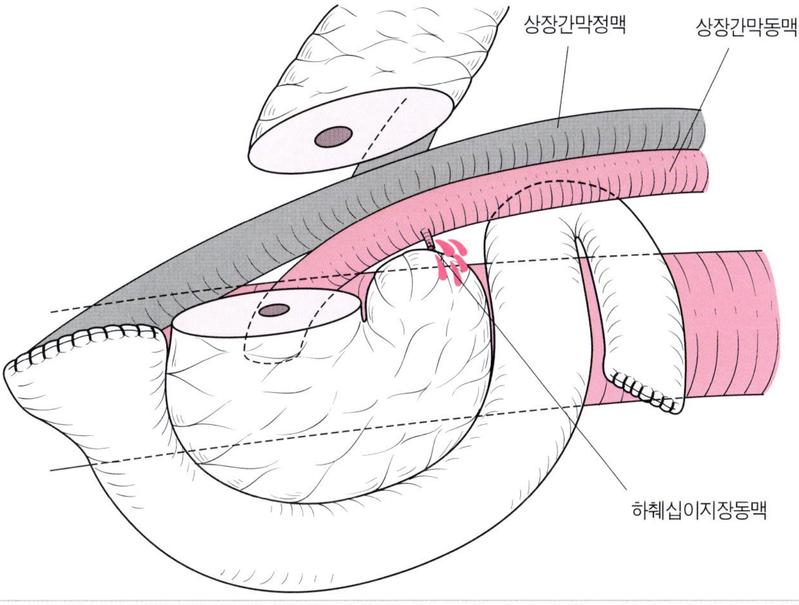

그림 8 하췌십이지장 동맥에서의 출혈

나 췌두부와 상장간막동맥 사이에는 췌두부 신경총 제II부와 상장간막 동맥신경총이 조밀한 네트워크로 이루어져 있는데다가 지방 등의 결합 조직도 풍부하게 존재한다. 이 때문에 후복막조작 중에 하췌십이지장 동맥단끝 등에서 갑작스런 출혈이 발생하는 경우도 있어 때에 따라서는 지혈이 곤란한 경우도 있다(그림 8).

2) 상장간막 동맥 분지 출혈에의 대처

췌두부와 상장간막동맥의 사이를 박리하고 상장간막동맥 주위림프절 · 신경총 곽청을 실시하는 단계에서는 이미 Kocher수기 혹은 대동맥 주위 림프절의 샘플링 곽청 등이 행해지고 있으므로, 췌두부 배면은 박

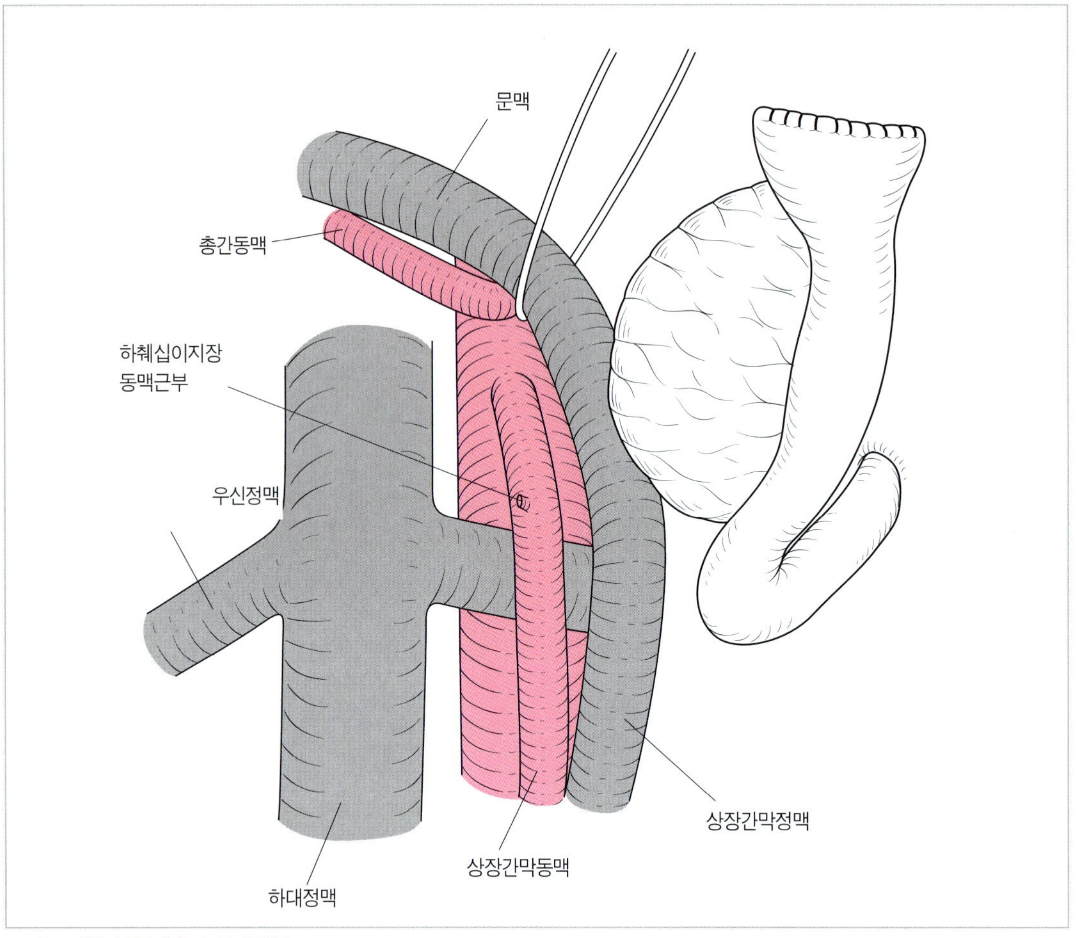

그림 9 췌두 부분배측의 혈관해부

리되어 떨어져 있는 상태가 되어 있는 경우가 많다. 따라서 췌두부 뒤쪽에 왼손을 넣어 왼손으로 상장간막 동맥 주위를 뒤쪽으로부터 앞쪽으로 조금 압박하는 것으로 가는 동맥에서의 출혈을 제어해 양호한 시야를 확보할 수 있다. 또 왼손이 들어가지 않을 경우에는 출혈을 흡인하면서 시야를 확보해 출혈한 동맥 분지를 확실히 구분해 지혈한다. 상장간막 동맥지로부터의 출혈을 확실히 지혈해 두지 않으면 수술 후 조기 출혈의 원인이 되므로 주의가 필요하다.

■ 문맥 · 상장간막 정맥계로부터의 출혈

1) 췌장 수술에 있어서의 문맥 · 상장간막정맥으로부터의 출혈

문맥 · 상장간막 정맥계로부터의 출혈은 시야가 양호한 경우가 많기 때문에 대량 출혈이 되는 경우가 비교적 적다(그림 9). 그러나 수술 중에 큰 문맥 · 상장간막 정맥 손상을 일으켰을 경우에는 대량출혈이 되기도 한다[3].

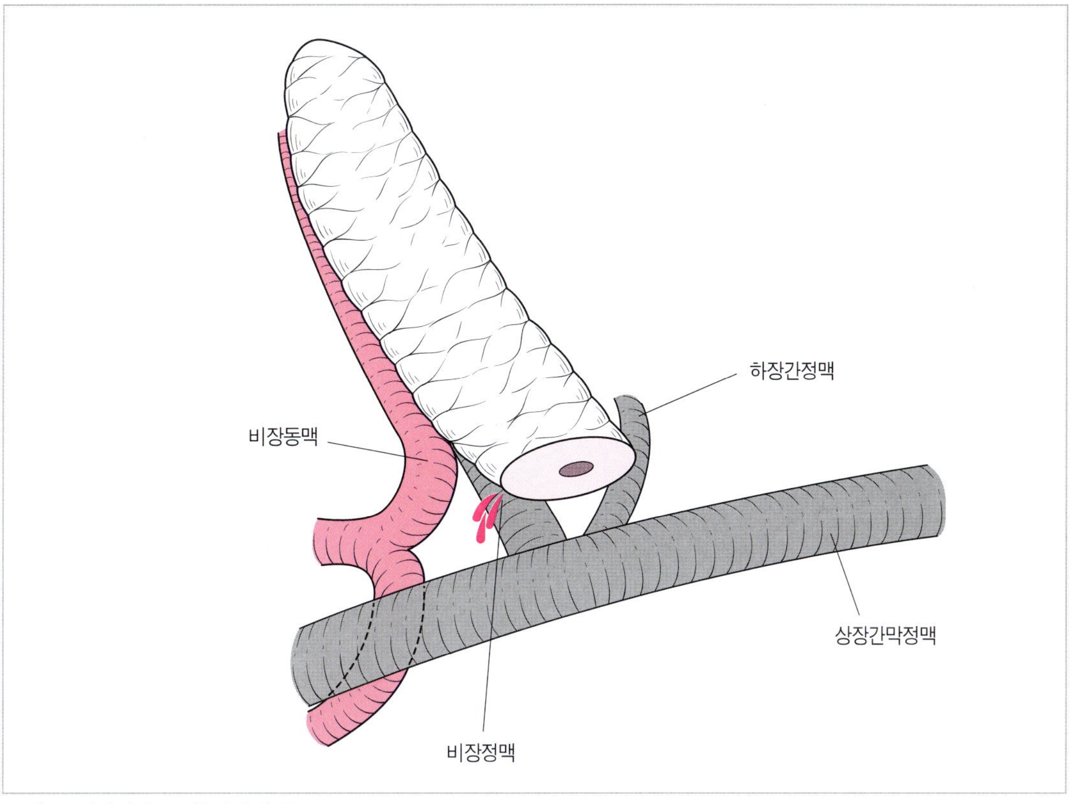

그림 10 비장정맥으로부터의 출혈

또 췌장암의 문맥침윤에 의해 문맥 주가지가 폐색에 가까운 증례에서는 수술이 진행되면서 문맥의 측부 혈행로가 결찰절리되어 버리면 문맥압이 상승해 문맥계 전체에서 대량 출혈이 초래되는 경우가 있다.

2) 문맥 · 상장간막 정맥 출혈의 대처

문맥 · 상장간막 정맥계 출혈은 확실히 출혈부위를 봉합하는 것으로 지혈한다.

그러나 측부혈행이 차단되어 문맥압이 상승했을 경우의 문맥 · 상장간막 정맥출혈에 대해서는 문맥과 하대정맥 사이에 ansron카테터[4]를 삽입하고 문맥혈을 대순환으로 흘려보내 문맥압을 저하시켜 출혈을 감소시킬 수 있다. ansron카테터가 없는 경우에는 신속히 췌장암을 떼어내고, 문맥재건을 실시할 필요가 있다.

■ 비장정맥으로부터의 출혈

1) 췌장 수술에 있어서 비정맥에서의 출혈

췌두부 십이지장 절제 및 췌장 체부 및 꼬리부분 절제에서는 비장정맥으로부터 대량 출혈이 나타나는 경우가 있다(그림 10). 비장정맥으로부터의 출혈의 상당수는 비장정맥으로부터 췌장 체부 및 꼬리부분 방향으로 분지하는 가는 가지로부터의 출혈이다. 이 경우 췌장 체부 및 꼬리부분이 비장정맥의 앞쪽에 있기 때문에 시야가 불량하므로 출혈부위의 확인이 곤란한 경우가 많아 지혈에 어려움을 겪는 경우가 있다.

2) 비장정맥 출혈에의 대처

비장정맥 출혈은 앞쪽에서 췌장과 함께 압박하든지, 또는 췌장 체부 및 꼬리부분 뒤쪽의 엉성한 결합직을 박리하고 이곳에 손을 넣어 뒤쪽으로부터 앞쪽방향으로 압박하는 것으로 일시적인 출혈을 제어할 수 있다. 출혈을 제어하면서, 췌장주위를 박리해 시야를 충분히 확보할 수 있는 상태로 만든 후 다시 지혈을 시도해야 한다. 이 때에도 출혈을 흡인하면서 시야를 확보해 출혈한 비장정맥분지를 확실히 구분해 지혈한다.

■ 소화관 손상 및 재건 공장의 허혈 · 울혈

1) 췌장 수술에 있어서의 소화관 손상

췌장암에서는 자주 횡행결장 및 횡행결장간막에서 침윤이 나타난다. 이러한 경우에는 췌장주위의 박리 조작으로 결장손상을 일으키는 경우가 있다.

또 가끔씩 췌관 · 담관 · 위와의 재건공장이 허혈 · 울혈이 되는 경우가 있다. 그 원인은 재건 공장에의 공장동 · 정맥지의 결찰절리이다.

2) 소화관 손상에의 대처

소화관 손상에서는 손상부분의 확실한 봉합폐쇄가 필요하다. 또 재건 공장의 허혈 · 울혈이 나타났을 경우에는 혈류의 양호한 공장으로 췌관 공장 문합이나 담관 공장 문합을 다시 실시할 필요가 있다.

■ 뇨관 손상

1) 췌장수술에서의 뇨관 손상

대동맥 주위 림프절 곽청 또는 샘플링에 있어서 후복막의 깊은 층으로 들어가면 뇨관 손상을 일으키는 경우가 있다. 또 고도로 진행한 담낭암, 담관암, 췌두부암 등에서는 드물기는 하지만 우측 뇨관 전면 근처까지 침윤을 나타나기 하므로, 역시 뇨관 손상에는 주의가 필요하다.

2) 뇨관 손상에의 대처

뇨관 창상 시는 비뇨기과 의사에게 협진을 해야 한다. 경도의 뇨관 손상이라면 뇨관 스텐트를 삽입해 뇨관 손상부를 봉합 폐쇄하든지, 또는 뇨관 스텐트를 삽입해 배액만 한다. 심각한 뇨관 손상에서는 참고문헌을 참조한다.

■ 꼬리쪽 주췌관의 확인곤란

마지막으로 우발증은 아니지만, 가끔 췌장 절단면 끝에서 주췌관을 확인할 수 없는 경우가 있다. 주췌관을 확인할 수 없는 경우에는 췌장의 상단을 꼬리측에서 머리측으로 향해 누르면서 손가락을 매끄럽게 움직여보면 췌장 절단 끝의 주췌관으로부터 췌액이 조금 배출되므로 주췌관을 확인할 수 있다.

참고문헌

1) Zyromski NJ, Howard TJ: Acute superior mesenteric-portal vein thrombosis after pancreaticoduodenectomy: treatment by operative thrombectomy. Surgery 143: 566-567, 2008

2) Miyazaki M, Ito H, Nakagawa K, et al: Vascular reconstruction using left renal vein graft in advanced hepatobiliary malignancy. Hepatogastroenterology 44: 1619-1623, 1997

3) Mandolfino T, Canciglia A, Taranto F, et al: Outcome of iatrogenic injuries to the abdominal and pelvic veins. Surg Today 38: 1009-1012, 2008

4) Nakao A, Nonami T, Harada A, et al: Portal vein resection with a new antithrombogenic catheter. Surgery 108: 913-918, 1990

(中郡聡夫, 浅野武秀)

3 담관 수술

Point

① 수술 전 해부학적 구조를 이해함으로써 예기치 못한 담관손상은 예방할 수 있다. 수술 전 영상을 한번 더 잘 확인해 변이가 많은 담관주행을 파악해 둔다.
② 예기치 못한 담관손상을 초래했을 경우에는 마구 복원할 것이 아니라 수술 중 담관조영을 시도한다.
③ 간절리면으로부터의 담즙누출도 끈기있게 담즙누출점을 찾는 것이 중요하다.
④ 담관단끝을 놓치지 않도록 담관을 절리할 때마다 지시사를 걸친다.
⑤ 담즙누출점에 굵은 봉합사를 사용해서는 안 된다. 담관 내강을 폐색시켜 난치성 담즙루를 초래할 수도 있다.
⑥ 문맥혈전을 방치하지 않는다. 문맥혈전은 끈기있게 없애고 재문합 · 재수술을 주저하지 않는다.
⑦ 우발증은 원래 예기치 않는 상황에 발생한다. 문맥혈전이 생겼을 경우, 간동맥 재건이 불가능한 경우 등 곤란한 상황을 생각해 두고, 평소에도 명심해야 한다.

담관 수술에 있어서의 우발증으로서는 간절리 · 간십이지장간막 처리시의 예기치 못한 출혈이나 췌두부 십이지장 절제 시의 췌장손상 등이 있는데 이것들은 다른 장에서 살펴보기로 하고 본 장에서는 담관에 관련된 우발증, 즉 예기치 못한 담관손상, 간절리면으로부터의 담즙루, 담관 공장 문합 봉합 부전, 문맥 내 혈전에 초점을 두고 그 대처에 대해 알아보자.

■ 예기치 못한 담관손상

절제할 예정이 아닌 담관을 손상시켜 담즙누출을 초래하는 것은 절대로 피해야 한다. 담관손상을 초래했을 경우에는 적절히 대처할 필요가 있다. 예기치 못한 담즙누출이 발생했을 경우, 우선 당황하지 않고 담즙누출 부위를 확인하는 것이다. 박리가 불충분한 상태에서 손상했을 경우(예기치 못한 손상이기 때문에 충분히 박리가 되었을 경우는 적다)에는 우선 주위의 박리를 진행시켜 담즙누출점을 확인한다. 이 부위가 절제예정인 담관일 경우에는 별로 문제가 되지 않지만 남길 예정인 담관일 경우, 혹은 확인이 불가능한 경우에는 신중하게 대처해야 한다. 가장 먼저 실시해야 하는 것은 수술 중 담관조영을 실시하는 것이다. 담관단끝으로부터 atom튜브를 삽입해, 조영제를 주입하고 C arm으로 투시한다. 또는 X선필름을 사용해 담관조영사진을 촬영함으로써 담관손상 부위를 확인한다. 최근의 C arm 기기는 디지털 처리에 의해 감도 · 해상도 모두 향상되어 있고 또 실시간으로 관찰할 수 있기 때문에 C arm을 사용한 투시를 추천한다. 담관손상 부위의 확인 후 절제부분이면 손상부위를 포함해 절제함으로써 문제가 없지만, 남겨야 할 담관인 것이 판명되었을 경우에는 적절히 복원할 필요가 있다.

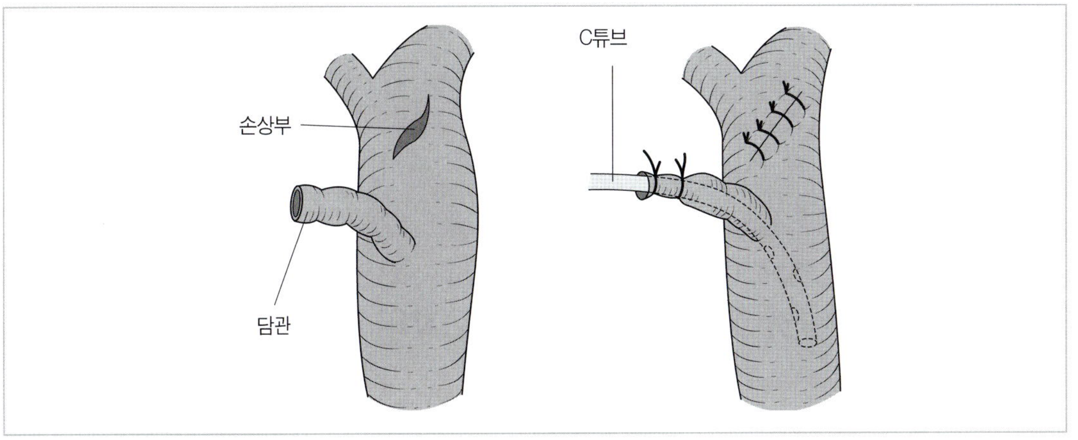

그림 1A C튜브를 삽입하는 경우
담관에서 C튜브를 삽입해 담관 내의 감압을 도모한다. C튜브는 탄성사를 사용해 고정하면 발거 시에 담즙누출을 방지할 수 있다.

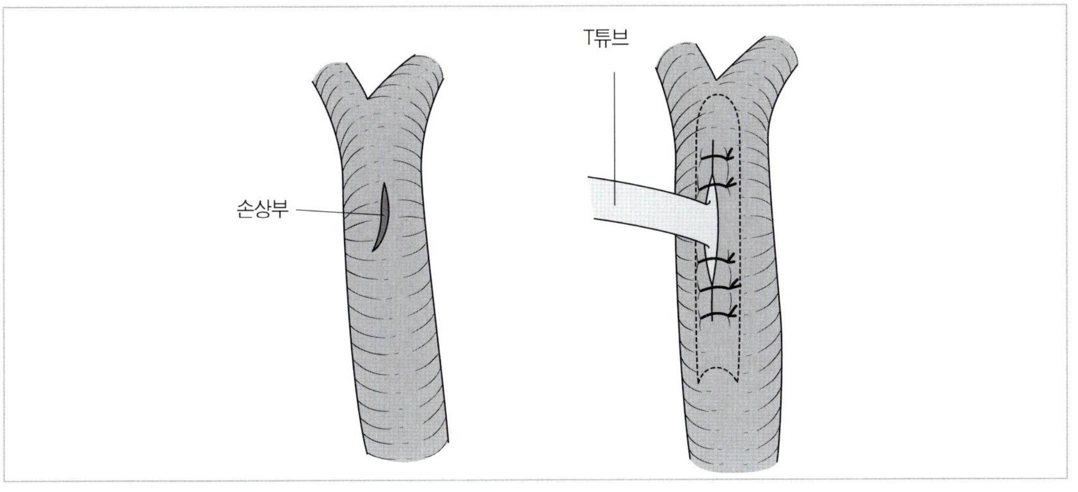

그림 1B T튜브를 삽입하는 경우
손상부를 깨끗하게 한 다음 T튜브를 삽입한다.

1) 담관손상

벽의 일부가 손상했을 경우에는 5-0 PDS, 6-0 PDS 등의 흡수성 합성사를 사용한 결절봉합으로 손상부위의 한번의 봉합을 실시한다. 담관 확장이 고도인 경우에는 한번의 봉합만으로 종료하기도 하지만, 담관 감압을 목적으로 C튜브 배액관(담관 배액관)(그림 1A)을 유치한다. 담관이 가늘어 수술 후에 담관협착이 예상될 경우에는 T튜브 배액관(그림 1B), 혹은 역행성경간담도 배액(RTBD)튜브를 스텐트로서 유치해(그림 1C), 담관협착예방을 하는 것이 중요하다.

2) 완전절단

완전히 절단 되었을 경우에도 담관의 단단문합이 가능한 경우에는 5-0 PDS 혹은 6-0 PDS를 사용한 결절

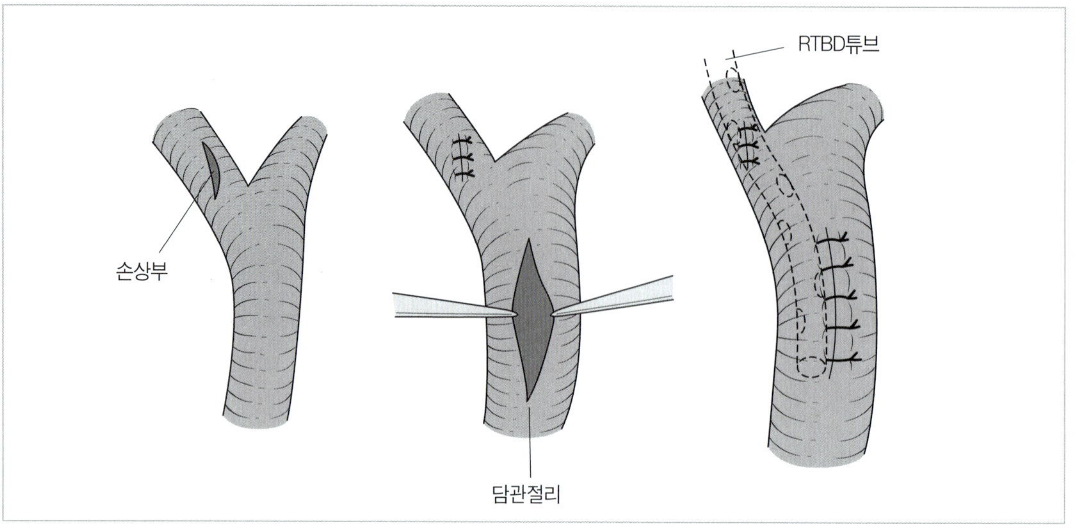

그림 1C RTBD 튜브를 삽입하는 경우

담관협착이 의심될 때에는 담관 절개를 두고 그 부위로에서 2 mm, 2.5 mm 등의 RTBD 튜브를 삽입해 봉합부 스텐트를 한다. RTBD 튜브는 간표면에서 체외로 유도한다.

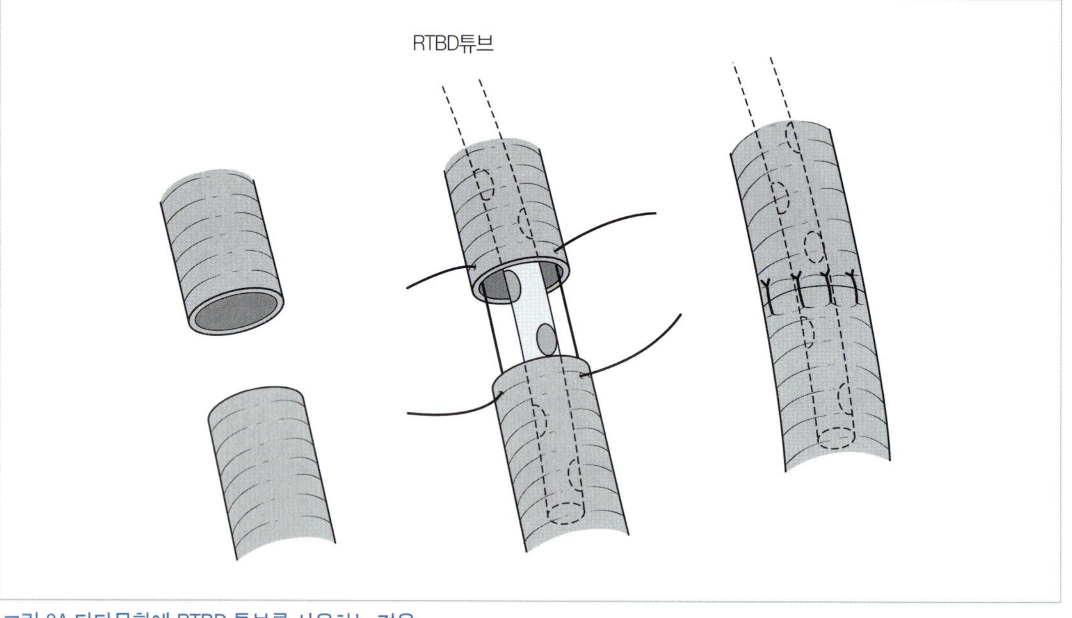

그림 2A 단단문합에 RTBD 튜브를 사용하는 경우

담관을 완전절단했을 때에는 5-0 혹은 6-0의 흡수사를 사용해 결절봉합을 실시한다. 이 때, RTBD 튜브를 삽입해 스텐트를 한다.

봉합으로 문합을 실시한다. 이 때 RTBD튜브(그림 2A) 혹은 T튜브(그림 2B)를 삽입해 담관 내 감압과 문합부의 협착을 방지한다.

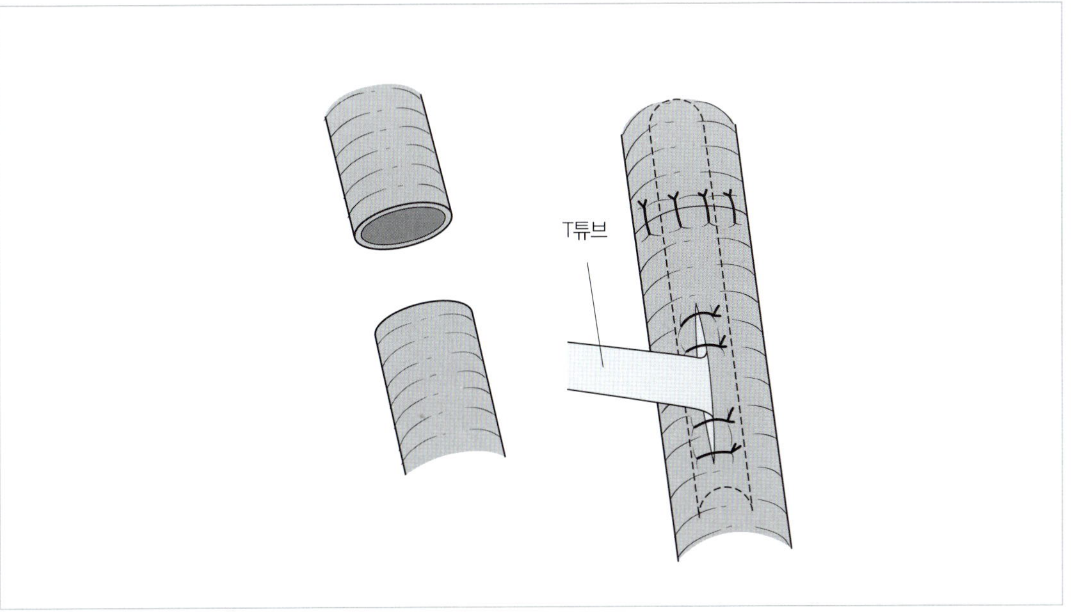

그림 2B 단단문합에 T튜브를 삽입하는 경우
T튜브를 삽입해 다른 한쪽의 팔을 길게해 문합부에 걸리도록 하고, 스텐트하는 방법도 있다.

3) 담관 공장 문합

손상 부위가 크고 단단문합이 불가능하다고 판단되었을 경우는 담관 소화관 문합을 실시한다. 예를 들면 담관 절제를 동반하지 않는 우간절제를 예정하고 있었을 경우에 좌간관을 크게 손상했을 경우 등은 담관 절제를 수반하는 우간절제술로 변경하는 것을 고려한다.

■ 간절리면으로부터의 담즙누출

간절리면으로부터의 담즙누출은 자주 발생하는 우발증이며 적절히 대응할 필요가 있다.

담관 절제를 동반하지 않는 간절제 시에는 담관으로부터 조영 또는 생리 식염수를 주입하여 압을 높여 담즙누출의 유무를 확인하는 것(누출검사)이 가능하지만, 누출검사는 담즙루방지에 효과가 없다는 논문도 있다[1]. 또한 간문부 담관암수술 등의 경우에는 압력을 높여 담즙누출을 확인하는 것이 곤란하기 때문에 간절리면의 지혈을 완전하게 끝낸 후 타올을 몇 분간 간절리면에 압착해 담즙누출의 유무를 확인하는 방법을 이용한다. 이른바 담관벽의 작은 구멍일 경우에는 이 부위에 5-0 혹은 6-0 PDS로 결절봉합을 실시한다. 담관 내강을 폐색 시키지 않도록 담관벽에만 봉합사를 걸치는 것이 중요하고 맹목적으로 굵은 봉합사를 걸쳐서는 안 된다. 비교적 굵은 담관의 절단끝이 노출되었을 경우에는 수술 중 조영을 원칙으로 한다. 말초측 담관이 아구역 이하일 경우는 결찰해 그 영역을 희생하는 것도 어쩔 수 없는 선택이다. 또한 담관조영을 시행해 어느 정도의 말초담관이 조영되었을 경우에는 담관 소화관 문합을 실시하는 것을 원칙으로 한다.

COLUMN

문맥색전술과 혈전

우간절제를 할 때 대부분의 증례에서 수술 전 경피적경간 문맥색전술이 시행된다. 문맥색전술을 시행한 증례에서는 문맥내의 혈전화가 심하고, 가끔 남은 간문맥내에도 혈전이 관찰되는 경우가 있다. 이 때문에 오른쪽 문맥의 처리 시에 미측의 문맥, 두측의 왼쪽 문맥에 혈관 겸자를 걸친 데다가, 문맥본간 · 좌문맥내에 혈전이 없는 것을 눈으로 바로 확인하고 여기에 혈관 겸자를 일시적으로 개방하는 것으로 문맥혈을 분출시키고 닫음으로써 혈전을씻어 흘려보내는 조작을 실시할 것을 추천한다.

■ 담관 공장 문합부의 담즙루

담관암 수술 시에는 담관 공장 문합방법은 필수 수기이며, 자세한 것은 다른 문헌을 참조하길 바란다. 봉합 부전을 일으키지 않도록 세심한 주의가 필요하다. 담관공장 문합부의 담즙루는 담관 공장 문합 봉합 부전과 유사한 병의 양상인데 구별해야 할 합병증으로서 담관단끝을 놓쳐 문합되지 않는 경우가 있다. 이것을 방지하기 위해서 간절리 시에는 절리하는 담관을 모두 지시사를 걸치는 것이 가장 간단하고 중요하다. 담관지름이 1 mm 이하로 문합에 적합하지 않는 것은 확실히 결찰한다. 때때로 기형에 의해 수술 전에 예상할 수 없었던 부위에 담관이 노출되는 경우가 있는데 이것을 놓치면 나중에 찾는다는 것은 큰 일이다. 담관을 절리했을 때에는 부지런히 지시사를 걸치는 것이 중요하다.

■ 문맥혈전

문맥 합병 절제 · 재건술을 시행했을 경우 가끔 문맥 합병 절제를 하지 않는 경우에도, 문맥 내 혈전증이 발병하는 경우가 있다. 특히 수술 전 문맥색전술을 시행했을 경우에는 문맥내강에 혈전이 있는지 없는지를 확인하는 것이 필수이다. 수술 중에 생기는 문맥혈전을 예방하기 위해서는 혈관내피 장애를 초래하지 않도록 조심스럽게 취급할 것, 겸자로 내피를 손상하지 않도록 유의할 것, 내강에서 외측으로 운침하는 외번전층 1층 문합을 실시할 것, 문합 시에는 내강을 헤파린 용액으로 부지런히 세정할 것, 등이 원칙이다. 그렇지만 이와 같이 유의해도 문맥혈전을 초래하기도 한다. 혈전이 생겼을 경우는 우선 문맥 문합부에 협착이나 굴곡 · 염증가 있는지 살펴본다. 협착이나 굴곡 · 염증가 있는 경우에는 혈전을 꺼낸 후 협착이나 굴곡 · 염증의 원인을 없애도록 재문합을 실시한다(그림 3A). 필자 등은 혈전이 확인되었을 때, 혈전 제거 · 재문합을 실시한 후 말초의 문맥 내에 CV카테터를 삽입, 복벽으로부터 체외로 유도해 수술 6시간 후를 목표로 저분자 헤파린의 지속투여(5,000단위/일)하고 있다(그림 3B). 적당한 혈류초음파로 문맥혈류를 관찰하는 것은 말할 필요도 없이 중요하다.

■ 간동맥 재건이 불가능할 때

간문부 담관암 등의 질환 시에는 간동맥 합병 절제 · 재건술이 시행되는 경우가 있다. 보통은 현미경하에서 간동맥을 단단문합시킨다. 또는 이식편을 사용해 문합시키지만 동맥 문합이 곤란하거나 불가능한 경

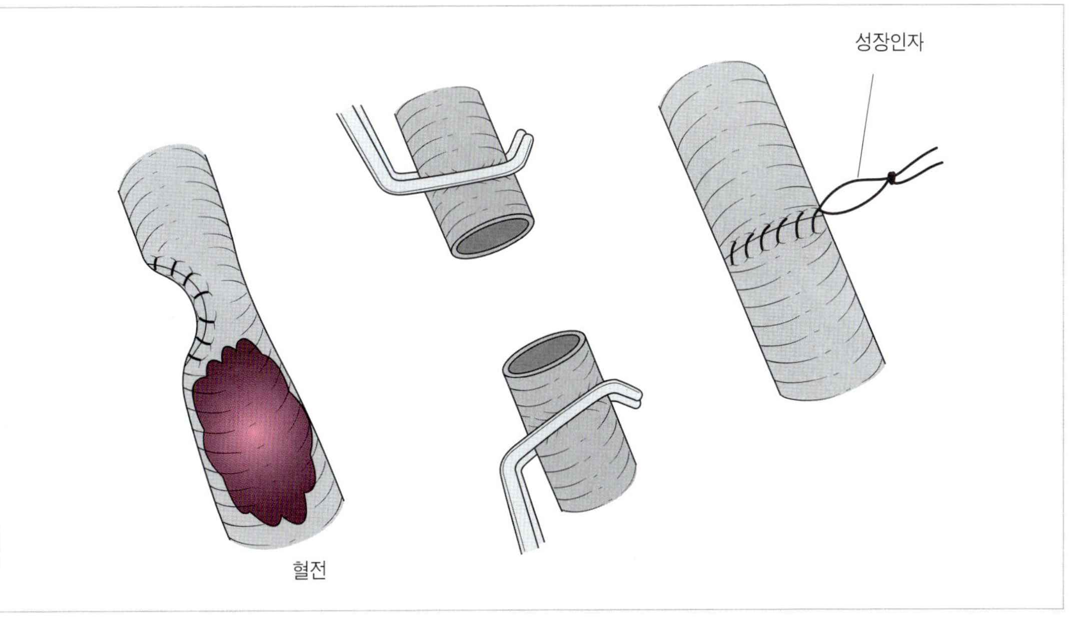

그림 3A 문맥 내 혈전의 대처법
문맥혈전을 일으켰을 경우에는 혈전을 제거하는 것과 동시에 원인이 되는 협착 · 굴곡 · 염증을 제거한다. 협착이 원인일 경우에는 재문합을 실시하고 협착이 될 수 없도록 연속 봉합한 경우에는 성장인자를 두고 결찰한다.

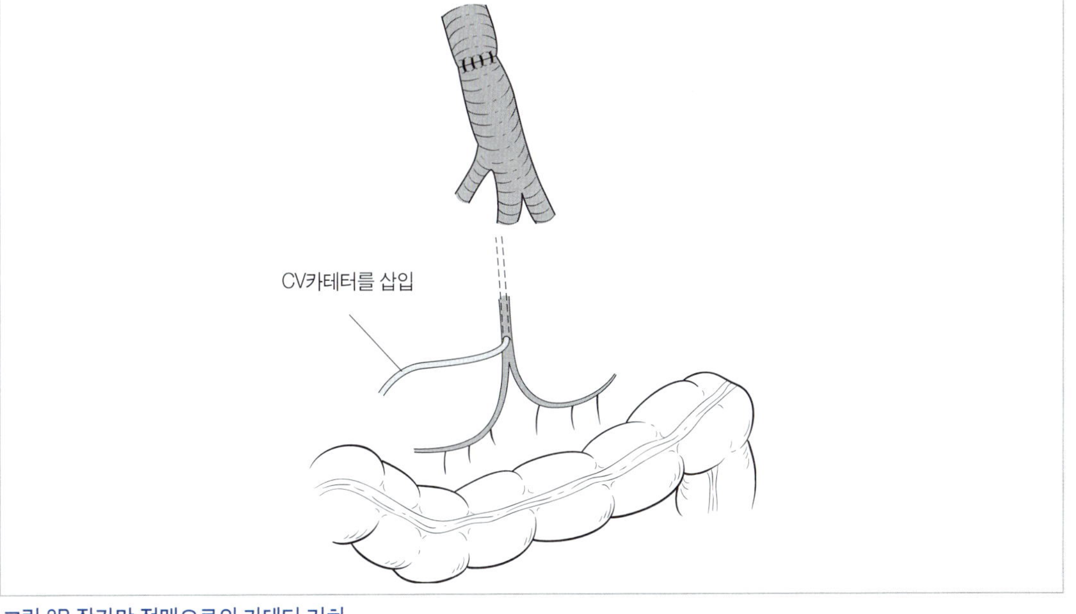

그림 3B 장간막 정맥으로의 카테터 거치
말초 문맥에 컷다운 요령으로 CV카테터를 거치해 여기서부터 저분자헤파린을 지속적으로 유입하는 것으로써 수술 후의 문맥혈전을 예방한다.

우도 있다. 동맥혈류가 없으면 담관의 혈류 공급이 이루어지지 않고, 간농양이나 담관 공장 문합 봉합 부전 등을 초래해 간부전이나 다장기 부전의 원인이 될 수 있다. 간동맥 재건방법이 곤란한 경우에 대신할 술식으로 동문맥션트(arterioportal shunting; APS)가 있다. 총간동맥, 혹은 위십이지장 동맥과 문맥을 단측문합

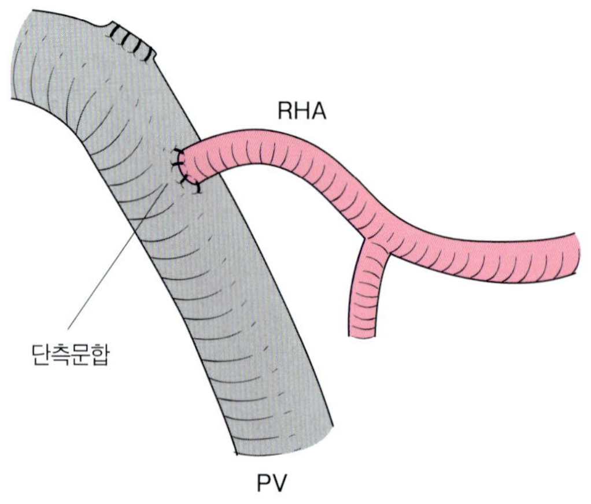

그림 4 문맥 부분 동맥화(arterioportal shunting)
간동맥 · 위십이지장동맥 등을 문맥에 단측문합을 함으로써 문맥부분 동맥화를 도모한다.

시 문맥혈을 동맥화하는 것으로 간부전을 피하는 방법으로 보고되고 있다(그림 4)[2]. 이 기술은 비교적 용이하고 현미경 수술을 실시할 수 없는 때에 긴급 수기로서 의의가 있다. 수술 후의 문맥압항진증을 방지하기 위해서, 수술 후 약 1개월에 션트를 코일로 색전할 필요가 있다.

참고문헌

1) Ijichi M, Takayama T, Toyoda H, et al: Randomized trial of the usefulness of a bile leakage test during hepatic resection. Arch Surg 135: 1395-1400, 2000

2) Kondo S, Hirano S, Ambo Y, et al: Arterioportal shunting as an alternative to microvascular reconstruction after hepatic artery resection. Br J Surg 91: 248-251, 2004

(海野倫明)

IV. 기본수술

1. 우간절제
2. 좌간절제
3. 간구역 절제(전구역 · 후구역 · 내측구역)
4. 간중앙 2구역 절제술
5. 담관 재건을 수반하는 간절제 · 미상엽절제
6. 췌두십이지장 절제
7. 췌체미부 절제(비보존 절제 포함)
8. S4+S5간절제+담관 절제 재건
9. 생체간이식

간담췌
고난도 외과수술

1 우간절제

A. 전방 접근법

Point

① 간문부에서 전구역, 후구역으로 향하는 글리슨지를 테이핑하고 이 테이프를 견인하면서 가능한 간측에서 줄기를 결찰한다.
② 간문부에서의 글리슨지 테이핑이 곤란한 경우에는 간이단을 선행하고 글리슨지로 접근한다.
③ 중간정맥의 우측면에서 간이단을 실시해 전구역에서 중간정맥으로 유입하는 정맥을 차례차례 처리한다.
④ 우간정맥의 처리는 하대정맥을 확인하고 전방에서 우간정맥의 근부로 접근한다.
⑤ 우간정맥의 결찰절리 후에 우간주위간막의 절리와 우부신에서의 절리를 전방에서 실시한다.

간장 수술에서 가장 기본적인 수술 중 사용빈도가 많은 술식의 하나로서 우간절제가 있다. 간주위인대의 박리, 간문부의 유입 맥관 처리, 간실질 절리, 간정맥 처리와 간장 외과에 필요한 손기술을 모두 확실히 익히지 않으면 이 수술을 실행할 수 없다. 충분한 지식의 습득과 기술의 응용이 성공의 비결이자, 합병증을 피할 수 있는 길이다. 본 항에서는 간문부 글리슨지 일괄처리의 전방 접근법에 의한 우간절제에 대해 살펴본다.

■ 전방 접근법이란

1980년경의 간절제 여명기에 있어서의 간우엽의 거대 종양에 대한 수술법으로서 non touch isolation이라는 개념에서 시작되었다. 우엽의 수동, 탈전을 실시하지 않고 그대로 위치에서 복측으로부터 간장으로 돌진하는 방법으로 타카사키 등이 보고하였다[1]. 이후 증례를 거듭해 우간절제를 실시할 때의 표준 접근법의 하나로서 확립되었다[2]. 또 홍콩의 Fan ST 등은 생존 예후의 개선의 효과가 있다고 보고하였다[3].

보통의 우간절제에서는 우관상인대로부터 우삼각인대, 간신간막 및 bare area의 박리를 실시하고 우엽의 수동, 탈전에서 우간정맥의 처리를 배측간외로부터 실시한다. 그러나 종양이 크고 수동이 곤란한 경우나 무리한 탈전으로 종양세포가 유출되지 않게 꺼내기가 어려운 악성 종양의 경우에는 이들을 해결할 목적으로 시작했던 술식이다. 간탈전을 실시해 왼손으로 절제간을 파지시키는 것은 간장 외과에서 중요한 손기술의 하나인데 이것을 실시하지 않고 간절제를 실시하는 것은 hanging maneuver나 복강경하간절제 방법의 개념의 근본이 되고 있다.

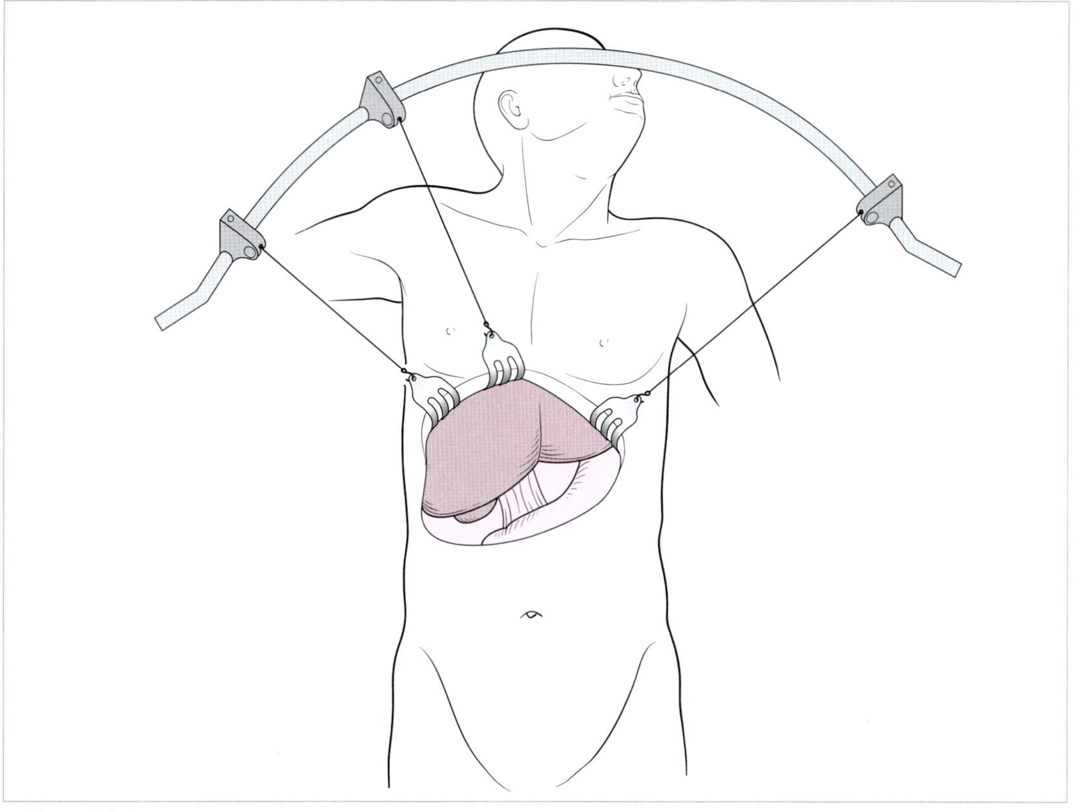

그림 1 개창법
켄트견인 개창기를 사용한다. 10시, 11시, 2시에서 3점 고정견인을 실시한다.

■ 피부 절개와 개복법

우간절제는 주요한 맥관 처리를 필요로 하기 때문에 수술 중 조작 상의 사소한 실수가 대량 출혈로 연결된다. 이 때문에 양호한 시야전개가 중요하다.

이전에는 역T자 절개가 이용되어 왔는데 간경변 합병증 등으로 수술 후 복벽반흔 헤르니아의 합병증이 종종 나타났다. 그 이후 정중창을 제부까지 연장하지 않는 벤츠절개로부터 좌복직근으로 연장하지 않는 J자 절개도 사용하고 있다. 비만체형 등 시야 확보가 곤란한 증례에서는 주저하지 않고 제8~9늑간을 파고들어가 개흉을 했지만 최근에는 통증 경감을 생각해 우늑연골을 파고들어가지 개복을 고려해야 한다.

J자 절개에서는 창을 좌측으로 연장하지 않아도 좌두측에서의 켄트견인개창기의 사용으로 충분한 시야의 확보가 가능하다. 켄트견인개창기는 수술대의 사이드 레일에 2개의 크란핑을 고정해 지주를 세워 이 지주에 아치형 바를 찔러 고정한 후에 멸균 소독포를 걸친다. 환자의 체형에서 수술자 위치로 아치형바의 파상 부분으로 견인용 아답터를 설치해 이 아답터로 견인갈고리를 감아올리도록 사용한다. 일반적으로 우간절제에서는 환자두측 10시, 11시, 2시에서의 3점 고정으로 견인을 실시하고 사이드 트랙터 사용에 의한 4점 고정도 가능하다(그림 1). 이 기구의 최대 장점은 술식이나 환자의 체형을 고려해 적시 적소에 견인부의 조정이 가능한 것이다. 비만체형인 경우에는 리트랙터의 위치를 높게 설정하고 문맥, 동맥 재건 증례에서는 시야가 깊지 않도록 낮게 설정한다.

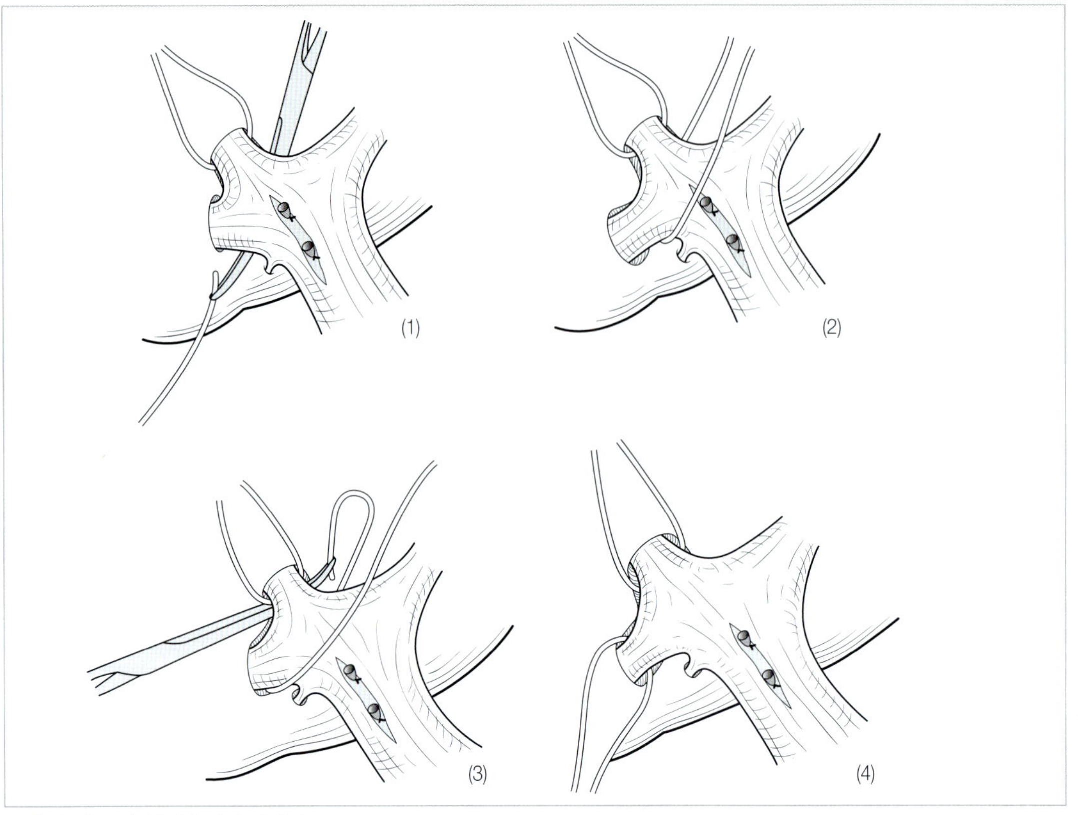

그림 2 **후구역 글리슨지의 테이핑**
전구역 글리슨지를 테이핑하고 오른쪽 일차분기 글리슨지로부터 전구역 글리슨지를 공제하는 형태로 테이핑을 실시한다.

유효한 견인을 실시하기 위해서는 견인 아답터와 견인갈고리와의 사이에 충분한 거리를 유지하는 것이 중요하다. 거리가 가까워지면 충분한 견인을 걸칠 수 없게 된다. 이 때문에 아치형바를 환자의 안면상에 설치한다. 기관삽관튜브가 아치형바에 닫는 경우가 있기 때문에 마취과의사에게 충분히 설명해 둘 필요가 있다.

■ 간원색 간겸상간막

개복 후에 간원색을 결찰절리한다. 이 간원색의 결찰사는 남겨 켈리겸자로 잡아둔다. 간문부에서의 맥관 처리 시나, 간이단 시에 이 절리한 간원색에 팽팽하게 결찰사를 적절히 견인하는 것으로 간문부나 절리단면의 시야전개가 용이해진다. 계속해서 간원색으로부터 겸상간막을 절리한다. 가능한 간막의 간측으로 돌진하면서 머리측으로 향한다. 간정맥근부 전면까지 박리하면 나중에 우간정맥 처리가 용이해진다.

■ 유입맥관의 처리

간문부 글리슨지 일괄처리에 의한 우간절제는 간 내에 진입하는 부위의 2차 글리슨지인 전구역지와 후

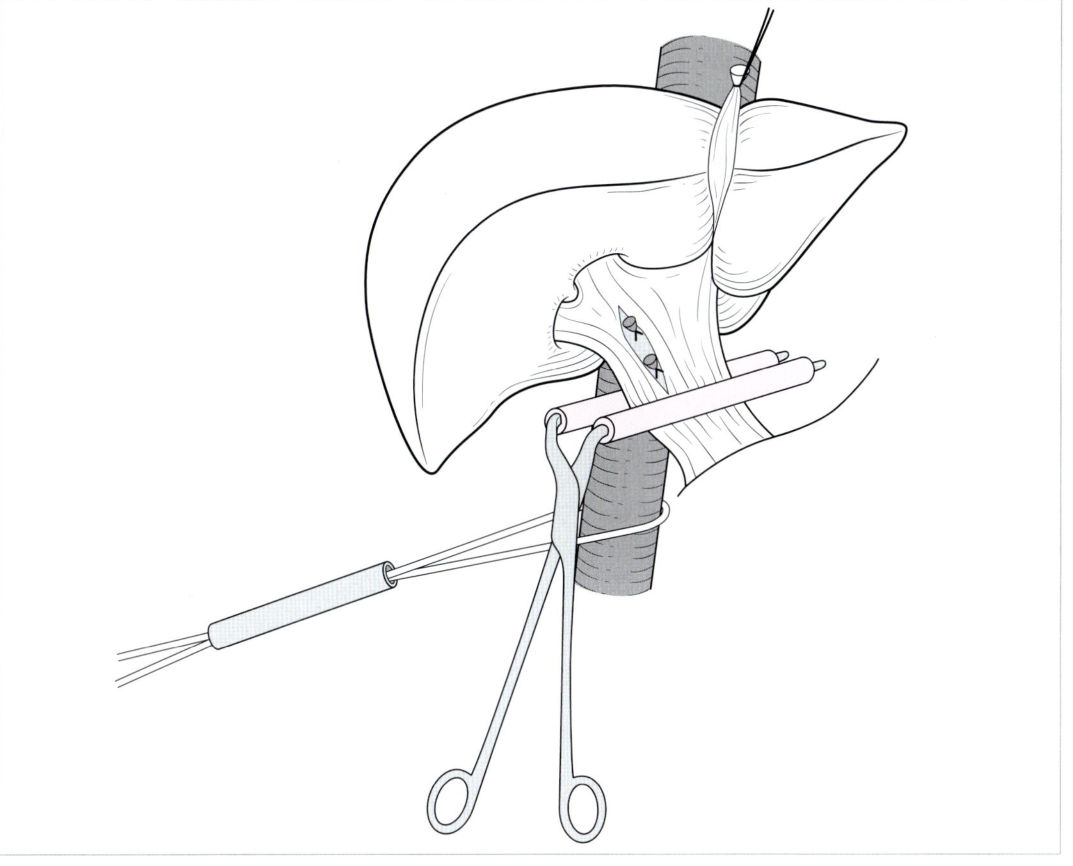

그림 3 혈류 컨트롤법
Pringle법과 간하부 하대정맥 차단법을 사용한다.

구역지를 각각 일괄적으로 맥관 처리하고 중간정맥을 보존해 절리면에 노출시키도록 절리면을 만들어 가는 술식이다. 이 글리슨지 일괄처리는 간문부 글리슨지 일괄처리의 항을 참고 하도록 하자[4].

후구역 글리슨지의 테이핑은 이른바 "빨셈"으로 파지시킨다. 후구역지는 간문부에서 2분지의 글리슨초 지배가 되어 있는 경우가 많다. 그러나 종종 후구역 글리슨지를 박리파지할 테이핑이 간내 해부학적 변이로 후구역 미측영역(이른바 S6)만 포함되는 경우가 있다. 이[오른쪽 일차분지 글리슨지 - 전구역 글리슨지 = 후구역 글리슨지]를 실시하고 전과 후 구역 글리슨지를 테이핑 한 후 각각 절리하면 우간 절제가 가능하다(그림 2).

■ 혈류컨트롤법

Pringle-Duchinova법과 간하부 하대정맥 차단법을 이용한다. Pringle겸자를 이용해 글리슨계로부터의 출혈컨트롤 목적으로 간십이지장간막을 일괄차단한다. 또 간절제 중의 간정맥으로부터의 출혈은 중심정맥압에 좌우된다. 따라서 간하부 하대정맥을 차단하는 것은 출혈량 경감으로 연결된다(「II. 기본 손기술 2. 간절제에 있어서의 혈행 동태」를 참조)(그림 3).

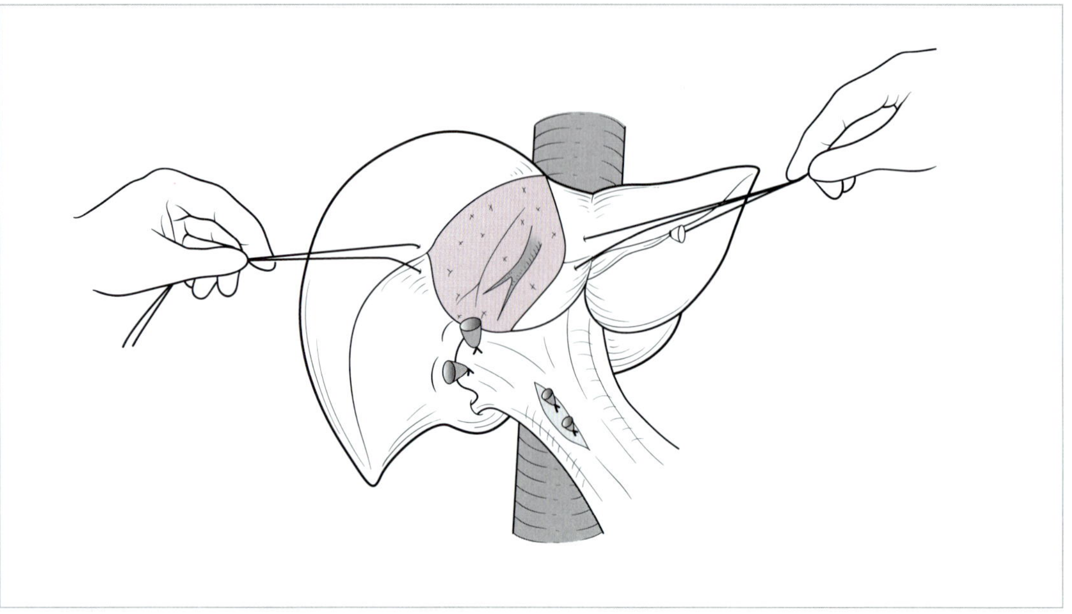

그림 4 Rex-Cantlie선으로부터의 이단
좌우에서 지지사를 균등한 힘으로 파지시켜, 팽팽하게 걸친다.

■ 간실질 이단

우간절제의 간실질 절리는 전구역 글리슨지 결찰에 의한 변색역의 경계선, 이른바 Rex-Cantlie선에 따라서 간아래측으로부터 머리측으로 향해서 진행시킨다. 간장 내의 절리선은 전구역 글리슨지 결찰부와 경계선에서 만들어진 "면"이기 때문에 수술 중에 이 "면"을 의식하면서 절리를 실시한다. 절리면에 노출된 맥관은 중간정맥본간이거나 또는 그 분지이다. 이 절리면에 글리슨지가 출현한다면 절리면이 어긋나 수정할 필요가 있다. 요령은 출혈을 두려워하지 말고, 중간정맥의 우측벽을 노출시키도록 절리 하는 것이다.

절리선 좌우에 걸친 지시사와 전술한 절리간원색의 지시사를 매달아 올려 적당히 팽팽하게 절리면을 양측으로 펴면서 진행시켜 나간다. 수술자와 제1조수가 지지사를 균등한 힘으로 파지, 거상하면서 적당히 팽팽하게 걸칠 필요가 있다. 절제가 깊어지면 중간정맥에 닿게 된다. 여기서 그 우측벽을 노출하도록 말초측을 절제해 중간정맥을 노출시켜 간다(그림 4).

계속해서 간하부 하대정맥의 우측면의 절리로 옮긴다. 미상엽돌기부를 하대정맥 전면으로부터 이단하고 간하연으로부터 머리측을 향해 간실질이단을 실시한다. 글리슨지 일괄처리의 경우에는 필연적으로 미상엽돌기는 보존되게 오른쪽 일차분지 글리슨지의 섬유 조직의 배측에 간실질이 남는다(그림 5).

실질의 이단을 하대정맥의 우연을 따라서 진행한다. 하대정맥을 따라 절리를 해 나가면서 차례차례 단간정맥지를 절단하고, 최종적으로 우간정맥의 하대정맥으로의 유입부에 이른다(그림 6).

절리의 디바이스는 여러 종류로 다양하고 각각의 장 · 단점이 있다. 통틀어 기기의 유용성의 비교는 할 수 없기 때문에, 수술자에게 맞은 기재를 사용하면 좋다(「II. 기본 손기술 4. 간절리」를 참조).

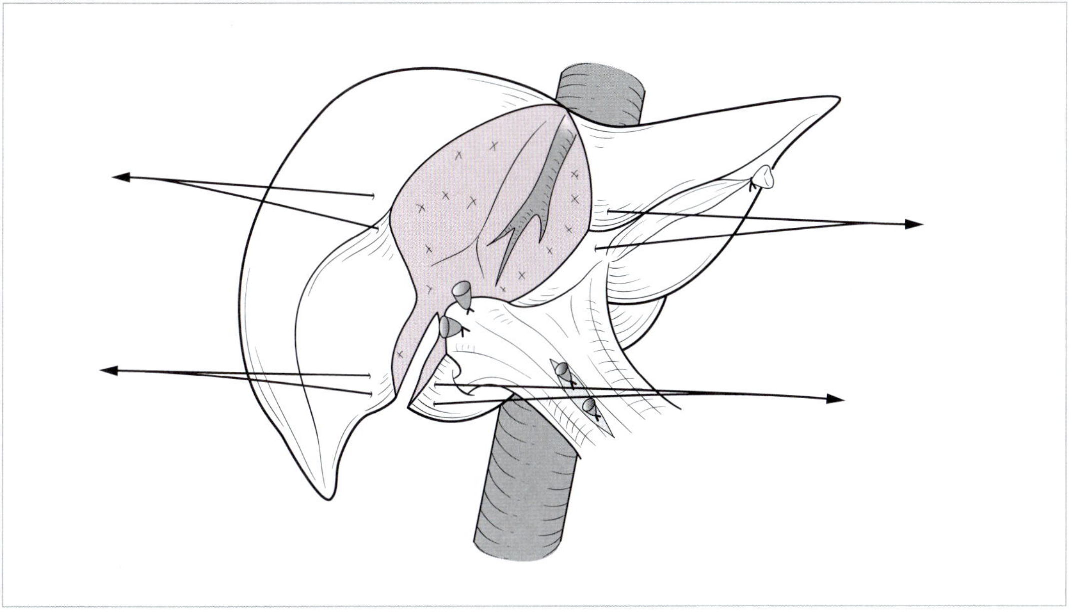

그림 5 미상엽으로부터의 이단

미상엽과 절제간에 지지사를 걸친다. 절리면을 만들어 간다.

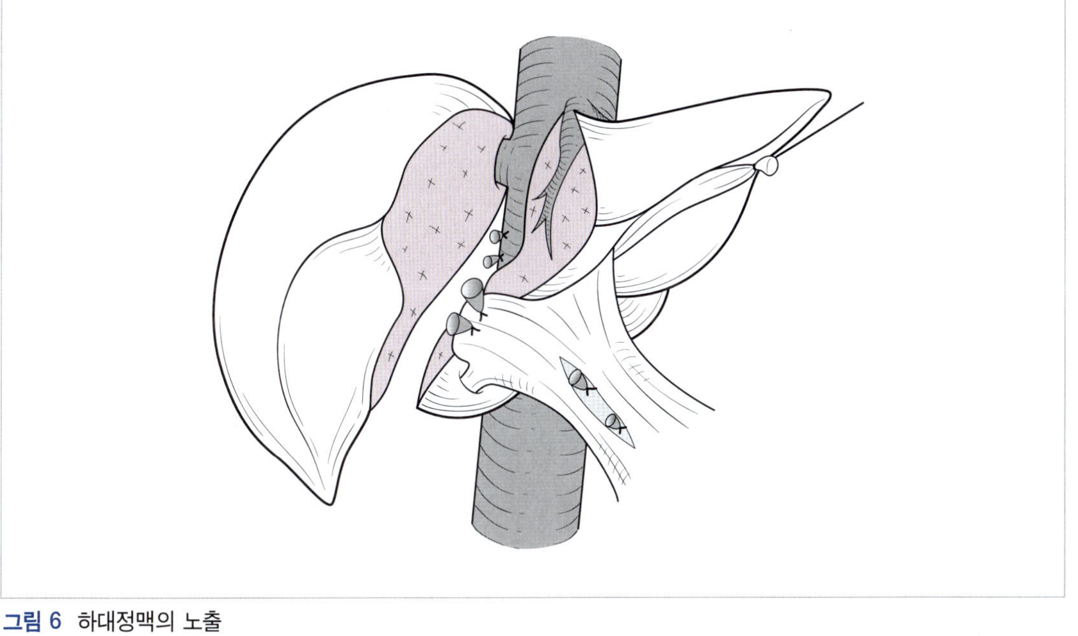

그림 6 하대정맥의 노출

하대정맥 우단으로 향해 간이단을 진행시킨다. 단간정맥은 처리한다.

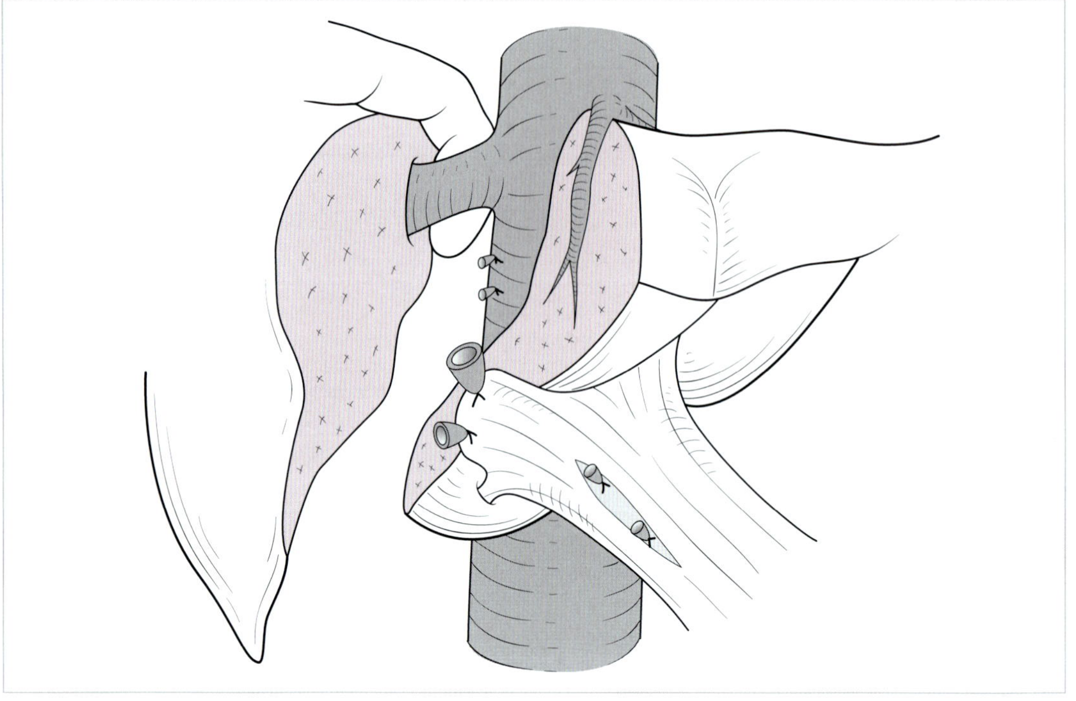

그림 7 우간정맥의 박리
우간정맥의 두측에서 간피막을 박리하지 않는 것이 중요하다. 두측에서부터 둔적, 용수적으로 박리한다.

■ 간정맥 손상 시의 대응

간절리에서 가장 중요한 포인트는 간정맥의 처리이다. 간실질의 절리를 진행시켜 나갈 때 반드시 중간정맥 말초가지의 양다리로 나누어지는 부위에 조우한다. 이 부위에서 간정맥을 손상했을 때에는 그 자리에서 곧 지혈봉합하려고 하지 않고, 출혈형태를 확인한 후에 출혈점을 써지셀거즈로 압박지혈하면서 그 주위의 간절리를 진행시킨후 절제측의 간정맥을 절단함으로 손상된 간정맥의 구멍이 간실질 절단면의 "bottom"으로부터 "wall"로 올려진 상태에서 손상부의 결찰 · 봉합을 실시한다. 억지로 "bottom" 상태에서 지혈 조작을 반복했을 경우, 간정맥의 종렬상태가 아직 절리되지 않은 간장내부에서 간정맥근부 근방까지 미치는 경우가 있어 대출혈을 일으킬 수도 있다.

■ 우간정맥의 처리

전방 접근법에 의한 우엽절제에서는 복측 전면에서 본 하대정맥과 우간정맥의 위치 관계는 확인할 수 있지만, 우간정맥의 배측의 정보가 적은게 맹점이다.

이 경우에는 우간정맥의 두측에서 간피막을 박리하고 두측에서 둔적으로 용수적으로 하대정맥우연을 따라서 꼬리측으로 손가락을 진행시켜 우간정맥의 박리를 실시한다(그림 7). 손가락이 우간정맥하연으로 나오면 테이프를 통해 이것을 끌어올리면서 혈관겸자를 삽입한다(그림 8).

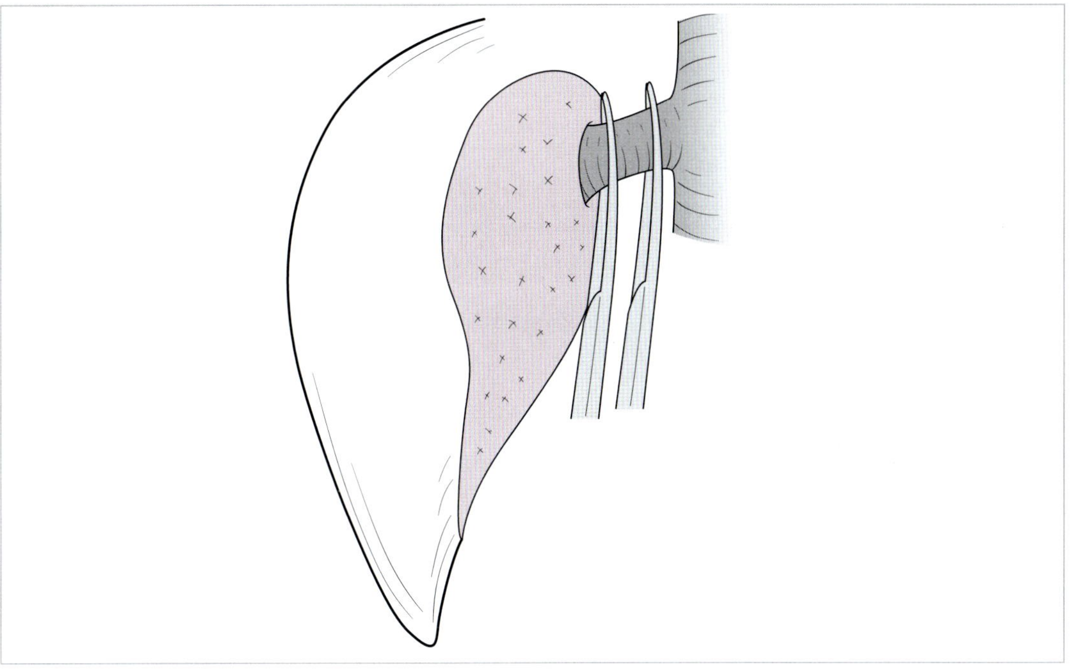

그림 8 우간정맥의 절리
혈관겸자를 이용해 절리한다.

절단 후는 단끝 처리를 우선 실시해 둔다. 5-0prolene 혈관 봉합사를 이용하여 연속 봉합으로 폐쇄한다.

■ 간막처리로부터 표본적출

이상의 조작으로 우엽은 완전하게 잔간과 하대정맥으로부터 절리되어 우관상간막, 우삼각간막, 간신간막만으로 후복막과 횡격막에 부착된 상태가 된다. 이 간막을 절제해 단번에 절제간을 적출한다. 여기서 주의할 점은 부신정맥으로부터의 출혈이다. 거대 종양 등에서는 자주 우부신의 위치확인이 어려운 경우가 있기 때문에 병소적출의 최종단계에서 부신 정맥을 손상시켜 출혈을 초래하는 경우가 있기 때문에 주의할 필요가 있다(그림 9).

■ 표본적출 후에

표본적출 후에는 충분한 지혈을 실시한다. 글리슨초 처리부나 간정맥 폐쇄부, 간실질단끝부는 원래 우부신 박리부에서의 출혈에 주의할 필요가 있다.

Drain는 간단끝부에 1개만 삽입하고 폐쇄식으로 한다. 수술 후에 담즙 누출이 없는것이 확인되면 3~4일에 제거한다.

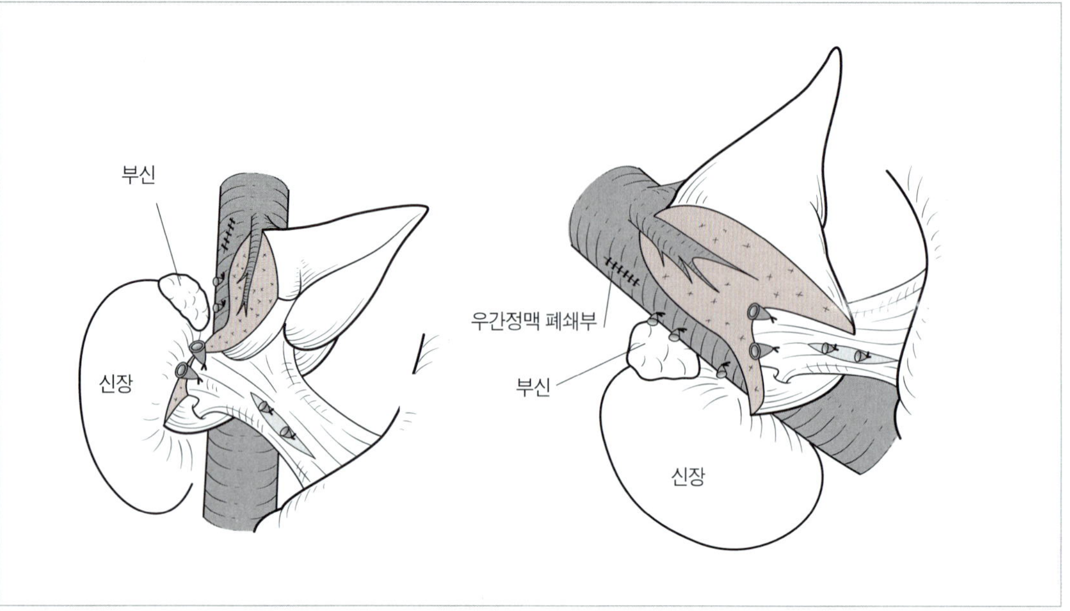

그림 9 완성도(정면도 · 측면도)

Dos & Don'ts

- 간문부의 유입 맥관 처리에 있어서 오른쪽 글리슨초 일차 분지에서 결찰절리를 시행해서는 안 된다. 좌엽의 담관 손상을 일으킬 가능성이 높다.
- 거대 간종양에서는 무리하게 간주위 간막절리를 먼저 시행 하지 않는다. 오히려 출혈이 많아지기 때문에 전방 접근법을 선택해야 한다.

참고문헌

1) Takasaki K, et al: Extended right hepatectomy for huge liver cancer with non-touch isolation. Shoukakigeka 7: 1545-1551, 1984(In Japanese)
2) Takasaki K: Procedures for hepatic resection. Anterior approach technique. In: Glissonean Pedicle Transection Method for Hepatic Resection Springer-Verlag 2007: 76-82
3) Lai EC, Fan ST, Lo CM, et al: Anterior approach for difficult major right hepatectomy. World J Surg 20:314-318, 1996
4) Takasaki K: Glissonean pedicle transection method for hepatic resection: a new concept of liver segmentation J Hepatobiliary Pancreat Surg 5:286-291, 1998

(片桐　聡, 山本雅一)

B. 개흉 접근법

Point

① 상복부 정중 절개에 제9늑간으로 향하는 경사절개를 더해 개복 · 개흉하고, 양호한 시야를 확보한다.
② 최초로 우간동맥, 문맥우지를 결찰 · 절리해 종양의 긴장을 경감시킨다.
③ 부신 하대정맥측은 용이하게 접근할 수 있으므로 실을 이용해 부신을 떨어뜨릴 때, 출혈하면 결찰 · 지혈한다.
④ 단간정맥은 바로 옆에서 볼 수 있으므로 신중히 박리해 결찰 · 절리한다. 하대정맥인대는 혈관이 들어가 있는 경우가 많기 때문에 반드시 결찰한다.
⑤ 간실질 절리 중, 중간정맥지를 확인하면 그것을 따라 본간이 노출되도록 절리를 진행시킨다. 작은 구멍은 피브린풀 또는 소프트 응고로 지혈한다.

우간절제는 간우엽을 차지하는 간세포암 등의 간종양, 간문부 담관암, 간내 결석 등의 담관 질환, 생체간 이식 도너 수술 등에 적응되는 침습이 큰 간절제술식이다. 기본적으로는 ICGR15 10% 이하 정상간기능의 증례에 적응되지만, 문맥색전술의 응용으로 ICGR15 20%이하의 증례 즉 경도의 간기능 장애까지 적응할 수 있다. 개흉의 이점으로 [1]늑골궁을 효과적으로 거상할 수 있다, 양호한 시야를 얻을 수 있는 것과 동시에 working space가 넓어지고 횡격막과 함께 간우엽을 거상할 수 있어 또한 간정맥, 하대정맥으로부터의 출혈을 손가락으로 압박한 후 용이하게 지혈할 수 있고 바로 옆에서 보면서 단간정맥, 부신을 처리해 간우엽을 탈전할 수 있는 등의 이점이 있다. 이러한 이점은 수술의 안전성 향상으로 연결되며, 특히 경변간이나 종양이 큰 경우에 이 손기술의 이점이 있다. 본 항에서는 개흉 접근법에 의한 우간절제술식에 대해 살펴본다.

■ 개복 · 개흉

검상 돌기에서 배꼽상부 2횡지에 이르는 정중 절개에 우측 제9늑간에 이르는 경사 절개를 더한 J자 절개로 개복 · 개흉한다(그림 1). 간원색을 배꼽근처에서 절리해 복벽에서 절개를 진행시켜 간표면에 이르러, 한층 더 간정맥 전면으로 향해 절개를 진행시킨다. 검상 돌기는 근부까지 충분히 박리 · 노출한 후 절제하고 단끝에 골랍(bone wax)을 충전한다. 경사 절개는 후와선까지 미친다. 늑간근의 절리는 늑골상연을 따라서 늑골을 노출하도록 지혈하면서 가급적 배측까지 절리한다. 늑간에서 절리하는 것보다 지혈하기 쉽다. 이렇게 하는 것으로 켄트갈고리에 의해 늑골궁을 충분히 거상할 수 있다. 덧붙여 횡격막의 절개는 왼손을 흉강에 삽입해 간을 거상하는 정도로 충분하지만, 늑골궁을 견인했을 때, 팽팽한 감이 있으면 절개를 추가한다. 간원색, 간겸상간막은 복벽측에서 절개해, 폐복시의 간 고정에 이용한다.

■ 수술 중 초음파

수술 중 초음파로 종양의 성질과 상태(피막의 유무 등), 국재범위, 문맥 · 간정맥 종양전의 유무, 중간정

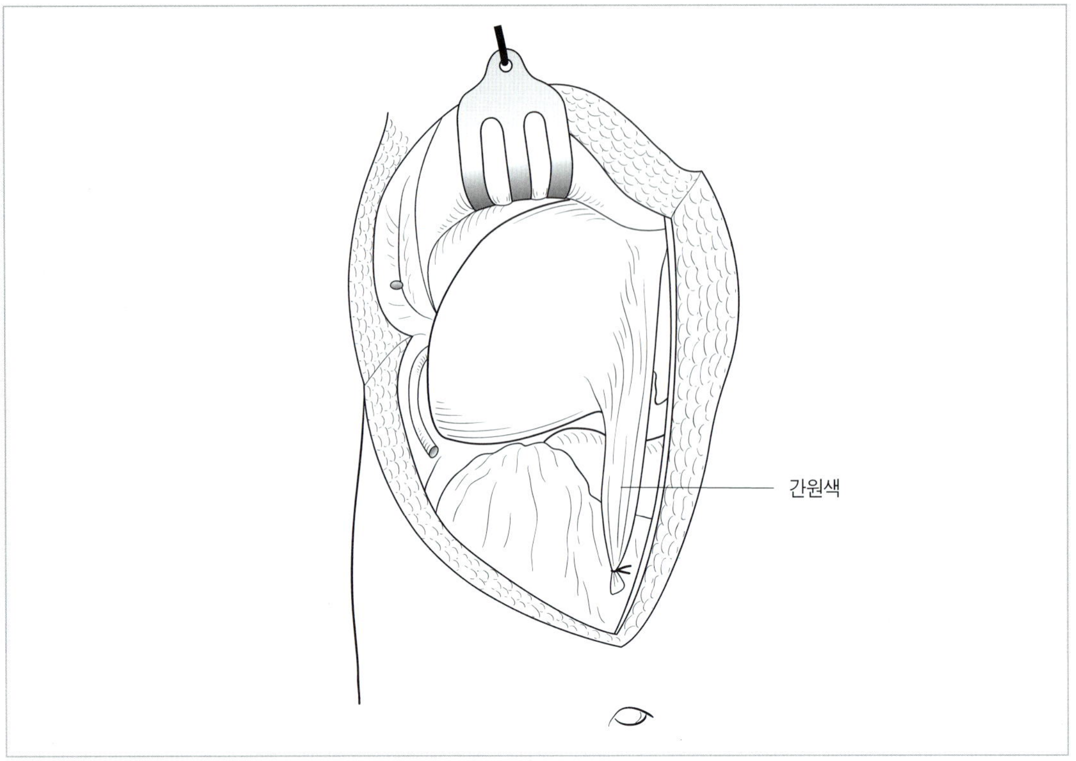

그림 1 개복 · 개흉
상복부 정중절개에 제9늑간으로 향하는 경사절개를 더해 개복 · 개흉한다. 늑골궁을 끌어올리면 양호한 시야가 전개된다.

맥과의 관계 등을 평가한다. 수술 전 3 D-CT로 술식의 시뮬레이션을 시행해 절리할 중간정맥의 가지를 파악해 둔다(그림 2). 수술 중 초음파로 재확인해 두는 것이 수술의 안전성을 높이는데 중요하다.

■ 담낭적출

Calot 삼각의 장막을 전기메스로 절개해 담낭동맥을 박리 · 노출한 후 결찰 · 절리한다. 담낭저부를 파지시켜 저부에서 장막, 담낭상결합조직을 전기메스로 절리해 담낭을 적출한다. 담낭을 적출할 때 이후의 시야전개, 담관조영을 위해 담낭관은 가급적 길게 보존한다.

■ 우간동맥, 문맥우지절리

담낭관을 복측으로 거상해 손가락으로 우간동맥의 박동을 촉지해 주행을 확인한 후 신중히 결합조직을 박리하고 우간동맥을 노출 · 테이핑한다. 우간동맥의 박리는 기본적으로 결찰 · 절리할 수 있을 정도로 실시하면 충분하지만, 어느 정도 전 · 후구역지까지 박리해 두면 이후의 담관절리가 용이해 진다(그림 3).

다음으로 우간동맥 배측에 있는 문맥우지를 신중히 박리한다. 문맥우지의 박리는 우간동맥을 절리해 양호한 시야 아래 시행해도 되지만 동맥 및 문맥 박리를 끝내고 나서 절리해도 괜찮다. 우선 본간을 박리해

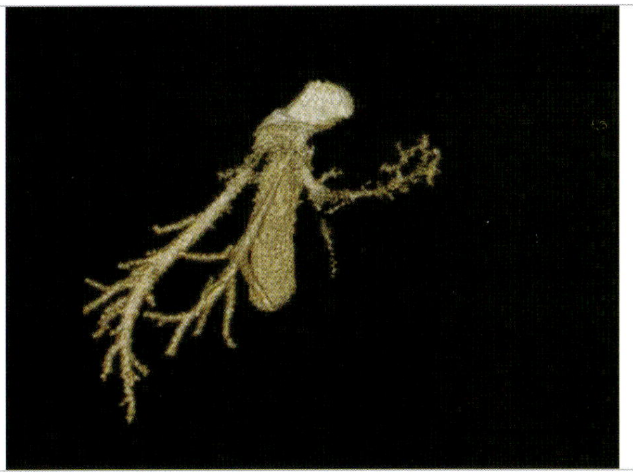

그림 2 3D-CT에 의한 간정맥 구축

3D-CT로 간정맥 구축을 실시해, 절리할 중간정맥의 주된 가지를 검토할 수 있다.

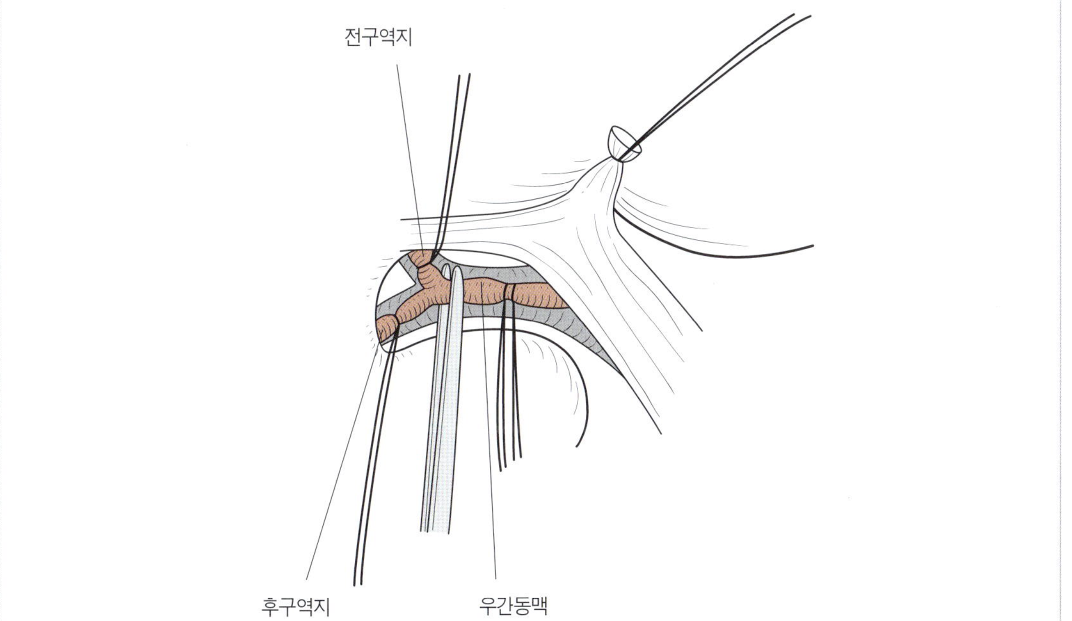

그림 3 우간동맥절리

우간동맥은 가능하면 전 · 후구역지까지 박리해 절리한다.

테이핑한다. 그리고 문맥우지를 박리한다. 문맥우지 및 좌지분지부부터 가는 미상엽지가 나와 있는 경우가 많기 때문에 주의 깊게 박리하고, 결찰 · 절리한다. 보통 문맥우지의 목이 짧은 경우가 많기 때문에 역시 전 · 후구역지까지 박리한 후 전 · 후구역지를 결찰해 절리한다(그림 4). 동맥 및 문맥은 이중결찰 후 절리하지만, 문맥에는 관통 결찰을 실시하는 것이 좋다. 문맥색전술이 시행되어 있으면 문맥우지주위의 염증이 심한 경우가 있으므로 신중히 박리할 필요가 있다. 박리가 곤란한 경우에는 문맥우지의 결찰만 한다.

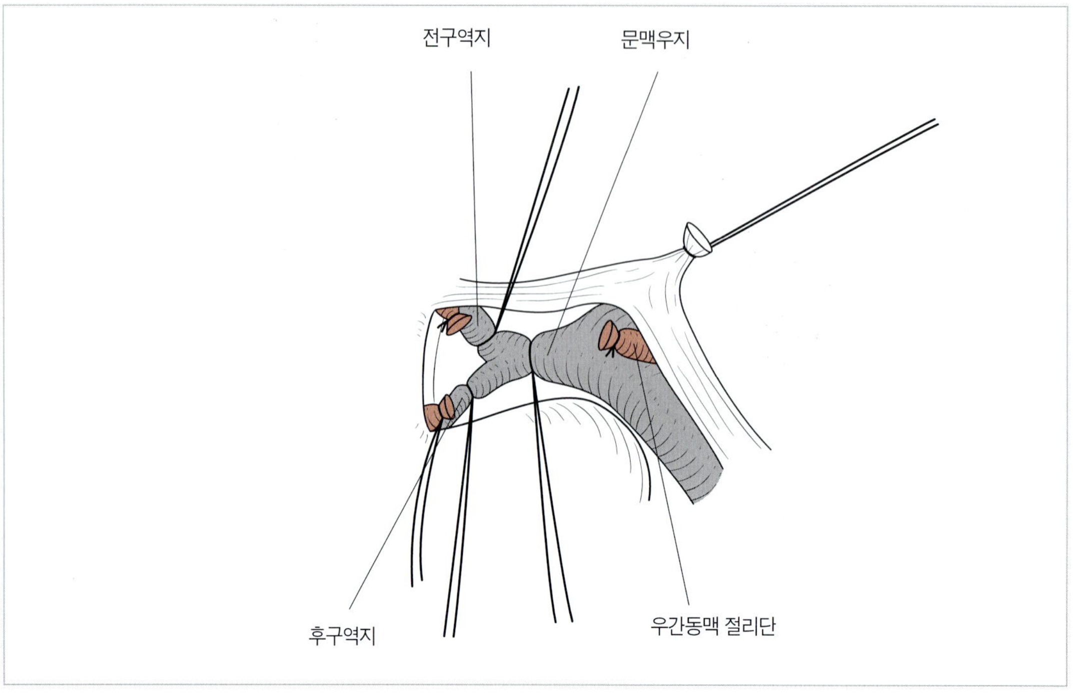

그림 4 문맥우지 절리
문맥우지는 미상엽지를 절리하고 나서 테이핑하고 목이 짧으면 전 · 후구역지까지 박리하고 절리한다.

이상의 조작으로 간표면에 명료해진 변색 영역을 전기메스로 마킹한다.

덧붙여 담관의 주행에는 해부학적 변이가 많기 때문에 이 시점에서는 절리하지 말고 간실질 절리가 완료된 시점에서 절리한다.

■ 간우엽의 수동

1) 간정맥박리 · 간막절리

간우엽의 수동은 개복에 이어 바로 시행해도 괜찮지만 종양이 거대한 경우, 또는 종양과 횡격막과의 사이에 유착이 있을 경우에는 우간동맥 및 문맥우지를 절리하고 나서 실행하는 편이 종양의 긴장이 경감하고 박리 시의 출혈이 줄어 들기 때문에 조작이 용이하다. 우선 좌우의 관상인대를 절리해 간정맥근부를 충분히 노출한다. 우하횡격정맥이 우간정맥으로 유입되므로 박리의 지표가 된다. 이 때 우측 및 중간정맥 사이에 손가락이 들어가도록 충분히 박리한다(그림 5). 또한 bare area, 우삼각인대를 전기메스로 잘라 우엽을 탈전한다.

2) 단간정맥절리

미측에서 단간정맥을 결찰 · 절리해 간다. 하우간정맥과 같이 굵은 경우에는 혈관감자로 잡고 절리하고,

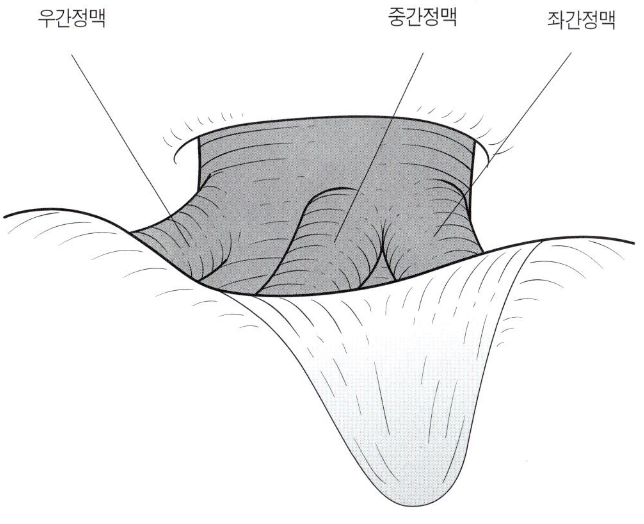

그림 5 우, 중, 좌간정맥박리
좌우의 관상인대를 절리해 간정맥근부를 충분히 노출해, 우간정맥과 중간정맥 사이에 손가락이 들어가도록 한다.

4-0 프로린으로 봉합 · 폐쇄한다. 하대정맥인대에도 혈관이 들어가 있는 경우가 있으므로 결찰 · 절리한다.

3) 부신박리

부신은 두측 및 미측부터 신중히 박리하고 부신의 내측과 하대정맥 외측의 엉성한 스페이스를 박리하고 1-0견사를 통과시켜 둔다(그림 6). 전기메스로 간의 부신 부착부를 용이하게 절리할 수 있는 경우도 있지만 부신정맥과 단간정맥이 합류해 하대정맥에 유입하기도 하므로 출혈했을 경우에는 통과시켜 둔 실을 결찰하면 지혈된다. 계속해서 전기메스로 절리를 진행시켜 완전하게 부신을 떨어뜨린다. 간측에서의 출혈은 보통 전기메스에 의한 응고로 지혈이 가능하다. 부신박리는 생각지 않은 대출혈을 초래할 수 있으므로 신중한 자세가 요구된다.

4) 우간정맥절리

우측 및 중간정맥 사이에 왼손 제2손가락을 삽입해, 그 손가락을 목표로 신중히 박리하고 우간정맥을 박리 · 테이핑한다(그림 7). 혈관감자로 잡아 절리하고 단끝은 5-0프로린 연속봉합으로 폐쇄한다. 우측에서 중간정맥근부가 보일 때까지 박리할 수 있으면 간우엽의 수동은 완료된다.

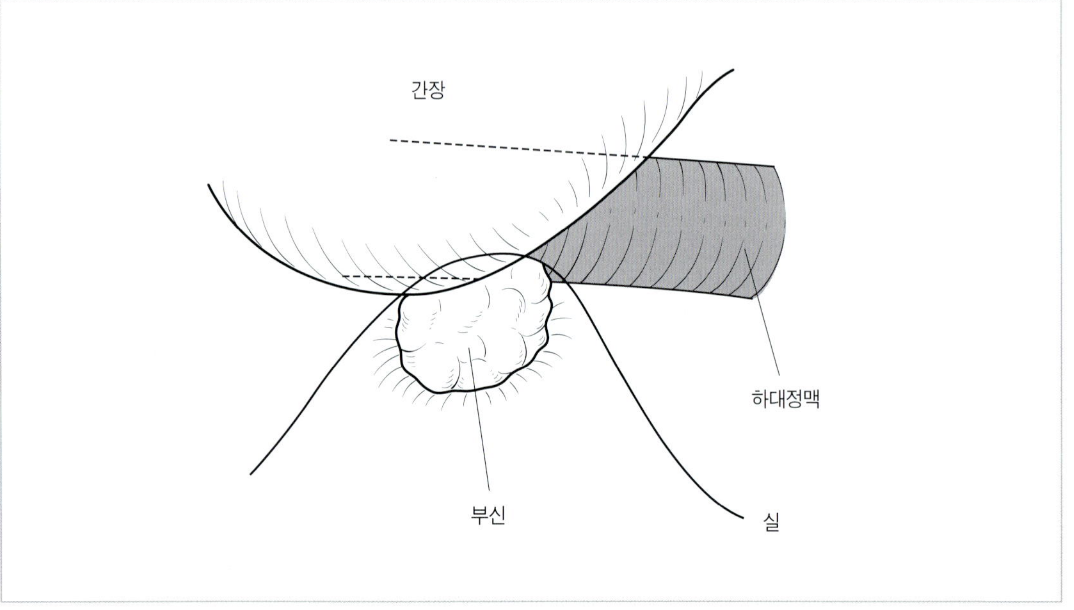

그림 6 부신박리

부신은 두측 및 미측부터 신중히 박리한 후, 부신 하대정맥측에 실을 통과시키고 나서 전기메스로 간장에서 박리한다. 출혈할 경우 통과해 있는 실을 결찰한다.

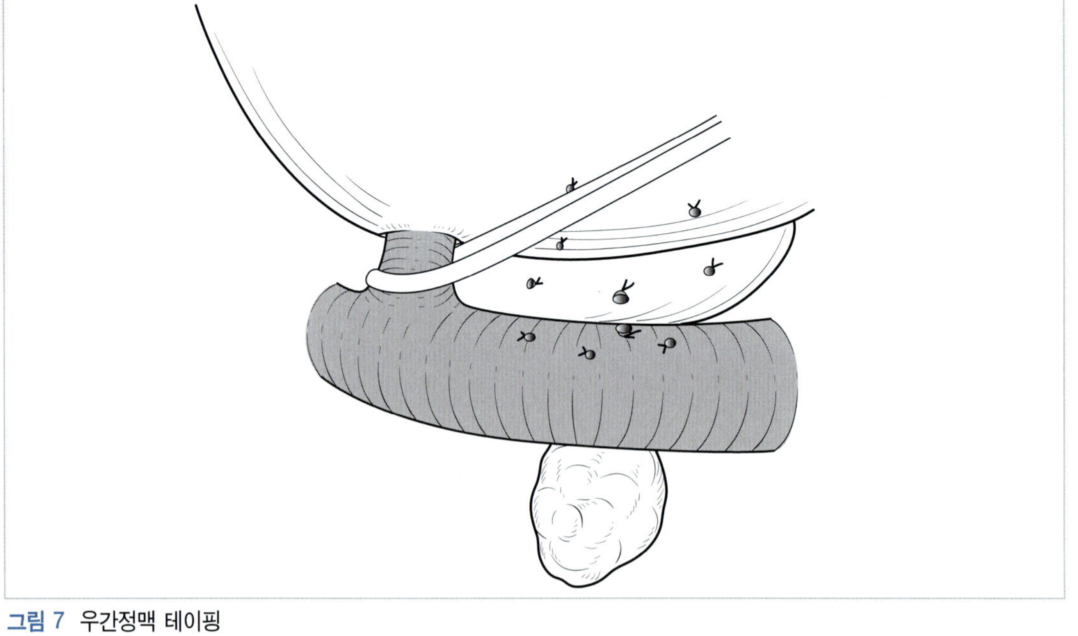

그림 7 우간정맥 테이핑

하대정맥인대를 박리하고 나서, 우측 및 중간정맥 사이에 손가락을 삽입, 이 손가락을 목표로 신중히 박리한다.

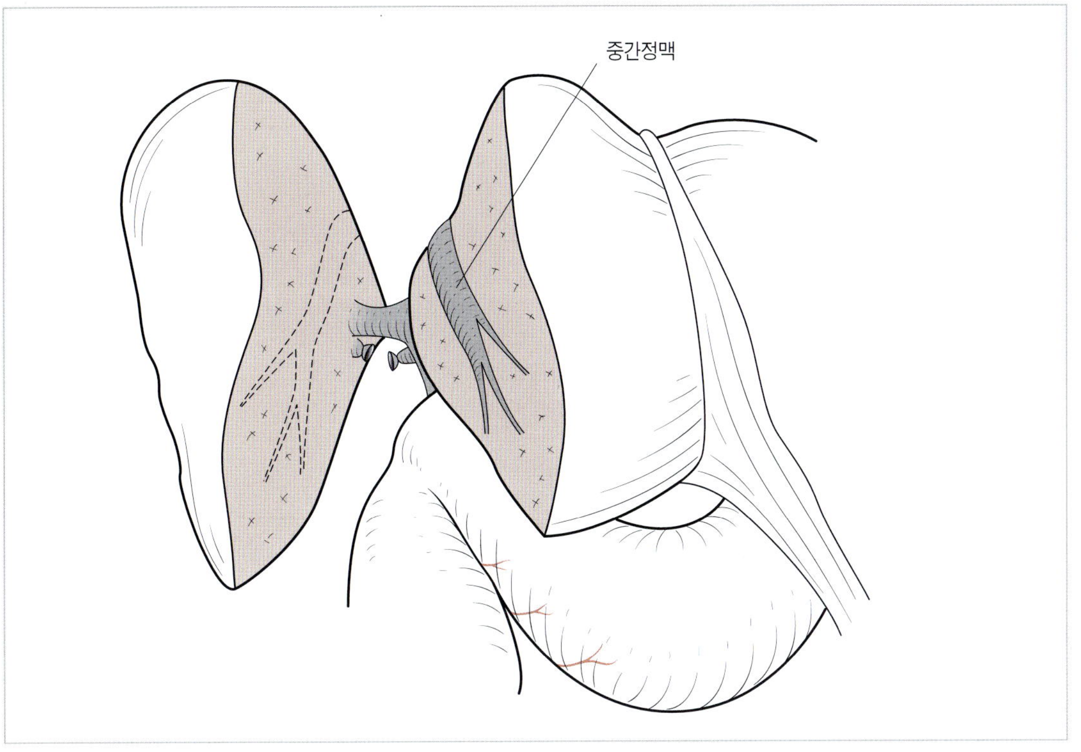

그림 8 우측 담관 테이핑
간실질을 완료해 담관을 테이핑한다. 수술 중 담관조영을 시행해 절리포인트를 결정하고 나서 절리한다.

■ 간실질 절리

간십이지장 간막을 테이핑해 포가티감자로 잡은후 Pringle 하(15분 클램프, 5분 개방)에 간실질절리를 개시한다. 왼손을 간우엽배측에 넣어 거상하면서, 꼬리측 테두리에서 간실질절리를 개시한다. 켈리겸자로 간실질을 압좌하면서 크고 작은 맥관구조들을 결찰 · 절리한다. 적절히 CUSA®도 이용한다. 중간정맥 말초가지를 확인할 수 있으면 중추로 박리를 진행시켜 본간을 노출한다. 간표면에 마킹한 선과 노출된 중간정맥을 통과시키는 면이 거의 절리면이 되도록 간실질절리를 진행시킨다. 중간정맥에는 S5 및 S8의 비교적 굵은 드레나지정맥이 유입하므로, 수술 중 초음파로 확인하고 손상하지 않도록 결찰 · 절리한다. 간실질절리를 진행시키면 오른쪽 글리슨이 노출된다(그림 8). 보통 글리슨절리 전에 그 배측의 미상엽간실질을 절리해 둔다. 우측 글리슨을 갑자기 절리해도 문제는 없지만 안전상 담관으로 튜브를 삽입해 담관조영을 시행하고 우간관의 절리부위를 확인한다. 절리부위를 겸자로 파지시켜 절리하고 간우엽을 적출한다. 간관단끝은 4-0바이크릴 연속봉합으로 폐쇄한다. 절리면에는 중간정맥이 노출된다(그림 9). 리크 테스트는 보통 시행하지 않지만, 출혈 및 담즙누출이 없는 것을 확인한다. 담낭관은 튜브발거 후 이중 결찰한다. 절리면에는 피브린풀을 분무한다.

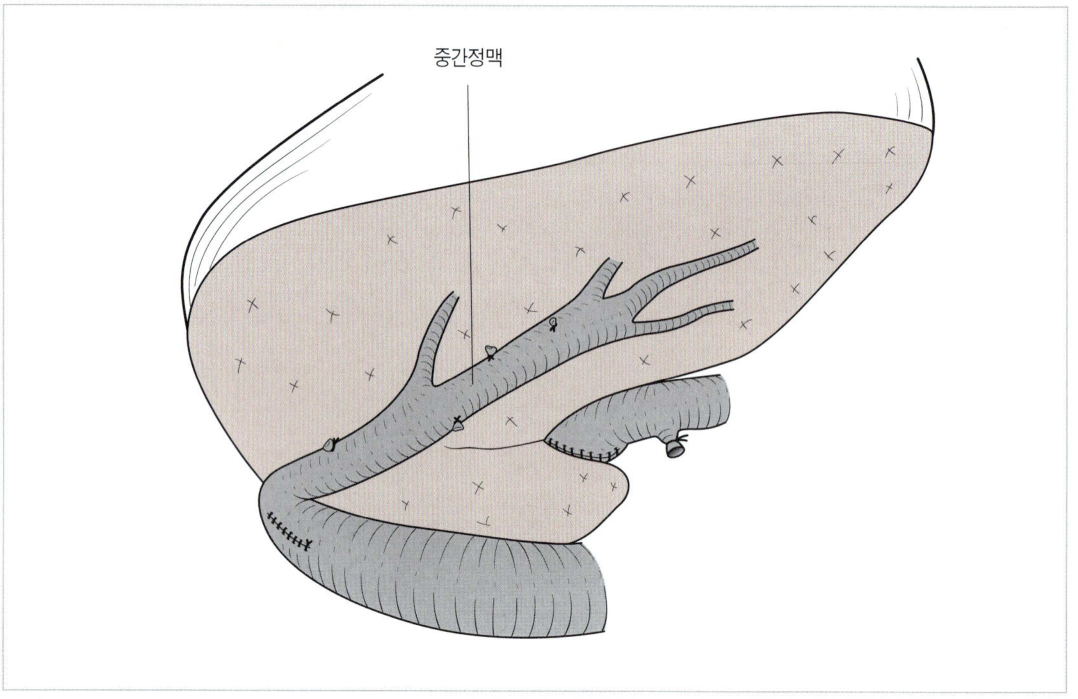

그림 9 간절리면
우간절제 후 절리면에는 중간정맥이 깨끗히 노출된다.

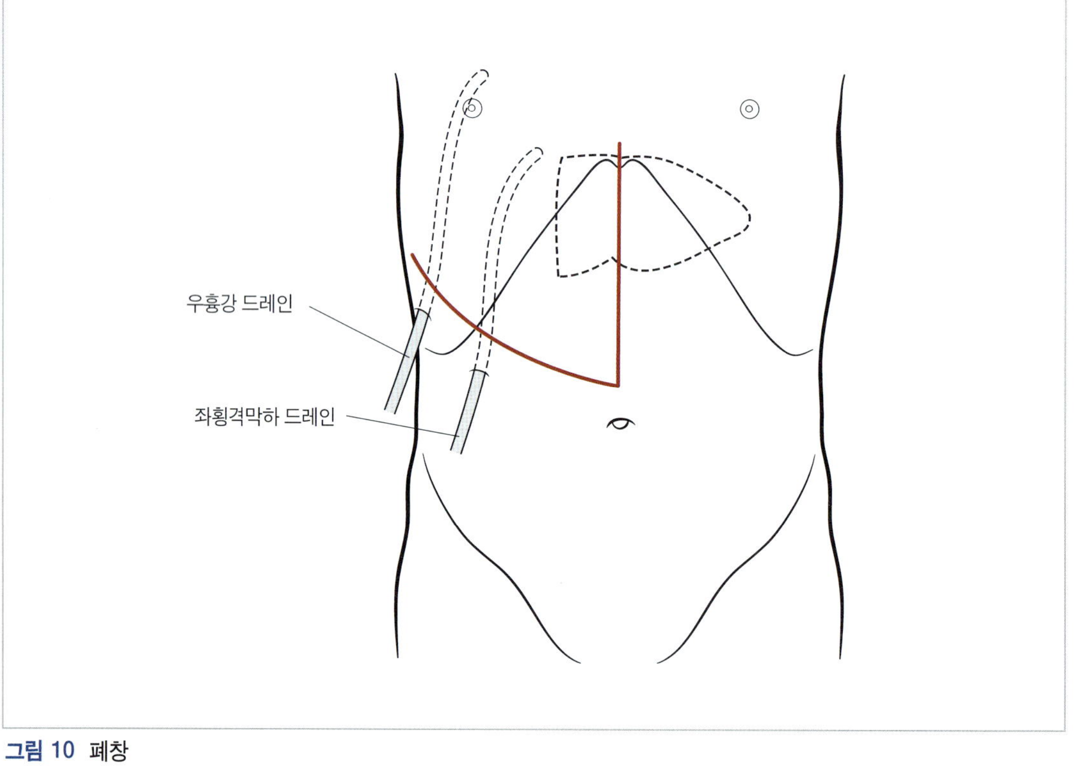

그림 10 폐창
우측 흉강, 우측 횡격막하에 drain을 삽입하고 폐창한다.

■ 폐창

흉강 및 복강 내를 충분히 세정한 후, 흉강에는 제7늑간에서 20F흉강 drain을 삽입 · 고정한다. 복강 내에는 24F drain을 우측 횡격막하로 유치한다. 상하 늑골에 2바늘 1-0바이크릴을 걸치고 나서 횡격막 절개부를 봉합폐쇄한다. 2-0바이크릴로 신중히 지혈도 겸해 봉합한다. 특히 늑골궁 근처는 제대로 꿰매지 않으면 복수가 흉강으로 유출해 흉수가 멈추지 않는 경우가 있으므로 주의가 필요하다. 폐흉 전에는 폐를 부풀려 무기폐가 없도록 주의한다. 정중창의 복막을 닫을 때 간겸상간막, 간원색을 건져올려 잔간의 고정에 유용하게 쓴다. 층층으로 폐창한다(그림 10).

개흉에 의한 우간절제술식에 대해 살펴 보았다. 개흉의 이점을 충분히 이해한 후 시행하면, 우간절제도 안전한 술식이 된다.

Dos & Don' ts

- 늑골궁을 충분히 거상하기 위해, 늑골상연을 따라 배측까지 늑간근을 절개한다.
- 횡격막은 왼손을 삽입해 간을 거상할 수 있을 정도로 절개한다.
- 문맥 좌우분기부 및 우지에는 반드시 가는 미상엽지가 있으므로 결찰 · 절리하고 나서 테이핑한다.
- 조금 굵은 단간정맥은 이중결찰로는 빠지는 경우가 있으므로 신중히 관통결찰을 더해 절리한다.
- 부신은 하대정맥 측에 실을 통과시키지 않고 전기메스로 떨어뜨리기 시작해는 안 된다. 꽤 굵은 단간정맥이 들어가 있는 경우가 있으므로 대출혈을 일으키는 경우가 있다.

COLUMN

마취의의 협력 없이

간실질 절리 중의 출혈은 외과의는 물론이고 마취의에 의존하는 면이 강하다. 간유입혈은 Pringle법으로 차단할 수 있으므로, 출혈의 대부분은 간정맥혈이 차지하게 된다. 여기서 중심정맥압을 내리는 방법으로 외과의는 간을 거상해 압교차를 만들고 간하부 하대정맥을 클램프하고 머리를 윗쪽으로 하는 등은 할 수 있다. 한편 마취의에게는 1회 환기량을 100~150 mL로 줄여 환기회수를 늘려 주고 수액량을 줄여 주고 말초 혈관을 확장시키는 약, 근이완약을 투여받는 등을 의뢰해 효과적으로 중심정맥압을 내리는 것이 중요하다. 마취의의 협력 없이 출혈량이 적은 간절제는 불가능하다는 것을 명심할 필요가 있다.

참고문헌

1) Kubota K, Makuuchi M, Kusaka K, et al: Measurement of liver volume and hepatic functional reserve as a guide to decision-making in resectional surgery for hepatic tumors. Hepatology 26: 1176-1181, 1997

2) Kato M, Kubota K, Kita J, et al: Effect of infra-hepatic vena cava clamping on bleeding during hepatic dissection: a prospective, randomized, controlled study. World J Surg 32: 1082-1087, 2008

(窪田敬一)

2 좌간절제

Point

간절제는 수술실에서 시작되는 것이 아니라 수술 전의 평가에서부터 벌써 시작되므로 아래의 사항을 숙지하는 것이 중요하다.

① 수술 전에 MDCT, CT-angio 등으로 문맥, 간동맥의 해부학적 변이를 충분히 파악한다. 담관의 주행에는 변이가 많기 때문에 필요에 따라 수술 중 담관조영으로 담관의 절리부위를 확인한다. 중요한 맥관을 절리할 때에는 절리해도 좋은 맥관인지를 확인하는 습관을 몸에 익힌다.

② 좌간절제술은 간문부로의 어프로치, 간좌엽의 수동과 간이단의 3가지의 단계로 구성되어 있는 것을 이해하고 수술을 완수하려면 정확한 해부학적 지식과 확실하고 신중한 수술 조작에 익숙해지는 것이 필요하다.

■ 술식의 흐름

1) 개복

상복부 정중절개로부터 우측으로 횡절개를 더해 역L자 절개, 혹은 역T자 절개로 개복한다. 정중절개의 하단은 배꼽위 2횡지에서 횡절개의 우연은 전액와선까지로 한다. 외측구역이 좌측으로 크게 성장하고 있는 경우는 좌삼각간막의 처리가 어려운 경우가 있어, 좌측으로 횡절개를 연장해 역T자 절개로 한다(그림 1). 검상 돌기는 흉골의 부착부까지 충분히 박리하고 근부에서 전체 절제한다. 또 간원색은 횡절개 위치에서 절리한 후에 간장의 견인에 이용한다.

2) 담낭적출술

담낭적출술의 상세한 것은 타원고를 참조하자. 뒤에서 살펴보겠지만 간이단 후 담낭관에서 리크 테스트용의 조영튜브를 삽입하기 위해, 담낭적출 시에 담낭관을 길게 남겨 둔다.

3) 간문부 처리

(1) 맥관(좌 · 우간동맥, 문맥좌지, 담관좌지의 절리) 개별 처리

좌간동맥은 보통 간십이지장간막 내의 좌복측을 주행하고 있으므로 우선 간위간막을 절개해 동맥의 주행을 촉진으로 확인하면서, 문맥제부의 약간 간문근처의 간십이지장간막좌측을 절개해 주위 결합조직으로부터 좌간동맥을 박리해 놓고 테이프를 걸친다(그림 2). 좌간동맥의 확인이 쉽지 않은 경우 간장측에 박리를 진행시켜 좌측으로 주행하고 있는 지를 확인하고 십이지장측에 박리를 진행시켜 중간동맥, 우간동맥

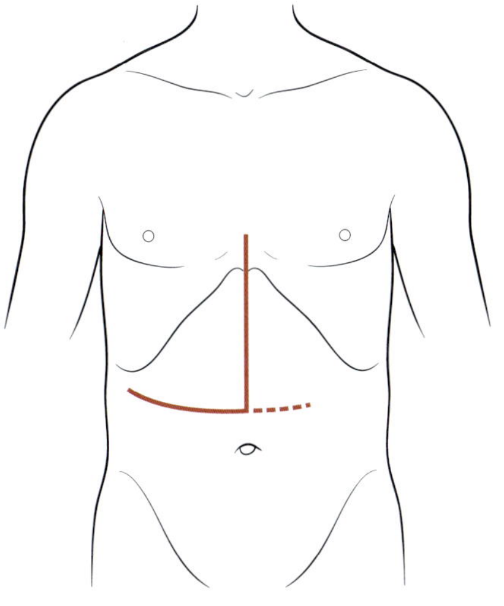

그림 1 역L자 절개에 의한 개복
필요에 따라 역T자 절개를 실시한다.

의 분기를 확인한다. 필요한 경우에 좌간동맥을 혈관겸자로 클램프하여 우간동맥의 박동을 확인하거나 수술 중 초음파 검사의 칼라 도플라로 간우엽의 동맥혈류를 확인한 후에 절리한다. 중간동맥은 좌간동맥에서 우측을 주행하고 있지만 문맥제부의 우측에서 결합직의 박리를 진행시키면, 이것을 찾을 수 있으므로 좌간동맥과 같이 우간동맥의 혈류를 확인한 후에 절리한다. 림프절 숙청 등의 필요가 없다면 문맥제부에 가까운 부위에서 중간동맥을 확인하고 결찰 · 절리하는 것으로써 우간동맥의 손상을 피할 수 있다.

좌간동맥을 처리하면 그 배측에 엉성한 결합조직에 둘러 싸인 문맥좌지를 쉽게 분류할 수 있다. 우선 문맥좌지를 사방에 걸쳐서 박리하는데 간문측에는 미상엽지를 확인할 수 있으므로 필요에 따라 이것들을 결찰 · 절리한다. 대부분의 몇 개의 가지가 나와 있지만 이것을 손상시키면 생각지 않은 대량출혈이 일어나는 경우가 있다. 생체간이식 도너수술과 같이 좌간동맥을 보존해 문맥을 박리할 경우에는 시야가 나쁜 경우가 많기 때문에 문맥미상엽지를 손상시키지 않도록 신중한 박리조작이 요구된다. 문맥좌지가 완전히 박리되면 테이프를 걸어 한층 더 박리를 진행시켜 문맥우지와의 분기부를 확인한다(그림 3). 문맥좌지 절리 예정부가 문맥우지와의 분기부로부터 충분히 떨어져 있으면, 결찰 · 절리할 수 있지만, 간좌엽의 종양이 간문 근처까지 진전하고 있는 경우, 좌문맥 내에 종양전이 존재할 경우, 생체간이식의 도너 수술과 같이 이식간에 긴 문맥좌지를 붙일 필요가 있는 경우 등에서는 혈관겸자를 걸어 절리한 후에 연속봉합을 실시한다. 동 · 문맥의 결찰 · 절리가 끝나면 좌엽의 저혈로 간좌우엽간에 demarcation line이 명료하게 출현한다. 문맥좌지 절리 후 그 두측에서 글리슨지로부터 좌간관을 박리할 수 있다면 결찰 · 절리하는데, 무리하게 박리하면 담관손상을 초래할 위험이 있으므로 담관의 박리조작에 익숙하지 않을 때에는 무리하지 않고 간이단의 최종단계에서 글리슨지를 통채로 간이단의 최종단계에서 처리한다.

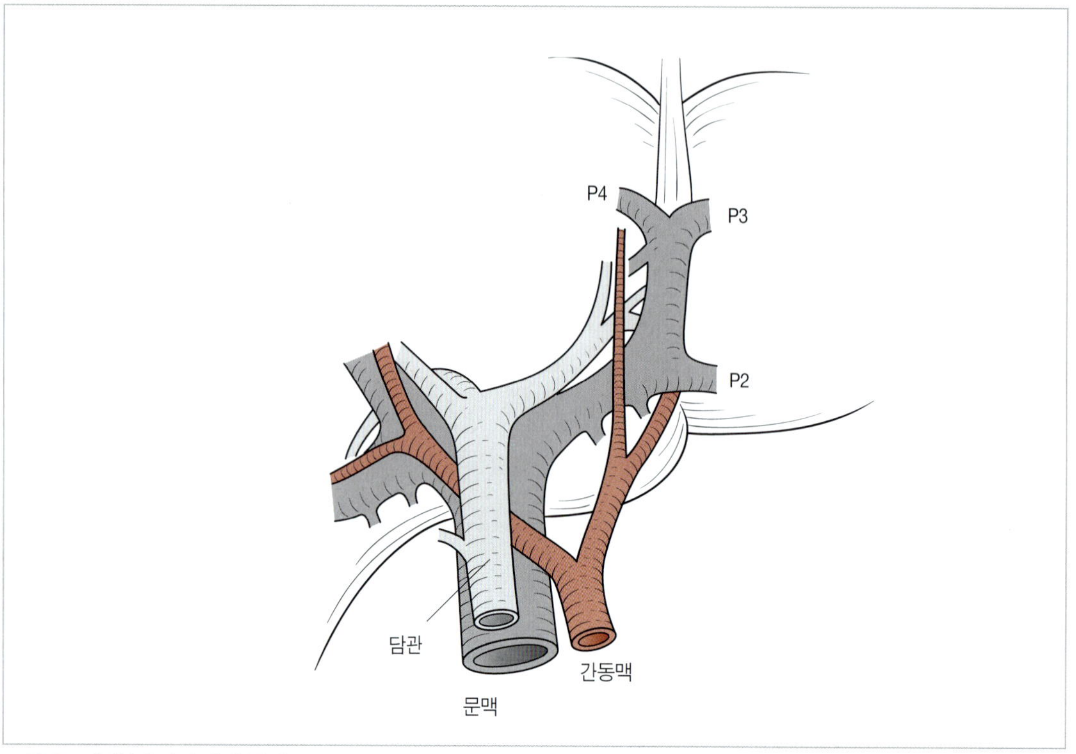

그림 2 **간문부에서의 맥관 주행**
담관, 동맥의 주행에는 변이가 많기 때문에 수술 전에 평가해 둔다.

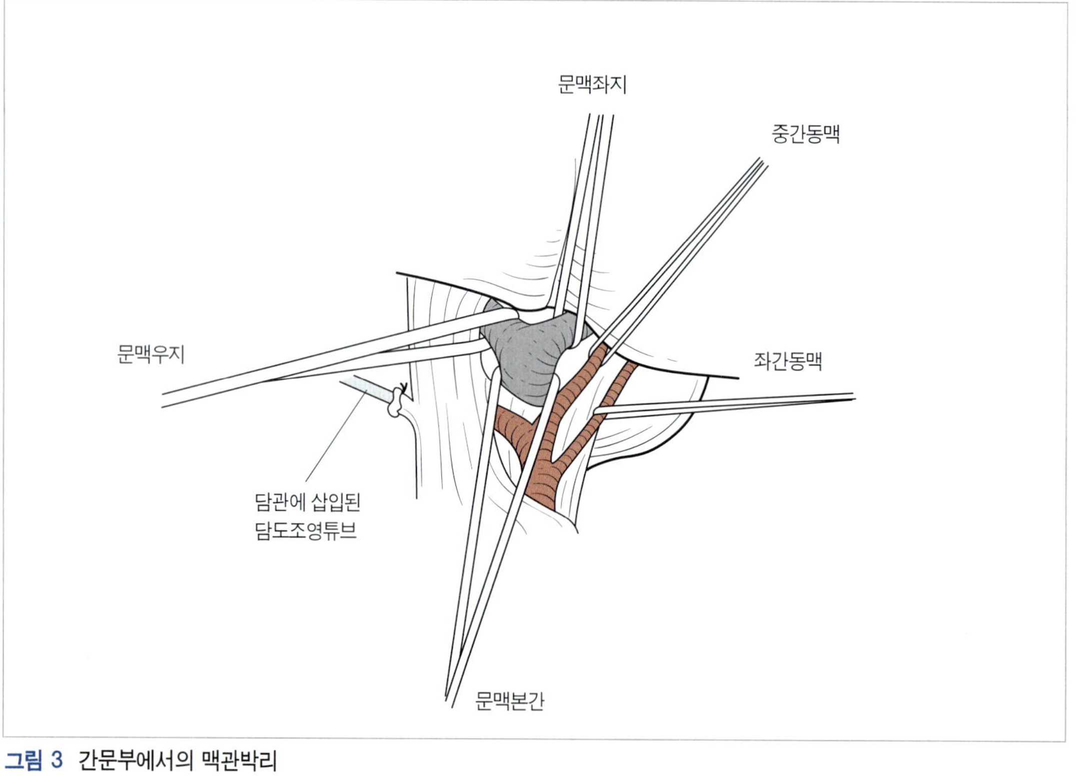

그림 3 **간문부에서의 맥관박리**
각각의 맥관을 정확하게 확인하는 것이 중요하다.

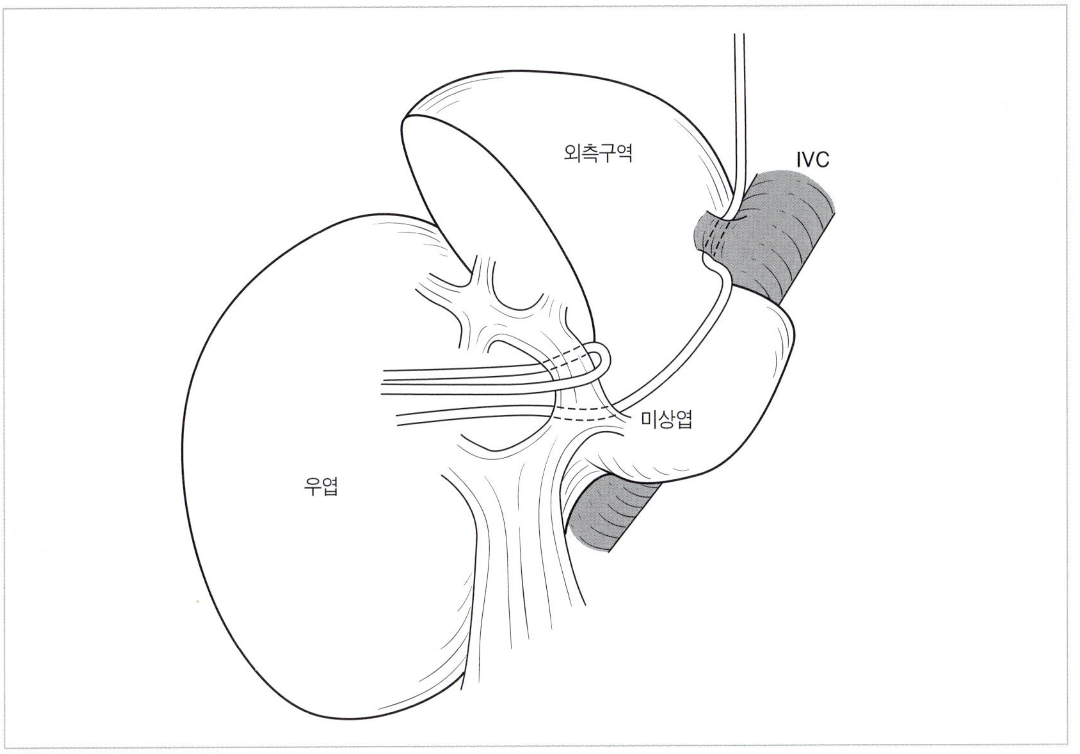

그림 4 글리슨 일괄처리에 의한 테이핑
중간정맥과 좌간정맥 사이의 박리는 간밖에서는 어려운 경우가 많기 때문에 무리하지 않는다.

(2) 글리슨 일괄처리

글리슨 일괄처리법은 미상엽을 보존할 경우에는 왼쪽 글리슨지가 제부에서 일어서는 위치에서 글리슨지와 간실질의 박리를 진행시킨다. 좌측은 알란티우스관 복측에서 간위간막 부착부가 간피막으로 이행하는 부위를 박리한다. 글리슨지 좌지의 위치에서는 비교적 굵다는 것을 인식하면서 알란티우스관의 중앙부위를 목표로 저항없는 곳을 관통하여 테이핑한다(그림 4). 본 방식에서는 나중에 살펴볼 간위간막의 절리나 알란티우스관의 절리는 실시하지 않고 좌간동맥 · 문맥좌지를 포함한 글리슨지 좌지를 확보해 절리할 수 있다.

《주의점과 요령》

맥관을 박리할 경우에 주위의 조직을 완전히 박리하여 전주(全周)를 확보한다. 특히 문맥은 생각했던 것보다 굵고, 후면에서 분지하고 있는 미상엽지가 있으므로, 문맥 후벽측의 벽을 손상하지 않도록 충분히 확인하면서 박리하고 겸자를 통과시킬 때에도 반대측으로부터 겸자의 끝이 보이지 않으면 무리를 하지 않고, 겸자가 보일 때까지 신중히 박리조작을 반복한다.

간문부의 박리에 있어서 출혈은 모두 유입혈인 간동맥, 문맥으로부터 출혈이 많아서 시야확보에 어려움을 겪는 경우는 헤매지 말고 간십이지장간막을 일괄차단한다. 이것으로 출혈은 컨트롤할 수 있고 출혈점을 찾는것이 용이해지므로 침착하게 출혈부위를 지혈할 수 있다. 당황해서 mass ligation하는 것은 금기이다.

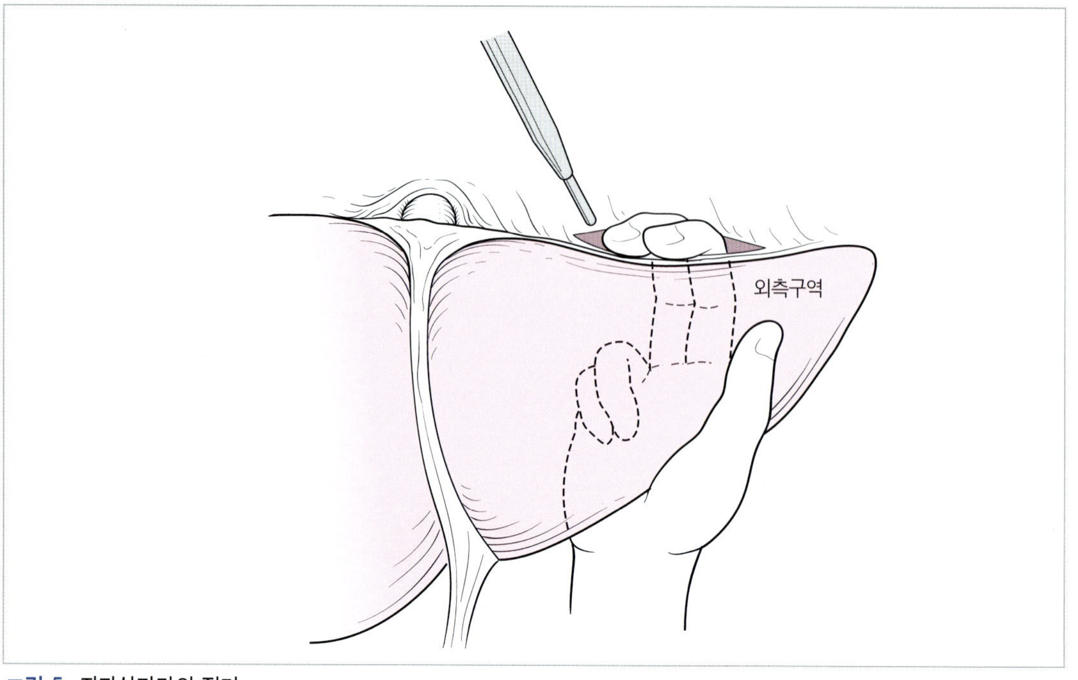

그림 5 좌관상간막의 절리
외측구역의 거상과 미측으로의 견인에 의해 절리부위의 확인이 쉬워진다.

4) 간겸상간막으로부터 좌우의 관상인대 절리

간장은 간주위간막에 의해 지지를 받고 있어 간좌엽의 수동으로는 간겸상간막, 좌삼각인대, 좌관상인대, 간위인대의 절리가 필요하다. 간겸상간막의 절리를 머리측으로 진행해 좌우의 관상간막을 절리하고 간장을 따라서 bare area를 박리하면 간후부하대정맥의 두측이 노출된다. 특히 주간정맥의 기시부를 충분히 박리하고 하대정맥으로의 유입상황을 확인해 둔다. 또 좌횡격막 정맥은 좌간정맥 하대정맥 유입부의 근방으로 유입되므로 좌간정맥 하대정맥 유입부를 확인하기 어려운 경우에는 좌횡격막 정맥근부가 보이면 신중하게 박리한다.

5) 좌삼각인대절리

좌삼각인대를 결찰절리하고 좌간정맥의 근부를 향해서 절리를 진행시켜 먼저 절리한 좌 관상간막에 연속시킨다. 다만 왼쪽의 삼각인대 내에는 담관이 주행하고 있기도 하므로, 겸자로 파지시키고 절리해 양측 모두 결찰한다. 또 외측구역이 비장의 배측까지 성장하고 있는 경우도 있어, 안이한 조작은 비장의 손상을 일으킬 위험이 있으므로 세심한 주의를 요한다.

《주의점과 요령》

간외측 구역이 큰 경우나 비장이 큰 경우에는 우선 수술자가 오른손을 간외측구역의 배측으로부터 삽입

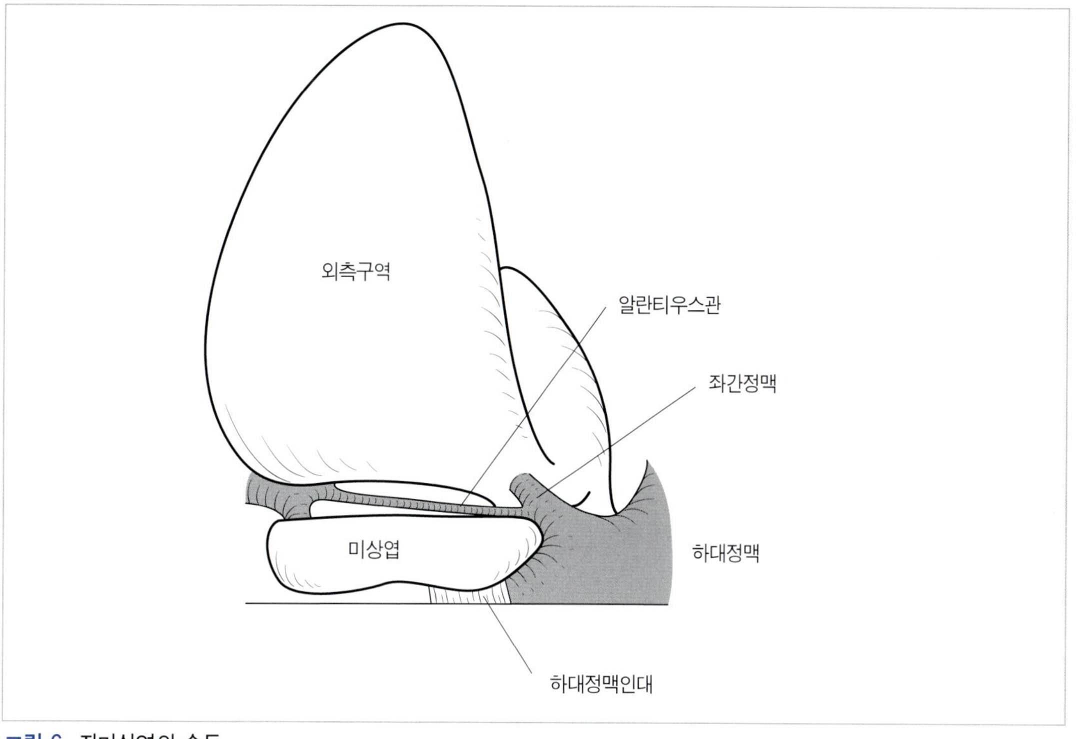

그림 6 좌미상엽의 수동
필요에 따라 수술자는 좌측에 위치한다.

해 제2, 3손가락으로 간관상인대를 배측에서 복측으로 압박해 외측구역을 손바닥으로 감싸도록 꼬리측으로 견인하면 수술자의 제2, 3손가락이 간관상인대를 투과해 보이므로, 조수에게 이 부분을 forceps로 파지시켜 전기메스로 간관상인대를 절리한다(그림 5). 이 조작으로 외측구역의 지지조직은 삼각인대만을 남기게 된다. 비장을 우미측으로 견인해 시야를 확보한 후에 외측구역을 복미측으로 견인해 삼각인대를 결찰 · 절리한다.

6) 간위간막절리로부터 알란티우스관 절리(글리슨 일괄처리에서는 시행하지 않는다)

외측구역을 우측으로 탈전하면, 미상엽과 외측구역 사이의 간위간막 부착부에 알란티우스관이 존재한다. 간위간막을 머리측으로 절개해 알란티우스관을 간정맥 부착부에서 절리한다. 또한 좌간정맥의 좌측의 결합직을 신중히 박리하고 필요에 따라 좌횡격막 정맥을 절리하는 것으로 좌간정맥의 목을 길게 노출시킬 수 있다. 알란티우스관을 박리할 때에 미상엽에서 중간정맥배측으로 유입하는 가는 가지를 손상시키지 않도록 충분히 주의한다.

7) 좌미상엽 수동

미상엽의 절제가 필요한 경우는 미상엽(Spiegel엽)을 하대정맥으로부터 수동하기 위해서 좌측에서 하대정맥인대나 단간정맥의 처리가 필요하다(그림 6). 우선 Spiegel엽의 하단에서 하대정맥 전면의 복막을 절

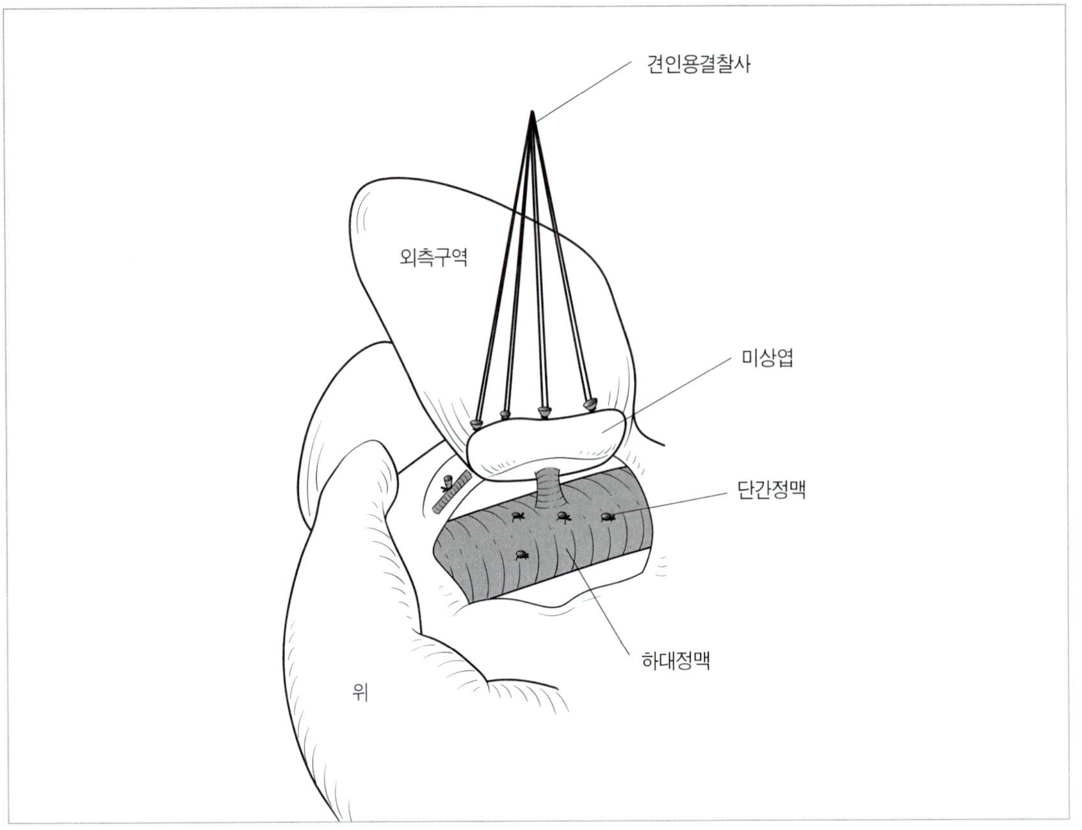

그림 7 굵은 단간정맥의 처리
필요에 따라 혈관겸자를 걸쳐 절리해 봉합폐쇄한다.

개해 Spiegel엽의 좌연을 따라 이 조작을 머리 측으로 진행한다. 이 때 Spiegel엽 측의 결찰사는 미상엽의 탈전을 위한 견인사로서 남겨 둔다. 미상엽을 복측으로 견인하면서 하대정맥과 사이의 결합조직을 박리하고 단간정맥을 신중히 결찰 · 절리해 나간다. 이 때 미상엽을 너무 탈전하면, 단간정맥이 찢어지거나 뽑히므로 주의가 필요하다. 두측에서 좌하대정맥인대가 노출되면 이 안에서 혈관이 존재하는 경우가 있으므로 몇 번으로 나누어 확실히 결찰 · 절리한다(그림 7). 이 인대를 절리하면, 미상엽이 복측으로 탈전되어, 단간정맥의 처리도 쉽게 된다. 굵은 단간정맥은 혈관겸자로 파지시켜 절리 후 연속봉합폐쇄한다.

《**주의점과 요령**》

이 국면의 조작은 미상엽이 큰 경우 등 시야가 나쁘기 때문에 한번 정맥을 손상시키면 시야도 확보하지 못하고 지혈이 곤란해 대출혈이 될 가능성도 있으므로 신중하게 조작을 실시한다. 단간정맥을 손상했을 경우에는 그 굵기에 따라 vascular forceps로 손상부를 파지시킬 수 있는 경우나 수술자가 손가락으로 압박할 수 있는 경우에는 이러한 조작으로 하대정맥에서의 출혈량을 컨트롤하면서 출혈부위를 봉합폐쇄한다. 이 조작을 할 수 없는 경우에는 일시적으로 손상부에 써지셀 가아제 등을 삽입해 우측에서 미상엽의 탈전 조작을 실시하고 손상부 주위의 단간정맥을 모두 처리해 손상부 하대정맥에 혈관겸자를 걸어 지혈한 후,

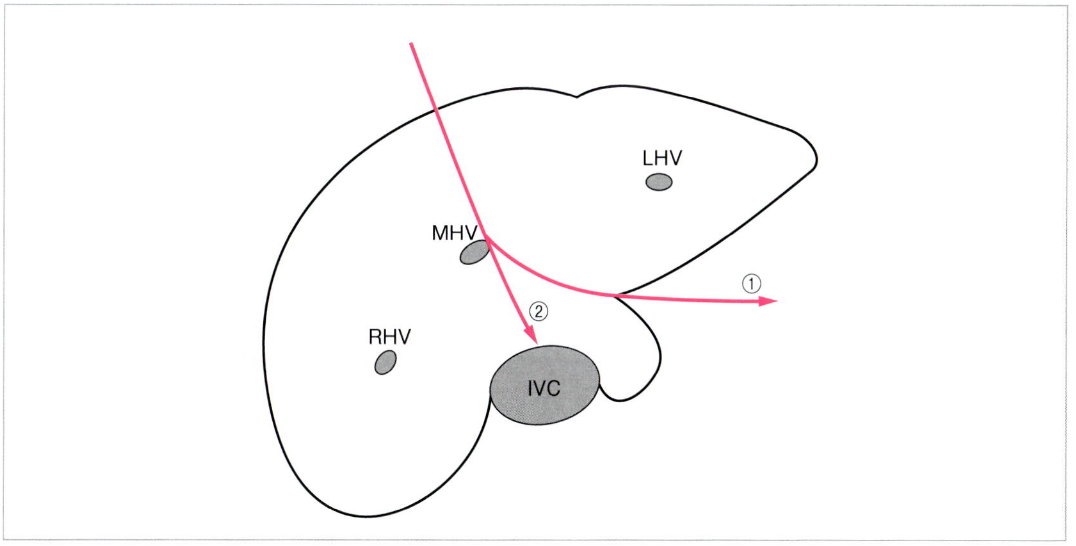

그림 8 간이단면
① 좌간절제, ② 미상엽합병 좌간절제

손상부를 봉합폐쇄한다. 손상부가 꽤 큰 경우에는 하대정맥의 차단도 고려할 필요가 있으므로 손상부의 피해가 퍼지기 전에 상급의에게 상담할 필요가 있다.

8) 간이단

Demarcation line을 따라 절리라인을 설정해 전기메스로 표시한다. 간이단은 Pringle법으로 간문부에서의 유입혈의 차단하(15분 차단 5분 개방)에서 실시하기 때문에 기본적으로는 이단 중에 글리슨으로부터의 출혈은 없고, 대부분은 간정맥으로부터의 역행성의 출혈이다. 이단면은 간표면의 demarcation line과 중간정맥좌연을 연결하는면을 기준으로 하므로 수술 중 초음파로 중간정맥의 주행을 확인한 후, 중간정맥을 이단면으로 전체 길이에 따라 노출시키듯이 간이단을 실시한다. 간이단은 간장의 꼬리측 테두리로부터 시작해 두측 및 간문으로 진행시킨다. 이 이단 중에 중간정맥의 말초가지가 보이면 이것을 중추로 향해 노출시켜 본간의 좌측벽에 도달해, 이에 따라서 머리 측을 향해 이단을 진행시킨다. 중간정맥 좌측에는 내측구역의 drainage vein들이 몇 개 합류하고 있다. 또 근부 부근에서는 외측구역과의 경계를 주행하는 fissure vein이 유입하고 있으므로 간이단에 앞서 수술 중 초음파로 합류부의 위치나 갯수를 확인해 두는 것이 필요하다. 미상엽 비합병 좌간절제에서는 중간정맥 좌측이 노출한 시점에서 간이단면은 우측을 향하므로 수술자는 필요에 따라 환자의 좌측에 위치해 간위인대 부착부에 삽입한 좌측 둘째손가락을 향해 간이단을 실시한다(그림 8). 또는 그림에서 나타내듯이 hanging maneuver를 응용해 간문으로부터 알란티우스관을 따라 우간정맥과 중 · 좌간정맥 공통간 사이를 테이핑해(간외에서 내간정맥과 좌간정맥 사이를 박리하는 것은 어렵다)(그림 9), 복측으로 견인해 이곳을 향해 간이단을 진행시켜 좌간정맥은 절리할 때에만 간이단 방향을 수정한다. 미상엽 합병좌간절제에서는 하대정맥 전면에 삽입한 수술자의 좌측 둘째손가락을 향해 demarcation line, 중간정맥좌연, 하대정맥 전면을 연결하는 이단면을 따라서 간이단을 실시한다. hanging maneuver의 경우

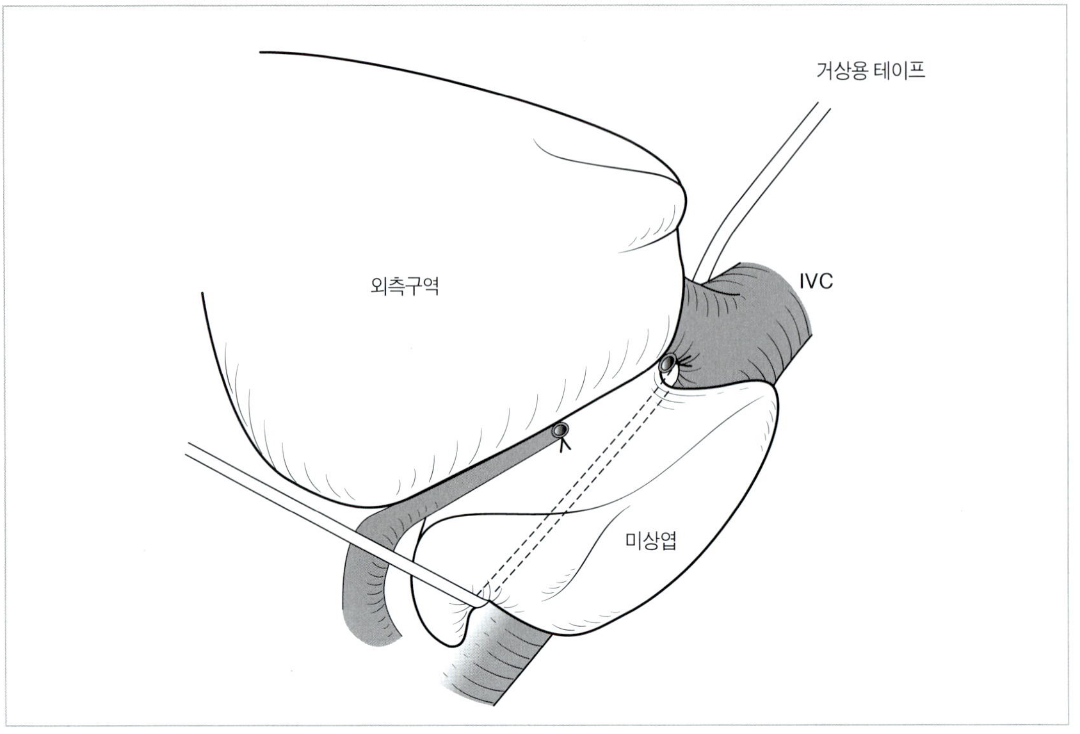

그림 9 미상엽합병 절제시의 hanging maneuver
중간정맥을 보존할 경우에는 간이단 시에 주의한다.

수술자는 왼손으로 간장의 뒤로 들어간 거상용 테이프를 거상함으로써 이단면에서의 간정맥압을 낮추고 출혈량을 줄이거나 중간정맥을 배측으로부터 압박해 하대정맥으로부터의 역류성 출혈을 줄이는 등 왼손의 사용법에 따라 수술 중의 출혈량이 크게 증감한다. 마지막으로 중간정맥과 좌간정맥의 합류부에 도달해 좌간정맥의 결찰절리 혹은 혈관겸자로 잡아 절리한 후 연속봉합으로 봉합폐쇄한다(그림 10).

《**주의점과 요령**》

이단 중에 생각지 않는 출혈이 발생했을 경우에 가장 중요한 포인트는 당황해서 좁은 시야에서 지혈조작을 실시하지 않는 것이다. 출혈부위를 분명히 파악하지 않고 맹목적으로 지혈하면 출혈이 멈추지 않을 뿐만 아니라 최악의 경우, 주위의 중요한 맥관의 손상을 초래하는 경우가 있으므로 주의가 필요하다. 분명히 출혈점을 확인할 수 있는 경우 이외는 우선 압박하고, 주위의 간실질을 이단해 시야를 넓힌다. 출혈점을 파악할 수 있으면 결찰하든지, 출혈점만을 봉합폐쇄한다.

9) 담관의 절리

담관의 절리는 좌간동맥 · 문맥절리 후, 담관좌지만 혹은 글리슨초 포함 담관좌지를 확보해 필요에 따라 담관조영을 실시하고 절리부위를 결정하고 결찰절리한다. 경우에 따라서는 간이단 후에 담관좌지의 절리부위를 결정해 절리해도 된다.

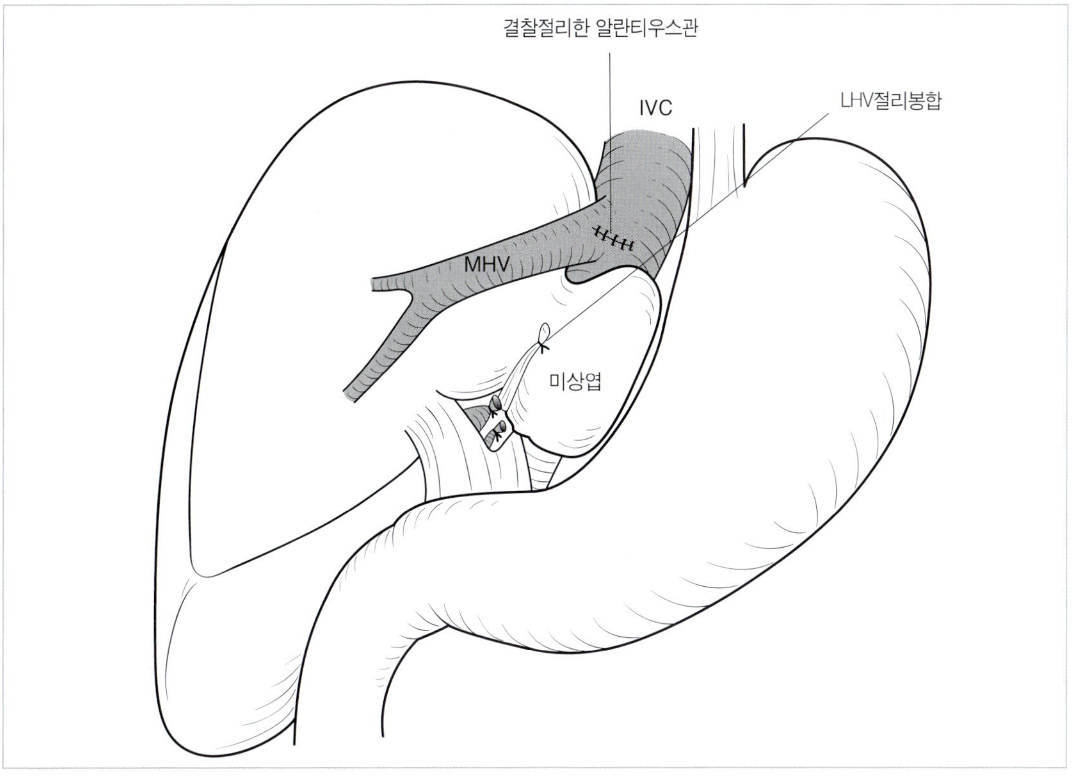

그림 10 미상엽보존 좌간절제 종료 시
중간정맥이 이단면에 노출된다.

10) 리크 테스트

절제 종료 후 이단면의 지혈을 확인한 후 담낭적출 시에 길게 남겨 둔 담관으로 조영튜브를 삽입해 필요에 따라 담관조영을 실시하고 담즙누출, 담관의 협착이 없는 것을 확인한다. 또 손으로 중하부 담관을 폐색시켜 조영튜브로 생리식염수 등을 주입해 이단면으로부터의 누출이 없는 지를 확인해 담즙루가 확인되면 Z봉합 등을 시행한다.

11) Drain 삽입, 폐복

Drain은 간절리면에 근접하여 유치한다. Drain의 첨끝이 간정맥이나 하대정맥에 닿지 않도록 주의한다. 또 첨끝이 횡격막에 닿아 있으면, 수술 후 우견방산통의 원인이 되거나 횡격동정맥의 손상을 초래해 수술 후 출혈의 한 원인이 되는 경우가 있다.

COLUMN

간장외과의 심오함

1989년에 마쿠우치 마사토시 선생님이 교수로 부임되어 간절제의 기초를 받아 들인 이래 약 20년간 간장외과와 교제해 왔지만, 몇 번을 해도 간절제는 몹시 무서운 수술이다. 하대정맥으로 직접 유입하는 3개의 굵은 간정맥, 시야가 나쁜 가운데에서 조작해야 하는 단간정맥, 이것들을 손상시켜 버리면 순간의 대량출혈로 이어진다. 또한 육안으로는 볼 수 없는 간내 맥관구조, 간경변 등에서 기능이 저하된 장기의 절제와 이식, 생체 안에서 유일하게 재생되는 장기, 복잡한 대사기능을 갖는 장기, 이러한 장기를 상대 하면서 눈 깜짝할 사이에 시간이 지나가 버린 것 같은 느낌이다. 지금 이 컬럼을 쓰면서, 자신이 20년 전에 아무것도 알지 못하고 간장외과의 입구에 섰을 무렵보다 간장외과라고 하는 산이 더욱 높아져, 간장 외과라고 하는 골짜기가 깊어진 것처럼 느껴진다. 자신의 전공이 정해져 있지 않은 젊은 의사 여러분, 꼭 간장외과의가 되어 보지 않겠습니까? 그 심오함에 매료될 것이라고 생각합니다.

Dos & Don' ts

- 좌간절제에서는 좌간동맥, 중간동맥, 문맥좌지, 담관좌지를 절리할 필요가 있지만, 간우엽의 맥관에 문제가 없는 것을 확인하지 않고 이러한 맥관을 잘라버려선 안 된다.
- 절리할 동 · 문맥(혹은 글리슨)의 결찰 등에 따라 간표면에 출현한 좌간의 경계선을 따라 간이단을 실시한다. 이 경계는 반드시 Cantlie선과는 일치하지 않는다.
- 좌간절제 시 간이단 중의 출혈은 출혈하고 있는 상태에서 세세한 조작이 불가능한 데다가 간내 맥관의 확인도 어려워 생각지 않는 합병증이 일어날 가능성이 있다. 간이단 시의 출혈은 신중하게 세세하게 지혈해야 한다.
- 좌간절제에서는 보통, 좌간정맥은 중간정맥의 합류부(좌간정맥과 중간정맥이 공통간을 형성할 경우)에서 절리한다. 좌간정맥을 절리할 때, 중간정맥이 좁이지 않도록 혈관겸자의 위치(혹은 결찰부위)에 주의하는 것이 필요하다.
- 좌삼각간막을 절리할 때, 비장을 손상하지 않도록 주의한다.

참고문헌

1) Miyagawa S, Makuuchi M, Kawasaki S, et al: Criteria for safe hepatic resection. Am J Surg 169: 589-594, 1995

2) Jarnagin WR, Gonen M, Fong Y, et al: Improvement in perioperative outcome after hepatic resection: analysis of 1,803 consecutive cases over the past decade. Ann Surg 236: 397-406, 2002

3) Jones RM, Moulton CE, Hardy KJ: Central venous pressure and its effect on blood loss during liver resection. Br J Surg 85: 1058-1060, 1998

4) Wang WD, Liang LJ, Huang XQ, et al: Low central venous pressure reduces blood loss in hepatectomy. World J Gastroenterol 12: 935-939, 2006

(宮川眞一)

3 간구역 절제 (전구역 · 후구역 · 내측구역)

Point

① 전구역 글리슨지의 절리는 자른 단이 충분한 여유가 없을 경우 간이단을 선행한 후에 간문처리를 실시한다.
② 전구역 절제 시 간절리면에는 우간정맥과 중간정맥이 노출된다.
③ 후구역 절제 시의 간정맥 출혈 대처법으로서 수술자의 왼손으로 우간의 거상과 우간정맥근부의 압박이 유용하다. 이단면에는 우간정맥이 전체적으로 길게 걸쳐 노출된다.
④ 내측구역은 좌우의 폭이 좁기 때문에 반복적인 초음파를 실시해 종양이 저혈변색 구역내로 완전히 포함되어 있는 것을 확인한다.
⑤ 내측구역 절제 시 간문부에서 좌측 담관을 손상하지 않도록 주의한다.

■ 간구역 절제술

간구역[1]의 절제 수술 손기술상 특징으로서 ① 간엽절제방법보다 말초측에서 간문부 맥관을 처리하는 것, ② 일반적으로 간정맥본간은 보존하는 것, ③ 전구역 절제 및 내측구역 절제에서는 간절리면이 두 면으로 광범위하다는 것을 들 수 있다. 본 항에서는 글리슨 일괄처리법에 따라 전구역 · 후구역 · 내측구역 절제술의 기본 수기에 대해 살펴보자.

■ 전구역 절제술

1) 개창과 수술 중 초음파

① J자형 절개로 개복한다. 간문을 점거하는 종양이나 간정맥근부에 근접한 종양의 경우에는 좌늑하로 절개를 연장 하든지 역T자형 절개로 한다. ② 수술 중 초음파를 실시해 종양과 간내맥관의 입체관계를 확인하고 타병소의 유무를 전간에 걸쳐 검색한다[2].

2) 간문부 맥관 처리

① 담낭을 적출한다.
② 간십이지장인대에 테이핑을 실시한다.
③ 간문처리
a) 담낭상의 간문측 결합조직을 절개해 우측 글리슨지를 테이핑한다. 이 때 좌우담관 분지부두측, 우미상엽지를 손상하지 않도록 주의가 필요하다.

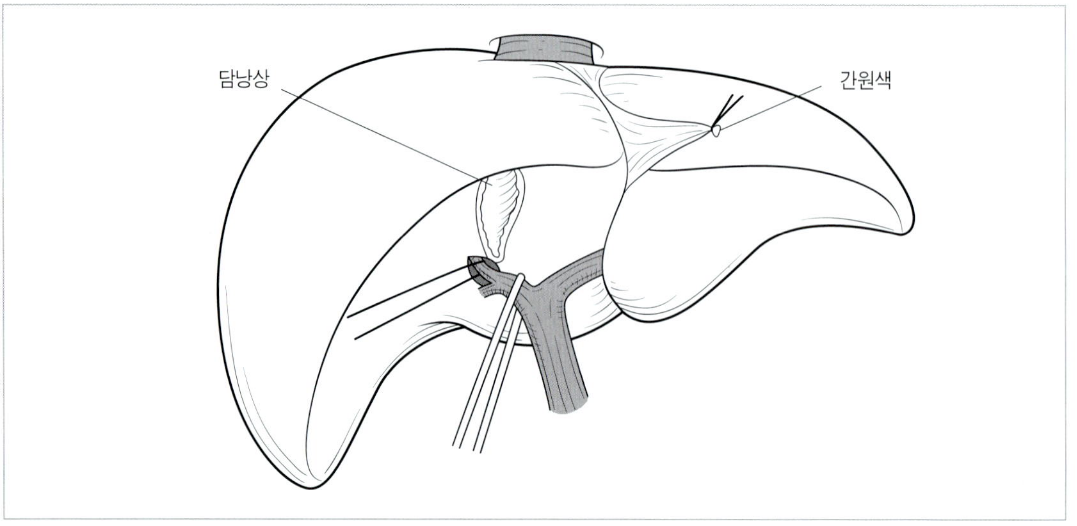

그림 1 **우측 글리슨지와 전구역 글리슨지의 테이핑**
전구역지를 일괄적으로 테이핑한다.

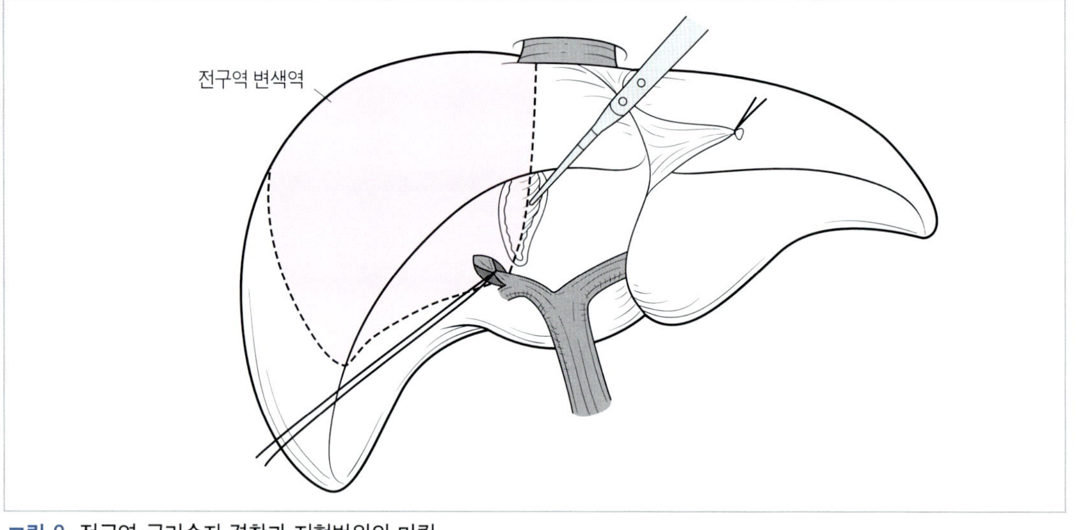

그림 2 **전구역 글리슨지 결찰과 저혈범위의 마킹**
전구역 글리슨지 결찰에 의한 저혈범위에 따라 간이단 예정선을 마킹한다.

b) Rouviere구 전면의 결합조직을 절개하면 장막에 덮인 우전구역 · 후구역 글리슨지가 노출된다. 전구역지가 간실질에 파묻혀 있는 경우에는 anterior fissure를 조금 이단해 연다(그림 1). 끝이 둔한 쿠퍼나 메이요scissors를 이용해 전구역 글리슨막을 사방으로 박리한다. 켈리겸자로 전구역 글리슨지의 테이핑을 실시한다. 이 글리슨초 1차, 2차 분지를 일괄 테이핑해 처리하는 수술법이 Takasaki 등[3)]에 의해 보고되었다.

④ 전구역 글리슨지를 임시차단하여 저혈범위를 확인한 후, 전구역 글리슨지를 결찰한다(그림 2). 간표면에 나타나는 변색역을 간이단 예정선으로서 마킹한다. 이 시점에서 재차 초음파를 실시해 종양이

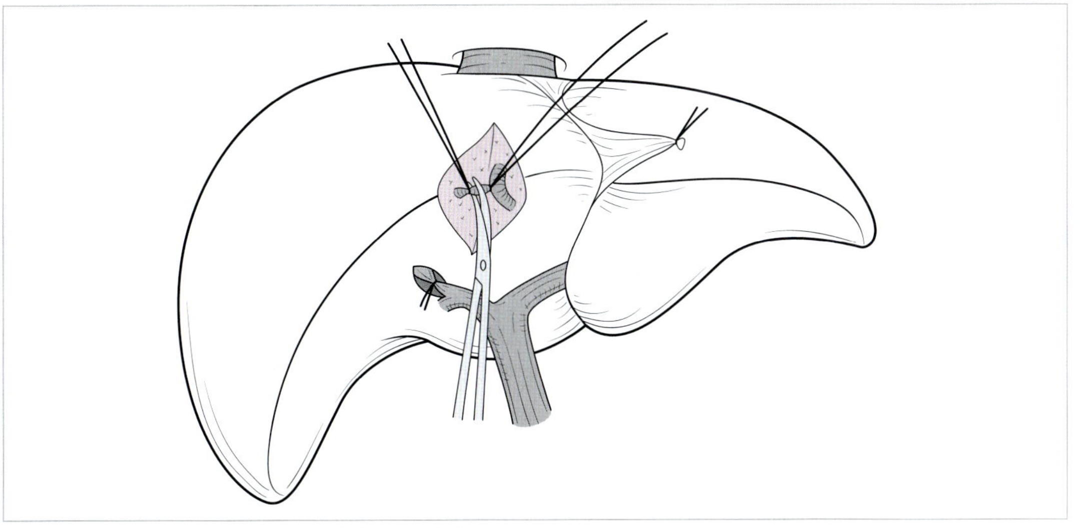

그림 3 전구역 · 내측구역 사이의 이단과 V5의 절리
전구역 · 내측구역 사이를 이단해, 중간정맥에 이르러 V5를 결찰 · 절리한다.

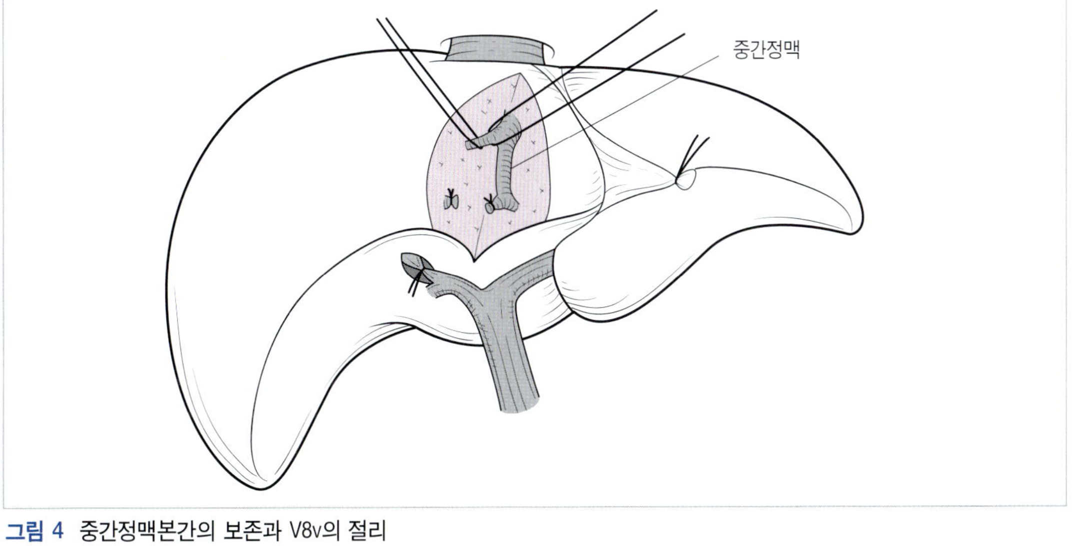

그림 4 중간정맥본간의 보존과 V8v의 절리
중간정맥본간을 보존하면서 간이단을 두측으로 진행해 V8v를 결찰 · 절리한다.

저혈변색 구역 내로 완전히 포함되는 것을 확인하고 또 demarcation line과 중 · 우간정맥의 관계를 관찰해 둔다.

⑤ 전구역 글리슨지의 절리는 자른단이 충분한 여유가 없는 경우, 간실질의 이단후 최종 단계에서 실시하는 것이 안전하다.

3) 간이단

① Rex-Cantlie선을 따라 전구역과 내측구역 사이의 간이단을 실시한다.

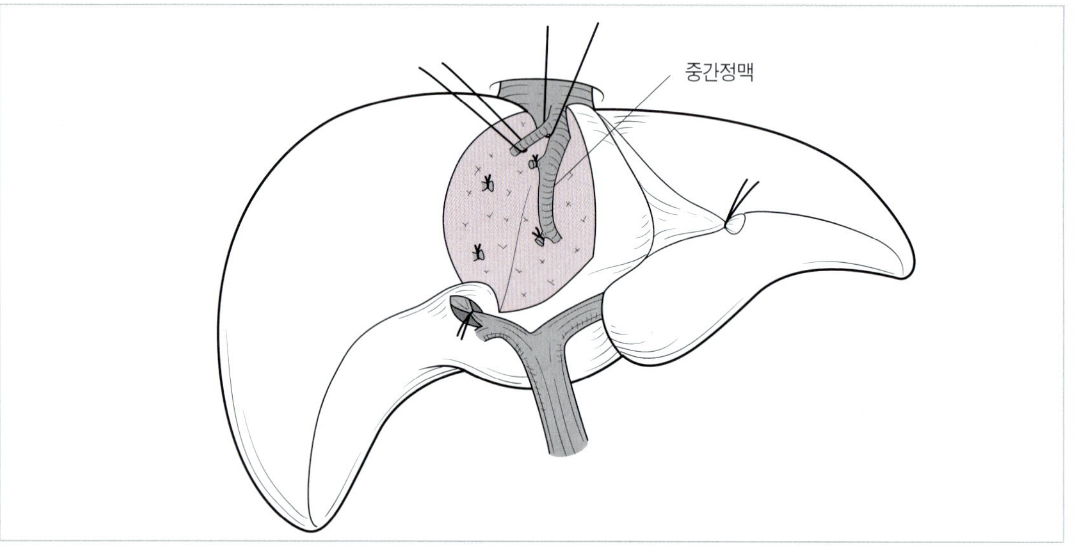

그림 5 anterior fissure vein의 절리와 전구역과 내측구역의 경계의 이단의 종료
중간정맥근부 근방으로 흘러 들어가는 anterior fissure vein를 결찰 · 절리한다.

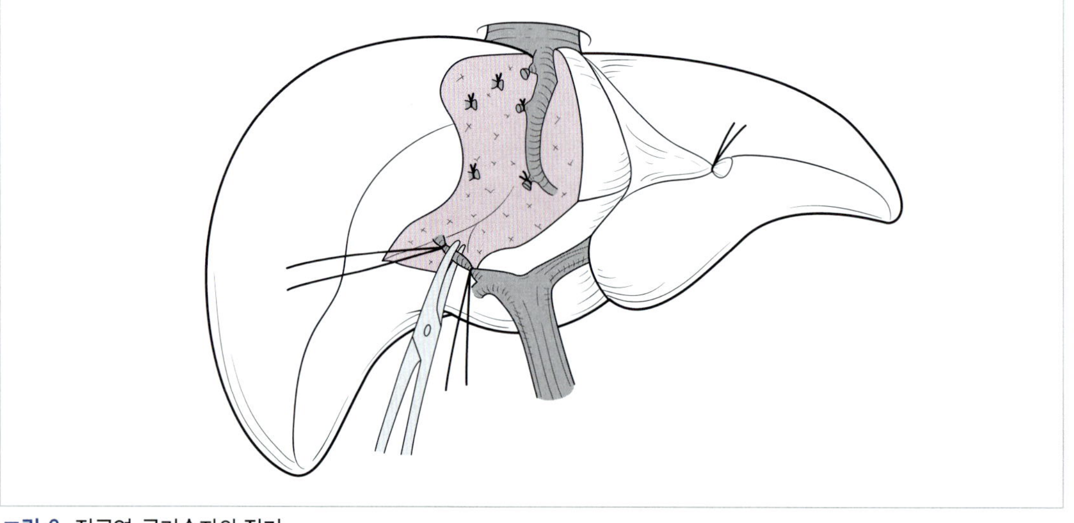

그림 6 전구역 글리슨지의 절리
간문부에서 먼저 결찰한 전구역 글리슨지를 절리한다.

② 간혈행 차단은 Pringle법[4]으로 실시하고 15분 차단 5분 개방을 반복한다.

③ Main portal fissure를 열고 중간정맥에 이르러 S5로부터의 drainage정맥(V5)을 결찰 · 절리한다(그림 3). 결찰사의 탈락을 막기 위해 관통결찰을 포함한 이중결찰 · 절리를 실시한다.

④ 중간정맥을 따라 간이단을 두측으로 진행해 전복측 구역으로부터의 drainage정맥(V8v)을 결찰 · 절리한다(그림 4). 중간정맥근부 부근으로 흘러 들어가는 anterior fissure vein을 결찰 · 절리하고, 전구역과 내측구역의 경계의 간절리를 종료한다(그림 5).

⑤ 간문부에서 먼저 결찰한 전구역 글리슨지를 결찰 · 절리한다(그림 6). 종양이 간문 앞으로 나와 있는

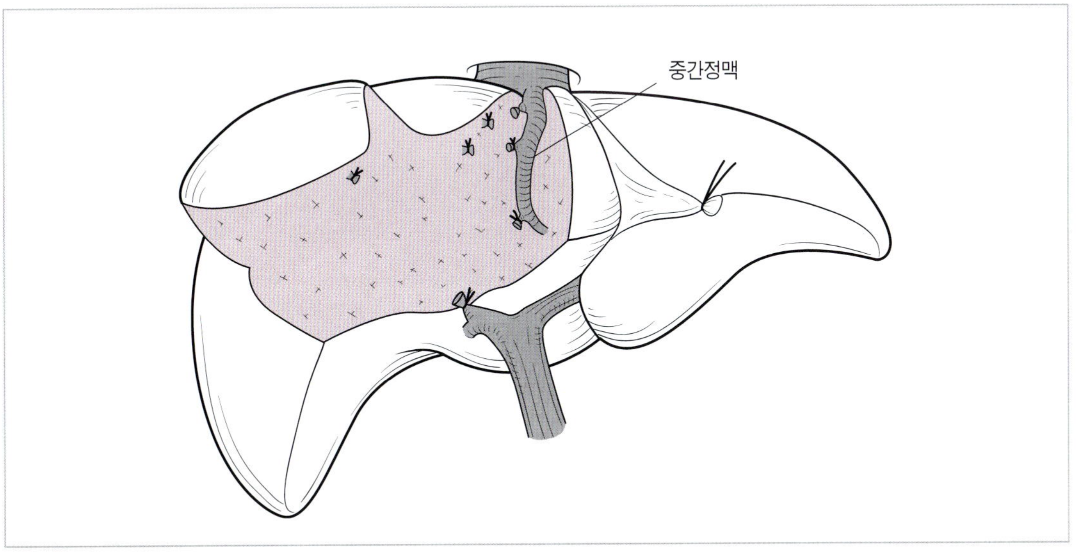

그림 7 **전구역 · 후구역 사이의 이단**
전구역을 복측으로 거상하면서 간저혈역을 따라 전후구역 사이를 이단한다.

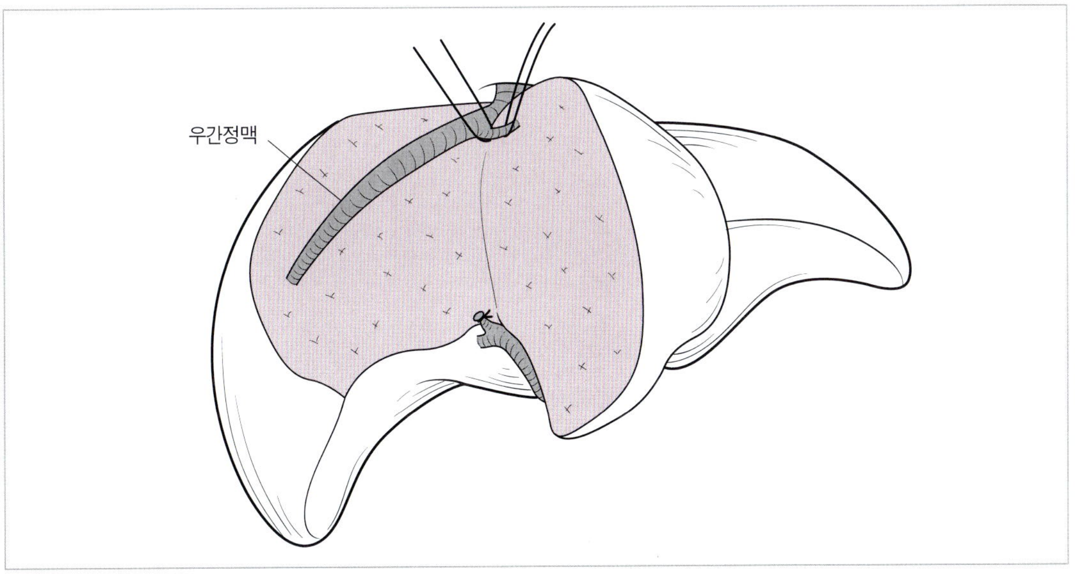

그림 8 **우간정맥본간의 보존과 V8d의 절리**
우간정맥본간을 보존해 간이단을 두측으로 진행해 V8d를 결찰 · 절리한다.

경우에는 소아용 혈관겸자를 이용해 전구역지를 파지한 후 절리하고 근위부의 자른단은 비흡수성 모노 필라멘트사로 연속봉합 폐쇄해 확실하게 처리한다.

⑥ 전구역을 복측으로 거상하면서 전후구역 사이의 간이단을 미측에서 시작한다(그림 7). 우간정맥본간을 보존하면서 두측으로 이단을 진행시킨다. 우간정맥근부 부근에서 전배측영역으로부터의 drainage정맥(V8d)을 결찰 · 절리하고 전구역 절제술을 종료한다(그림 8). 간절리면에는 우간정맥과 중간정맥이 노출된다(그림 9).

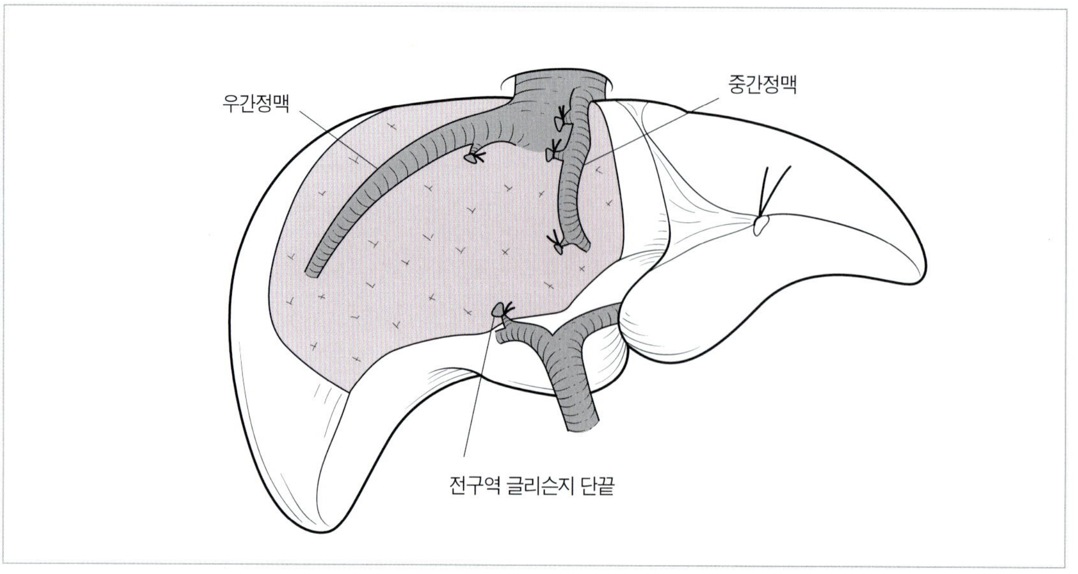

그림 9 전구역 절제 종료 시 이단면
전구역 절제 종료 시의 간이단면에는 우간정맥과 중간정맥이 노출된다.

■ 후구역 절제술

1) 개창과 수술 중 초음파

① 우측 제9늑간을 따라 J자형 절개에 의한 개복을 실시한다. 병변이 우간에 국한해 종양이 하대정맥에 근접하고 있는 경우에는 좌반측와(옆으로 누움)위로 해, 종양의 점거부위를 따라 우측 제7 또는 8늑간을 따르는 개흉개복 어프로치가 유용하다.

② 수술 중 초음파를 실시한다.

2) 간문부 맥관 처리

① 담낭을 적출한다.

② 간십이지장인대에 테이핑을 실시한다.

③ 간문처리

a) 오른쪽 글리슨지를 테이핑한 후, 후구역 글리슨지를 테이핑한다. 이 때 글리슨지 바로 아래를 주행하는 후구역 담관지를 손상하지 않도록 주의한다. 전후구역 글리슨지의 분지부가 간실질에 파묻혀 있는 증례에서는 Rouviere구를 따라 간실질을 이단해 연다(그림 10).

b) 배측으로 향하는 미상엽 글리슨지를 먼저 결찰 · 절리해 두면, 테이핑조작이 쉬워진다.

c) S6, S7 글리슨지가 공통간을 형성하지 않는 증례에서 후구역 글리슨지의 테이핑이 곤란한 경우, 전구역 글리슨지를 테이핑한 후(그림 11A), 우 글리슨지에 테이프를 통과시켜(그림 11B), 전후구역지 사이를 통과시킨 겸자로 이것을 파지시켜(그림 11C), 뽑아 내면 후구역 글리슨지의 테이핑이 가능하다(그림 11D).

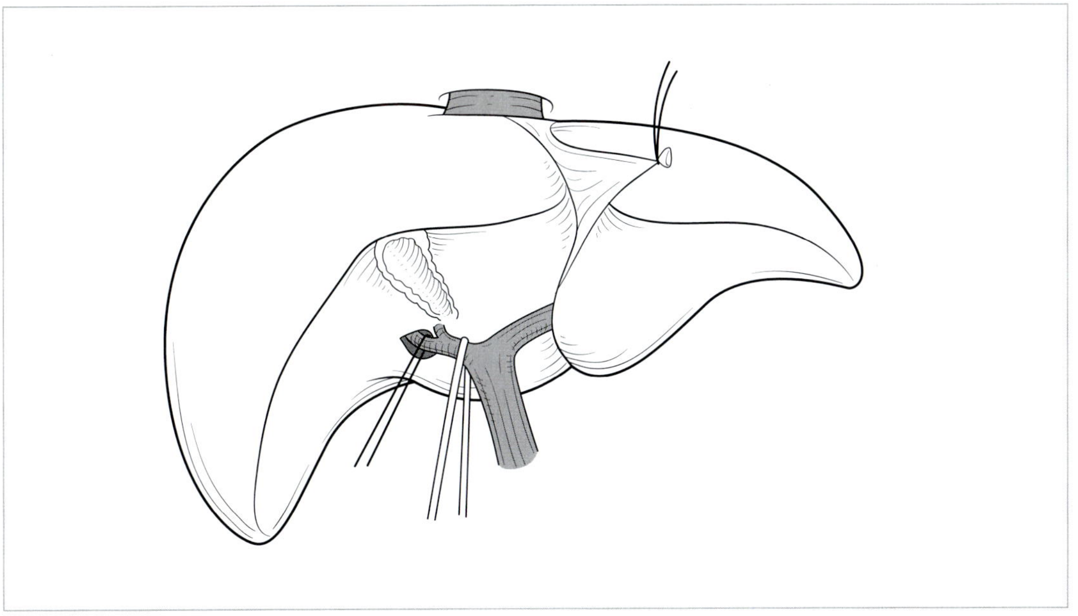

그림 10 우 글리슨지와 후구역 글리슨지의 테이핑
후구역 담관지를 손상하지 않도록 주의하고 후구역 글리슨지를 테이핑한다.

④ 후구역지를 임시차단해 변색범위를 확인한 후 결찰한다(그림 12). 간의 표면에 변색역을 간이단 예정선으로서 마킹한다.

3) 간이단

① 전구역과 후구역사이의 경계를 따라 Rouviere구에서 후구역 글리슨지 복측의 간실질을 이단전개하고 나서 후구역 글리슨지를 절리한다(그림 13).
② 간이단 시의 간저혈은 우 글리슨지 차단에 의한 편엽간저혈법을 실시한다.
③ 우간을 수술자의 왼손으로 거상해 간정맥압을 저하시킨다. 또 수술자의 왼손가락을 간배면의 하대정

COLUMN

전복측구역 · 전배측구역

Couinaud, Healey 등의 분류에 가세해 간전구역을 복측, 배측으로 나누어 파악하는 개념이 주목받고 있다〔Hjortsjo CH, Acta Anat(Basel)1951; Kanemura E et al, Hepatogastroenterology 2000; Kogure K et al, Arch Surg 2002; Cho A et al, J Hepatobiliary Pancreat Surg 2004〕. Kogure 등은 해부로 얻을 수 있던 간표본으로 문맥지, 간정맥지를 분석해 Hjortsjo가 제창한 것처럼 간좌엽의 umbilical fissure에 해당하는 우엽의 longitudinal portal fissure가 전복측구역과 전배측구역 사이에 존재하는 것을 보고했다. Cho 등은 이것을 anterior fissure라고 호칭하고 같은 부에 anterior fissure vein이 주행해 좌엽의 umbilical fissure vein에 대응한다는 것을 제창했다. anterior fissure를 이단해 전구역지 본간에 도달함으로써 전복, 배측 구역 사이를 이단하는 계통절제방법이 가능하다는 것을 보고하고 있다[5].

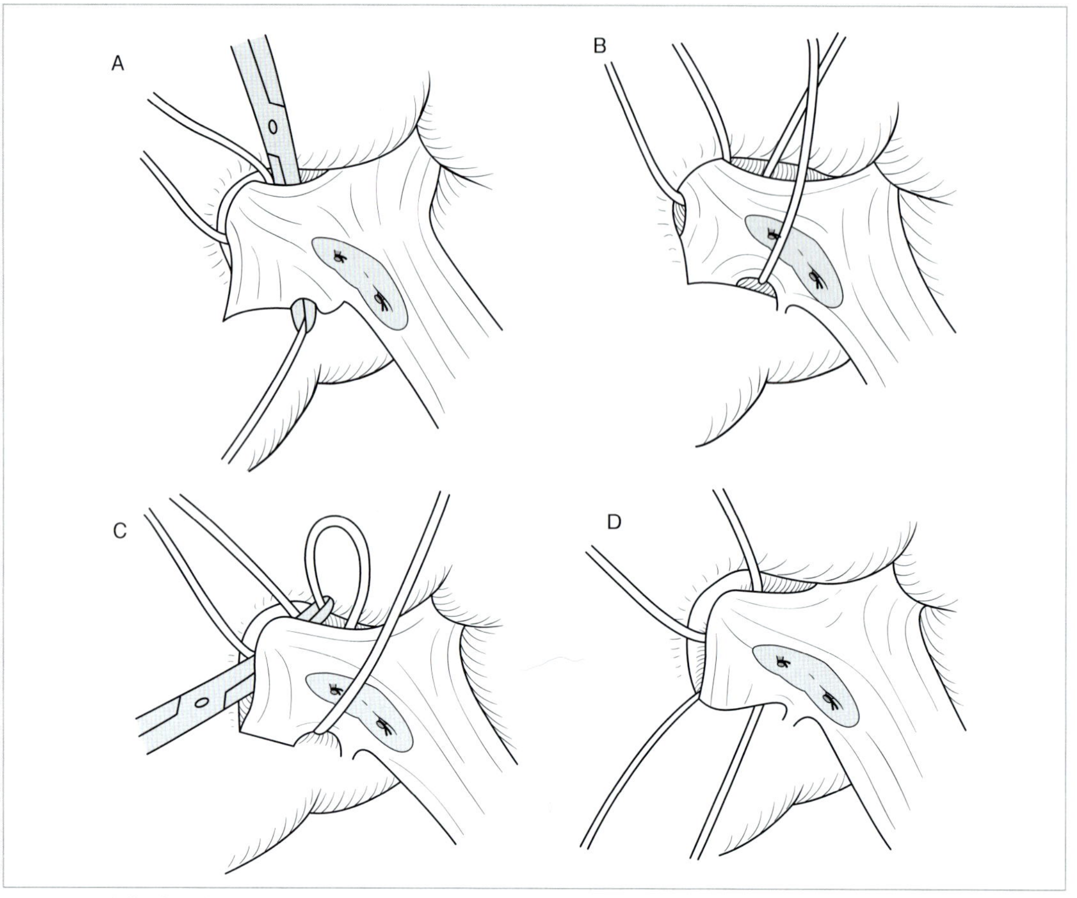

그림 11 "빨셈"에 의한 후구역 글리슨지의 테이핑
A : 전구역 글리슨지의 테이핑 후, 오른쪽 글리슨지에 겸자를 통과시킨다.
B : 오른쪽 글리슨지에 테이프를 통과시킨다.
C : 전후구역 글리슨지 사이에 통과시킨 겸자로 오른쪽 글리슨지의 테이프를 파지시킨다.
D : 테이프를 뽑아 내면 전구역 글리슨지를 빼내면서 후구역 글리슨지가 테이핑된다.

맥구에 두고 이단방향의 기준으로 삼는다.

④ 이단면에 우간정맥 말초지를 노출 및 확인하고 이것을 중추측으로 더듬어 본간을 찾는다(그림 14). 우간정맥본간을 보존하면서, 두측 및 배측으로 간이단을 진행한다(그림 15).

⑤ 우간정맥근부의 배측의 간실질을 절리하고 후구역 절제를 종료한다. 간절리면에는 우간정맥이 전체 길게 걸쳐 노출한다(그림 16).

■ 내측구역 절제

1) 개창과 수술 중 초음파

① J자형 절개나 역T자형 절개로 개복한다.

② 수술 중 초음파를 실시한다.

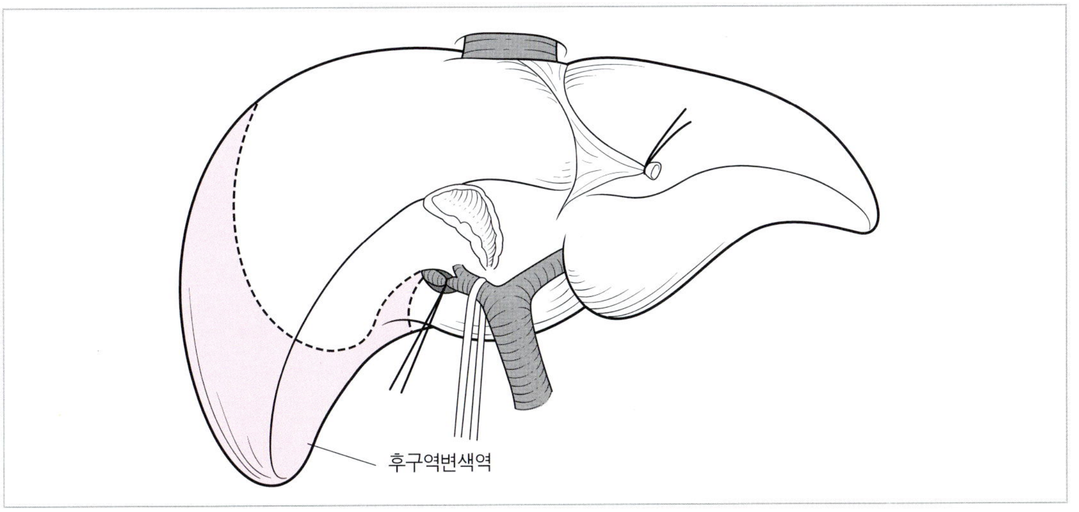

그림 12 후구역 글리슨지 결찰과 저혈범위의 마킹
후구역 글리슨지 결찰에 의한 저혈역을 따라 간이단 예정선을 마킹한다.

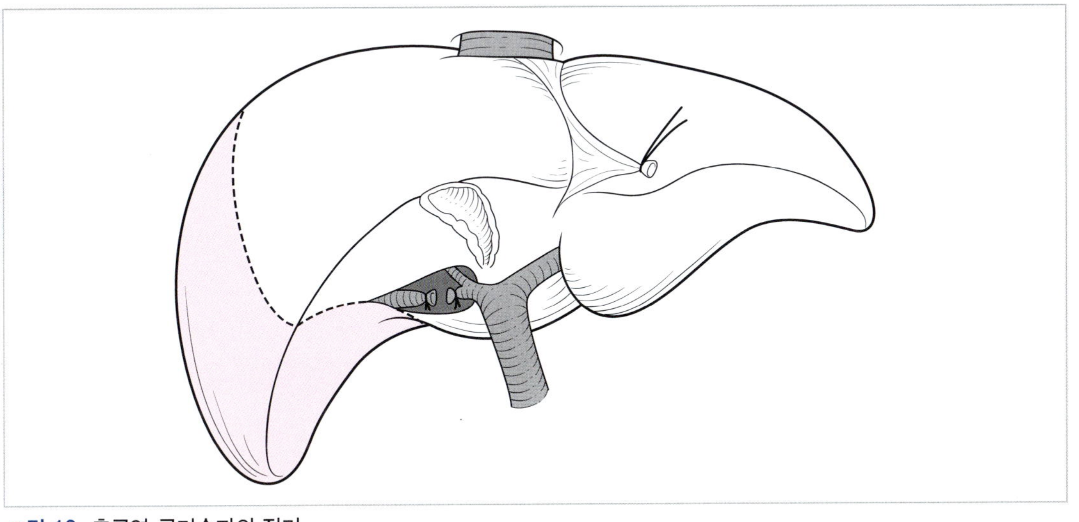

그림 13 후구역 글리슨지의 절리
후구역 글리슨지를 결찰절리한다.

2) 간문부 맥관 처리

① 담낭을 적출한다

② 간십이지장인대에 테이핑을 실시한다

③ 간문처리

a) 간원색을 복측으로 견인해 umbilical fissure 우측에서 문맥제부의 장막을 절개한다. S4글리슨 상행지 및 하행지를 박리노출해 각각 테이핑한다(그림 17).

b) S4 글리슨 상행지, 하행지를 임시차단해 변색범위를 확인한 후, 결찰 · 절리한다(그림 18). 변색역을 간이단 예정선으로서 마킹한다.

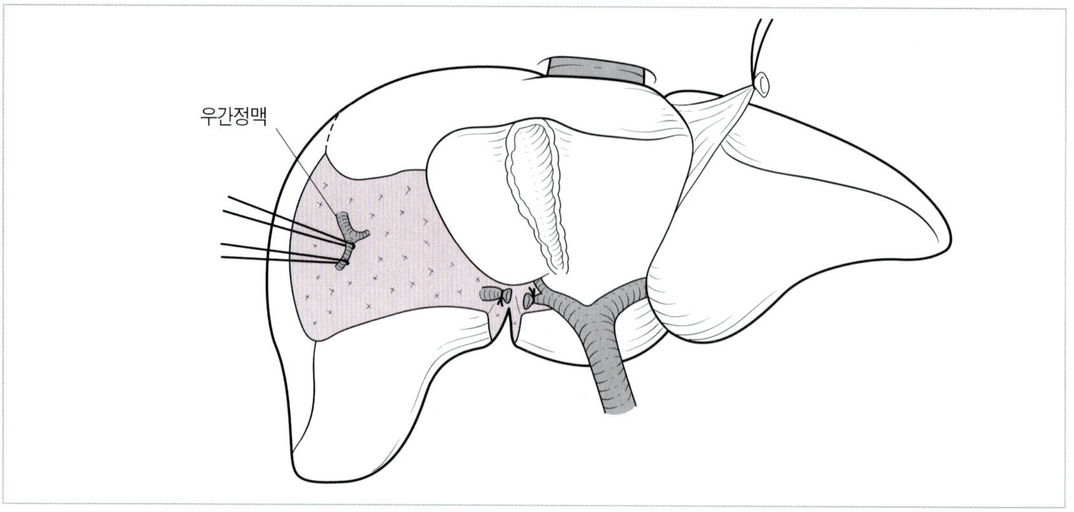

그림 14 우간정맥 말초지에서 본간의 노출
전후구역 사이를 이단하고 우간정맥 말초지를 결찰절리해 우간정맥본간을 노출 및 확인한다.

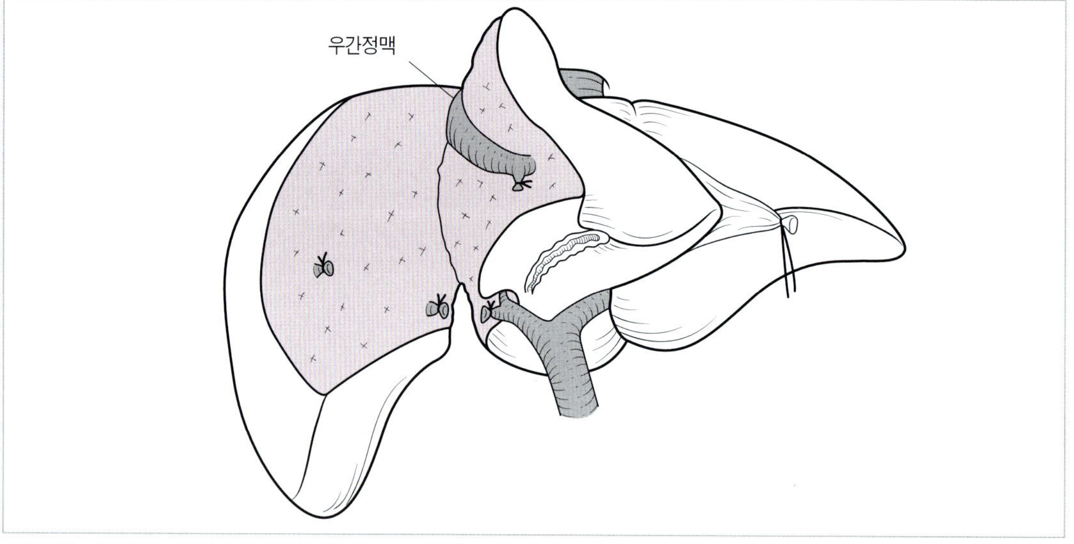

그림 15 전후구역 사이 이단과 우간정맥본간의 보존
우간정맥본간을 보존하면서 전후구역 사이의 이단을 두측, 배측으로 진행한다.

c) 종양이 간문 앞으로 나와 있는 경우에는 간이단을 선행해 간문을 전개해서 시야를 개선한 후에 글리슨지를 처리하는 것이 안전하다.

3) 간이단

① 내측 · 외측구역간 경계하연으로부터 이단을 시작한다.

② 간이단 시의 간저혈은 Pringle법으로 실시한다.

③ 두측으로 간이단을 진행시켜 중간정맥근부에 이른다(그림 19).

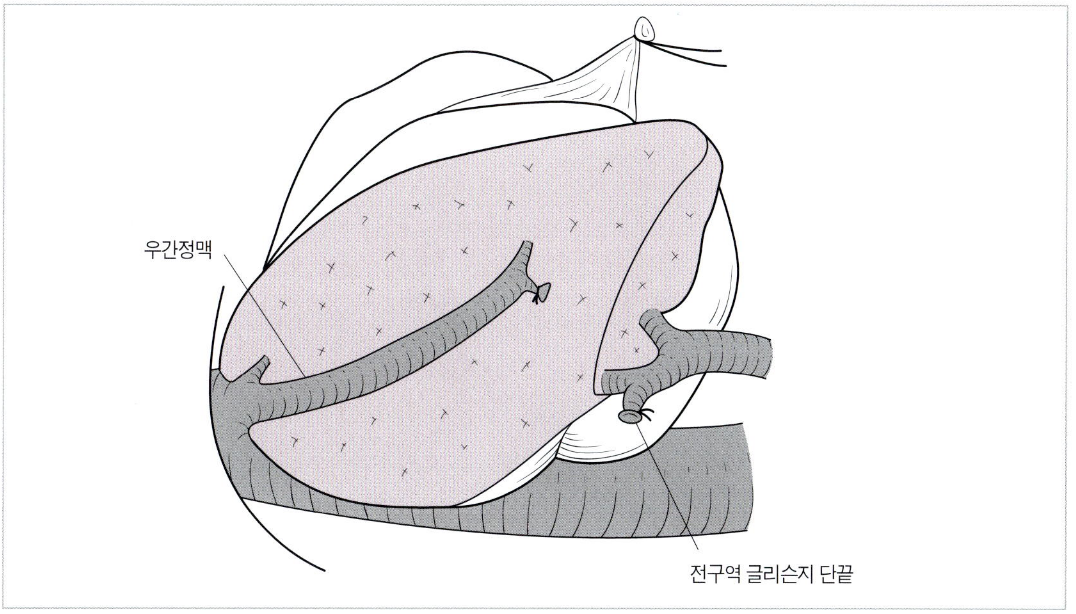

그림 16 후구역 절제 종료 시 이단면
후구역 절제 종료 시의 간이단면에는 우간정맥이 노출한다.

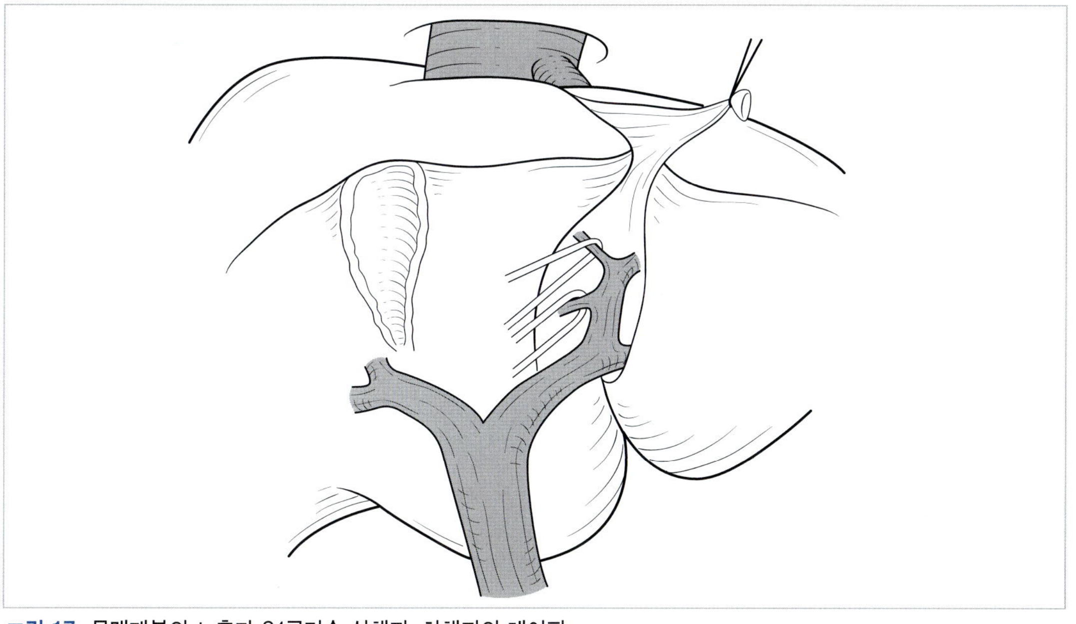

그림 17 문맥제부의 노출과 S4글리슨 상행지, 하행지의 테이핑
문맥제부를 노출해 S4글리슨 상행지, 하행지를 테이핑한다.

④ 간문판을 노출하도록, S4 아래쪽면을 좌 글리슨지로부터 조금 떨어진 부위에서 이단한다.

⑤ Rex-Cantlie선을 따라 내측구역 · 전구역 사이의 간이단을 전하연에서부터 시작한다. 중간정맥에 이르러 S4로부터의 drainage정맥(V4a)을 결찰 · 절리한다(그림 20).

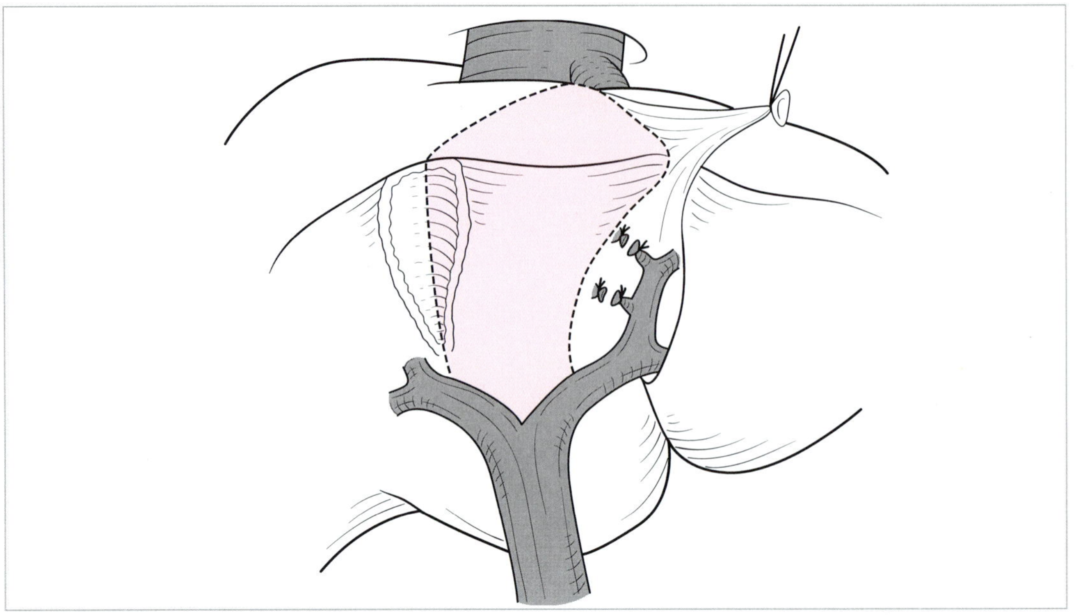

그림 18 **내측구역 저혈범위와 S4글리슨 상행지, 하행지의 결찰절리**
S4글리슨 상행지, 하행지를 결찰절리해 내측구역 저혈역을 따라 간이단예정선을 마킹한다.

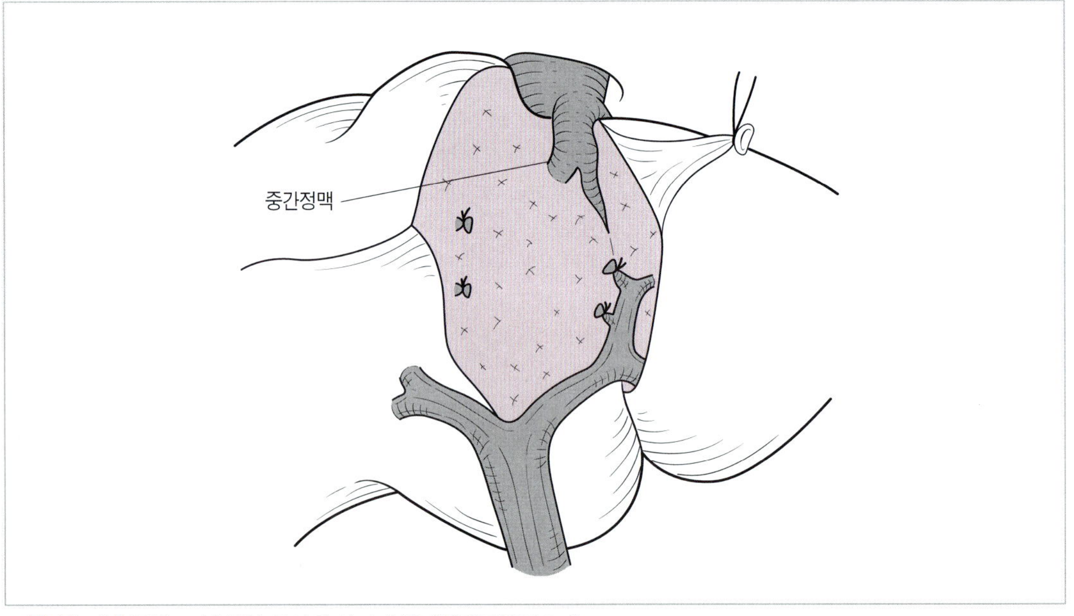

그림 19 **내측구역 · 외측구역 사이의 이단과 중간정맥근부의 노출**
내측구역 · 외측구역 사이의 이단을 두측으로 진행해 중간정맥근부를 노출한다.

⑥ 중간정맥본간을 보존하면서 간이단을 중간정맥 근부까지 실시하고 V4b가 합류하는 경우에는 결찰 · 절리한다(그림 21). 내측구역 절제방법 종료 시 이단면에는 중간정맥과 좌간정맥이 노출된다(그림 22).

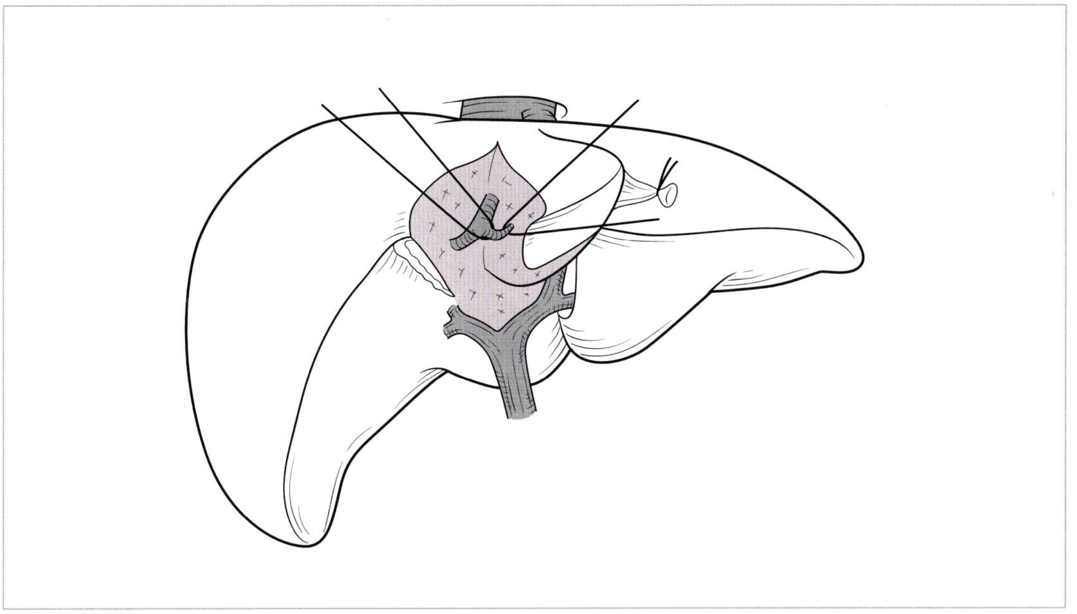

그림 20 중간정맥본간의 확인과 V4a의 절리
내측구역 · 전구역 사이를 이단해 V4a를 결찰절리하고 중간정맥본간을 확인 노출한다.

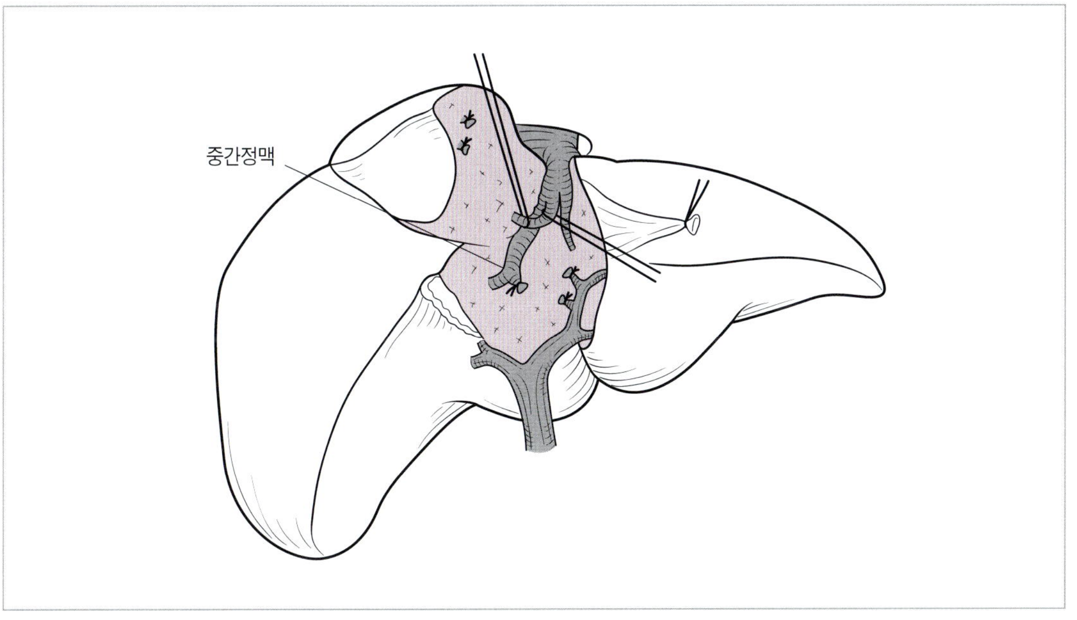

그림 21 중간정맥본간의 보존과 V4b의 절리
중간정맥본간을 보존하고, 간이단을 두측으로 진행해 V4b를 결찰 · 절리한다.

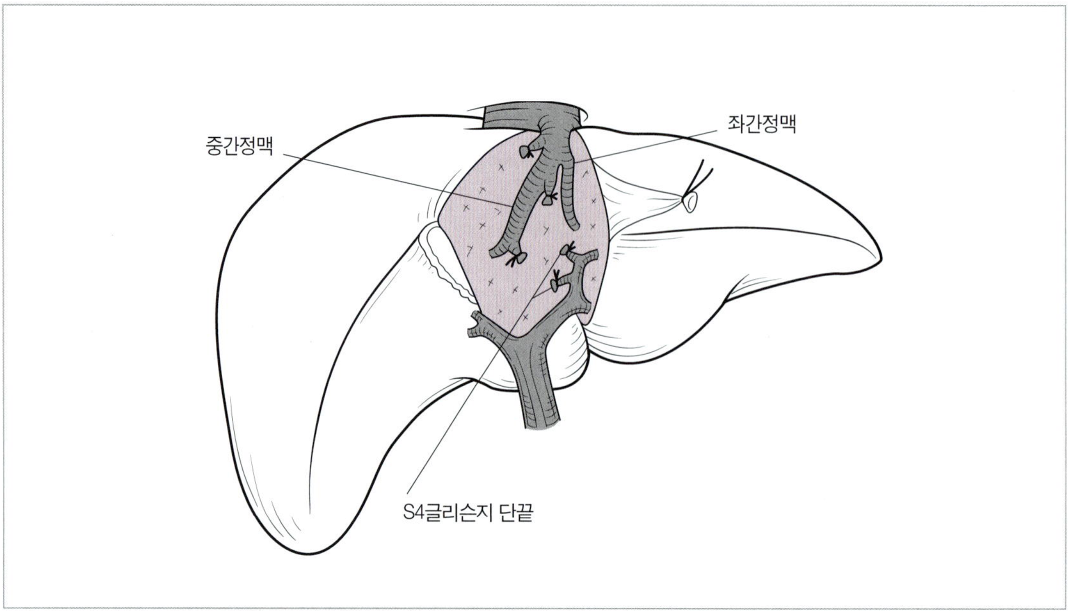

그림 22 내측구역 절제 종료 시 이단면
내측구역 절제 종료 시의 간이단면에는 중간정맥과 좌간정맥이 노출된다.

Dos & Don' ts

- 전구역 절제 시 우글리슨지를 테이핑할 때 좌우담관 분지부나 우미상엽지를 손상하지 않도록 주의한다.
- 전구역지는 소아용 혈관겸자로 파지한 후 절리해 근위부의 자른단을 연속 봉합 폐쇄해 확실히 처리한다.
- 후구역 절제에서 후구역 글리슨지를 테이핑할 때, 후구역 담관지가 손상되지 않도록 주의한다.
- 후구역 절제 종료 후, 우간거상에 의해 경감하고 있던 간정맥 출혈이 간을 원래의 위치로 되돌릴 때에 재출혈을 초래하는 경우가 있으므로 세심한 반복지혈을 시행한다.
- 내측구역 절제로 문맥제부 박리 시에 출혈이 초래했을 경우에는 혈행차단으로 대처한다. 이단면에는 중간정맥과 좌간정맥이 각각 간절리면에 노출한다. 담즙 누출 보수 시에 바늘을 너무 크게 뜨면 쉽게 좌담관협착이 초래되므로 주의한다.

참고문헌

1) Healey JE, Schroy PC: Anatomy of the biliary ducts within the human liver; analysis of the prevailing pattern of branching and major variations of biliary ducts. Arch Surg 66: 599-616, 1953
2) Makuuchi M(ed): Abdominal Intraoperative Ultrasonography. Igaku-Shoin, Tokyo, 1987
3) Takasaki K: Glissonean Pedicle Transection Method for Hepatic Resection. Springer-Verlag, Tokyo, 2007
4) Pringle JH: Notes on the arrest of hepatic hemorrhage due to trauma. Ann Surg 48: 541-549, 1908
5) 竜崇正, 趙明浩(編著):肝臓の外科解剖, 医学書院, 2004

(山中潤一, 藤元治朗)

4 간중앙 2구역 절제술

Point

① 내측구역 · 외측구역 사이의 실질절리는 간원색에서 내측구역으로 분지하는 글리슨지를 처리하면서 간겸상간막을 따라 중 · 좌간정맥 합류부를 향해 진행한다.
② 전구역 · 후구역 사이의 실질절리는 간문에서 전구역 글리슨지를 차단해 확인되는 demarcation line을 따라 실시하고 실질 내에 우간정맥을 박리 확인해 그 복측에서 절리를 진행시킨다.
③ 양쪽에서 실질절리의 최심부에서 중간정맥의 하대정맥 합류부를 노출확인한 후, 이것을 근부에서 이단한다.

간중앙 2구역절제는 내측구역과 전구역을 한 덩어리로서 적출하는 수기이며, 좌측에서는 간원색의 우연에서 좌간정맥근부로 향하는 면이, 또 우측에서는 우간정맥좌연을 따른 면이 절제 후의 자른단이 되어, 그 저부에 중간정맥절리단끝이 위치하게 된다. 본 항에서는 간중앙 2구역 절제의 실제를 살펴보자.

■ 간중앙 2구역 절제의 수기

1) 개복

양늑궁하절개와 그 정중 상방연장으로 개복해 간원색을 결찰절리한다.

2) 담낭적출

담낭관과 담낭동맥을 확인, 결찰 · 절리한 후에 담낭을 간상에서 전기메스로 절리한다.

3) 간원색에서 내측구역을 향하는 글리슨지의 처리

간원색을 좌측으로 견인해 여기에서 우측으로 분지하는 내측구역 4a로 향하는 글리슨지를 우선 간외에서 결찰 · 절리한다. 결찰 · 절리에 충분한 여유가 없는 경우, 둔적으로 또는 CUSA®를 이용해 글리슨지를 간내에서 박리한후 결찰 · 절리한다(그림 1).

다음으로 간겸상간막을 따라서 간절리를 시작하고 간내에서 간원색으로부터 내측구역을 향하는 글리슨지를 결찰절리한다(그림 2)

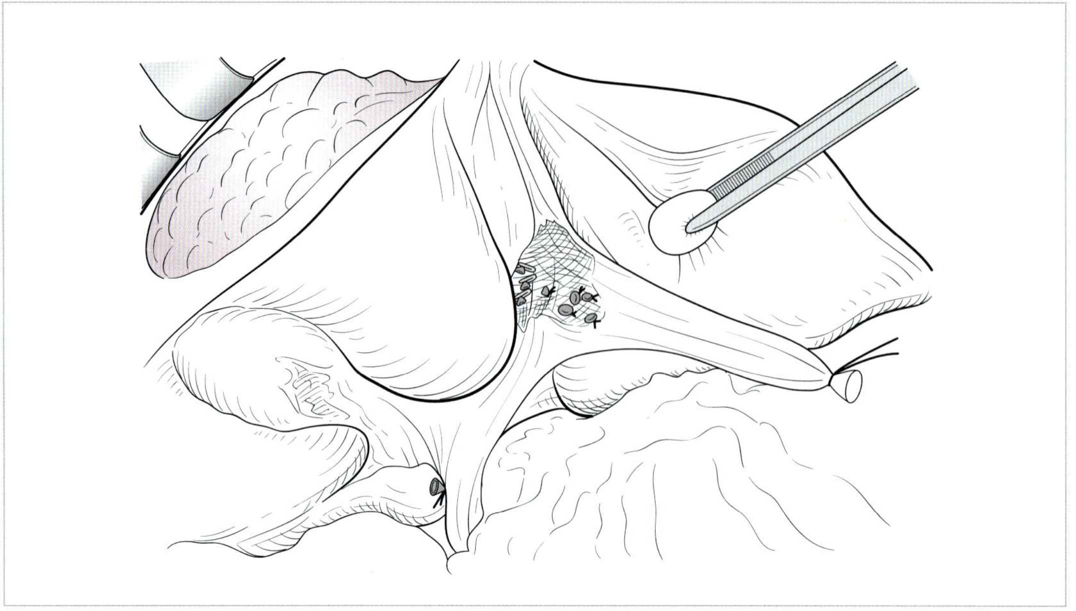

그림 1 간외로부터 G4a가지 처리

간외에서 가급적으로 G4a가지를 결찰 · 절리한다.

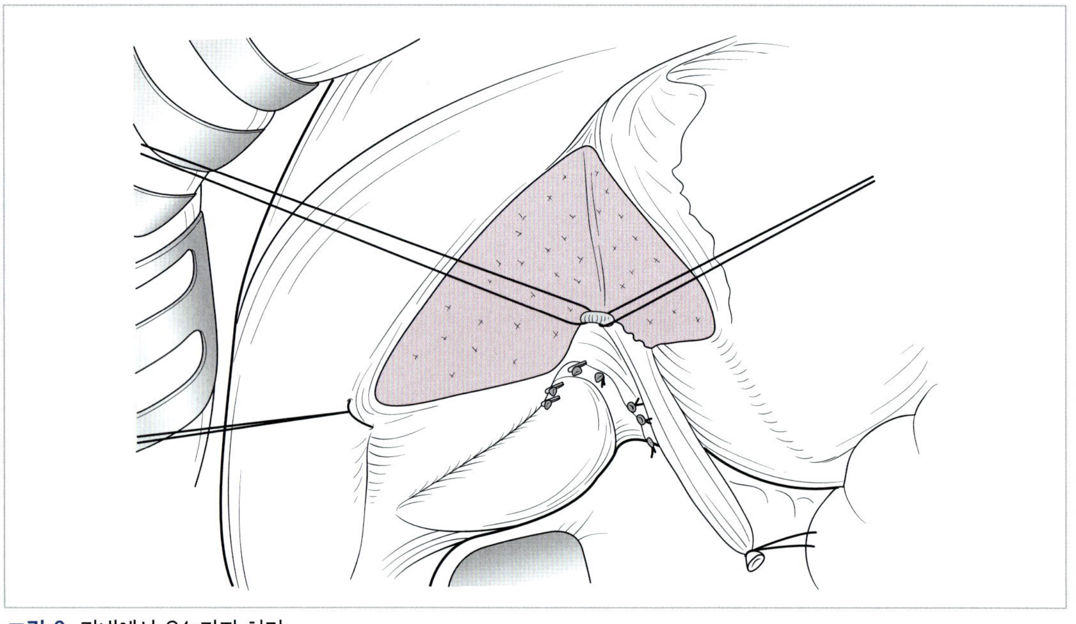

그림 2 간내에서 G4a가지 처리

간실질을 간겸상간막을 따라 절리하고 간 내에서 G4a가지를 결찰 · 절리한다.

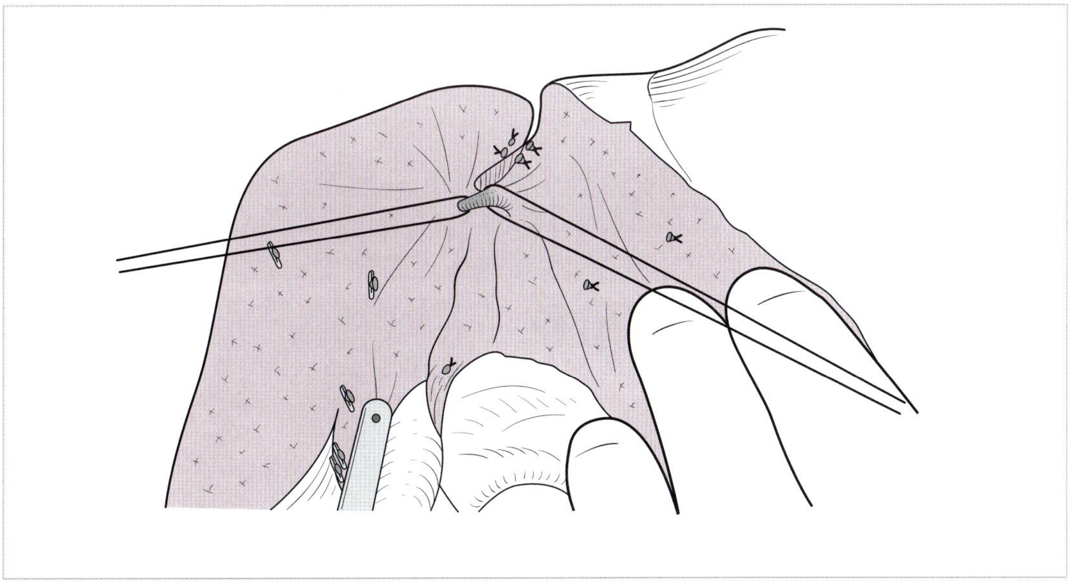

그림 3 **간내에서 간정맥 처리**
간이단면에서 조우하는 중간 · 좌간정맥지를 결찰 · 절리한다.

4) 간내측구역과 외측구역간의 실질절리

간겸상간막의 우측을 따라 두배측으로 실질절리를 진행하여 간원색으로부터 내측구역을 향하는 글리슨지를 순서대로 결찰 · 절리하면서 간내측구역과 외측구역 사이를 절리한다(그림 3). 이단면의 배측에서 중간정맥과 좌간정맥의 합류부, 혹은 양정맥의 근부를 박리확인한다.

5) 간문부 처리

우선 우간동맥 및 문맥우지를 간문부에서 더 말초로 박리하고 전구역 및 후구역의 동맥지 · 문맥지를 테이핑한다(그림 4). 간전구역의 동맥 · 문맥지를 차단해 전구역이 저혈되는 것을 확인한다(그림 5).

6) 간탈전과 전 · 후구역 사이의 간절리

간전구역을 저혈한 상태로 간우엽을 후복막으로부터 탈전하고 간우엽을 거상한 상태로 전구역과 후구역 사이에 간절리를 개시한다. 간실질을 절리하면서 우간정맥의 주행을 파악해, 그 복측을 따라 우간정맥 근부로 간절리를 진행한다.

7) 중간정맥의 이단

좌측의 간내측구역과 외측구역 이단면의 배측에서 중간정맥 · 좌간정맥 합류부를 확인하고 중간정맥을 테이핑한다(그림 6). 시야가 양호하면 여기서 간전구역의 동맥지 · 문맥지를 처리한 후 중간정맥을 이단하고, 자른단을 봉합 폐쇄한다. 한편 중간정맥의 이단과 단끝 처리를 위한 양호한 시야를 얻을 수 없는 경우, 무리하지 않고 나중에 실시한다.

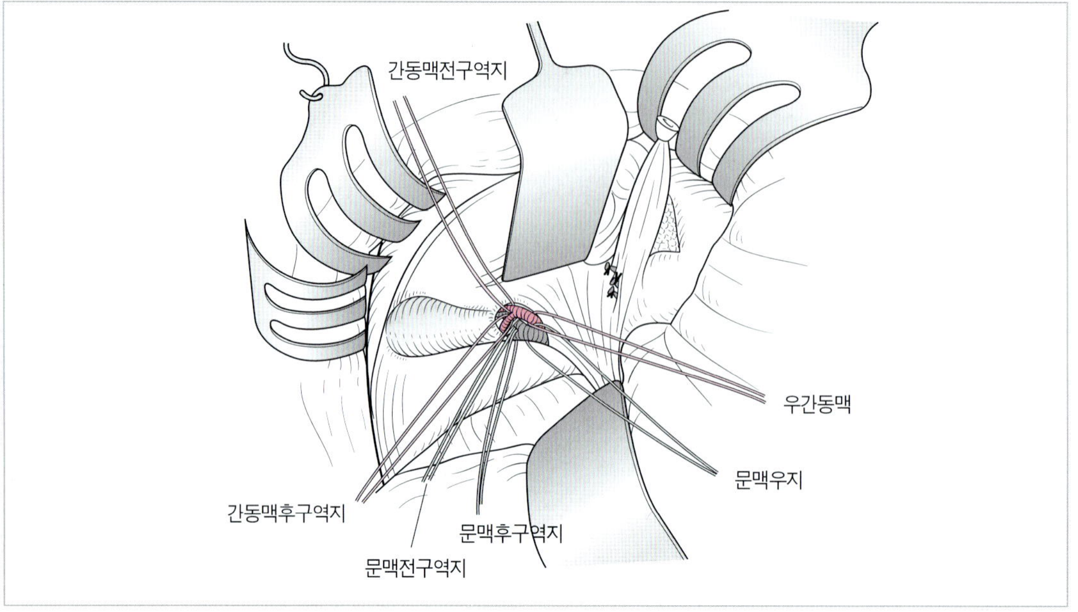

그림 4 간문부에서의 간우엽지 처리

간문부에서 우간동맥 · 문맥우지를 한층 더 말초로 박리하여 전구역 · 후구역지의 간동맥지 · 문맥지를 테이핑한다

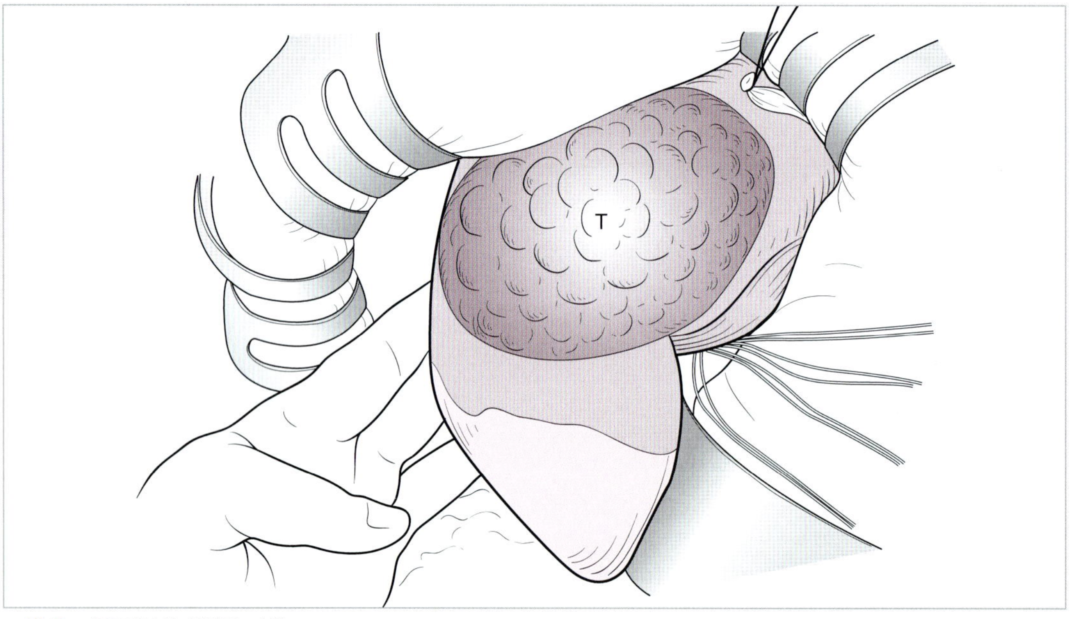

그림 5 간전구역의 선택적 저혈

간전구역의 동맥지 · 문맥지를 차단하고 간전구역의 저혈구역을 마킹한다

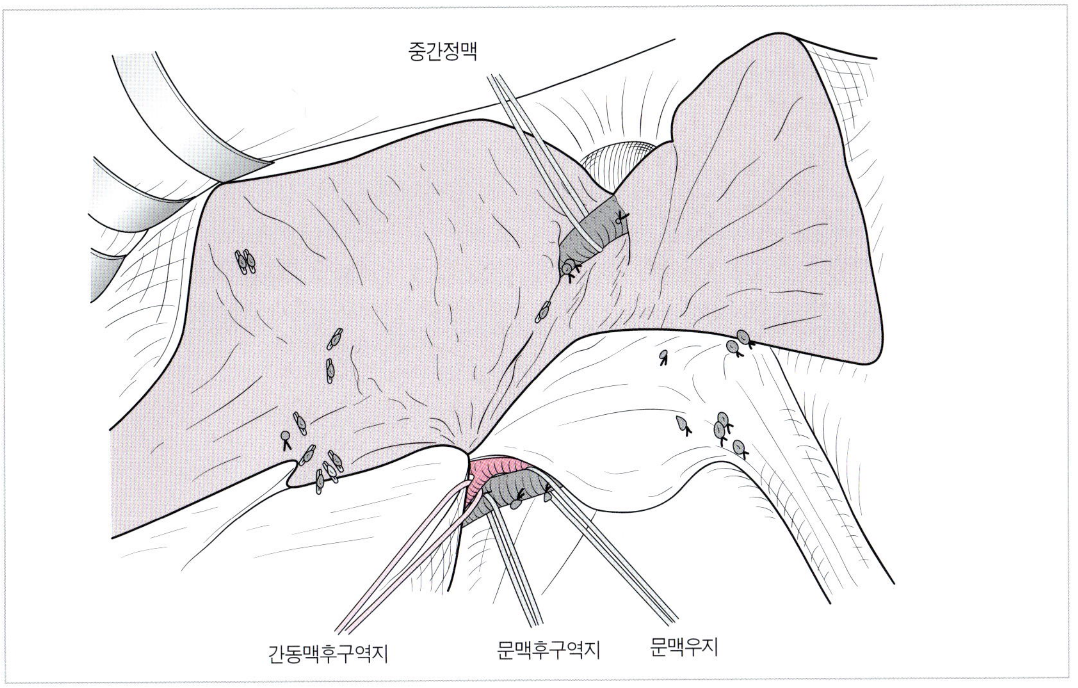

그림 6 간내에서의 중간정맥 처리
간이단면에서 중간정맥 · 좌간정맥 합류부를 분류하고 중간정맥을 테이핑, 이단한 후에 자른단을 봉합 폐쇄한다

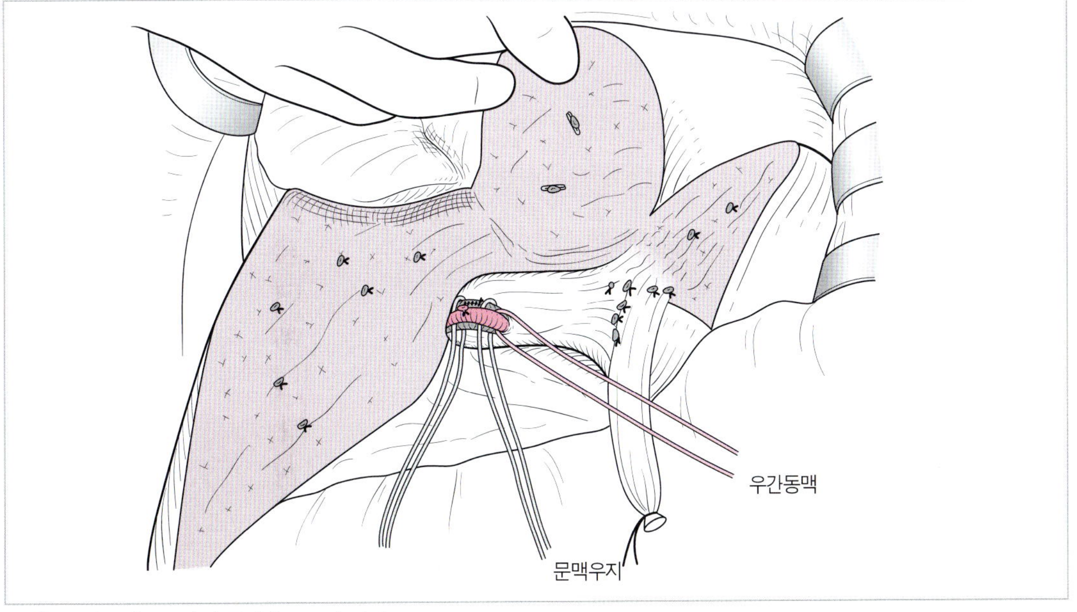

그림 7 간중앙 2구역의 두배측으로의 번전
절제한 중앙 2구역의 실질이단이 진행되면 절제 도중의 중앙 2구역을 배측으로 번전시켜 두측으로 실질절리를 진행시킨다.

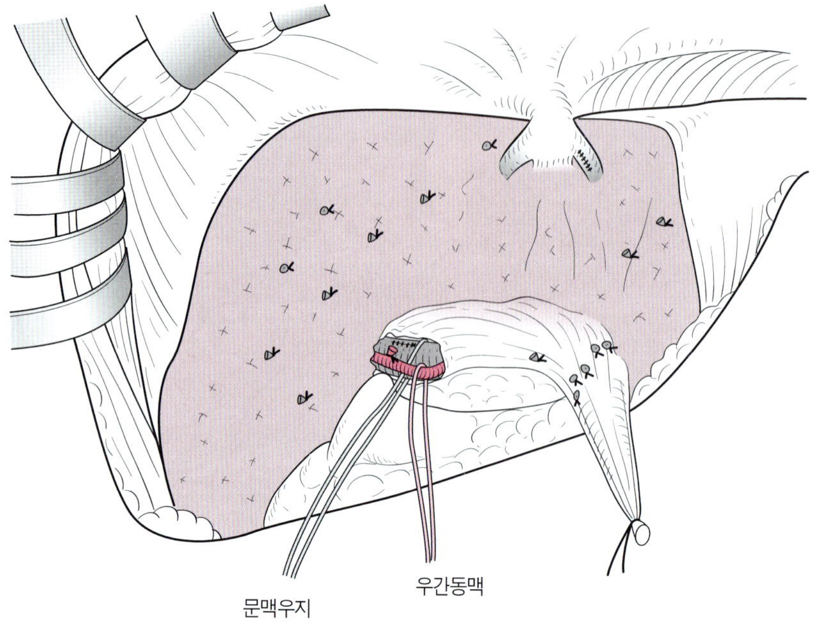

그림 8 **간중앙 2구역 절제 후의 간 절리면**
간중앙 2구역 절제 후. 간절리면에 우간정맥과 좌간정맥이 노출되어 있다.

8) 전구역 간동맥 · 문맥지의 절리

간의 좌측, 우측의 실질절리를 어느 정도 실행하고 전구역의 간동맥지 · 문맥지를 절리한다. 장애간의 경우에는 수술 후의 림프루를 예방하기 위해서 간관을 포함해 글리슨지 일괄로 이단하고 자른단을 연속 봉합으로 봉합 폐쇄한다.

9) 간중앙 2구역의 배측번전

절제한 중앙 2구역의 실질이단이 배측으로 진행된 시점에서 종양지름이 크지 않을 경우, 절제 표본을 우늑궁의 뒤쪽의 우측횡격막측으로 번전하면 두측의 실질절리가 쉬워진다(그림 7).

10) 간중앙 2구역의 절제

중간정맥의 이단을 위한 양호한 시야를 얻을 수 없을 경우, 교대로 우측 · 좌측부터 실질절리를 진행시켜 중간정맥근부를 혈관겸자로 잡고 절리해 자른단을 연속 봉합 폐쇄한다. 중간정맥의 우측근부에는 V8가 합류하고 있기 때문에 이것을 손상하지 않게 주의한다. 간중앙 2구역의 절제 후, 간절리면에는 우간정맥과 좌간정맥이 노출되고, 최심부에서 간 후부 하대정맥과 중간정맥의 자른단을 확인할 수 있다(그림 8).

11) 간절리면의 지혈, 세정, drain 유치, 폐복

간절리면의 지혈을 확인하고 복강을 약 3L의 따뜻한 생리식염수로 세정해 폐쇄식 drain을 Winslow구멍 경유로 하대정맥 전면에 유치해 폐복한다.

간중앙 2구역 절제의 수기를 설명했다. 간종양이 거대한 경우에는 특히 잔존간의 outflow인 우간정맥, 혹은 좌간정맥의 손상이나 협착에 충분히 주의하면서 절제를 실시할 필요가 있다.

Dos & Don'ts

- 전구역의 울혈을 피하기 위해 중간정맥의 근부 처리는 전구역의 유입혈행 차단 후에 실시한다.
- 중간정맥의 근부 처리 시 좌간정맥 손상이나 근부협착에 주의한다.

참고문헌

1) Hasegawa H, Makuuchi M, Yamazaki S, et al：Central bisegmentectomy of the liver: experience in 16 patients. World J Surg 13: 786-790, 1989

(矢永勝彦)

5 담관 재건을 수반하는 간절제 · 미상엽절제

A. 좌간절제(좌 3구역을 포함)

Point

① 우간동맥의 분지양식, 우엽계 담관의 합류 양식에는 변이가 많다. 증례마다 간문부 및 간내 국소 해부를 충분히 파악하고 수술에 임한다.
② 간동맥의 skeletonization은 그 주위 신경총을 곽청해 혈관의 외막이 노출하는 층으로 진행한다. 동맥은 지극히 애호적으로 취급한다.
③ 좌문맥근부를 절리해 혈관봉합사로 연속봉합하는 경우에는 문맥의 주행 방향과 수직 방향으로 봉합한다(횡봉합). 세로로 봉합하면, 문맥협착의 원인이 될 수 있다.
④ 미상엽의 수동은 좌측에서의 조작만으로 실시하고 우후구역은 수동하지 않도록 한다.
⑤ 간절리 최종 단계에 있어서 우미상엽과 후구역의 경계는 하대정맥우연 레벨(문맥우후지근부좌연과 우간정맥근부를 묶는 선)이다.
⑥ 담관의 절리 시에는 간동맥을 손상하지 않도록 세심한 주위를 기울인다.

좌간절제(=간좌엽절제) · 미상엽절제는 간문부 담관에 침윤하는 담관암에 대한 정형적인 수술의 하나이다. 좌간절제는 우간절제보다 간절제량이 적기 때문에, 약간 쉽게 생각할 수 있지만 간내의 간절리면의 설정이나 간내 담관의 절리에 대해서는 우간절제보다 지표가 부족하고, 결코 쉽게 생각해서는 안될 수술이다. 간좌측 3구역절제는 간문부 맥관의 변이가 많아 절제 중에는 합병증율의 높은 수기이다[1]. 어쨌든 이러한 수술을 실시할 때 각각의 증례의 간문부 및 간내의 국소 해부를 충분히 이해하고 임하는 것이 안전한 수술을 위해서 꼭 필요하다.

■ 적응

간외 담관 절제를 수반하는 좌간절제(또는 좌측 3구역절제) · 미상엽절제의 적응이 되는 것은 좌측 우위의 간문부 담관암이 대부분이다. 좌간절제를 실시할지 좌측 3구역절제를 실시할지를 결정할 때에 고려해야 할 점에는, ① 간내 담관에의 암진전 범위, ② 간문부 주요 혈관에의 암침윤 유무와 그 범위, ③ 간정맥(특히 중간정맥)에서 암침윤의 유무, ④ 간예비기능 등이 있다.

1) 간내 담관에서의 암진전 범위와 술식 선택

우전구역의 담관가지의 합류 양식에는 개인차가 크고 또 우전상지(B8)와 우전하지(B5)가 간내의 어디까지 수행하다가 끝나는지에 대해서도 분명한 점은 없다. 그러나 좌간절제를 근치적으로 실시하기 위해서는 (보통의 합류 양식이면) B8와 B5의 합류부에 암침윤이 미치지 않은지, 합류부에 암침윤이 미치고 있어도 합류부의 극히 근방에 머무르고 있어야 할 필요가 있다. B8 혹은 B5의 안쪽까지 암침윤이 미치고 있을 때에는 전구역을 함께 절제해야 한다.

담관우후지의 주행에는 우문맥의 두측 · 배측을 도는 경우(이른바「북회전」)와 우문맥의 미측 · 복측을 도는 경우(이른바「남회전」)가 있다[2]. 증례의 약 8할을 차지하는 「북회전」의 경우에는, 담관우후지의 절리는 우문맥의 두측 · 배측방향으로 돌진해 실시할 필요가 있고, 이 때 절제할 수 있는 길이는 겨우 1 cm 정도이다. 따라서 좌간절제에서는 우후지 방향으로의 암침윤이 우후지근부 부근에 머무르고 있어야 할 필요가 있다. 「북회전」의 후구역지의 담관상은 위로 볼록한 주행을 나타내지만, 정점부를 넘어 그것보다 안쪽에 암침윤이 있으면 좌간절제로 근치적으로 담관후구역지를 절리할 수 없다. 이에 대해 간좌측 3구역절제를 실시하면 담관우후구역지를 우후상지(B7)와 우후하지(B6) 합류부 부근에서 절리할 수 있다.

감황처치 전에 MDCT 촬영이 되어 있으면 이 판단은 한층 더 용이하다. 담관우후구역지의 암침윤이 우문맥전연 레벨에 머무르고 있으면 좌간절제로 우후가지를 근치적으로 절제할 수 있다. 이보다 안쪽에까지 암침윤이 미치고 있으면, 간좌측 3구역절제를 생각해야 한다. 이 술식으로 우문맥의 하연 레벨까지의 암진전에 대해서 담관우후구역지를 근치적으로 절리할 수 있다.

담관우후구역지가 이른바 「남회전」이면, 좌간절제에서도 간좌측 3구역절제와 같은 레벨로 우후구역지를 절리할 수 있다.

2) 간문부 주요 혈관의 암침윤과 술식 선택

우문맥에 암침윤은 있지만 우문맥전 · 후분지부 직전의 우문맥을 혈관겸자로 잡아 절제 · 재건이 가능할 만큼 여유를 확보할 수 있는 범위라면, 좌간절제를 생각할 수 있다. 우문맥을 절제한 후에 간측 우문맥을 재건할만한 여유가 있고 우문맥전 · 후분지부에 암침윤이 미치고 있는 경우에는 간좌측 3구역절제를 선택할 필요가 있다.

최근 high volume center에서는 좌 간절제에 임할 때 우간동맥 합병 절제 · 재건도 실행되고 있지만, 그 평가는 아직 확실하지 않기 때문에 「기본 수술」을 취급하는 본항에서는 논하지 않기로 한다.

3) 중간정맥의 암침윤 유무와 술식 선택

좌측 우위의 광의의 간문부 담관암 중 간내 담관암의 경우에는 중간정맥을 침윤하는 경우가 자주 있다. 이 때에는 당연히 중간정맥을 절제할 필요가 있고 결과적으로 중간정맥을 합병 절제하는 좌간절제(=확대좌엽절제) 혹은 좌측 3구역절제가 필요하다. 중간정맥의 분포 정도에는 개인차가 있다. 보통은 확대좌엽절제를 실시해도 문제 없는 경우가 많지만, 중간정맥이 우측으로 크게 발달하고 있는 증례에서는 이것을 절제하는 것으로 전구역이 울혈에 빠지는 경우가 있다. 의구심 있는 상황이라면 처음부터 좌측 3구역절제를 고려한다.

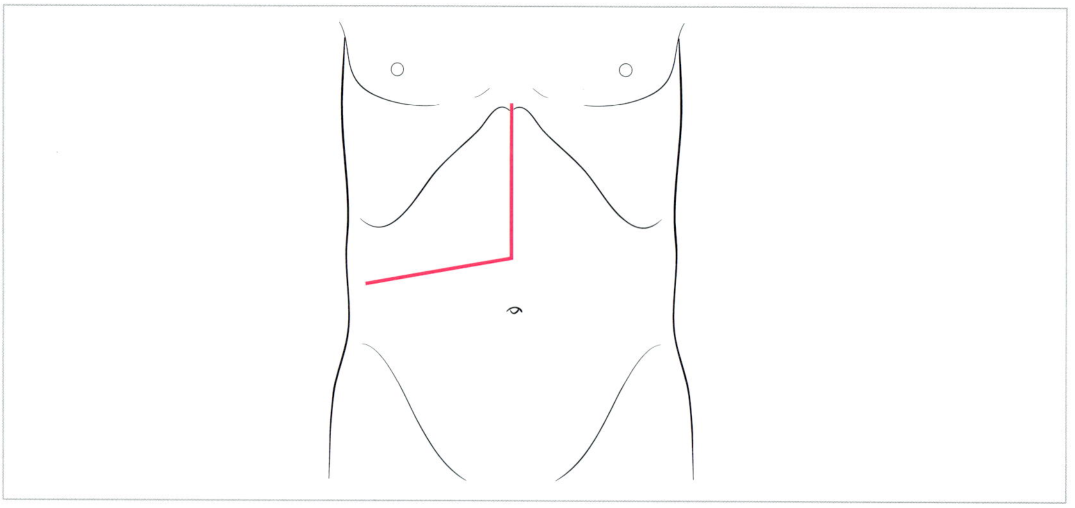

그림 1 피부 절개
우늑궁하절개에 상복부 정중 절개를 더해 개복한다.

4) 간기능과 술식 선택

암진전 범위로 술식을 설정하면, CT volumetry와 간예비기능검사로 술식의 안전성을 검토한다. 보통의 간의 형태를 나타내고 있는 증례에서는 좌간절제 · 미상엽절제로 잃는 간체적은 전간의 약 3분의 1이다. 또 간 좌측 3구역절제 · 미상엽절제에서는 전간의 3분의 2 정도를 잃는다. 이른바 Makuuchi의 기준[3)]에 따르면 간좌측 3구역절제 · 미상엽절제를 실시하려면 ICG 15분 정체율이 10%이하, 또 좌간절제 · 미상엽절제에서는 20%이하 이어야 한다. ICG-K치로 간 좌측 3구역절제 · 미상엽절제는 0.15 정도, 좌간절제는 0.1 정도 이면 안전하게 수술을 실시할 수 있다.

그러나 폐색성 황달간에 대한 간기능평가법은 아직도 확립되지 않고, 또 간내 담관의 drainage 상황이나 문맥지 폐색 유무에 따라서 간내의 간기능 분포는 증례마다 다르다. 최종적으로 각 증례의 상황에 따른 절제 가능성의 판단이 필요하다.

간 좌측 3구역절제 · 미상엽절제는 간의 약 3분의 2를 잃기 때문에 수술의 안전성을 높이기 위해서 수술 전에 좌측 3구역문맥지색전술[4)]을 실시하는 것이 좋다.

■ 수술 수기

1) 개복(그림 1)

우늑궁하절개에 상복부 정중 절개를 더해 개복한다(이른바 역L자 절개). 간좌측 3구역절제를 실시할 경우에는, 절개창의 우단은 후액와선까지 크게 열어야 한다. 우늑궁하절개를 제9 늑간으로 절상개흉하는 이른바 J자 절개도 자주 시행되는 방법이다. 필자는 개흉할 필요는 없다고 생각하고 있지만, 어느 쪽을 선택할지는 시설이나 수술자의 판단에 따른다.

복강 내를 잘 관찰해 복막 파종이나 간전이가 없는 것, 원발병소의 상태(장막 침윤의 유무 등)나 육안적 림프절 전이의 유무에 대해 확인한다.

경피경간담도 배액(percutaneous transhepatic biliary drainage ; PTBD) 튜브가 유치되어 있는 경우에는 이것을 체외에서 절단한 후에 복강 내로 꺼내 빠지지 않도록 간의 표면에 봉합 고정하고, 연장 튜브를 접속해 장갑 등의 안에 수납해, 수술 중 담즙이 배액 되도록 해 둔다.

2) 림프절 곽청과 담관 십이지장측의 절리

Kocher의 수동을 실시해 대동맥 주위 림프절 전이의 유무를 검색한다. 이 같은 림프절의 곽청에 관해서는 논란의 여지가 있다. 필자는 No.16a2~16b1 림프절 중 가장 눈에 띄는 것을 수술 중 신속병리 검사를 하여 이것이 암 음성이면 대동맥 주위의 곽청은 실시하지 않는다. 암양성이면 No.16a2~16b1 림프절의 곽청을 실시하고 있다.

간위간막을 열고 계속해서 우위동정맥을 위벽 가까운 곳에서 결찰 · 절리한다. 또한 상십이지장 동정맥을 십이지장벽에 접해 신중히 결찰 · 절리해 둔다. 위십이지장 동맥 전면으로부터 총간동맥 전면을 노출시키면서 No.5, 8, 9(우측) 림프절을 곽청한다. 우위동맥은 이 과정에서 근부를 박리해 결찰 · 절리하다. 총간동맥 주위 신경총을 곽청해 총간동맥에 테이프를 걸친다. No.12a림프절을 곽청하면서 고유간동맥 주위 신경총을 곽청해 고유간동맥, 그 다음으로 좌 · 우간동맥을 박리하고 테이프를 걸친다.

이어서 췌두를 탈전해 No.13 림프절을 곽청해 총담관을 췌두상연 부근에서 사방으로 박리하고 테이프를 걸친다. 췌두상연 부근에서는 후상췌십이지장 동맥(posterior superior pancreaticoduodenal artery ; PSPDA)이 총담관 주위를 머리띠식으로 주행하고 있다. 암이 십이지장측단으로부터 충분히 여유가 있는 경우에는 PSPDA를 절리할 필요가 없지만, 여유가 없는 경우에는 PSPDA를 총담관을 따라 결찰 · 절리해 췌내에까지 총담관을 박리해 둔다. 총담관을 췌상연 부근에서 결찰 · 절리해 그 단끝을 신속 병리검사에 제출해, 암 음성인 것을 확인한다. 총담관을 절리하면 곽청 도중에 있는 No. 13 림프절을 No. 12p 및 8p림프절 곽청에 연결해 문맥본간을 사방으로 박리하고 테이프를 걸친다.

2) 간문부 맥관 처리

절리한 총담관단끝을 두측으로 거상하면서 간십이지장인대 내의 skeletonization를 간문방향으로 진행한다.

간동맥에서는 좌간동맥근부를 이중 결찰 · 절리한 후에 우간동맥에 걸친 혈관 테이프를 가볍게 견인하면서 우간동맥 주위 신경총을 곽청해 우간동맥전지, 후지를 박리하고 이것들에 혈관 테이프를 걸친다. 이 과정에서 통상우간동맥으로부터 담낭동맥이 분지하므로, 이것을 근부에서 결찰 · 절리한다.

좌간절제의 경우에는 우간동맥전지 · 후지를 간내에 들어갈 때까지 충분히 박리해 둔다. 보통 우간동맥 후구역지는 우문맥 및 우후구역지의 복측 · 미측을 주행하든지(이른바「남회전」)(그림 2), 약 4분의 1 정도의 증례에서는 우간동맥 후구역지의 전부 혹은 일부가 우문맥의 두측 · 배측을 돌듯이 주행한다(이른바「북회전」)(그림 3)[5]. 수술 전에 이것을 잘 파악해「북회전」의 우간동맥 후구역지를 미상엽동맥지 등이라고 오인해 절단해 버리지 않도록 주의한다. 간좌측 3구역절제 시에도 우간동맥 후구역지를 확인 · 보존한 후에, 우간동맥전구역지만을 이중 결찰 · 절리한다. 이 때에도「북회전」우간동맥 후구역지의 존재에 충분히

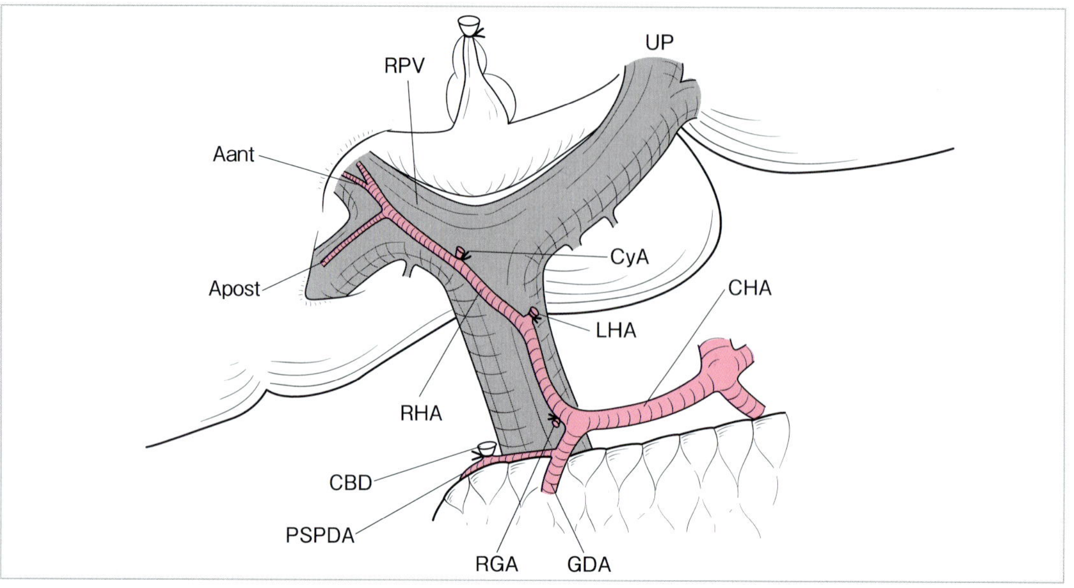

그림 2 보통의 우간동맥 후구역지의 주행
CHA : 총간동맥, GDA : 위십이지장 동맥, RGA : 우위동맥단끝, PSPDA : 후상췌십이지장 동맥, LHA : 좌간동맥단끝, RHA : 우간동맥, CyA : 담동맥단끝, Aant : 우간동맥전구역지, Apost : 우간동맥후구역지, CBD : 총담관단끝, UP : 문맥좌지제부, RPV : 우문맥

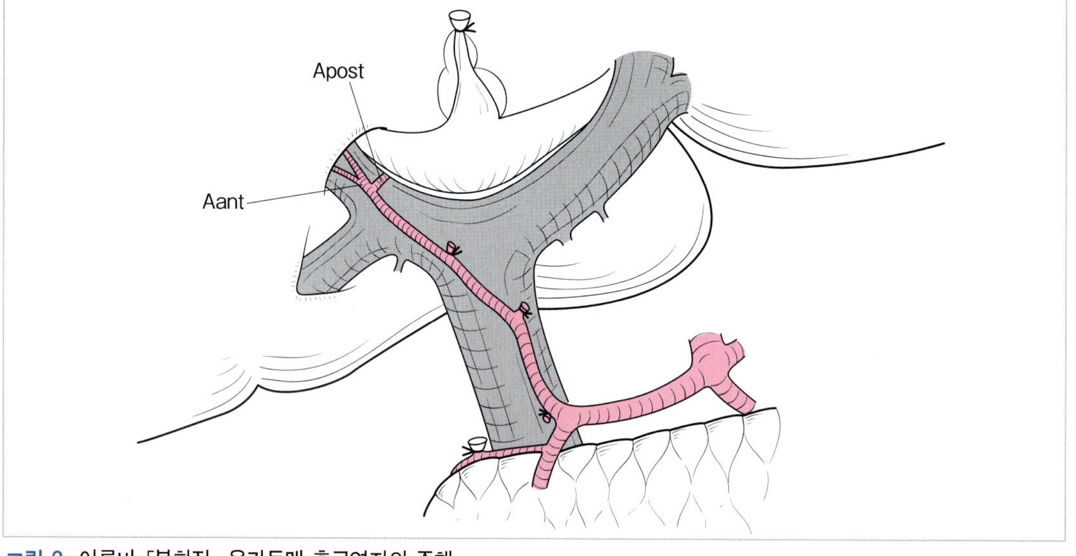

그림 3 이른바 「북회전」 우간동맥 후구역지의 주행
Aant : 우간동맥전구역지, Apost : 우간동맥 후구역지

주의해야 하는 것은 말할 필요도 없다.

다음으로 문맥의 skeletonization를 간문으로 진행한다. 문맥본간에서부터 계속해서 좌 · 우문맥을 박리한다. 좌 · 우문맥 배측에서는 가는 몇 개의 미상엽문맥지(P1)가 분기한다. 좌문맥근부의 절리가 가능한 정도에서 왼쪽 P1를 결찰 · 절리하고 좌문맥에 혈관 테이프를 걸쳐 둔다. 계속해서 우문맥으로부터 분지하는 P1를 모두 결찰 · 절리하고 우문맥에도 혈관 테이프를 걸친다. 좌문맥에 암침윤이 없고 좌문맥을 충분히

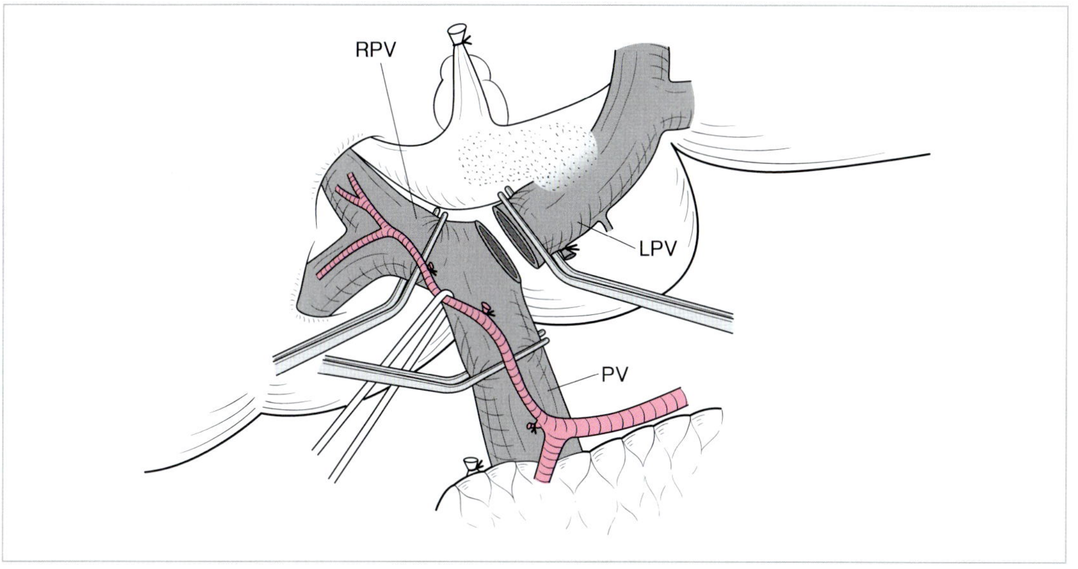

그림 4 좌문맥절리
암침윤이 있기 때문에 좌문맥근부를 충분히 박리할 수 없는 경우에는 좌문맥(LPV), 문맥본간(PV), 우문맥(RPV)을 각각 혈관겸자로 잡고 좌문맥근부를 절리한다.

박리할 수 있는 경우에는 좌문맥근부를 결찰한 후 절리한다. 암침윤때문에 좌문맥근부를 충분한 길이로 박리할 수 없는 경우에는 문맥본간, 우문맥, 좌문맥을 각각 혈관겸자로 잡은 후에 좌문맥근부를 절리해(그림 4), 5-0혈관봉합사의 연속횡봉합으로 폐쇄한다. 이 때 문맥의 긴 직경을 따라 세로 봉합하면 문맥협착의 원인이 되는 경우가 있으므로 주의한다(그림 5).

좌문맥근부를 절리하면 우문맥의 박리를 전구역지, 후구역지로 진행한다. 간좌측 3구역절제의 경우에는 우문맥전지 · 후지 각각을 사방으로 박리해 혈관 테이프를 걸친다. 이 부근의 문맥벽은 얇아 거칠게 조작을 하면 쉽게 출혈한다. 특히 전지 · 후지의 배면의 박리는 층을 보면서 신중히 느긋하게 실시하도록 한다. 우문맥전지 · 후지에 혈관 테이프를 걸친 후에 전지의 「목」을 충분히 확보할 수 있는 경우에는 이것을 결찰 · 절리하고 전지의 「목」을 충분히 확보 할 수 없는 경우에는 적어도 결찰만은 해 둔다. 후에 간절리 도중에 문맥전지를 절리하면 된다.

3) 간좌엽의 수동

간겸상간막의 절리를 간정맥근부로 진행해 3개의 간정맥근부를 박리 · 노출한다. 그 다음에 간좌측 외측구역을 하부로 당기면서, 좌관상인대와 삼각인대를 절리한다. 삼각인대를 절리할 때에는 그 횡격막측은 반드시 결찰해 둔다. 간좌측 외측구역을 우복측으로 거상 해, 좌미상엽(Spiegel엽)이 보이도록 한다. 간위간막의 간부착부에 알란티우스관이 주행하고 있어, 약간 굵은 백색의 색상구조로서 인식할 수 있다. 이 두 측단은 좌간정맥근부 부근으로 연결되어 있는 경우가 많다. 두측단 부근에서 알란티우스관을 박리해 결찰 · 절리한다.

좌미상엽과 하대정맥 사이의 장막을 절개하고 단간정맥을 결찰 · 절리하면서 좌미상엽을 서서히 우복측으로 넘기도록 수동한다. 좌미상엽변연의 두측 3분의 1 정도는 좌하대정맥인대로 배측에 고정되어 있다.

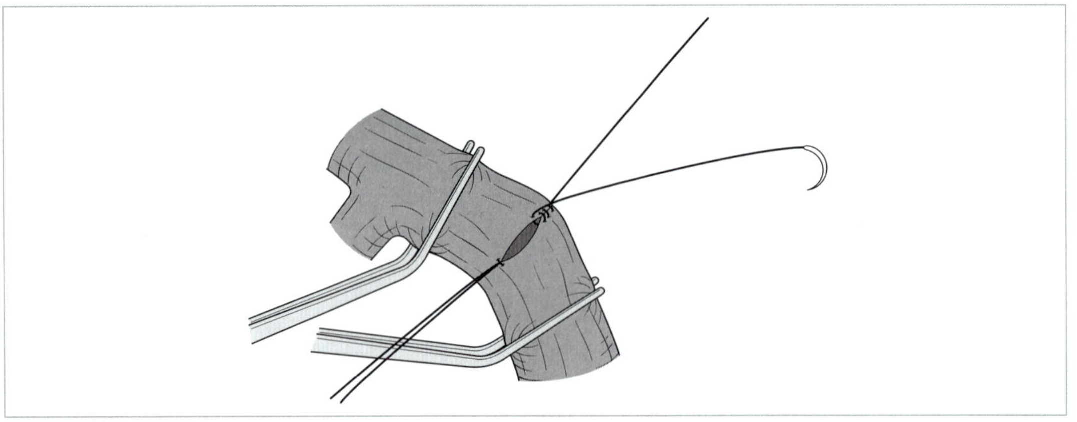

그림 5 좌문맥근부의 봉합 폐쇄
좌문맥을 근부에서 잘라버렸을 경우에는 혈관봉합사를 이용해 연속횡봉합으로 폐쇄한다.

하대정맥인대 내에는 혈관이 포함되어 있는 경우가 많기 때문에, 반드시 결찰 후 절리한다. 단간정맥의 절리를 미측으로부터 머리측방향으로 좌측에서 우측방향으로 진행한다. 가는 단간정맥은 결찰 · 절리할 수 있지만, 굵은 것은 혈관겸자를 걸친 후에 절리하고, 4-0 또는 5-0의 혈관봉합사로 연속봉합 · 폐쇄한다. 단간정맥의 절리는 하대정맥우연까지 충분히 실시하고 전미상엽을 하대정맥으로부터 유리해 둔다. 다만 하우간정맥이나 중우간정맥이 있는 증례에서는 수술 전부터 이 존재를 확인해 반드시 보존한다.

4) 간절리

간의 횡단면에서 본 간절리면의 개념을 그림 6에 나타냈다.

(1) 좌간절제의 경우

지금까지의 조작으로 Rex-Cantlie선에 demarcation line가 출현한다. 수술 중 초음파를 실시해 간표면의 demarcation line과 간내중간정맥의 위치관계나 그 분지양식을 확인해 둔다.

간의 절리는 demarcation line을 따라서 가장 미측(담낭상의 부분)으로부터 두측으로 진행한다. 간의 이단면에 중간정맥가지가 나타나면, 이것을 쫓아 간절리를 진행시켜 중간정맥본간에 이른다. 이후에는 중간정맥본간이 간우엽측에 보존되도록(중간정맥의 좌벽이 간우엽측에서 노출되도록) 간절리를 진행시켜 중 · 좌간정맥근부에 이른다. 중 · 좌간정맥근부는 공통간을 형성하고 있는 경우가 많다. 좌간정맥근부에 혈관겸자를 걸쳐 절리해 4-0혈관봉합사로 연속봉합폐쇄한다.

중간정맥의 좌벽의 전체가 길게 노출되면, 다음으로 그 배측면을 노출하도록 간절리를 진행시킨다. 중간정맥의 배측면에는 미상엽으로부터 몇 개의 가는 간정맥가지가 유입하고 있다. 이것들을 신중히 결찰, 절리한다.

중간정맥의 배면이 충분히 노출되면, 간절리를 미상엽 절제로 진행한다. 이 단계에서 우미상엽과 간후구역〔특히 우후상분절(S7)〕의 사이에 명료한 경계선이 존재하지 않기 때문에 간절리 방향에 주의가 필요하다. 먼저 하대정맥으로부터 수동한 미상엽배면에 대해서는 하대정맥우연(문맥 후지근부좌연과 우간정맥근부를 잇는 선)을 우미상엽과 후구역 경계선으로 해서 중간정맥배측까지 진행한 간절리선과 하대정맥

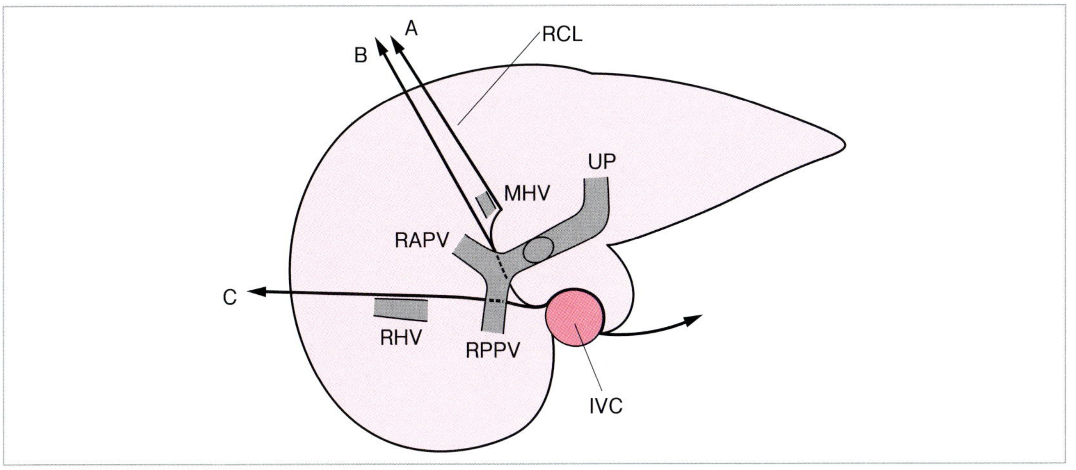

그림 6 횡단면에 있어서의 간절리면의 개념
A : 좌간절제의 경우, B : 확대좌간절제의 경우, C : 간좌측 3구역절제의 경우
RCL : Rex-Cantlie선, MHV : 중간정맥, RHV : 우간정맥, RAPV : 우문맥전지, RPPV : 우문맥후가지, UP : 문맥좌지제부, IVC : 하대정맥

우연을 잇는 면을 따라 간절리를 진행한다. 이 방향이 이해하기 어려울 때는 수동한 미상엽배면 하대정맥 우연 레벨에 전기메스로 마킹해, 미상엽배면에 삽입한 수술자의 손가락으로 이것을 느끼면서 손가락 방향을 향해 간절리를 진행시키면 좋다. 자칫하면 미상엽을 완전히 절제하려고 한 나머지 이 절리선이 수술자측, 즉 우엽측으로 깊게 비집고 들어가기 쉽다. 깊게 비집고 들어가 버리면, 간 S7의 글리슨을 손상할 경우가 있으므로 주의가 필요하다. 중간정맥 배측의 간문부근에서는 담관을 포함한 우전구역 글리슨의 결합직이 백색의 구조물로서 노출된다. 여기까지 진행되면 장소를 바꾸어 미상 돌기와 후구역 사이를 미측으로부터 두측을 향해 절리한다. 이 절리선이 이해하기 어려울 때에는 먼저 서술한 것처럼 우문맥 후구역지근부의 좌연 레벨로 간을 절리한다. 문맥 후구역지의 앞까지 간절리가 진행되면, 먼저 두측에서 진행한 간절리면과 연결한다. 마지막으로 우측 글리슨과의 사이에 남은 간실질을 글리슨(특히 후구역의 글리슨)의 결합직을 노출시키도록 절리한다. 이 절리는 수술자의 옆에서 보면 거의 탄젠트방향이 된다. 수술자측(우측)으로 깊게 돌진하면 후에 담관우후가지에서의 담즙누출의 원인이 되는 경우가 있다. 우측으로 절리를 진행시키는 것이 아니라, 후구역의 글리슨을 쉽게 노출시킬 생각으로 간실질의 절리를 진행시키면 좋다.

확대좌간절제의 경우에는 중간정맥의 우측에서 간절리를 진행시켜 앞에서 서술한 것처럼 하대정맥우연을 목표로 한다(그림 6). 우전하분절(S5)과 전상분절(S8)의 글리슨에 이르면, 이것들을 간절리면에 노출시키도록 절리를 진행시켜 양쪽의 합류부 부근이 넓게 간절리면에 노출되도록 한다. 간절리가 하대정맥우연까지 도달하면, 중+좌간정맥의 공통간에 혈관겸자를 걸어 절리하고 4-0 혈관봉합사의 연속봉합으로 이것을 폐쇄한다.

(2) 간좌측 3구역절제의 경우

지금까지의 간문조작으로 전- 후구역 사이의 간표면에 demarcation line이 출현하고 이것을 따라서 미측으로부터 두측으로 간절리를 진행시킨다. 우간정맥의 분포가 보통 증례에서는 우간정맥의 가지를 좇아 우간정맥본간을 간절리면에 노출시키도록 머리측으로 간절리를 진행시킨다. 우후구역의 체적이 평균적인 증례에서는 이 간절리면은 거의 하대정맥과 수평인 면을 형성한다. 다만 가장 두측에서는 S8c의 글리슨(우

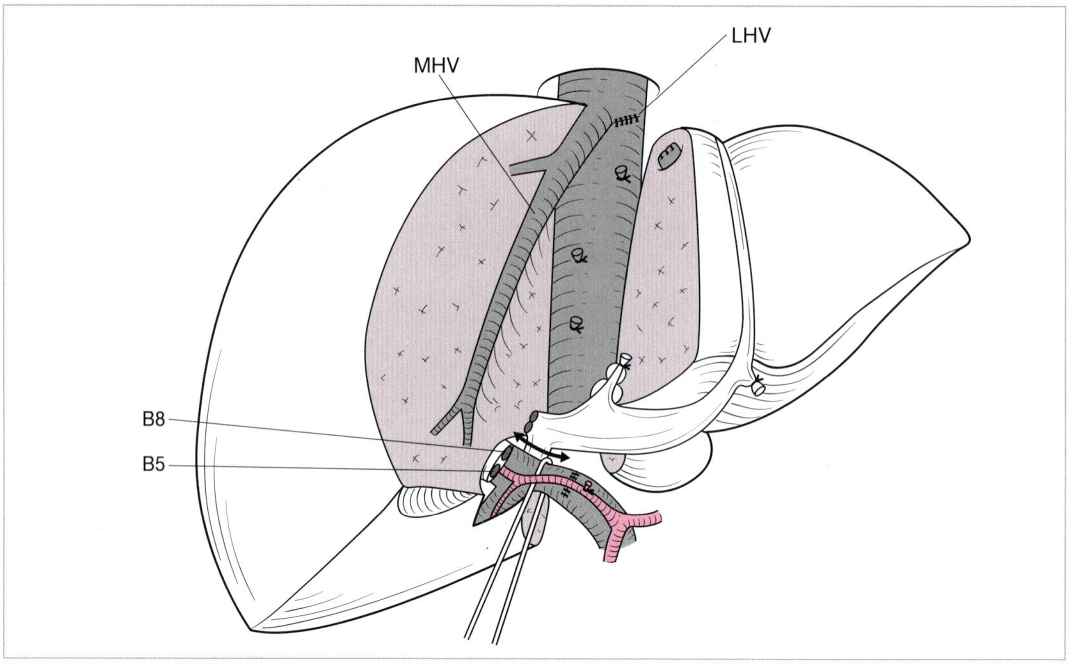

그림 7 좌간절제 · 미상엽절제 있어서의 간절리 · 담관절리
벌써 우전하분절지(B5), 전상분절지(B8)는 절리되어 있다. 양쪽 화살표 부분에서 후구역지를 절리한다. MHV : 중간정맥, LHV : 좌간정맥단끝

전상복측지)이 우간정맥면보다 약간 배측까지 지배하고 있는 경우가 많기 때문에, 두측의 절리면은 우간정맥보다 약간 배측으로 돌진하게 된다. 이 부분에서 S8c의 글리슨을 도중에 절리해서 잔간측에 남기면, 수술 후의 담즙루나 간농양의 원인이 되는 경우가 있으므로 주의가 필요하다.

간절리가 우간정맥의 근부에까지 도달하면, 남는 것은 우미상엽과 우후구역 사이의 간절리이다. 우미상엽과 S7 사이는 하대정맥우연을 목표로 하고 또한 미상 돌기와 후구역 사이는 문맥후지근부좌연을 지표로 간절리를 진행시키면, 담관을 포함한 우후구역 글리슨의 결합조직이 노출된다.

하우간정맥이 발달하고 있는 증례에서 우후하분절(S6)과 S5 사이의 간절리에서는 우간정맥본간은 노출되지 않고, S7과 S8 사이의 절리를 할 때 처음으로 우간정맥본간이 나타난다. 증례마다 간정맥 발달의 정도도 수술 전부터 잘 파악해 둔다.

5) 간내 담관절리

(1) 좌간절제의 경우

담관의 절리를 할 때 가장 주의해야 할 점은 간동맥 손상이다. 우간동맥전구역지에 걸친 혈관 테이프를 미측 · 배측으로 끌어들이면서, 담관절리 예정선의 말초까지 간동맥가지와 담관가지 사이를 주의 깊게 박리해 둔다.

담관을 미측으로부터 절리하면 우선 우전구역지군이 나타난다. 우전구역지군이 절리되고 나면 다음으로 멧젠바움의 방향을 바꾸어 문맥우후구역지의 두측에서 담관우후구역지를 절리한다(그림 7). 우간동맥후구역지가 「북회전」의 증례에서는 담관우전구역지의 절리를 할 때에 우간동맥 후 구역지의 박리도 말초

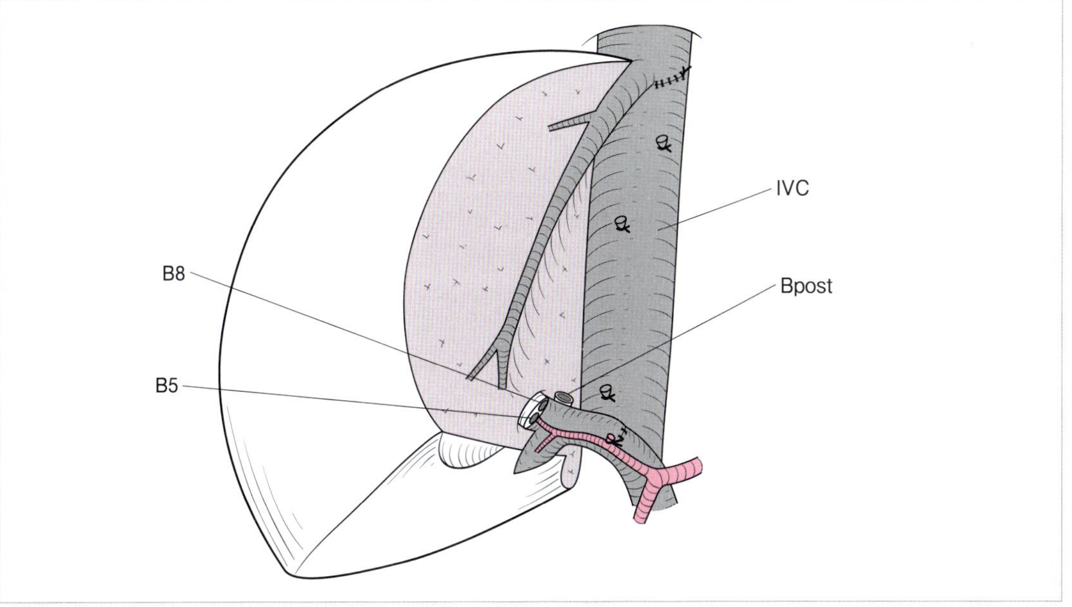

그림 8 **좌간절제 · 미상엽절제**
절제 종료 시. B5 : 우전하지단끝, B8 : 우전상지단끝, Bpost : 우후지단끝, IVC : 하대정맥

로 향해 실시하고 또한 담관우후구역지의 절리 시에도 우간동맥 후구역지의 손상을 일으키지 않도록 세심한 주의를 기울인다.

보통의 담관 합류 양식의 경우에는 담관절리단끝은 수술자측 앞에서부터 시계방향으로 B5, B8, 우후구역지의 순서로 나열된다(그림 8).

(2) 간좌측 3구역절제의 경우

간좌측 3구역절제에서는 간절리가 종료한 시점에서 담관우후구역지를 포함한 후구역 글리슨의 결합조직과 우간동맥후구역지, 우문맥후구역지는 박리되어진 상태이다(그림 9). 담관우후구역지의 분지전 한개의 구멍을 가진 부위에서 절리를 예정하고 있는 경우에는 이 상태로 담관을 절리하면 된다. 다만 좀 더 안쪽에서 B6와 B7를 따로 따로 절리하여야 할 경우에는 우간동맥 후구역지를 한층 더 말초로 향해 박리해 후하분절지(A6)와 후상분절지(A7)를 노출되게 한다. 담관절리에 있어서는 특히 A7를 손상하지 않도록 세심한 주위를 기울인다(그림 10).

COLUMN

간좌측 3구역절제는 합병증의 발생율이 높다

필자는 지금까지 좌측 3구역절제에 관련된 합병증을 많이 봐 왔다. 「북회전의 우간동맥 후구역지를 잘라 버렸다!」 「우간동맥후구역지로부터 분기하는 A7를 담관에 분포하는 동맥가지일거라고 생각해서 잘라 버렸다!」 「B7를 모르는 사이에 결찰 · 절리해버려 B6만을 재건해, 이 사실을 수술 후 눈치챘다!」 등, 생각만 해도 식은 땀이 나오는 사례들이다. 이러한 사태에 빠지지 않게 하려면, 수술 전의 화상을 몇번씩 재검토하고, 증례마다 해부를 정확하게 파악해 두는 것 외에는 왕도가 없다. 수술 전에 해부를 정확하게 파악하지 않고 수술 중 판단에만 의지하면 터무니 없는 함정에 빠지므로 요주의!

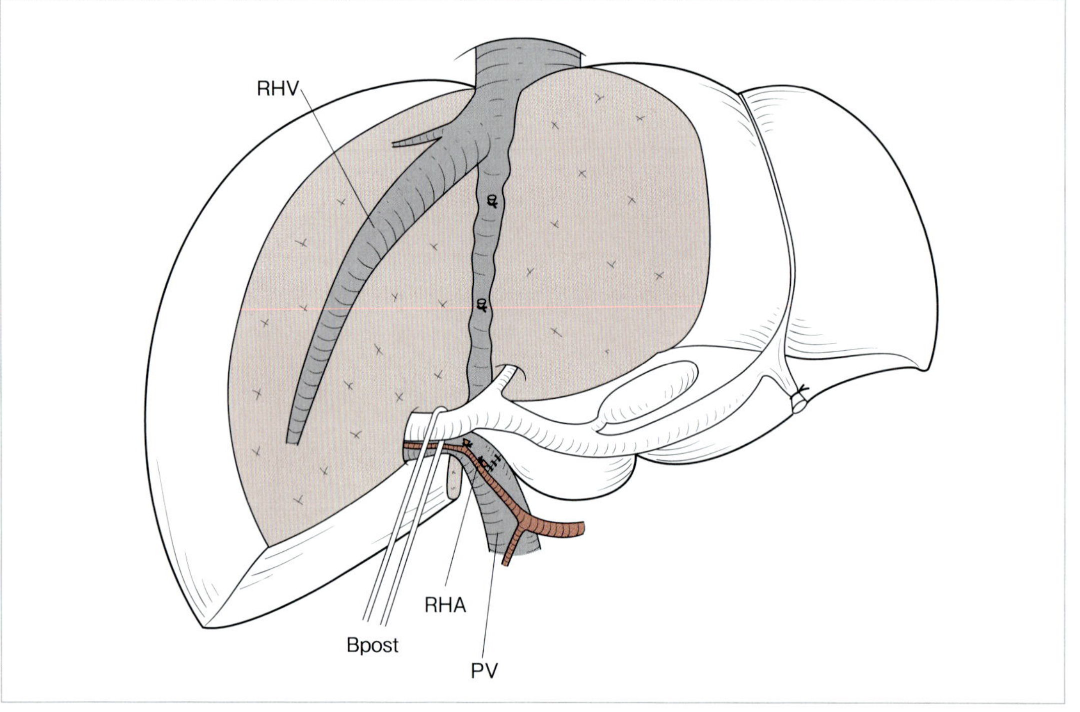

그림 9 간좌측 3구역절제 · 미상엽절제

간절리 종료 시. 테이프는 담관우후구역지(Bpost)에 걸쳐 있다. RHV : 우간정맥, RHA : 우간동맥, PV : 문맥

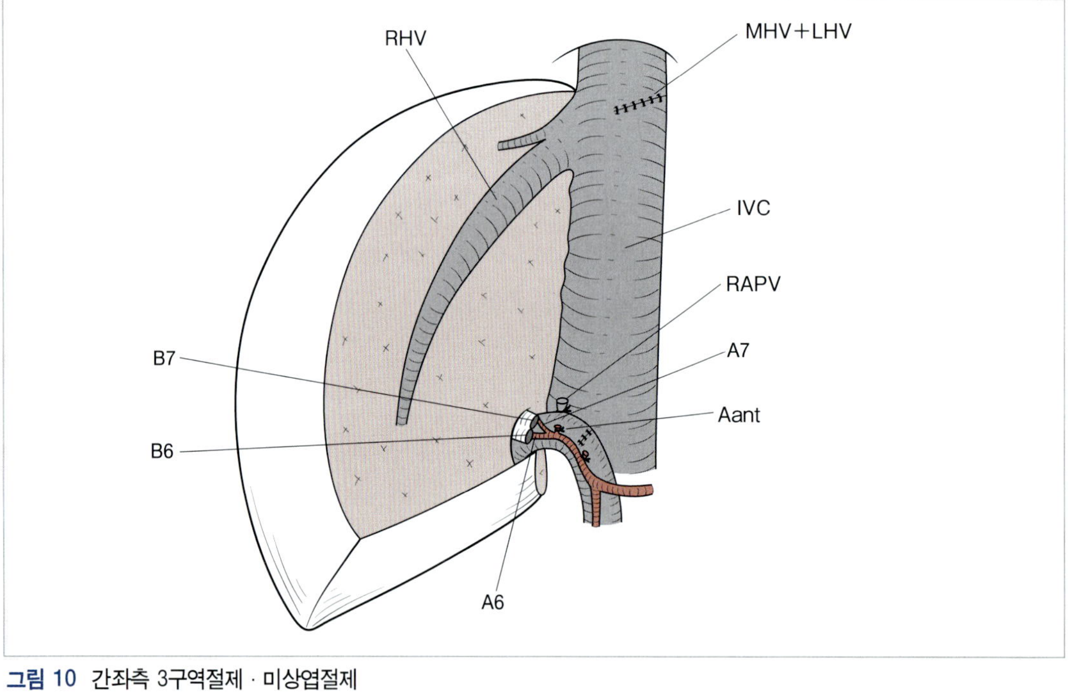

그림 10 간좌측 3구역절제 · 미상엽절제

절제 종료 시. B6 : 담관우후하분절지단끝, B7 : 우후상분절지단끝, A6 : 간동맥우후하분절지, A7 : 우후 상분절지, Aant : 우간동맥전구역지단끝, RAPV : 우문맥전구역지단끝, IVC : 하대정맥, MHV+LHV : 중간정맥 · 좌간정맥 공통간단끝, RHV : 우간정맥

6) 담관 재건

상부공장에 10 cm 정도의 희생 장관을 작성하고 횡행결장뒤로 공장을 거상해 Roux-en-Y로 우간내 담관 공장 문합을 실시한다. 담관절리단끝은 담관성형에 의해 일혈화(한구멍으로 만드는 것)해 둔다. 5-0합성 흡수사를 이용해 단측에서 재건한다. 결절봉합으로 문합할지 연속봉합으로 문합할지는 시설이나 수술자의 판단이지만 필자 등은 연속봉합을 선호하고 있다. 굵은 담관에는 담관 튜브가 반드시 필수는 아니지만, 가는 담관의 경우에는 담관 튜브를 유치하는 것이 재건하기 쉽다.

좌간절제에서는 재건 담관이 몇 개에 달하는 경우도 드물지 않다. 결절봉합이든 연속봉합이든 재건하기 어려운 후구역지에서부터 침사를 걸치기 시작해 점차 앞으로 상지방향으로 돌아오도록 바느질을 진행시키면 된다. 후구역지의 담관은 수술자쪽에게서는 탄젠트 방향으로 주행하고 있다. 담관벽이 얇은 경우에는 침사를 통한 것만으로 담관벽이 찢어지기 쉽기 때문에 조심성없이 강하게 실을 당기지 않도록 주의한다.

Y각의 공장-공장 문합이 종료되면 장간막의 틈새를 봉합 폐쇄한 후 복강내를 따뜻한 생리식염수로 세정한 후 이른바 Winslow와 간절리면(담관 공장 문합부를 겸한다)에 drain을 유치한다. Winslow drain가 skeletonize된 간동맥에 직접 접하면 위성 동맥류를 형성하는 경우가 있으므로 간동맥과 문맥에 배액관이 직접 닿지 않도록 위치를 유치한다.

Dos & Don' ts

- 좌간절제(또는 간좌측 3구역절제)・미상엽절제의 경우에는 미상엽의 수동은 좌측에서의 조작만으로 실시한다. 우엽 또는 후구역의 수동은 시행하지 않는다.
- 좌간절제에 대해 우미상엽과 후구역 사이를 절리할 때, 중간정맥의 배측으로부터 하대정맥우연(문맥 후구역지근부좌연과 우간정맥근부를 묶는 선)을 목표로 간절리를 진행시킨다.
- 좌간절제에 있어서 담관우후구역지를 절리할 때, 자칫하면 우문맥의 배측방향에 너무 깊게 돌진하기 쉽기 때문에 주의한다.

참고문헌

1) Shimada K, Sano T, Sakamoto Y, et al: Safety and effectiveness of left hepatic trisegmentectomy for hilar cholangiocarcinoma. World J Surg 29: 723-727, 2005
2) Ohkubo N, Nagino M, Kamiya J, et al: Surgical anatomy of the bile ducts at the hepatic hilum as applied to the living donor liver transplantation. Ann Surg 239: 82-86, 2004
3) Imamura H, Sano K, Sugawara Y, et al: Assessment of hepatic reserve for indication of hepatic resection: decision tree incorporating indocyanine green test. J Hepatobiliary Pancreat Surg 12: 16-22, 2005
4) Nagino M, Nimura Y, Kamiya J, et al: Right or left trisegment portal vein embolization before hepatic trisegmentectomy for hilar bile duct carcinoma. Surgery 117: 677-681, 1995
5) Uesaka K, Maeda A, Kanemoto H, et al: Hilar anatomy of the hepatic artery and surgical procedure for hilar cholanglocarcinoma. Tan to Sui 27: 847-853, 2006 (in Japanese)

(上坂克彦)

B. 우간절제(우 3구역을 포함한다)

Point

① 잠재적으로 위험한 수술이며, 모든 수기는 신중히 실시한다.
② 출혈 시에는 출혈점을 찾는 것보다 우선 손가락으로 가볍게 압박하면서 주위의 박리를 실시해 양쪽의 시야를 확보할 수 있도록 한다. 미상엽 문맥가지로부터의 출혈은 문맥본간을 클램프 하면 기세가 약해져 출혈점을 찾기 쉬워진다.
③ 가는 동맥이나 미상엽문맥지의 결찰절리, 문맥 재건, 담관 재건 등 모두 확대경을 사용하는 것이 바람직하다.
④ 간절리 및 간문판의 절리 시에는 U포인트를 landmark로서 실시한다. 또 수술자의 왼손시지로 Spiegel엽을 우측으로 견인하거나 hanging manuever법을 이용하면 간절리의 방향을 오인하지 않는다.
⑤ 동맥 손상은 재원 사망으로 직결된다. 간동맥 분지에는 변이가 많기 때문에, 결찰하기 전에 한 번 작은 불독겸자나 혈관겸자로 클램프해 예정잔간의 동맥파형이 유지되고 있는 지를 확인한 후에 절리하는 등의 신중함이 필요하다. 특히 본 술식에서는 알란티우스관의 절리 시에 좌간동맥을 오인하지 않도록 한다.
⑥ 담관절리로 진행될수록 담관개구의 갯수가 증가하고 구경은 가늘고, 벽은 얇아진다. 심부까지 쫓아가지 않고 어디까지나 안전하게 재건할 수 있는 부위에서 절리한다.

■ 적응

간문부에서 우간관에 주로 위치하는 암(Bismuth type 2, 3a)이 본 술식의 좋은 적응이다. 상부간관 간문부에 존재하는 증례(Bismuth type 1)에서도 담관 주위의 맥관(우간동맥-전후구역간동맥)에 침윤이 의심될 경우에는 같은 부분을 en bloc으로 절제하기 위해서 우엽절제를 시행하는 경우도 있다. 내측구역지 분기부까지 침윤이 의심되는 증례(Bismuth type 4)에서는 우측 3구역절제를 필요로 하는 경우가 많다.

최근에는 진보된 3D화상을 이용한 절제 시뮬레이션은 외과국소해부의 이해를 돕는다[1]. 우엽절제에서의 담관절리는 U포인트 우연인데 대해 우측 3구역절제에서는 U포인트의 좌연으로의 절리가 가능해진다(그림 1). 수술 전에 U포인트를 landmark로서 담관절리부위를 시뮬레이션해, 수술 중 U포인트를 표적으로 간절리, 간문판 절리를 실시하면 수술 전 예정한 부위에서 담관을 절리할 수 있다.

우간절제에서는 간절제량이 많아지기 때문에 간부전 발생률이 높은 것이 문제점이 된다. 동시에 췌두십이지장 절제방법을 시행하는 경우에는 간부전의 위험성이 더욱 높아진다. 절제율이 60%를 넘는 경우에는 수술 전 문맥색전술을 시행하는 시설이 많다[2].

■ 기본 수술 수기

안전성의 확보가 제일이다. 조잡한 박리 수기는 조심한다. 박리한 혈관을 forceps로 직접 파지시키지 않고 외막에 부착한 신경 조직이나 결찰사를 파지한다. 동맥의 절리는 반드시 관통결찰을 수반하는 이중결찰로 실시한다. 동맥의 테이핑을 강하게 견인하면 내막손상을 초래한다. 특히 고령자, 당뇨병 합병증예에서는 주의한다.

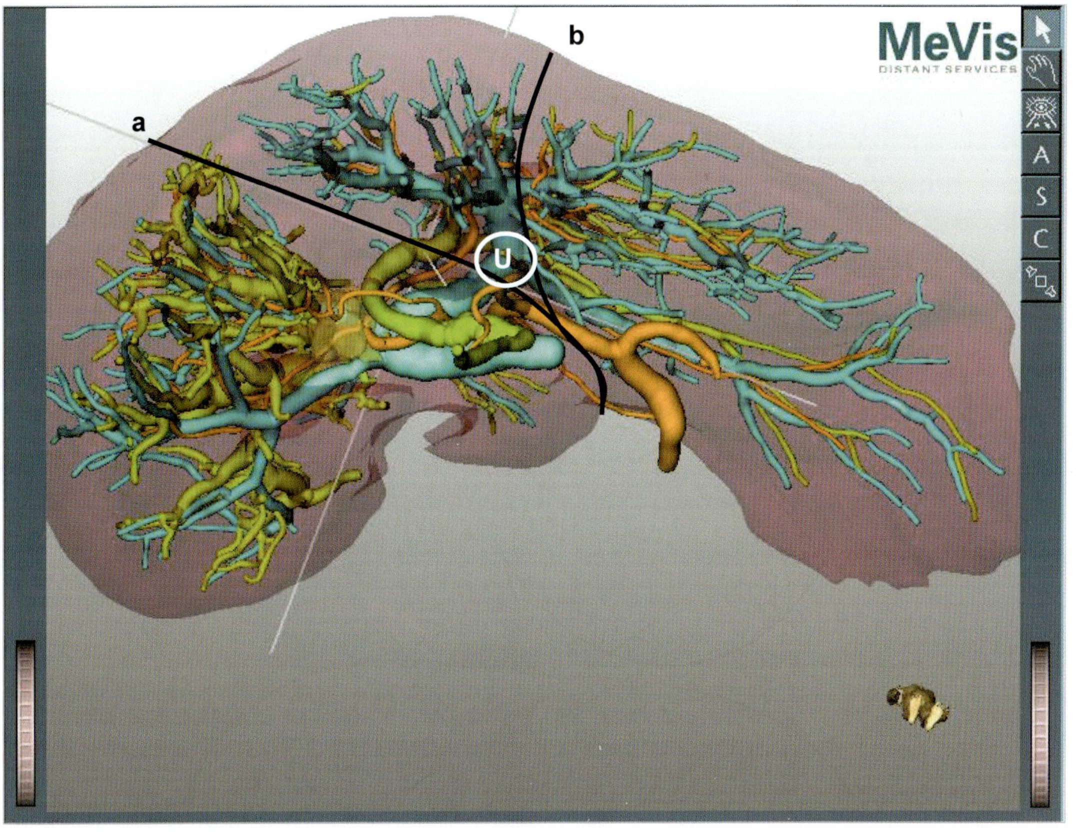

그림 1A 3D화상에 의한 U포인트 확인과 술식 선택(1)
아래쪽에서 올려보면 문맥수평부로부터 문맥제부로 틀어 굴곡하는 부위(U포인트)가 확인 가능하다. 우엽+미상엽의 경우에는 U포인트의 우측에서 간절리 및 간문판절리를 실시한다(a). 우측 3구역+미상엽절제의 경우에는 U포인트의 좌측에서 절리한다(b).

■ 담관 재건을 수반하는 우간절제+미상엽절제술

1) 개복

좌우늑궁하절개+정중 절개(벤츠 절개) 혹은 정중 절개+우횡절개(내액와선까지)로 개복한다. 복막 파종, 간전이의 유무를 확인한다. 수술 중 초음파 검사로 종양과 문맥, 간동맥으로의 침윤 유무를 재확인한다. PTBD 증례에서는 PTBD누공으로 순수에탄올을 주입해 암 세포의 implantation을 예방한다.

2) 간십이지장간막곽청

우선 Kocher의 수동술을 실시한다. 간문으로부터 췌두 후면까지를 동일시야 아래에서 관찰할 수 있도록 곽청을 시작한다. 우선 상십이지장 혈관을 결찰절리해 십이지장을 아래로 당긴다(그림 2). 이 조작으로 담관의 췌내에 들어가는 부위가 노출되고 PSPDA(posteior superior pancreatoduodenal artery ; 후상췌십이지장 동맥)도 노출된다. 계속 No. 13a 림프절의 곽청을 실시한다. PSPDA는 담관의 전면을 주행해 총담

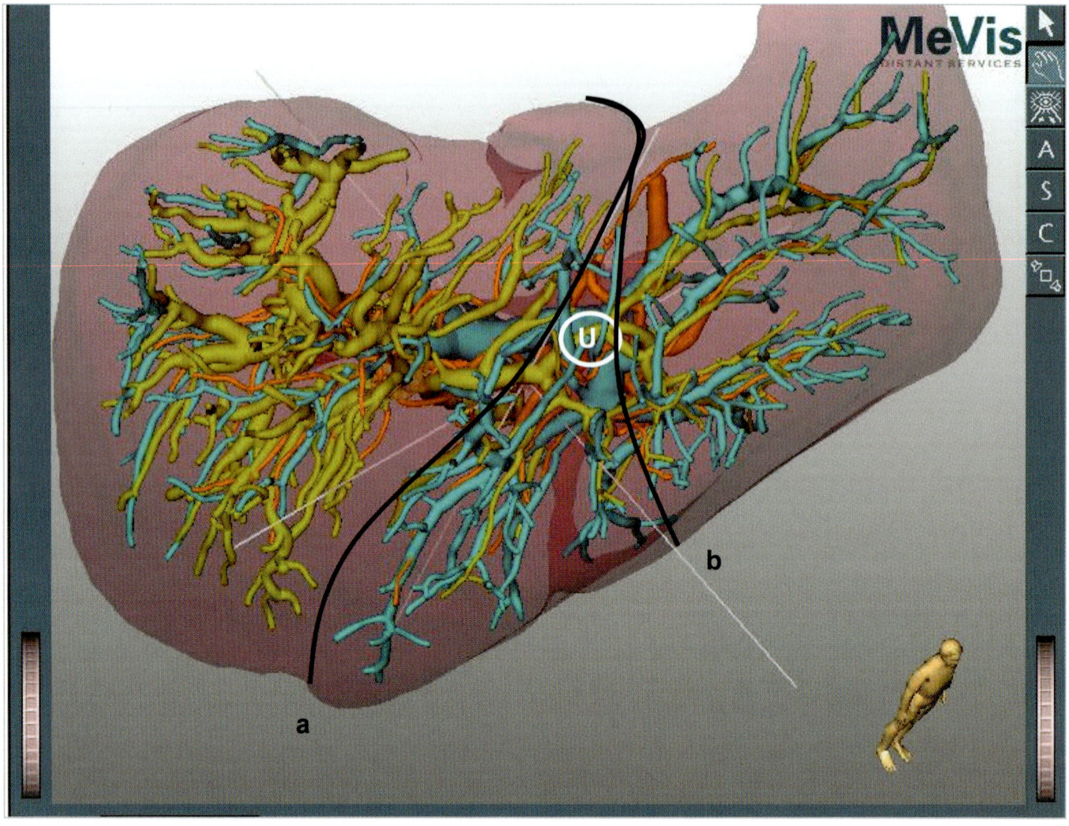

그림 1B 3D화상에 의한 U포인트의 확인과 술식 선택(2)
두측에서 내려다 보면 담관의 분지형이 명료해 진다. 우엽+미상엽절제(a)의 경우에는 담관 개구수는 1개, 우측 3구역+미상엽(b)의 경우에는 담관 개구수가 2개일 것으로 예상된다.

관으로 향해 미세한 동맥가지를 분지한다. 필자 등은 PSPDA와 총담관이 접하고 있을 때에는 무리하게 박리하지 않고 PSPDA를 GDA로부터의 분기부에서 결찰절리해 총담관과 함께 절제하고 있다. 총담관을 췌실질의 앞 5 mm 정도되는 부위에서 절개해, 튜브스텐트를 꺼낸다. 간측을 향해 6F 담도 배액 튜브를 삽입해 수술 중의 담관 배액을 하고 있다(그림 3). 물론 PTBD 증례에서는 불필요하다. 총담관의 원위단의 조직을 채취하여 신속 병리 진단을 의뢰한다. 그 후에 췌장쪽 총담관 절단면을 5-0 프로린으로 연속봉합 폐쇄한다.

총담관의 간측단을 머리측으로 치켜 들면서 간십이지장간막의 곽청을 계속한다. 문맥본간, 간동맥을 노출해 테이핑한다. 우위동맥, 우간동맥, 중간동맥을 차례차례 결찰 · 절리한다. 대부분의 증례에서 좌간동맥의 혈류가 양호하면 중간동맥은 잘라버려도 문제는 없다. 우리는 안전성 확보의 입장에서 중간동맥을 작은 블독겸자로 클램프한 후 간초음파 도플러검사로 간좌엽 내 글리슨에서의 동맥혈류를 확인하고 나서 중간동맥을 결찰 · 절리하고 있다. 우간절제에서는 대부분의 증례가 문맥색전술을 하고 있기 때문에 우간동맥절리와 함께 demarcation line이 출현한다.

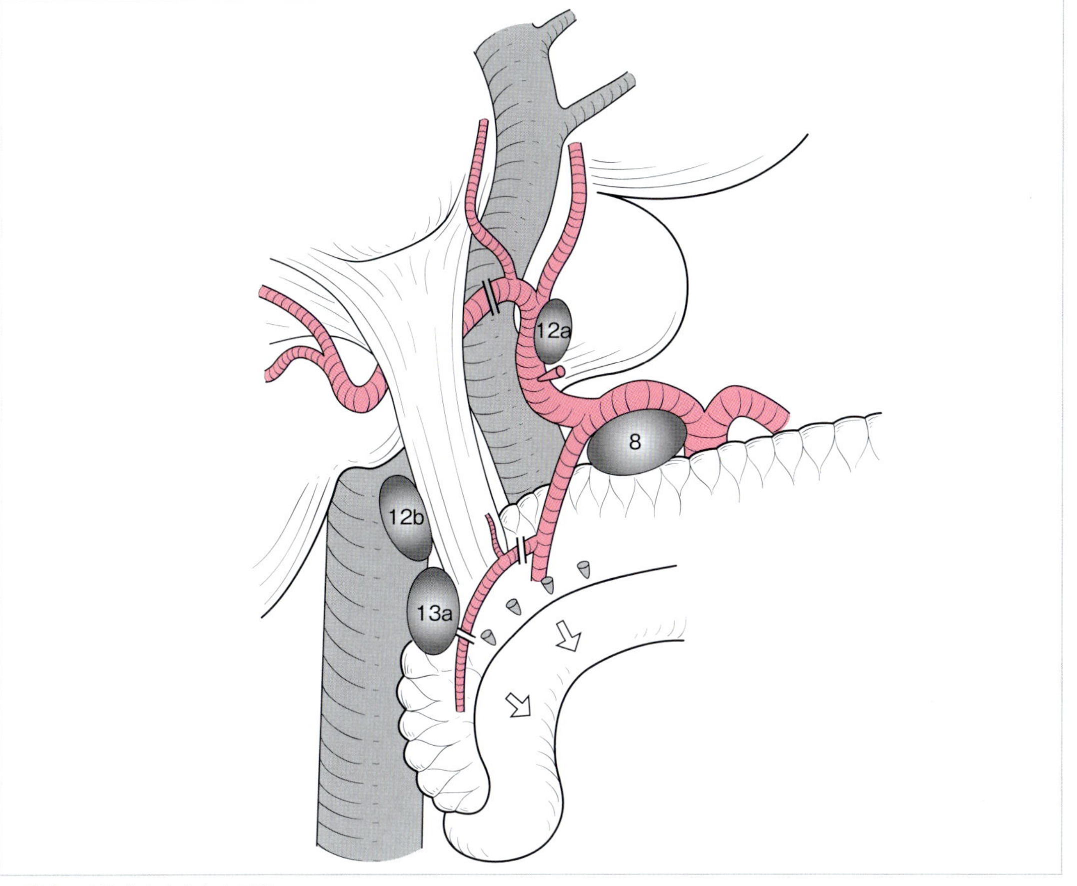

그림 2 **간십이지장간막의 곽청**
상십이지장 혈관을 절리하면 십이지장을 끌어내릴 수 있다. 중하부까지 담관암의 진전이 의심되는 경우에는 PSPDA(후상췌십이지장 동맥)를 총담관으로부터 박리하지 않고 담관에 붙인 채로 절리하기도 한다.

3) 문맥절리

우문맥의 처리에 앞서, 좌문맥 횡행부 및 우문맥으로부터 분기하는 미상엽 문맥가지를 절리한다(그림 4). 좌우 문맥 분지부의 배측에도 미상엽문맥지가 존재하는 경우가 있으므로 뒤쪽에서부터 잘 관찰해 절리한다. 가는 가지이면 단순한 결찰로도 좋지만, 굵은 가지나 봉합을 위한 단끝의 여유가 적은 경우에는 5-0 프로린에 의한 관통결찰을 실시한다. 또한 문맥 분지부에 암이 침윤하고 있을 경우에는 이 조작은 실시할 수 없다. 문맥 침윤이 없는 증례에서는 우문맥에 혈관겸자를 걸친 후에 절리한다. 절리단은 5-0 프로린의 연속봉합 폐쇄를 실시한다(그림 4 상단). 종양과 좌우 문맥 분지부가 가까워, 우문맥의 목을 충분히 확보할 수 없는 때에는 가장 긴 직경 방향으로 종으로 봉합하면 협착, 굴곡하는 경우가 있다(그림 4 중단). 이러한 경우에는 좌문맥과 문맥본간에 혈관겸자를 걸쳐 5-0 프로린의 2점 지지에 의해서 짧은 축방향으로 횡으로 봉합한다(그림 4 하단).

문맥 좌우 분지부에 암의 침윤을 나타나는 증례에서는 문맥의 절제 재건을 실시한다. 경험많은 외과의는 간절리 전에 시행할 수 있지만, 본 항의 대상자는 간절리 후에 실시할 것을 추천한다.

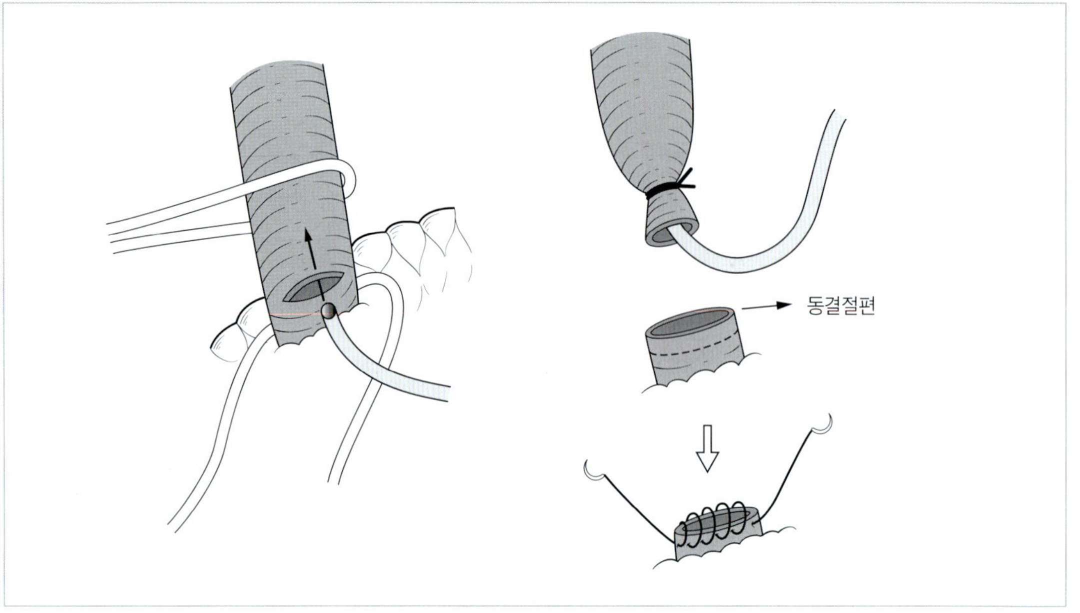

그림 3 총담관의 절리와 담관 드레나지튜브 유치
수술 중의 담즙체 방지를 위해 총담관 절리부로부터 튜브를 삽입하고 있다. 유두측은 수술 중 신속하게 진단해 제출한다.

4) 간수동

간겸상간막을 절리하고 그 다음으로 우관상인대, 삼각인대, 간신인대를 절리해 간의 수동을 실시한다. 왼쪽의 관상인대는 spiegel엽의 수동이 가능할 수 있을 정도만 최소한으로 한다. 본 수술에서는 미상엽이 전절제되기 때문에 너무 좌관상인대를 절리해 버리면 잔간이 불안정해져 문맥이 염전되는 경우가 있기 때문이다. 다음으로 좌우간정맥 및 우간정맥의 근부를 충분히 노출해 둔다.

간우엽을 서서히 탈전해 하대정맥의 우측벽을 노출한다. 단간정맥, 우하간정맥을 절리하면서 한층 더 탈전을 진행시킨다. 우부신과 간우엽 사이는 쉽게 박리되는 증례도 있지만, 대부분의 경우 박리할 때 출혈이되므로, 테이핑한 후에 간측은 결찰, 부신측은 혈관겸자로 파지시켜 절리한다(그림 5). 부신측은 4-0 프로린의 연속봉합을 실시해 지혈한다.

계속 우하대정맥인대를 혈관겸자로 파지시킨 후에 절리한다. 그 후에 우간정맥을 절리한다. 절리단단은 5-0 프로린으로 연속봉합 폐쇄한다. 우간정맥을 절리하면 탈전이 더욱 쉬워진다. 좌측을 향해 단간정맥의 처리를 계속한다. 단간정맥의 절리는 목이 있을 때에는 결찰하고, 목이 없을 때나 5 mm 이상으로 굵을 때에는 새틴스킨혈관겸자로 파지시켜 5-0 프로린으로 연속봉합 폐쇄한다(그림 6). 또한 간의 탈전은 장시간 연속으로 실시하지 않도록 한다. 15분 정도에 일단 원래의 위치로 되돌려 간혈류를 재개시켜, 간허혈을 피한다.

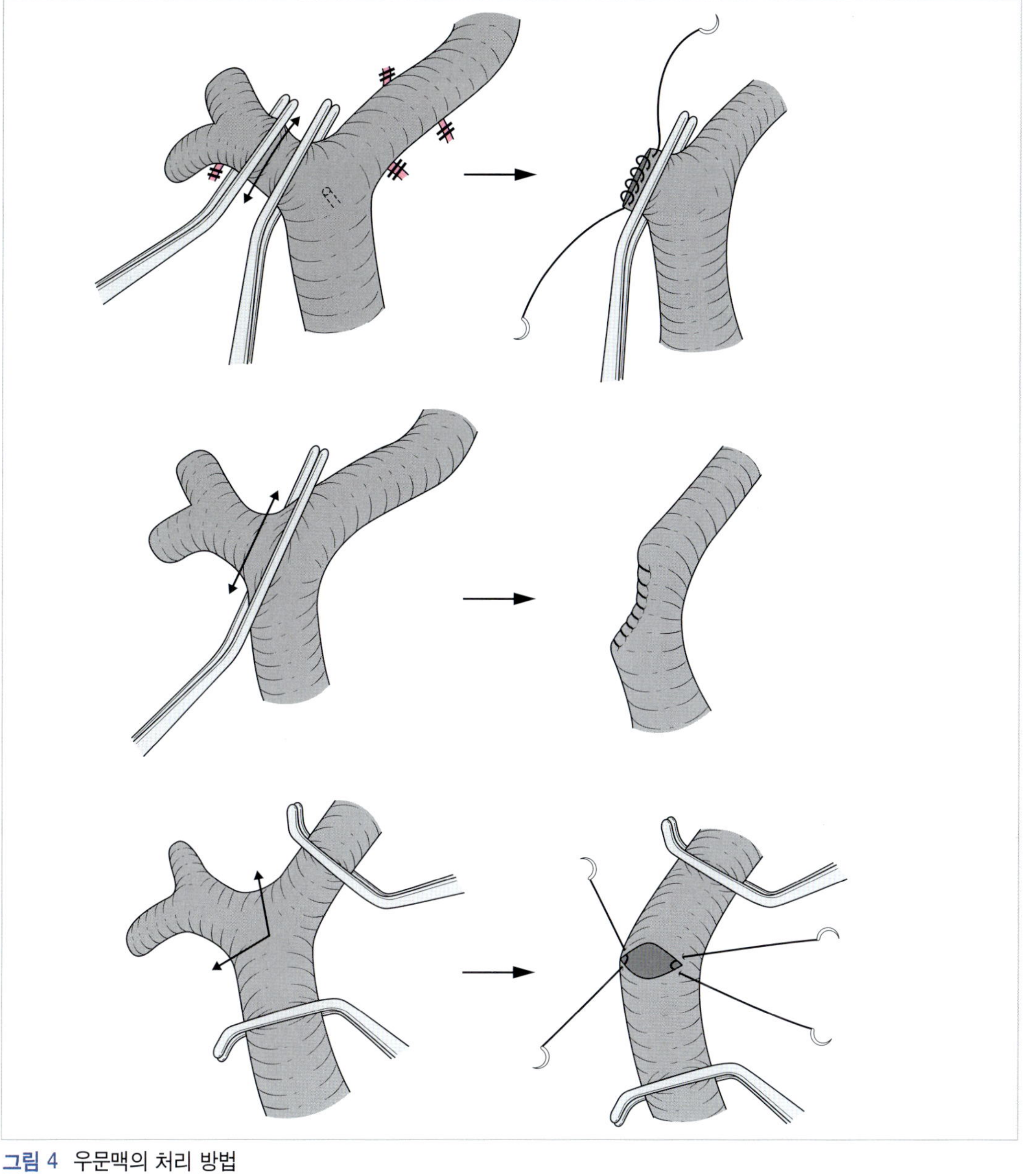

그림 4 **우문맥의 처리 방법**

우문맥의 절리는 분지부에서 아슬아슬하게 실시하면 중단과 같이 봉합 폐쇄 후에 협착 · 굴곡하는 경우가 있다. 이 사태가 위구심되는 경우에는 쐐기모양으로 절제해 연속봉합 폐쇄한다.

5) 알란티우스관의 절리와 spiegel엽의 수동

Spiegel엽과 하대정맥 사이의 장막을 절개해 spiegel엽의 수동을 실시한다. 알란티우스관의 좌간정맥 유입부를 결찰절리해, spiegel엽의 「어깨」 부분을 아래로 끌어내린다. 단간정맥 처리를 진행시켜 앞에서 설명한 오른쪽에서 진행한 탈전과 연결하면 미상엽이 완전히 하대정맥으로부터 유리된 상태가 된다.

다음으로 좌문맥과 알란티우스관의 분기를 결찰절리한다. 이 부위는 좌간동맥이 P2근부로부터 글리슨

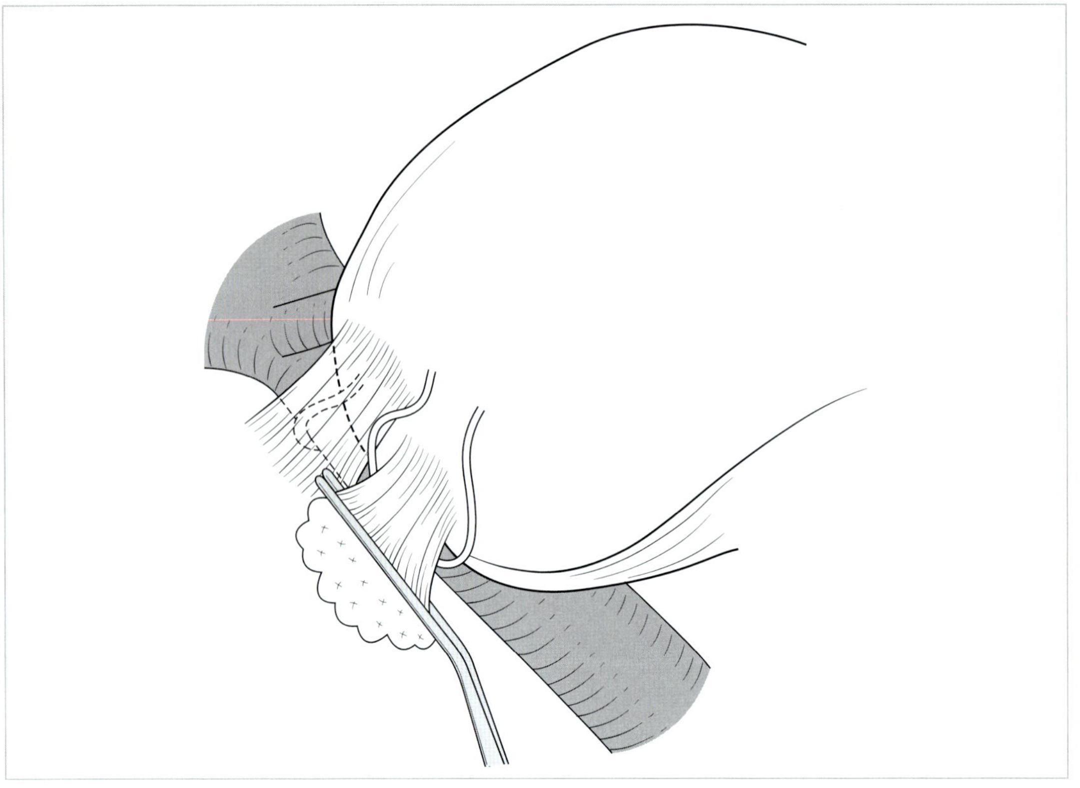

그림 5 간의 수동
우간의 수동에 있어서 우부신과의 박리가 곤란한 경우에는 우부신을 혈관겸자로 파지시킨 후에 절리해 연속봉합 폐쇄한다. 그 다음으로 우횡격막인대도 동일한 처리를 실시한다.

막으로 들어가는 부위에 가깝기 때문에 좌간동맥을 오인 · 손상하지 않도록 신중한 조작이 필요하다. 또이 부근의 미상엽문맥지를 모두 결찰절리해 둔다.

6) 간절리

횡격면에서는 demarcation line을 따라서 실시한다. 장측면에서는 담낭와로부터 U포인트를 향하는 절리선을 마킹한다(그림 8). 종양이 내측구역에 침윤한 경우에는 종양으로부터 1 cm 정도 거리를 두고 절제선을 설정한다. 간절리 방법은 수술자의 취향에 따라 선택한다. CUSA®, 바이폴러 등 익숙한 도구를 이용해 실시한다. 중간정맥본간을 보존해 S5로부터의 가지나 S8로부터의 가지가 간절리면에 출현하면 결찰절리한다. 왼손으로 Spiegel엽을 우측으로 견인하면 간절리의 방향이 명확해 진다(그림 8).

간절리 도중에 초음파 검사를 실시해 중간정맥이 잔간측에 남았는지를 확인하는 초심을 잃지 않는 꼼꼼함이 필요하다.

간절리를 종료한 후에 절리면으로부터의 지혈을 확인한다. 4-0 프로린으로 봉합 지혈한다.

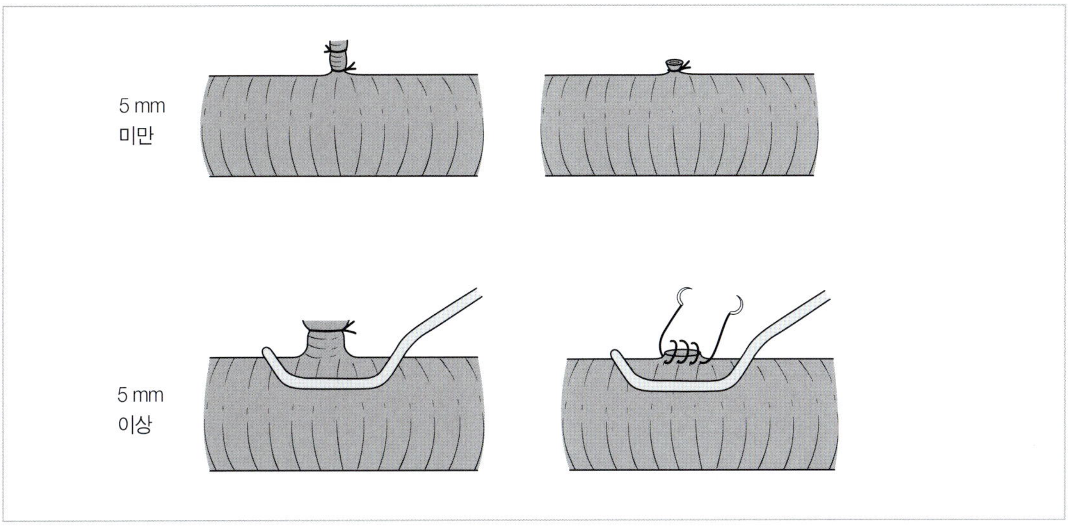

그림 6 단간정맥의 절리방법

단간정맥은 구경이 5 mm 미만 시와 목이 있을때 결찰절리하고, 5 mm 이상 시나 목이 없을 경우에는 하대정맥측은 혈관겸자로 파지시킨 후에 절리한다.

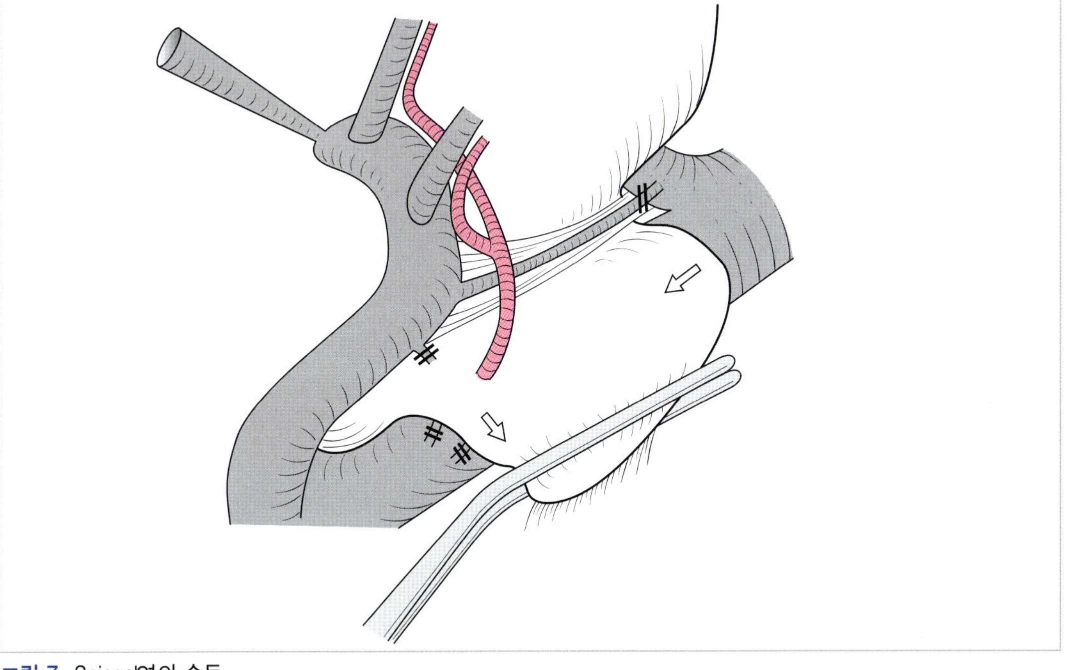

그림 7 Spiegel엽의 수동

알란티우스관, 미상엽문맥가지, 단간정맥을 차례차례 결찰 · 절리해 나가 두측과 미측으로부터 Spiegel엽을 수동한다.

COLUMN

미상엽탈전이 곤란한 경우에는

Spiegel엽이 하대정맥에 깊게 감아 붙어 있는 증례에서는 가급적으로 쫓아가고 나머지는 혈관겸자로 클램프해 절리한다(그림 7). 단끝은 4-0 프로린으로 연속봉합 폐쇄한다.

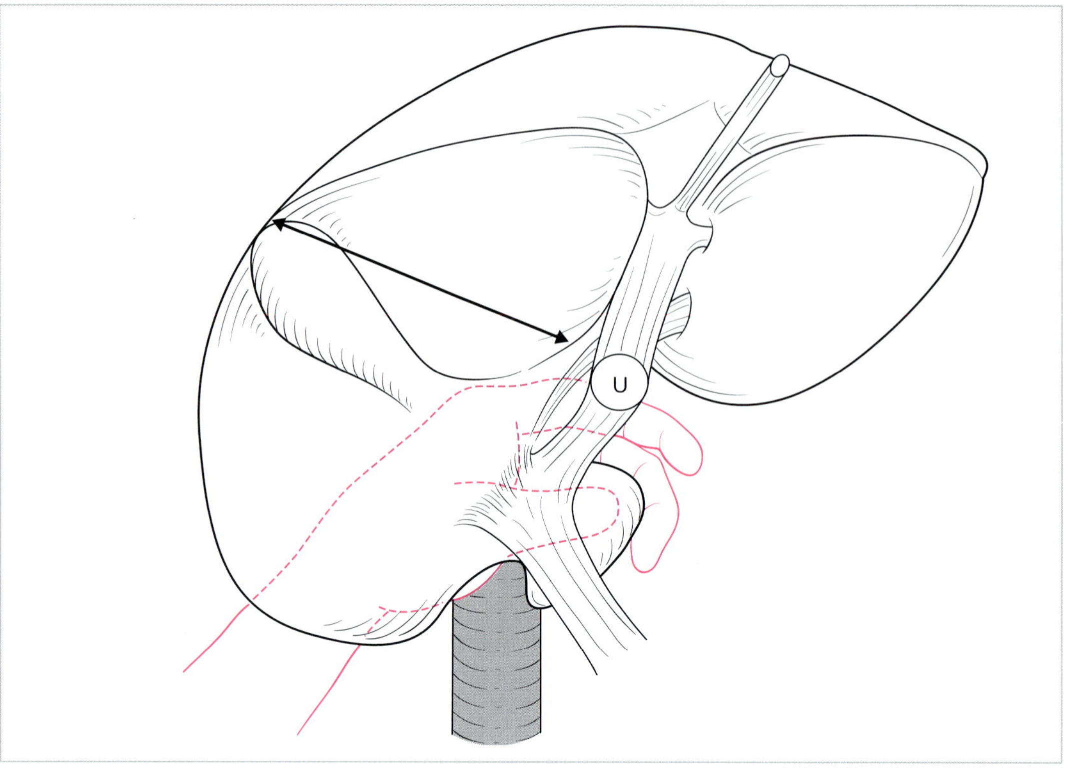

그림 8 간절리의 방향

간절리 및 간문판의 절리 시는 Cantlie선으로부터 U포인트(U)를 향하는 선을 절리선으로서 실시한다. 이 때 수술자의 왼손시지로 Spiegel엽을 우측으로 견인하면, 간절제의 방향이 명확해진다.

7) 간문판의 절리

간문판을 U포인트의 우연으로 절리한다(그림 10). 간문판의 절리에서 간문측은 겸자로 클램프해 담즙이 누출하지 않도록 하고 암세포가 수술 시야에 산포되는 것을 방지한다. 절리담관의 근위단을 신속 병리진단을 의뢰하여 암음성 여부를 확인한다. 간문판단끝으로부터의 출혈은 6-0 프로린으로 봉합 지혈한다.

우측 3구역절제에서는 간절리는 U포인트의 좌연에서 실시한다(그림 11b). 우선 내측구역의 문맥가지를 결찰절리한다. 이것을 전좌방향으로 견인해 문맥제부의 배측을 노출한다. 여기에서 가는 문맥가지가 5~10개 정도 분지하므로 모두 결찰절리한다. 이 조작에 의해서 문맥제부는 왼쪽으로 완전히 탈전한다(그림 12). 같은 부분에서 간문판(umbilical plate)을 절리한다[5]. 보통 2개(B2, B3)의 담관이 개구한다. 담관과 문

COLUMN

Hanging maneuver의 효용

수술자의 취향에 따라 다르지만 hanging maneuver[4]를 이용하면 간정맥으로부터의 출혈을 감소시킬 뿐만 아니라 간절리의 방향이 잘못될 위험이 없어 편리하다(그림 9). 이 방법으로 U포인트의 우연을 목표로 간절제를 용이하게 시행할 수 있다.

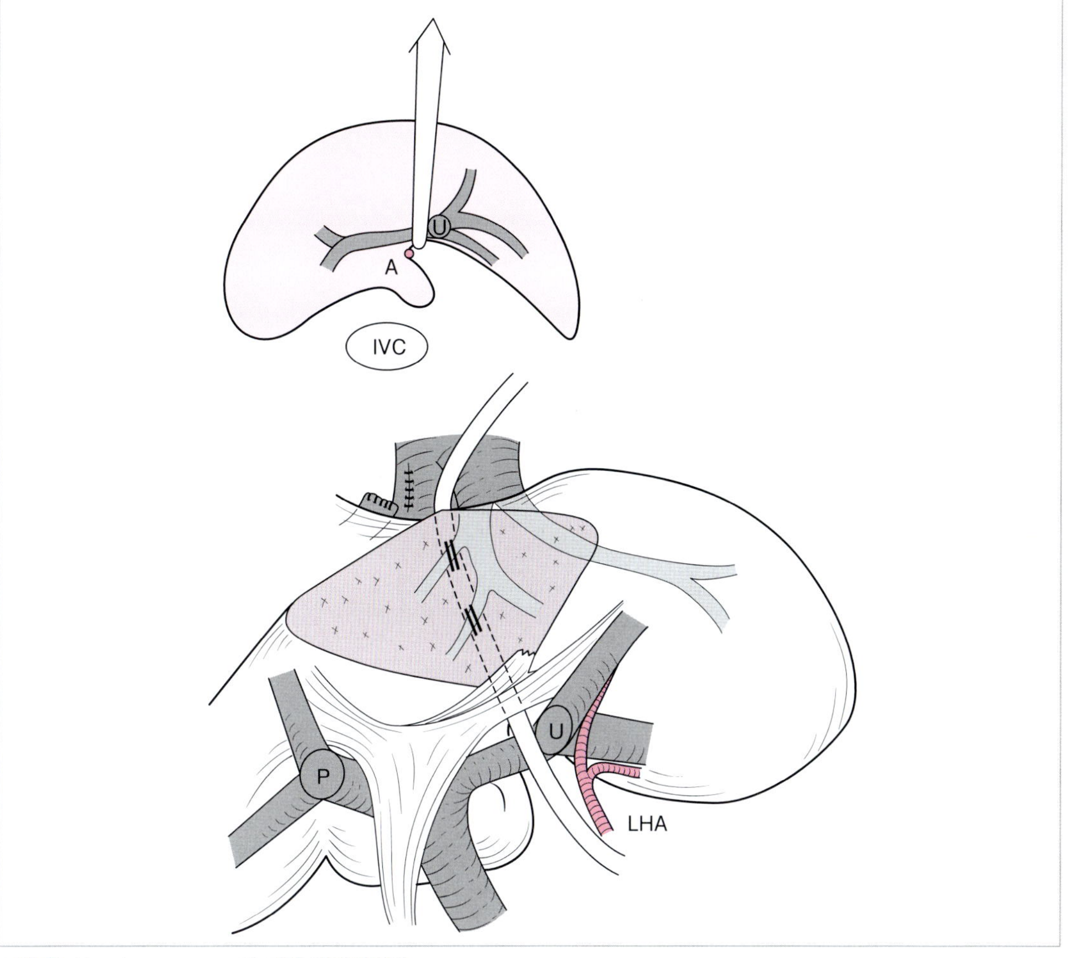

그림 9 Hanging maneuver에 의한 좌간관절리
알란티우스관(A)을 절리한 후에 좌중간정맥의 배측에 펜로즈 drain을 빠져 나가게 해 U포인트(U)의 우연으로 견인한다. 출혈량의 감소와 정확하게 U포인트의 우연으로 간문판을 절리할 수 있다는 이점이 있다.

맥 사이에 간동맥이 주행하므로 오인해 손상하지 않도록 한다(그림 12오른쪽). 어디까지나 안전하게 시행하는 것이 중요하므로, 담관 재건 시의 봉합여유를 고려하여 간동맥으로부터 5 mm 정도거리에서 절제하는 편이 좋다(담관은 절리하면 단축하기 때문에).

8) 담관 재건

U포인트의 우연에서 절리했을 경우, 2~3구멍의 담관이 개구한다. 우선 인접한 개구부를 5-0 흡수사로 한개의 개구부로 성형한다(그림 13). 50 cm의 공장각을 거상한다. 문합에 앞서, 전벽에 Anchoring suture가 있는 편이 담관내강이 잘 보인다. 사용하는 봉합사는 담관의 구경에 따르고 4-0, 5-0의 흡수사로 폭 1~2 mm, 바이트가 1~2 mm로 봉합한다. 담관벽이 얇은 경우에는 많은 갯수의 봉합을 할 수 없다. 찢어지게 되면 재건이 곤란하기 때문에 담관벽이 얇을 때에는 큰(5 mm) 바이트로 주위 간문판조직에 걸치도록 실시한다. 끝으로 바이트가 필요이상으로 크면 간동맥이나 문맥을 손상하므로 한바늘 한바늘 신중히 실시한

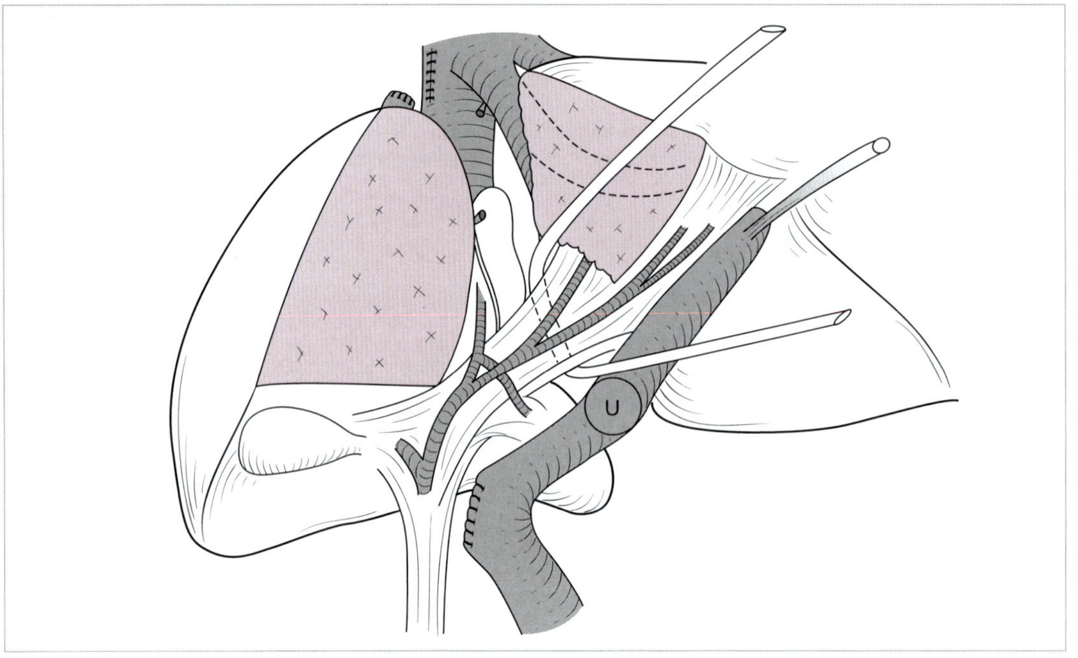

그림 10 좌간관절리
간실질의 절리가 끝나면 간문판만이 남으므로, U포인트의 우연으로 절리한다.

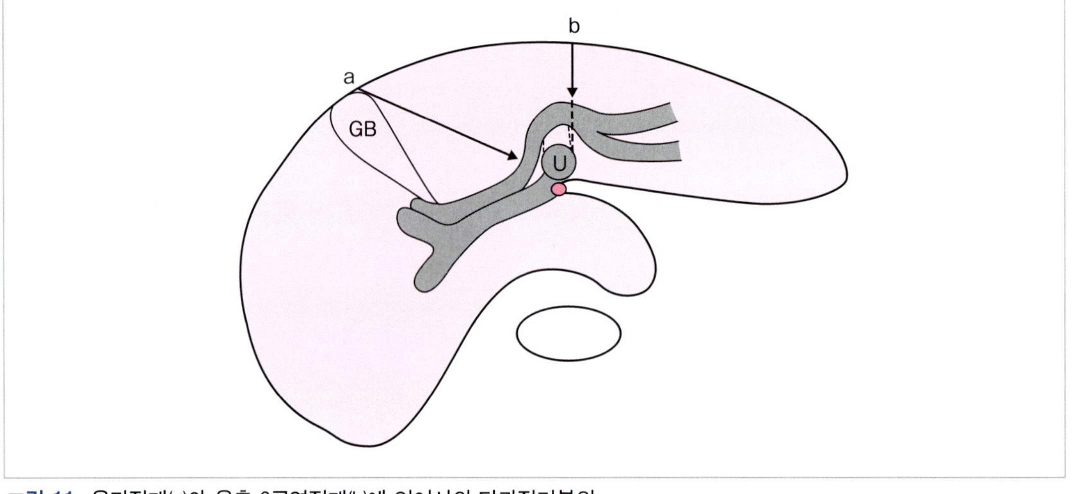

그림 11 우간절제(a)와 우측 3구역절제(b)에 있어서의 담관절리부위
우간절제(a)에 있어서의 절리선과 우측 3구역절제(b)에 있어서의 절리선을 나타낸다. 각각 U포인트(U)의 우연, 좌연으로 절리한다.

다. 스텐트 유무는 시설의 방침에 따라 결정하지만, 가늘 때에는 넣어 두는 것이 전벽의 봉합을 실시하기 쉽다.

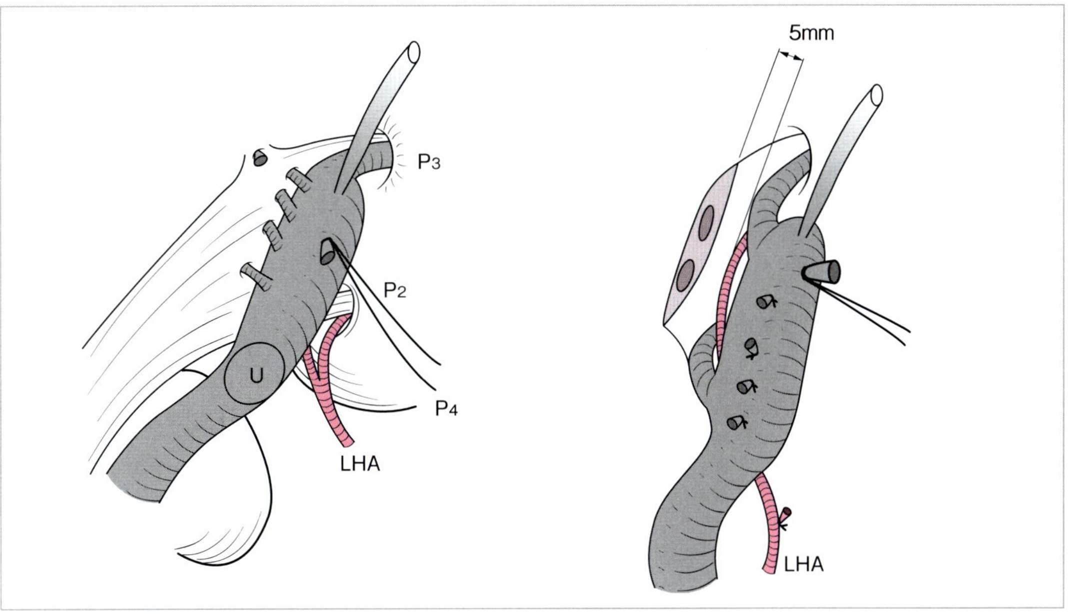

그림 12 우측 3구역절제에 있어서의 담관절리
문맥제부로부터 가는 내측구역가지가 몇 개 나와 있으므로 신중히 결찰 · 절리한다. 이 조작에 의해서 문맥제부는 좌측으로 탈전할 수 있다. 또한 담관절리에 있어서 문맥제부좌연을 주행하는 좌간동맥을 손상하지 않도록 주의한다.

9) 폐복, drain 유치

Drain의 종류는 시설의 방침에 따라 다르지만 필자는 폐쇄식, 흡인 가능한 것을 사용하고 있다. 우횡격막하와 Winslow구멍으로 유치한다. 또 필자 등은 경장영양튜브를 공장으로 유치하고 있다. 폐복에 있어서 간원색을 벽측복막에 재고정해 간의 염전을 예방한다.

Dos & Don' ts

- 우문맥에서 분기하는 미상엽문맥지를 열심히 결찰 · 절리하고 Spiegel엽과 좌문맥 사이를 박리한다.
- 알란티우스관의 좌간정맥 유입부를 결찰 · 절리한 후에 Spiegel엽의 수동을 실시한다.
- 중간정맥의 배측으로부터 알란티우스관을 목표로 해 간절리를 진행시킨다. 알란티우스관에 가까워졌을 때에 좌간동맥을 손상하지 않도록 주의한다.
- 좌간관을 문맥제부의 우연에서 절리한다. 담관절리에 있어서는 절제측 담관을 겸자로 파지시켜 암세포의 살포를 방지한다.

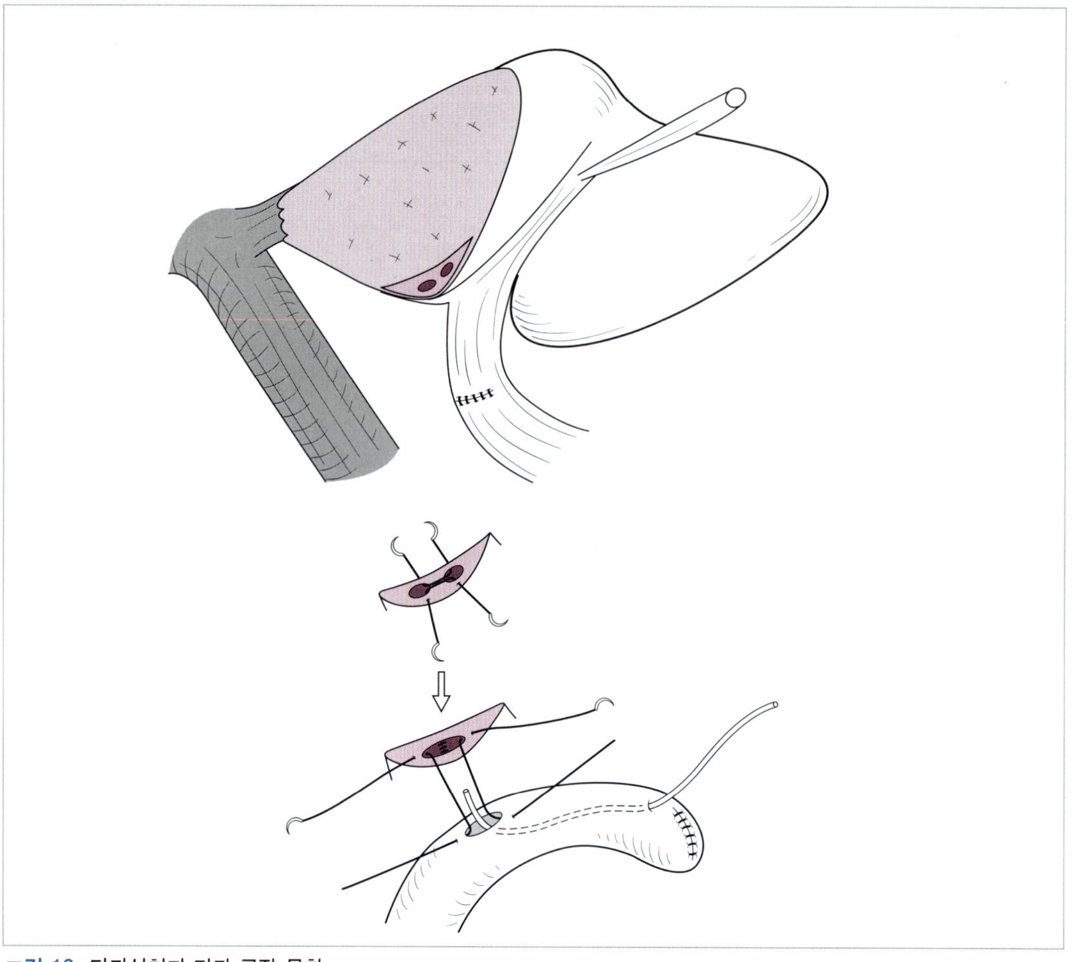

그림 13 담관성형과 담관 공장 문합
간문판이 개재하고 있는 담관개구부는 가급적 1구멍으로 성형한다. 일치부에는 5Fr의 췌관 튜브를 스텐트로서 유치하고 있다.

참고문헌

1) Endo I, Shimada H, Sugita M, et al: Role of three-dimensional imaging in operative planning for hilar cholangiocarcinoma. Surgery 142: 666-675, 2007
2) Kawasaki S, Imamura H, Kobayashi A, et al: Results of surgical resection for patients with hilar bile duct cancer: application of extended hapatectomy after biliary drainage and hemihepatectic portal vein embolization. Ann Surg 238: 84-92, 2003
3) Hirano S, Kondo S, Tanaka E, et al: No-touch resection of hilar malignancies with right hepatectomy and routine portal reconstruction. J Hepatobiliary Pancreat Surg 16: 502-507, 2009
4) Belghiti J, Guevara DA, Noun R, et al: Liver hanging maneuver: a safe approach to right hepatectomy without liver mobilization. J Am Coll Surg 193: 109-111, 2001
5) Nagino M, Kamiya J, Arai T, et al: "Anatomic"right hepatic trisectionectomy(extended right hepatectomy)with caudate lobectomy for hilar cholangiocarcinoma. Ann Surg 243: 28-32, 2006

(遠藤 格)

6 췌두십이지장 절제

A. 통상형 췌관암

Point

① 췌암에서는 림프절뿐만이 아니라 결합직, 신경총도 포함해 곽청하는 것이 중요하다.
② 중요한 혈관 등 남는 조직만을 노출한다. 대충 많은 조직을 남기는 박리는 오히려 위험하다.
③ 절제 가능하다는 것과 낫는다는것은 다르기 때문에, 수술 적응은 엄격하게 결정한다.

췌암절제에 있어서는 곽청의 정도, 재건 경로, 문합법 등 여러 가지 술식에 대한 연구가 이루어지고 있어 "표준술식"을 규정하는 것은 어렵다. 곽청에 관해서 2009년도의 췌암 진료 가이드라인[1)]에서 확대 림프절 곽청 · 신경총 곽청에 의한 성적 개선은 분명하지 않아 권할 근거가 없다고 하였다. 최근 축소의 경향에 있어, 상장간막 동맥(SMA) 사방 곽청 등을 삼가하게 되었다. 그러나 췌암절제 후의 국소 재발은 아직도 많아, R0절제가 장기 생존의 필요 조건 이므로 D1으로 SMA 곽청을 생략한 술식을 주로 실행하는 시설은 많지 않다고 생각한다. 여기에서는 「D2곽청, SMA 신경총반주절제」라는 대부분의 시설에서 받아 들여지는 쉬운 술식의 수술법을 소개하고 출혈 등 합병증에 대한 주의점, 위험한 조작 등에 대하여 살펴보자.

■ 피부 절개, 복강내 검색

개복 방법에 대해서는 복부 정중 절개, 늑골궁하산형 절개(횡절개), 횡절개에 상복부 정중 절개를 더하는 등의 방법이 많은 시설에서 이용되고 있다. 시야의 확보, 수술 후의 drain 유치 · 고정 등 여러 가지의 요인이 있어 곽청의 범위에 따라 평가가 다르기 때문에 표준 수기는 없다. 필자는 혈관 보강 · 보호를 목적으로 한 간원색 및 그 근방의 복막[*1]을 채취하고 있기 때문에 개복할 때에 상복부 정중 절개를 실시하고 있다.

***1「개복 시의 간원색 및 복막의 수동」**

정중 절개로 복막을 절개하는 일 없이 linear alba을 검상돌기하로부터 배꼽을 넘을 때까지 넓게 절개한 후, 겸자로 linear alba를 파지거상해, 복벽으로부터 복막을 박리해 놓고 간원색과 함께 수동한다. 간동맥 등 곽청에 의해서 노출되는 주요 동맥을 피복하기에 충분한 조직을 얻을 수 있다. 췌절제 후의 동맥 출혈을 방지하기 위해, 대망충진이나 간원색 등의 자기 조직을 이용한 피복이 시도되어 왔는데 2009년의 일본췌

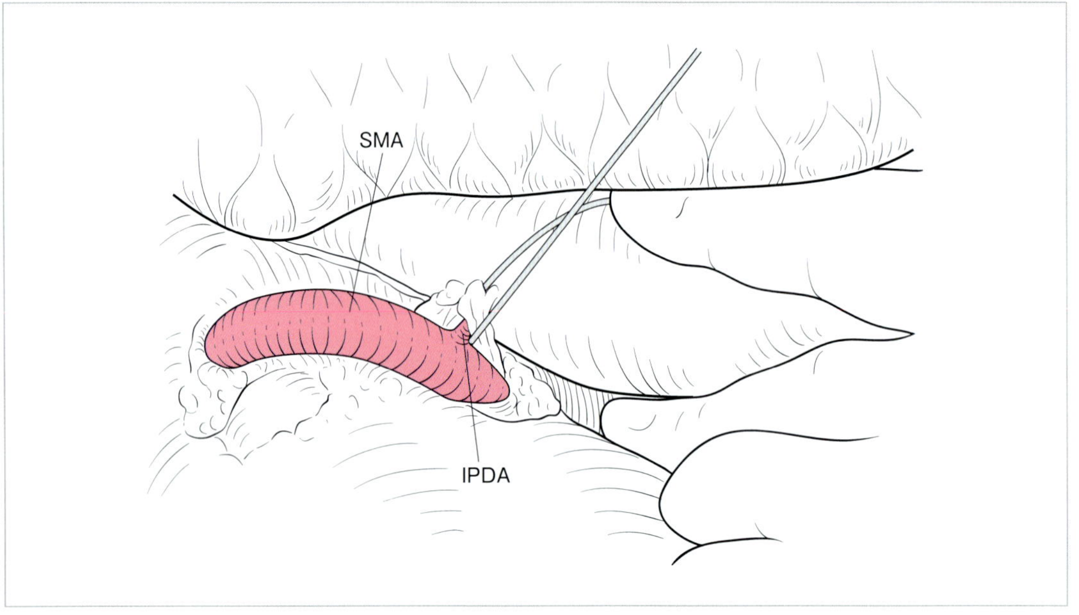

그림 1 IPDA 조기 결찰*2
Kocher의 수동에 이어 IPDA를 박리, 근부에서 결찰.

절연구회의 집계에서는 대망충진에 의한 방법 후 합병증 방지가 유효하지 않다고 보고되어 지고 있다.

간전이, 복막 파종의 유무나 췌주위 림프절의 전이상황을 검색한다. 또한 상복부에 생리식염수 100 mL 를 이용한 복강내 세정 세포진 검사를 실시하여 세포 진찰 양성예에는 절제를 실시하지 않았다.

1) 췌두부의 수동(방대동맥 곽청*3을 수반하지 않는다)

췌두부를 후복막으로부터 유리할 때 , 하대정맥(IVC) 등 남겨야 할 장기를 노출해, 그 이외의 결합직을 절제측에 붙여 가는 것이 중요하다. IVC는 미상엽 근접 부위에서는 하대정맥이 용이하게 노출되므로, 이 부위로부터 IVC 전면으로 들어가, IVC 전면의 결합직을 모두 절제하는 층을 유지하면서 좌측 및 아래측으로 박리를 진행시킨다. 두측에서는 좌신정맥을 따라서 박리를 진행시켜 좌부신 정맥을 넘는 범위까지 박리해 두면 이후의 조작의 좋은 지표가 된다. 십이지장 · 췌두부 및 그 후방의 이른바 신전근막(腎前筋膜)을 포함한 결합직을 모두 IVC로부터 박리하듯이 주의하면서 박리를 진행시킨다. 하장간막 동맥(IMA)을 곽청의 하한으로 대동맥의 좌측까지 박리를 진행시킨다. 이 조작으로 췌두부를 후방으로부터 박리한 후, 배측으로부터 SMA를 박리해 IPDA 결찰을 실시하면, 이후의 췌두부 적출시의 출혈을 감소시킬 수 있다*2.

***2 IPDA 조기 결찰(그림 1)**

종래의 PD에 있어서는 문맥가지를 먼저 절리한 후에 유입 동맥인 IPDA를 처리하였다. 췌두부 적출의 최종 단계에서 울혈에 의한 출혈, 삼출액의 증가를 경험하고 필자는 수술의 초기 단계에서 IPDA를 결찰해 두어, 이 출혈을 감소시키는 것을 시도하였다. 우선 Kocher의 수동을 실시하는데 이 때 췌두부 배측에 있는 SMA근부로부터 말초측으로 박리해 IPDA를 박리결찰해 둔다. 이 조작에 의해 췌두부 절제의 최종 단계에서 정맥계가 모두 절리되어도 이미 GDA나 IPDA로부터의 혈류가 차단되었기 때문에, 췌두부 적출 시의 출혈량을 감소시킬 수 있다[2]. 다만 수술 중 전체적으로는 현저하게 줄어들지는 않는다. 나중에 Treitz에서 공장 상부를 처리하는 시점에서 공장 제1가지를 기시부를 쫓아 SMA를 박리하고 IPDA를 근부에서 결찰하는 것도 한 방법이다.

***3방대동맥 곽청**

구라파와 미국의 RCT에서 차이가 없는 것을 근거로 2009년의 췌암 진료 가이드라인에서는「림프절 확대 곽청 · 신경총 곽청에 의한 성적 개선이 분명하지 않아 권할 근거가 없음」이라고 하였다. 다만 향후에 보다 강력한 보조 요법의 출현 등에 의해서 곽청의 임상적 의의 · 평가는 변동될 가능성이 있다.

2) 결장간막십이지장 주름의 절리

췌두부수동 후, 십이지장 수평각을 우측으로 뽑아 내듯이 견인하면서 여기에 결장간막을 박리하면 Treitz 근방의 결장간막십이지장 주름에 이른다. 이것을 절개해 두는데 이 때 하장간막 정맥(IMV)에 주의한다. 지금까지의 조작으로 복강 동맥 부근을 제외하고 췌두부가 후복막으로부터 유리되었다. 따라서 이 후 상장간막 정맥(SMV)의 박리조작 중에 출혈해도, 췌두부를 배복방향으로 압박할 수 있어 지혈 조작이 용이하게 된다.

3) 상장간막 정맥(SMV)의 박리

십이지장 수평각의 앞에서 SMV 전면을 박리노출시킨다. 이 때 십이지장 수평각을 우측으로 견인하듯이 하면 보다 용이하게 된다. SMV의 박리는 간측을 향해서 진행한다. 췌구부로부터의 정맥가지는 확인을 하되 여기에서는 절리하지 않는다. 덧붙여 염증에 의한 유착이나 침윤이 결장간막에 이르는 경우에는 우측 및 중결장동 · 정맥을 절리하여 결장간막을 개창해 두면 십이지장 수평각으로부터 췌구부 전면에 이르는 SMV가 관찰하기 쉬워져, 이 후의 수술 조작이 용이하게 된다. 췌두부를 사이에 두도록 파지시켜 SMA를 촉지하고, 그 우측을 박리하면 SMV는 용이하게 노출된다(그림 2). 결장 정맥이나 우위대망 정맥의 유입부는 부주의한 조작에 의해서 손상이 문맥본간의 열상에 파급하는 경우가 있으므로 주의해야 한다.

4) Treitz인대의 처리(그림 3)

Treitz인대 근방의 결장간막십이지장 주름*은 이미 절개되어 있으므로 여기부터 십이지장 공장의 외측을 따라 절개한다. 이 때 하장간막 정맥(IMV)을 좌측으로 견인 배제하면서 실시하면 위치 관계가 알기 쉽다. IMV가 췌하연에 이르는 근방까지 절개를 펼쳐 가면, 이미 곽청된 대동맥 좌측이 직하로 보인다. 공장 상부를 좌하방으로 견인하면서 결합조직을 절리해 제1공장가지로부터의 분지가 나타나면 중추측으로 박리를 진행시켜 IPDA(이미 결찰되어 있다)에 이르러 이것을 절리한다*. 공장 상부를 전개해 동정맥의 주행을 확인한 후, 이것을 결찰절리한다.

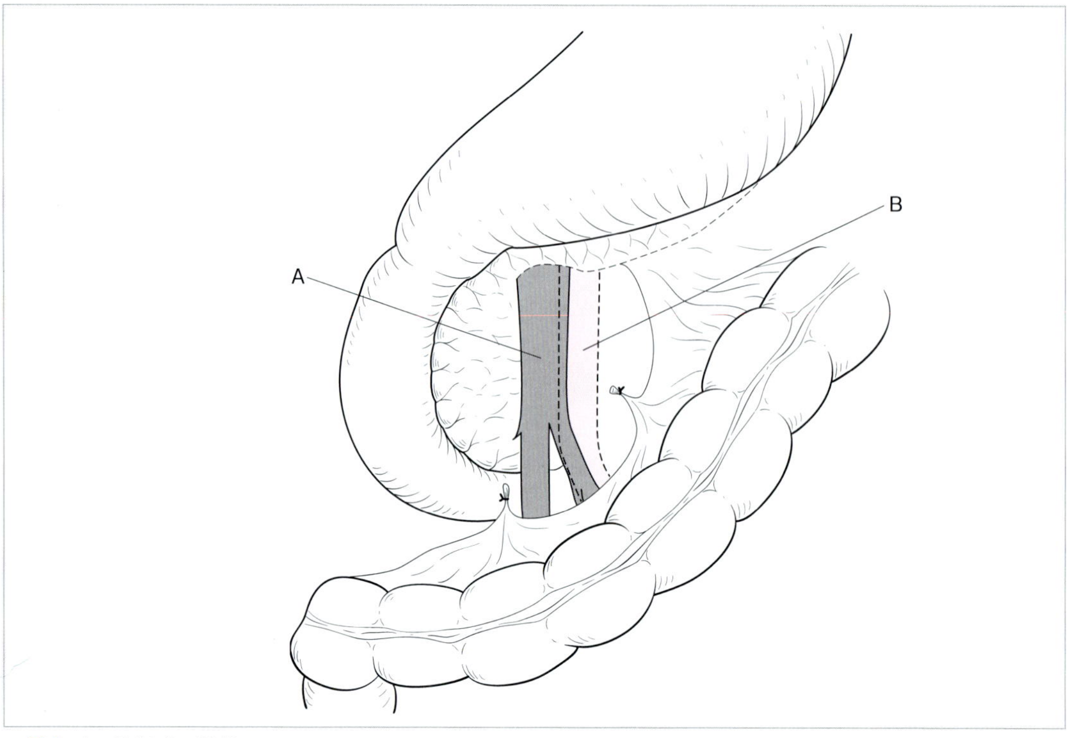

그림 2 A : SMV, B : SMA
결장간만곡부를 아래쪽방향으로 내려 십이지장 결장간막을 절리하고 또한 우측 및 중결장 동정맥을 절리해 결장간막을 개창하면 SMV의 노출이 쉬워진다.

5) 위의 절리

문맥을 전면에서 췌로부터 박리하는 터널링 조작에 앞서 위절리를 실시해 두면 양호한 시야를 얻을 수 있다. 필자 등은 우위동맥 및 우위대망 동맥의 제2가지를 포함한 유문전정부를 절제하는 위아전적 PD(SSPPD)*4를 실시해 5, 6번 영역 결합직의 완전 절제를 도모하고 있다. 대만, 소만의 혈관 처리 후, 위를 절리한다. 보통의 유문측 절제에 비해 같은 부분에서 위벽이 두껍기 때문에, 그 두께에 대응한 봉합기를 선택할 필요가 있다.

***4 SSPPD(subtotal stomach-preserving pancreaticoduodenectomy)**

PPPD와 PD를 비교한 보고에서 원격 성적에는 차이가 없다고 하는 보고가 많지만, 췌암만 한정한 보고는 없고 향후의 새로운 검증이 필요하다. 필자는 진행암에서는 육안적으로 No. 5, 6 림프절이 전이 음성이라도 유문륜(幽門輪) 근방의 결합직에 미세하 침윤이 30% 이상 고율로 검출되는 것으로부터, 암의 미세한 침윤소가 남는것을 근절하기 위해, 유문륜은 보존하고 있지 않다. 유문륜 근방만을 절제한다고 하는 의미로 pylorus-resecting PD(PRPD)라고 칭해 그 유용성을 보고했다[3]. Isotope을 이용한 위배설시험에서는 이전의 위절제 PD에 비해 절제 전의 기능에 가깝고 섭식 직후의 급격한 배출이 나타나지 않고 이것이 수술후의 설사 경감을 가져왔다고 생각할 수 있었다. 수술후의 체중 감소도 억제 경향을 나타냈다.

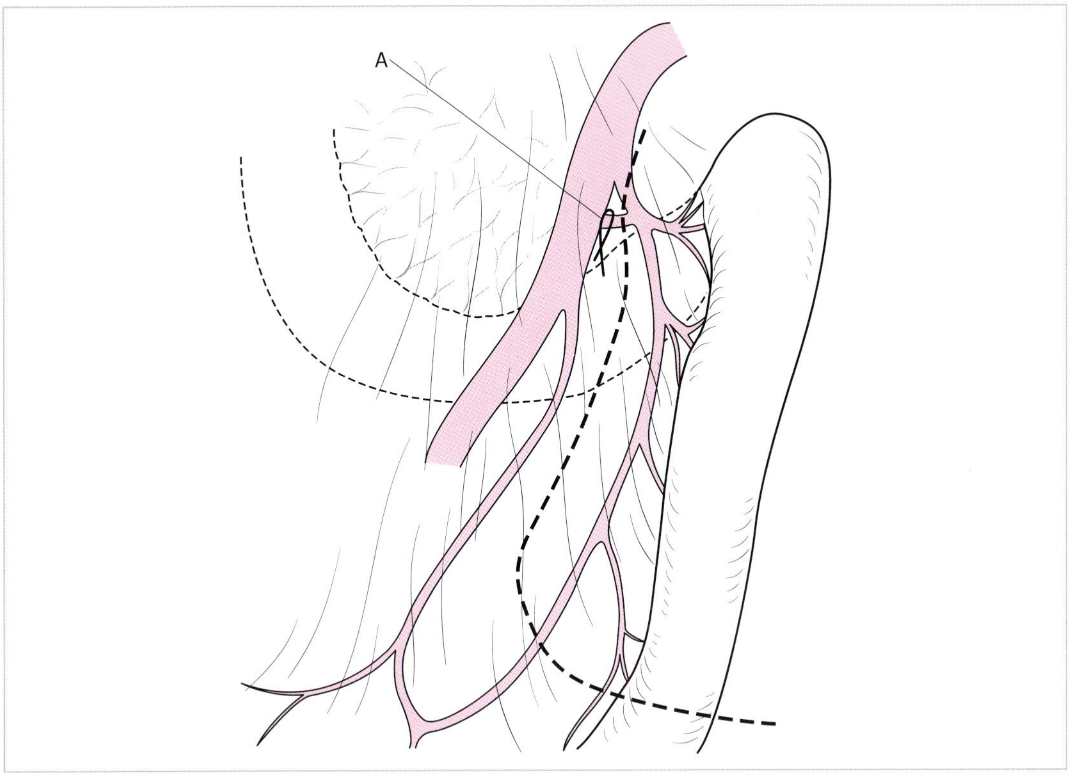

그림 3 제1공장가지, IPDA 결찰
A : IPDA는 근부에서 결찰이 끝난 상태. 파선부에서 상부 공장의 혈관을 처리.

6) 문맥의 터널링(문맥 전면에서의 췌-문맥 사이의 박리)

결장 정맥이나 우위대망 정맥의 합류부에 주의하면서 췌하연까지 박리를 진행하고 문맥의 터널링을 실시한다. 문맥 좌측은 비교적 넓게 박리하기 쉽기 때문에, 췌하연에서는 터널링의 개구부를 좌측으로 조금 넓히도록 해 둔다. 이 단계에서의 주의 점은 췌하연에서 문맥으로 직접 유입하는 소정맥이나 췌에서 결장 정맥으로 유입하는 소정맥이 존재하는 경우가 많기 때문에 이것을 손상하지 않도록 결찰절리해 둔다. 문맥 바로 윗쪽에는 분지 혈관이 없기 때문에 같은 부위에서 췌상연 근처까지 터널링을 해 둔다. 덧붙여 문맥 침윤에 의해 박리가 곤란한 증례에서는 체부에서 췌하연으로부터 박리를 진행시켜 비정맥을 박리하고 또한 비동맥을 박리해 이것들 동정맥을 췌체부로부터 유리 시켜 같은 부분으로 췌를 절리하게 된다. 이 때 우선 비동정맥을 췌와 함께 배측으로부터 유리해 이 처치 후에 동정맥을 췌로부터 박리 하는 것이 혈관 손상에 의한 출혈 시에는 지혈 조작이 용이하다.

7) 간십이지장인대

간십이지장인대의 장막을 간문측에서 횡절개해 우선 좌측에서 결합조직을 박리하면 좌간동맥을 쉽게 확인할 수 있다. 좌우간동맥 분지부, 위십이지장 동맥, 총간동맥을 박리한다. 필자는 핀셋으로 절제해야 할 결합조직 · 신경총을 파지시켜, 작은 수술용 칼을 이용해 혈관을 주위 결합조직으로부터 박리한다. 염증성 변화가 현저하여 박리가 곤란하다고 느껴질 때에서도 같은 조작으로 용이하게 박리할 수 있다. 우간동맥은 말초부에서는 보통 총담관의 배측으로 기어들어가듯이 주행하지만, 분지나 주행 이상도 적지 않기 때문에 같은 부분을 확인해 두고, 담관절리 시에 손상하지 않도록 주의한다. 필자는 확실한 곽청을 위해서 SSPPD를 실시하고 있으므로 우위동맥은 근부에서 결찰 · 절리한다. 위십이지장 동맥을 간동맥의 분지부에서 절리하지만, PSPDA가 위십이지장 동맥근부 근처로부터 분지하는 증례도 있어 주의한다. 위십이지장 동맥 절리 후에, 총간동맥에 혈관테이프를 걸쳐 견인하면, 간십이지장인대는 문맥, 담관 및 그 주위 림프절 · 결합조직만 남아 문맥 좌측이 노출된다. 여기서 문맥을 주위 결합직으로부터 떼어 놓고 그 다음으로 우간동맥에 주의하면서 담관을 담관 합류부의 간측에서 박리 · 절리하고, 남은 주위 결합직 · 림프절을 간문측에서 절리한다. 이것으로 간십이지장인대에는 간동맥, 문맥, 담관만이 남는다.

8) 총간동맥에서 복강 동맥

이미 테이핑한 총간동맥을 복강 동맥측을 쫓아 결합조직(8a, 8p를 포함한다)으로부터 유리시킨다. 또한 비동맥 분지부를 향해 떼어 놓고 다음으로 복강 동맥 좌측의 곽청을 실시한다. 이러한 조작 시에는 좌위동맥을 사이에 두는 형태로, 그 좌우에 갈고리를 걸어 견인해 췌상연에 넓은 스페이스를 만들어 두면 곽청이 용이하다. 향후의 곽청 조작으로 비동맥을 절리할 가능성도 있으므로, 좌위동맥은 보존해 둔다.

9) 췌절리

절리예정선을 사이에 두도록 췌장겸자를 걸쳐 지혈을 도모한다. 절제단의 조직을 신속조직 병리검사하기 위해 그 만큼을 절제측에 예상할 수 있도록 한다. 필자는 동맥류 바늘존데를 이용하고 있지만, 문맥을 손상하지 않도록 췌와 문맥 사이에 이것을 삽입해 두어, 메스로 날카롭게 절리한다. 꼬리측 췌에 걸친 겸자를 파지시키면서 비동 · 정맥에서 약 2 cm의 췌를 유리시켜 문합 준비를 한다*5. 신속하게 조직검사가 양성이면 재차 절리하고 신속한 조직검사를 제출한다. 췌절제단의 음성이 확인되면, 절제단의 췌를 압박해 지혈을 도모하면서 췌겸자를 제거한다. 필자는 위의 함입법을 이용하고 있기 때문에 췌절제단의 처리는 지혈만 확인할 수 있으면 충분하기 때문에, 주췌관 부근 이외의 부위는 전기 소작으로 지혈한다. 췌액은 완전 배액법을 이용하고 있어 주췌관에 췌관튜브(스미토모 베이크라이트)를 삽입해, 주췌관과 실질의 일부를 포함해 5-0타이크론으로 결찰 고정한다.

***5비동 · 정맥절리**

췌소화관 문합을 위해서 절제단의 췌를 비동정맥으로부터 유리할 때에, 비동맥이 췌실질 내로 매몰해 주행하는 증례가 적지 않다. 특히 췌절제단의 신속 조직진찰이 양성이라서 절리를 실시하지 않을 수 없는 증례에서는 긴 범위에서 비동맥을 유리해야 된다. 염증성 변화가 현저한 증례에서는 박리조작으로 동맥벽이 취약해 지기도 한다. 이 때 필자는 좌위동맥만 보존되어 있으면 비동맥을 결찰절리해도 잔췌의 혈류는 비교적 유지되는 것, 특히 미측췌는 혈류저하가 적다는 점에서 상기와 같은 증례에서는 비동맥절리를 실시하고 있다. 또 문맥 침윤이 있는 경우에는 비정맥도 절리한 경우도 자주 있지만, 이 때도 잔췌혈류는 감소하지 않기 때문에 비정맥 재건은 하지 않았다.

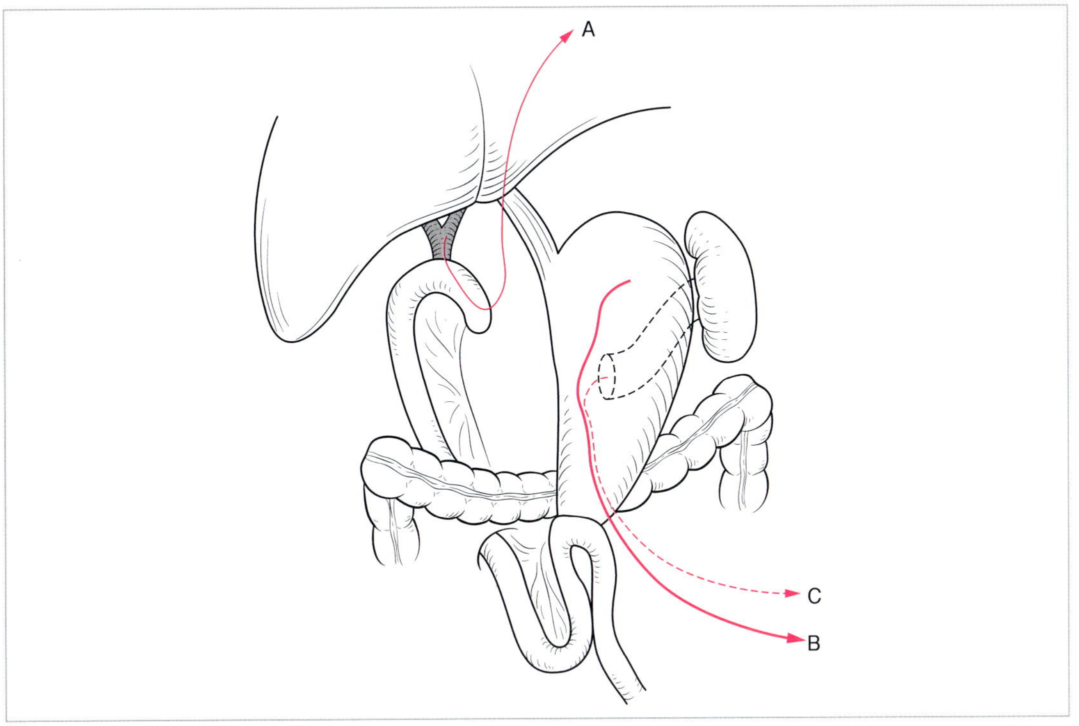

그림 4 재건술식, 췌장절제후

A : RTBD. 담관 내 튜브는 문합부를 지나 간관에 유치하고 다른 단은 거상공장 단을 거쳐 정중창을 통해 체외로 유도한다.

B : 위루, 위내 감압 및 인포메이션 목적으로 유치.

C : 췌관튜브. 완전외루로서 유치하고 B와 함께 동일한 경로에서 체외로 유도해 두면, 발거 시에 용이하다. 위공장 문합은 결장 전 문합으로 한다.

10) 췌두부 적출

이미 SMA/V에서 절리한 좌측의 십이지장을 SMA/V의 배측을 통해 우측으로 꺼낸다. 절제췌단을 우측으로 잡아당기면서 메스로 문맥을 좌측으로 박리한다. 상췌십이지장 정맥이나 문맥의 오른쪽 및 배측에 유입하는 소정맥이 노출되므로 이것을 차례차례 결찰절리한다. 이 때, 아래쪽부분에서 공장 상부의 정맥가지로 유입하는 췌두부 · 구부로부터의 소정맥이 있다. 지극히 가늘고 짧지만 몇 개가 나타나기 때문에 손상시키면 시야를 방해할 수 있다(췌구부 전면에서 결장 정맥의 합류부의 출혈과 같이, 지혈 조작을 잘못하면 본간까지 손상이 미치는 것에 주의).

여기까지의 조작으로 췌두부는 SMA 주위 결합조직만이 부착되어 있는 상태가 된다. PV/SMV를 좌측으로 테이프나 갈고리 등으로 견인해 SMA의 복측 전면에서 결합조직 · 신경총을 좌우로 나누듯이 박리하고 SMA를 노출시킨다. 이 층을 보관 유지하면서 SMA 우측의 결합조직 · 신경총을 SMA로부터 박리한다. IPDA를 선행 처리하지 않았을 때에는 이 조작 시에 분지부를 확인하고 결찰한다. 최근의 MDCT에 의한 3D 혈관상의 구축으로 혈관 주행의 파악이 쉬워졌다.

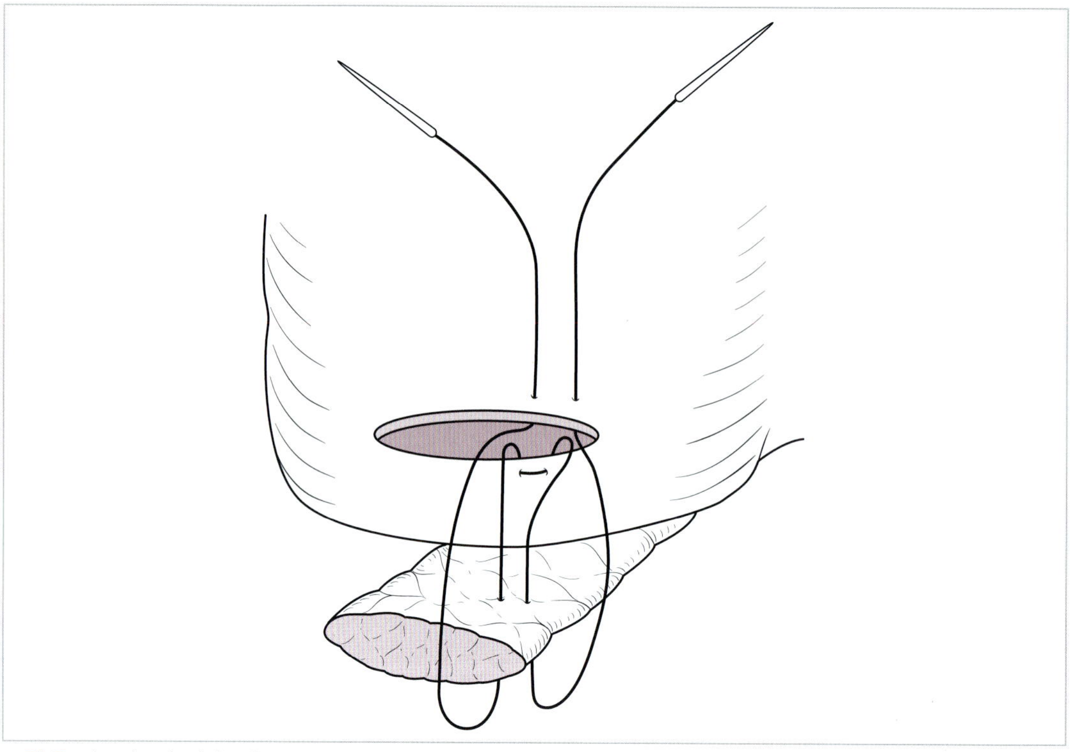

그림 5 매트리스식 췌위문합

곧은 바늘을 이용해 췌를 자통하는 것이나, 문합부에서 위벽으로 췌를 사이에 두는 형태가 되기 때문에 췌의 손상이 극히 적고, 초보자라도 안전하고 쉽다.

11) 재건(그림 4)

필자는 췌위, 담관 공장, 위공장의 순서로 재건해 담관 공장 문합, 위공장 문합의 사이에 Braun 문합을 마련하는 SSPPD-IVB-2 재건〔아전위보존췌두 십이지장 절제(subtotal stomach preserving pancreaticoduodenectomy) 후에 췌위문합 · 함입법(IVB-2)에 따른 재건〕을 실시하고 있다.

(1) 췌위문합

공장 혹은 위와의 문합, 밀착법 혹은 함입법 등 여러 가지의 재건법이 있고 그 우열에 대해서는 아직도 정확한 견해는 없다. 각종 문합법이나 비교에 대해서는 타 항에서 서술했으므로 여기에서는 초보자라도 안전하고 쉽게 시행할 수 있는 필자의 방법[4]을 소개한다.

양단곡침의 3-0 polypropylene(Surgipro II; Tyco healthcare Japan, 도쿄)를 곧바른 바늘로 만들어 2개(4바늘)로 문합한다. 췌 및 위벽 개구부를 4바늘로 균등하게 분할하도록 봉합사의 간격을 마련한다. 우선 위절개부의 구측 장막으로부터 위전층을 꿰뚫어, 그 다음에 췌단끝으로부터 약 1 cm 위치에서 췌실질을 복측부터 배측으로 자통한다. 또한 위절개부의 항문측 위벽을 점막측으로부터 장막측을 향해 자통한다. 다른 단의 바늘도 이와 같이 자통하면, 위벽구측전층, 췌, 위벽 항문측 전층을 꿰뚫은 형태의 루프가 형성된다(그림 5). 이 루프 내에는 주췌관을 포함하지 않도록 주의해야 한다. 나머지 1개의 봉합사로 위와 같은 루프를 형성한다. 그 다음, 췌관 튜브를 문합구멍에 개입시켜 전벽외로 유도하고 그 후에 항문측 위벽을 점

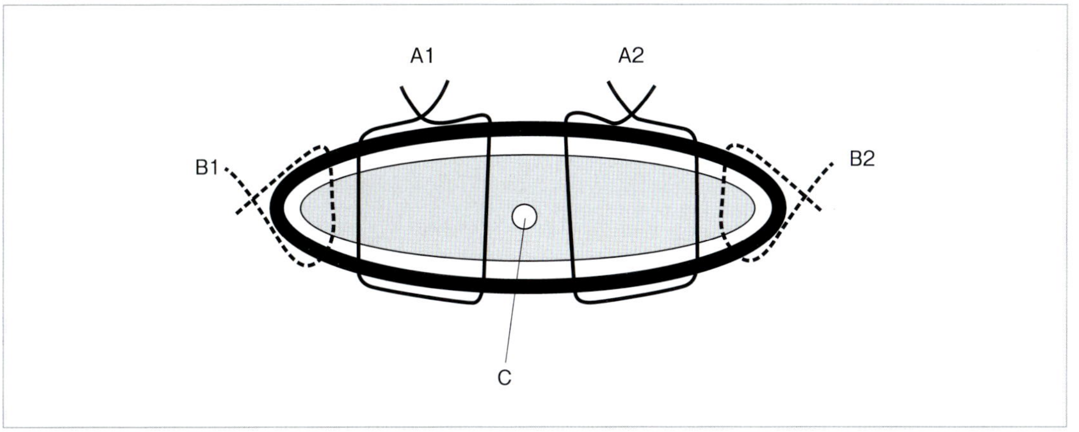

그림 6 문합부 단면 모식도
A1, A2의 루프는 위벽이 혈관문합 시의 펠트와 같이 작용해 결찰 시의 췌손상을 방지할 수 있다. B1, B2의 보강바늘로는 A1, A2와 달리, 강하게 결찰하면 췌손상을 초래하므로 주의를 필요로 한다.
C : 주췌관

막측으로부터 장막측을 향해 자통(刺通)한다.

위벽의 절개 개구부 양끝에 마련한 비단실을 밀어넣듯이 파지시켜 췌를 확실히 위내에 함입시키고 봉합사를 결찰한다. 이것으로 위벽으로 췌장을 함입시키는 봉합이 완성된다. 덧붙여 위벽의 절개구와 췌의 크기가 불균일로 결찰 후에 분합부 단에 불균형이나 느슨해짐이 의심될 경우에는 결찰에 앞서 편단침 봉합사로 위절개구의 부위에 문합시와 같이 위 구측벽, 췌, 위 항문측벽을 뚫어 꿰매면 된다(그림 6).

(2) 담관 공장 문합

중결장 동맥 우측의 횡행 결장간막에 작은 구멍을 뚫어 절리공장을 결장뒤로 거상한다.

거상한 공장각단으로부터 약 10 cm 부위의 공장의 장간막대측에 작은 구멍을 뚫어 RTBD 튜브를 삽입해 공장 입구에 가까운 곳 옆으로 유도해 둔다. 담관지름이 현저히 작을 때에는 단결절로 봉합하지만, 보통은 양단바늘 흡수사(4-0바이크릴)로 연속봉합을 실시한다. 후벽의 봉합이 종료한 시점에서 RTBD의 첨끝을 담관 내로 유도해 수술 중의 조작으로 이동하지 않도록 흡수사로 고정한다. 그 다음에 전벽의 봉합을 실시한다. 공장 입구에 가까운 곳 옆으로 유도한 RTBD 튜브의 다른 단은 위체르식으로 처리해 폐복 시에 복벽고정해 체외로 유도한다.

(3) 위공장 문합, Braun 문합

공장을 담관 공장 문합보다 약 30 cm 항문측에서 위공장 문합(단측 문합)을 실시한다. 장막근층은 4-0비단실로 결절봉합, 전층봉합은 3-0바이크릴로 2층봉합을 실시한다. SSPPD로 유문륜에 가까운 전정부의 위벽은 약간 두껍지만, 보통의 위장 문합과 큰 차이는 없다. Braun 문합도 포함해 문합부는 모두 결장간막보다 머리측으로 배치한다. 최근 결장의 앞으로 위를 직선화해 재건하는 것이 위내용정체의 개선을 도모하는데 유용하다고 보고되고 있다[5]. 필자도 최근에는 결장의 앞으로 위공장 문합을 실시하고 있다. 췌관튜브를 위전벽으로 개입시켜 유도하고 있지만, 같은 부위로부터 감압 및 인포메이션의 목적으로 위루용 튜브를 유치하고 있다.

개복 시에 수동한 간원색 및 벽측복막을 이용해 간동맥이나 SMA를 피복하지만, 췌위문합부의 피복은 실시하지 않는다. 거상한 공장을 결장간막에 고정하고 구Treitz인대부의 복막을 폐쇄한다. 담관 공장 문합의 배측 및 좌측, 췌위문합의 상하에 drain을 유치한다. 위전벽을 뚫고 뽑은 췌관튜브 및 위루튜브를 위체르식으로 매몰해, 좌상복부복벽에 고정한다. RTBD 튜브도 이와 같이 복벽에 고정해 체외로 뽑아 배액시킨다. 복벽은 1-0 바이크릴로, 피부는 스킨스태플러로 폐쇄한다.

Dos&Don'ts는 243페이지 참조.

참고문헌

1) Japan Pancreas Society: Pancreatic Cancer Medical Guideline 2009 edition. Kanehara-Syuppan, Tokyo, 2009(in Japanese)
2) Ohigashi H, Ishikawa O, Eguchi H, et al: Early ligation of the inferior pancreaticoduodenal artery to reduce blood loss during pancreaticoduodenectomy. Hepatogastroenterology 51: 4-5, 2004
3) Ohigashi H, Ishikawa O, Yamada T, et al: An evaluation of extended pancreatectomy with resecting pylorus alone for advanced adenocarcinoma of the pancreas. Jpn J Gastroenterol Surg 32: 2432-2436, 1999
4) Ohigashi H, Ishikawa O, Eguchi H, et al: A simple and safe anastomosis in pancreaticogastrostomy using mattress sutures. Am J Surg 196: 130-134, 2008
5) Tani M, Terasawa H, Kawai M, et al: Improvement of delayed gastric emptying in pylorus-preserving pancreaticoduodenectomy: results of a prospective, randomized, controlled trial. Ann Surg 243: 316-320, 2006

(大東弘明, 高橋秀典, 石川　治)

B. 중하부 담관암 · 유두부암 등

Point

① 장간막 접근법에서 SMA와 SMV의 노출 · 테이핑을 선행하면 그 후의 수술 조작으로 해부가 보다 알기 쉬워진다.
② 위십이지장 동맥의 절리에서는 동맥의 절리에 선행해, 클램프를 걸쳐 간문부에서 간으로 동맥혈류가 있는 것을 확인한다.
③ 췌두부의 동맥혈류 차단을 정맥혈류 차단에 선행해 실시하고 또한 절제측 췌두부에 대동맥 클램프를 걸치는 것으로, 절제측 췌두부에서의 출혈을 경감시킬 수 있다.
④ 담관절단단의 수술 중 신속한 조직검사는 필수이다. 절제단에 침윤암, 점막내 고도이형성 상피가 나타났을 경우, 추가 절제를 실시한다.
⑤ 유문륜 보존췌두 십이지장 절제방법(PPPD)에 있어서는 우위동맥을 절리해 십이지장 공장 문합부의 직선화나 결장전의 십이지장 공장 문합으로 수술 후 위배설 지연을 예방한다.

중하부 담관암 · 유두부암에 대해서의 근치 절제로서는(유문륜 보존) 췌두십이지장 절제방법이 표준술식이 되고 있다[4]. 담관암은 많은 경우에 담관 장축방향, 담관벽 바깥쪽방향으로의 진전이 일어나 림프절 전이나 신경 주위 침윤을 고빈도로 수반해, 절제단에 암의 잔류와 림프절 전이가 담관암수술 후의 중요한 예후 인자이다[4]. 절제단(특히 담관단)의 음성화와 충분한(D2) 림프절 곽청이 중요하다. 문맥 합병 절제에 관해서는, 문맥 침윤예에 대해서 문맥 합병 절제예에서는 절제 불능예보다 예후가 양호하고, 문맥 합병 절제가 유용한 가능성이 있다[4]. 예방적 문맥 합병 절제의 유효성은 불분명하다. 우리가 실시하고 있는 중하부 담관암이나 유두부암에 대한 D2림프절 곽청을 수반하는 유문륜 보존췌두 십이지장 절제술에 대해 살펴보자.

1) 개복

보통, 상복부 정중 절개로 개복한다. 두측에서는 검상 돌기를 절제하든지, 검상 돌기의 좌우 어느 쪽을 자르고 들어가도록 하고 아래쪽에서는 배꼽보다 2~3 cm 아래까지 절개하여 충분한 시야를 유지하도록 한다. 복벽창의 오염 예방을 위해 링드랩을 이용하고 좌우 늑골궁에 켄트리트랙터를 걸쳐 매달아 올려 시야를 확보한다. 육안적 복막 파종의 검색과 복막의 세정 세포 검사(생리 식염수 100 mL)을 실시한다. 육안적 양성예는 절제하지 않지만 세포 검사에서만 양성예인 경우에는 절제하고 있다. 단지 복강 세정 세포 검사로 양성인 경우 영향은 현재로서는 밝혀지지 않았고, 다수의 예를 이용한 향후의 해석이 기대된다.

2) Kocher의 수동술

우선 Kocher의 수동술은 대정맥과 대동맥을 넘을 정도까지 실시한다. 이 시점에서 대동맥 주위의 림프절이 여러개 보이거나 커져 있는 경우에는 샘플링해 수술 중 신속조직검사를 시행하고 전이 양성인 경우는 절제하지 않는다. 종래의 계통적 방대동맥 림프절 곽청은 실시하지 않는다. 췌암과 달리 방대동맥 림프절 곽청을 수반하는 확대 곽청의 의의에 대한 긍정적 임상시험 결과는 현재까지 발표되어 있지 않다.

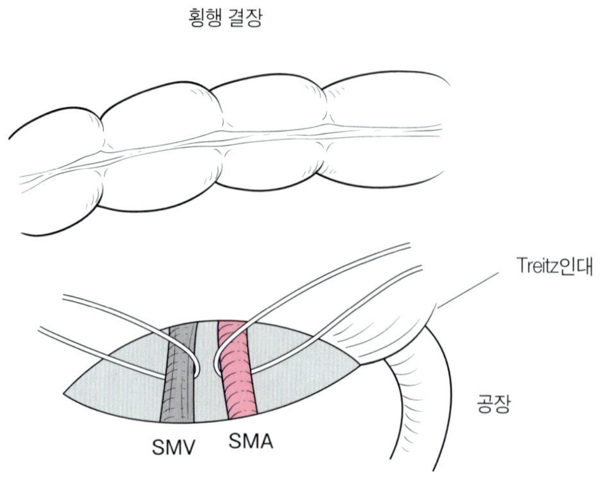

그림 1 횡행 결장 간막하에서 SMV, SMA의 테이핑
횡행 결장을 반전해 횡행 결장 간막근부를 횡절하고 SMV, SMA를 노출 · 테이핑한다. SMA : 상장간막 동맥, SMV : 상장간막 정맥

3) 장간막 접근법

Kocher의 수동술보다 췌두부의 하연 · 내측에서 SMV를 노출해 둔다. 다음으로 횡행 결장을 들어 올려 횡행 결장간막을 췌장하연에서 Treitz인대를 향해 절개한다. 결장간막의 지방을 절제 측에 붙이도록 하고, SMV, SMA를 노출해 테이핑한다(그림 1). 필요하면 중결장 동정맥을 근부 부근에서 결찰 · 절리한다. 이 테이프를 좌우측방으로 견인해 SMA와 SMV 사이를 펼쳐 두측을 향해, 하췌십이지장 동맥을 노출결찰한다.

4) 담낭적출

담낭 저부의 장막을 담낭에서부터 절개해, 담낭을 간상부에서 예적 · 둔적으로 담낭경부를 향해 박리한다. 담낭경부, Calot의 삼각으로 담낭동맥을 노출해, 이중으로 결찰절리한다. 담낭관을 노출하지 않고, 간문부의 장막절리로 옮긴다.

5) 간십이지장 인대처리 · No.12 림프절 곽청

여기에 간십이지장인대의 장막을 간문부를 따라서 횡절하고 간위인대의 개방을 실시한다. 간십이지장인대의 좌측, 간동맥 전면에서, 장막을 세로로 절개해 간십이지장 인대를 열어 절개한다(그림 2). 간십이지장인대의 skeletonization을 실시하고 고유간동맥에서 좌 · 중 · 우간동맥, 총담관에서 담관, 총간관, 좌우간관, 또한 문맥을, 림프절 곽청을 실시하면서 노출 · 테이핑한다(그림 3). 담관암에서는 No.12의 a, b, p, h의 모든 림프절을 곽청하고 유두부암에서는 No.12b2만을 곽청한다. 문맥의 노출에는 간십이지장인대의 우측에서 접근하고, 간십이지장 인대의 배측의 장막을 절리해 실시한다.

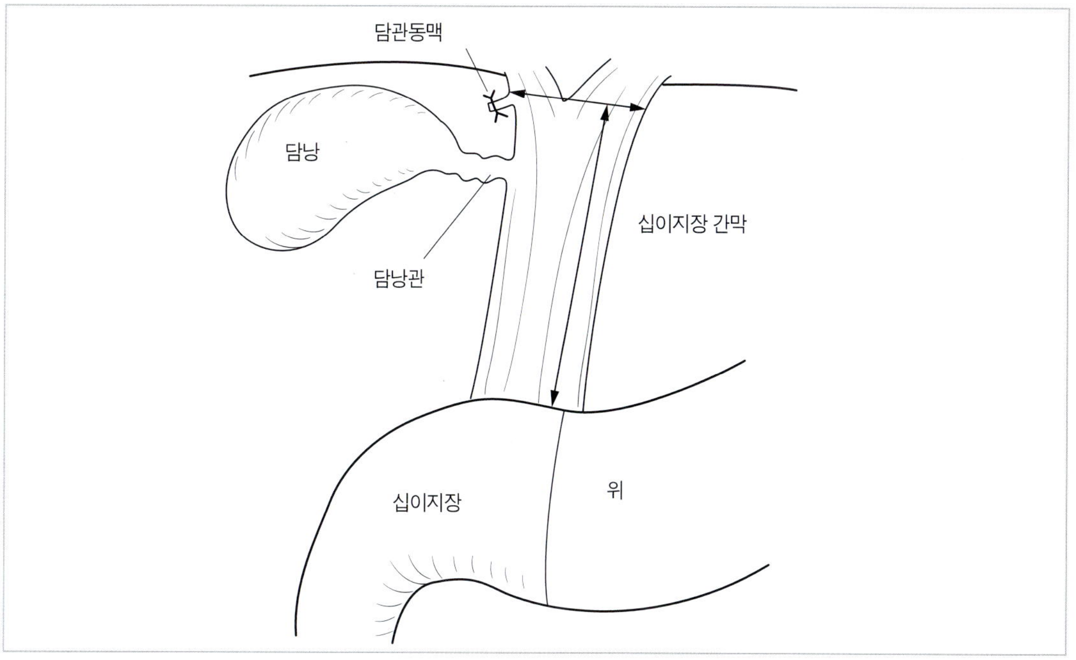

그림 2 간십이지장 간막의 장막 절개
간십이지장 간막의 장막을 "좌우 여닫이"로 절개한다.

6) 총간관절리

총간관 부분에서 절리해 절리단을 수술 중 신속조직 진단을 위해 보낸다. 담관 수술 중 신속한 조직진단은 담관암에서는 필수이다. 수술 중 신속 진단에서 간질침윤이나 점막 내의 고도이형성상피를 보이면 추가 절제가 필요하다. 점막내의 이형성상피의 이형도가 중등도라면 이 시점에서 추가 절제는 실시하지 않는다. 유두형에서는 담관내 transmural 진전이 잘 일어나 좌우간관 2구멍까지의 추가 절제가 필요한 경우가 있다. 간측 담관에 네라톤튜브를 삽입하고 담관 클램프(쿄토 대학 도이식 클램프)로 담관을 클램프해 수술 중 담즙을 체외로 배액함으로서 수술 중 간기능 장애 예방에 노력한다(그림 4). 십이지장측 담관절제단은 관통결찰로 봉합 폐쇄한다. 담관 절리 시에는 담즙중 암 세포가 복강내 살포되지 않도록 충분히 조심한다.

7) No.8 림프절 곽청

간십이지장인대의 림프절 곽청을 췌두측으로 진행해 No.8(8a, b)의 림프절 곽청을 실시하면서 총간동맥, 위십이지장 동맥을 노출한다. 이 때, 우위동맥을 근부에서 절리한다. 곽청은 총간동맥근부에 둔다.

8) 십이지장절리

이 시점에서 No.5, 6 림프절 곽청을 실시하지 않고 우위동맥, 우위대망 동맥을 위유문부소만측, 대만측에서 처리를 실시해, 유문륜보다 2, 3 cm 항문측에서 십이지장을 절리한다. 췌암과 달리 유문 림프절 곽청을 실시하지 않기 때문에, 십이지장단끝의 혈류는 양호한 경우가 많다.

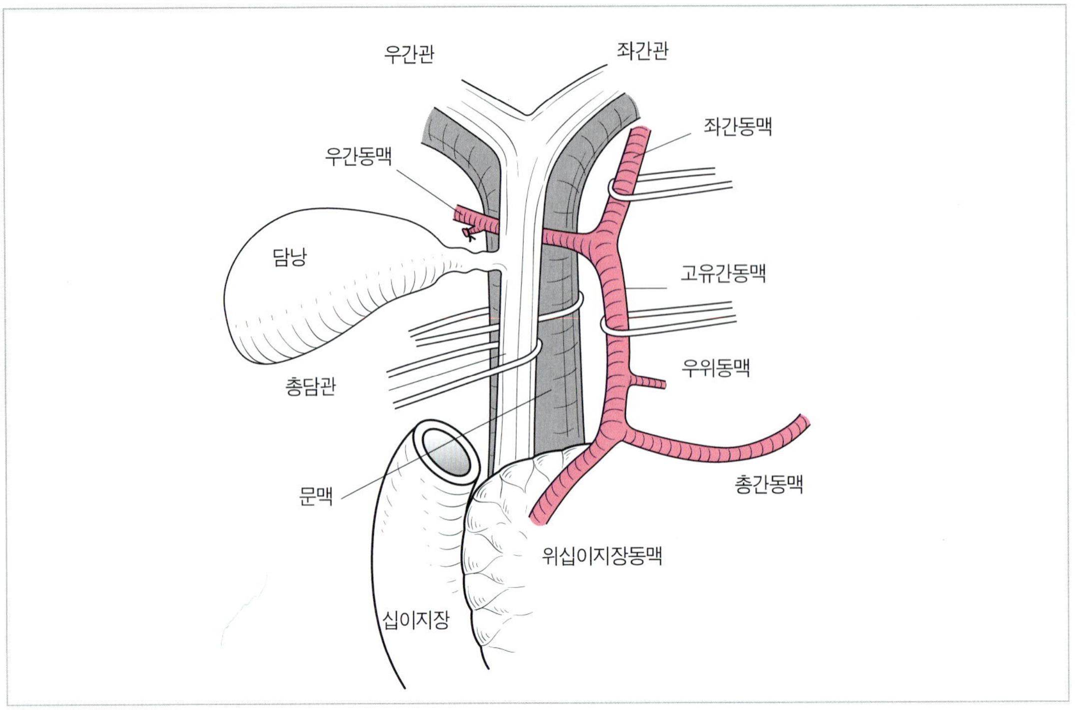

그림 3 **간십이지장 인대의 림프절 곽청**
간십이지장 인대내의 동맥, 문맥, 담관을 테이핑해, 림프절 곽청을 실시한다.

9) 위십이지장 동맥절리

다음으로 위십이지장 동맥의 근부를 충분히 노출・박리하고 이중 결찰로 절리한다. 이 절리에 앞서, 위십이지장 동맥에 클램프를 걸어 간문부에서 간장으로 동맥혈류가 있는 것을 확인한다. 위십이지장 동맥을 절리하면 배측에 문맥을 쉽게 찾아낸다. 두측에서 문맥과 췌두부를 박리해 상췌십이지장 정맥을 절리하고 두측에서 췌두부의 터널링을 실시해 둔다.

10) 췌두부 터널링과 췌절리

재차, 시야를 췌두부의 다리측으로 옮기고, 문맥의 터널링을 아래쪽에서 실시해, 두측에서의 터널링과 연결해 췌장을 테이핑해 둔다. 췌절제예정선(대부분은 문맥좌연)의 췌두측, 췌미측에 상하 2바늘씩, 프로린으로 관통결찰한다. 췌두측과 꼬리측에 소아용장겸자를 가볍게 걸쳐 췌절리를 시행한다. 우선 메스의 날쪽으로 췌피막, 췌실질을 절리한다. 그 후 메스를 바꾸어 잡고 메스의 등으로 횡방향으로 췌실질을 절리해 두측 1/3에서, 약간 배측으로 주췌관을 백색의 색상물로 찾아내서 노출한다. 주췌관을 주위췌조직을 포함해 약간 크게 테이핑해, 그 이외의 췌실질을 하모닉스칼펠로 절리한다. 주췌관 주위의 췌실질을 드베이키겸자로 위와 같이 절리하면 쉽게 주췌관이 노출된다. 절단의 요령으로 주췌관 내에 췌관튜브를 미측으로 삽입한 후, 췌액이 새지 않도록 주췌관을 절리한다. 절제측의 췌두측절제단은 연속봉합으로 봉합 폐쇄해 둔다. 췌암과 달리, 췌절제단의 수술 중 신속조직검사는 보통 실시하지 않는다.

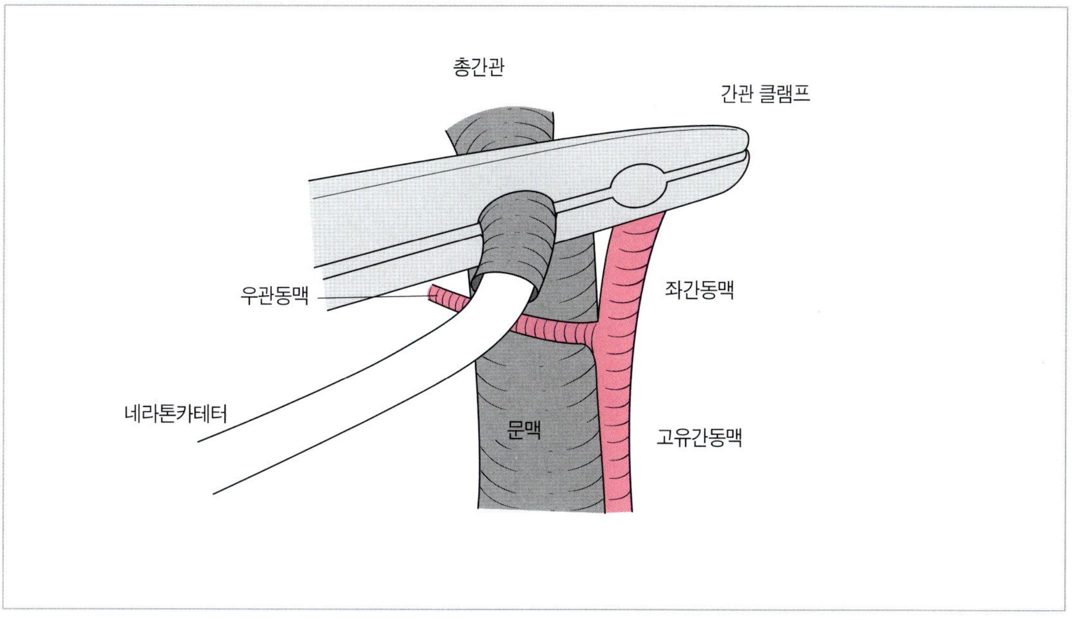

그림 4 수술 중 담즙 배액
간관클램프를 이용하고, 담관 내에 네라톤카테터을 삽입해 수술 중 담즙의 체외 배액을 실시한다.

11) 공장의 절리처리

다음으로 먼저 테이핑한 SMA로 돌아와, Treitz인대를 절개하고 공장을 거상해 SMA에서 제1공장 동맥을 노출한다. 제1공장 동정맥을 보존하도록 제1공장 동정맥을 따라 공장간막을 절리하고 공장을 Treitz인대에서 10 cm 떨어진 곳에서 절리한다(그림 5). Treitz인대의 처리를 췌두부에서 충분히 실행해 두어 공장을 SMA, SMV아래를 빠져 나가도록 해서 췌두측으로 꺼낸다.

12) 췌두부의 문맥에서의 박리

우선 췌두부와 문맥의 절리를 시작한다. 상하에 비교적 큰 가지(상 · 하췌십이지장 정맥)가 있으므로, 주의 깊게 겸자를 빠져 나가게 해 결찰한 후 절리를 실시한다. 또 문맥과 췌두부의 작은 가지도 주의 깊게 결찰 · 절리한다. 이 때, 필요에 따라 문맥에 테이핑해 견인할 방향을 궁리하면 문맥과 췌두부의 처리가 용이해진다. 종양이 경도의 문맥 침윤이 의심될 때에는 스푼 클램프로 사이드 클램프를 걸쳐 문맥의 쐐기 모양 절제를 실시한다. 문맥 침윤이 있는 경우는 문맥 합병 절제를 실시한다(타원고를 참조).

13) 상장간막 동맥에서의 박리

문맥과 췌두부의 처리가 종료되면 SMA와의 박리를 진행한다. 이 시점에서 SMV, SMA의 테이프를 횡행결장간막의 구멍을 통해 췌두측으로 꺼내고 또한 SMV와 SMA의 테이프를 바꿔 넣는다. SMV를 좌측으로 SMA를 우측으로 견인하면 SMA의 우측 림프절 곽청(No.14)이 용이해진다. 이 때, 대동맥 클램프를 췌두측에 걸치면 절제측에서의 출혈을 쉽게 컨트롤할 수 있다. SMA의 우연으로 처리를 진행시켜 SMA측을 결찰

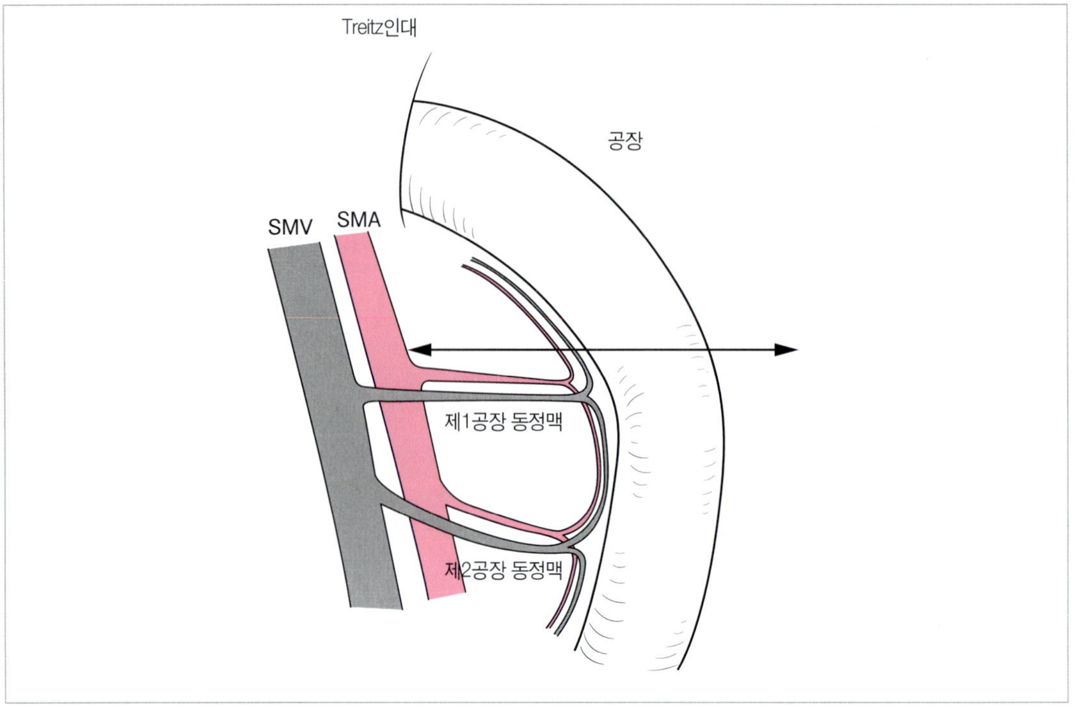

그림 5 제1공장 동맥을 따른 공장의 절리
제2공장 동정맥을 보존하도록 처리하고 거상공장의 울혈을 예방한다.

한 후 절제측은 하모닉스칼펠로 처리한다. 사전에 하췌십이지장 동맥을 결찰절리하지 않은 경우에는 이 시점에서 노출해 결찰절리를 실시한다. PPPD를 종료한다. 이후에 시야의 세정을 충분한 양의 생리 식염수로 실시해서 종양 세포의 파종을 예방한다.

14) 췌관 공장 문합

재건으로 옮긴다. 절리공장을 횡행 결장간막, 중결장 동맥 우측에서 결장의 뒤로 거상한다. 공장절제단의 장막근층 봉합을 추가 봉합한다. 췌소화관 문합은 柿田式 변법에 의한 췌공장 문합을 원칙으로 하고 있다. 췌공장 문합(단측)를 柿田式 변법의 밀착 문합으로 실시한다(그림 6). 췌를 관통해 공장 장막근층을 지나는 밀착 봉합사는 프로린 곧은 바늘 3-0, 주췌관 상하 합계 10바늘로 한다. 췌절리선에서 1 cm 폭을 취해 두껍게 걸쳐 간격은 비교적으로 크게 한다. 췌관 공장 점막 문합은 PDS 5-0, 결절 봉합 8바늘로 췌실질과 함께 주췌관을 단단히 걸친다. 정상지름의 주췌관에서는 췌관겸자(교린대학, 스기야마식)를 이용하면 바느질이 확실히 된다. RTPBD 튜브의 췌관튜브(3 mm)를 삽입해, PDS 5-0로 1바늘 고정한다.

15) 담관 공장 문합

담관 공장 문합으로 넘어가서 담관 공장 문합(단측)을 PDS II 4-0, 결절봉합으로 실시해, 담관 스텐트튜브(RTPBD 튜브 3 mm)를 삽입해, 후벽에 1바늘 고정한다. 거상공장의 맹단에서 담관 · 췌관튜브를 유도한다.

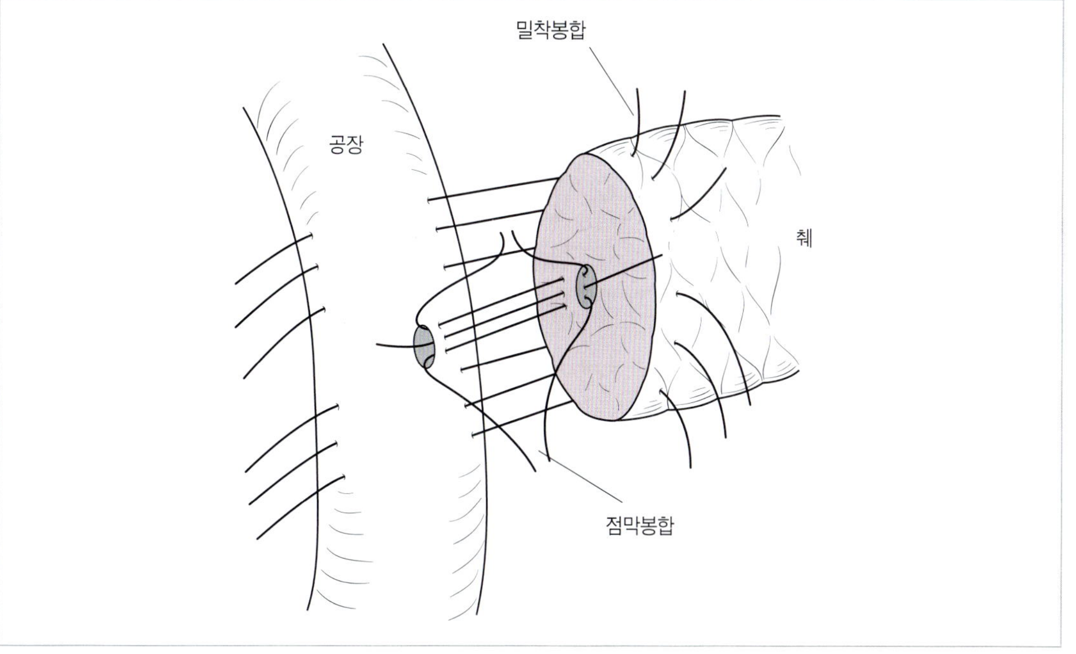

그림 6 췌관 공장 문합
점막봉합은 5-0 PDS로 8바늘, 결절봉합으로 실시한다. 췌관튜브를 삽입해 후벽 1바늘 고정한다. 밀착봉합은 3-0프로린의 곧은 바늘을 이용해 결절봉합으로 실시한다.

COLUMN

복강 동맥 근부의 협착 · 폐색의 유무를 조심한다

위십이지장 동맥의 절리에는 반드시 절리에 선행해 클램프하고 간문부에서 촉진으로 간동맥혈류가 유지되고 있는 것을 확인할 필요가 있다. 때때로 정중궁상인대(그림 8)의 경화에 의한 복강 동맥의 압박이나 복강 동맥의 동맥 경화 등으로 총간동맥이 협착 · 폐색되어, 고유간동맥으로의 혈류가 위십이지장을 통한 상장간막 동맥에서의 혈류에 달려 있는 경우가 있다[5]. 이러한 경우 위십이지장 동맥을 절리하면 간장으로의 동맥혈류가 없어진다. 간혈류가 없는 채로 수술을 종료하면 담관염, 간농양의 원인된다. 필자도 이러한 예를 경험한 적이 있다. 수술 중에 발견했을 경우, 복강 동맥 주위의 섬유성 결합직을 절리할 때에는 혈관이식편을 이용한 혈행 재건도 필요하다. 수술 전의 CT 등으로 복강 동맥근부의 협착 · 폐색의 유무를 조심스럽게 파악하는 것도 필요하다.

16) 십이지장 공장 문합

십이지장 공장 문합을 횡행결장의 앞에서 단측, 2층(전층봉합은 PDS 4-0, 연속봉합, 장막근층 봉합은 4-0흑견사, 결절봉합)으로 실시한다. Braun 문합은 같은 2층봉합으로 실시한다.

17) Drain 삽입과 창폐쇄

담관 공장 문합부 배면을 통해 담관 공장 문합부배측과 췌공장 문합부복측에 배액관을 삽입해, 좌우에서 체외로 유도한다(그림 7). 담관 · 췌관튜브는 공장맹단에서 위체르식으로 복막에 고정하고 좌측 복부에

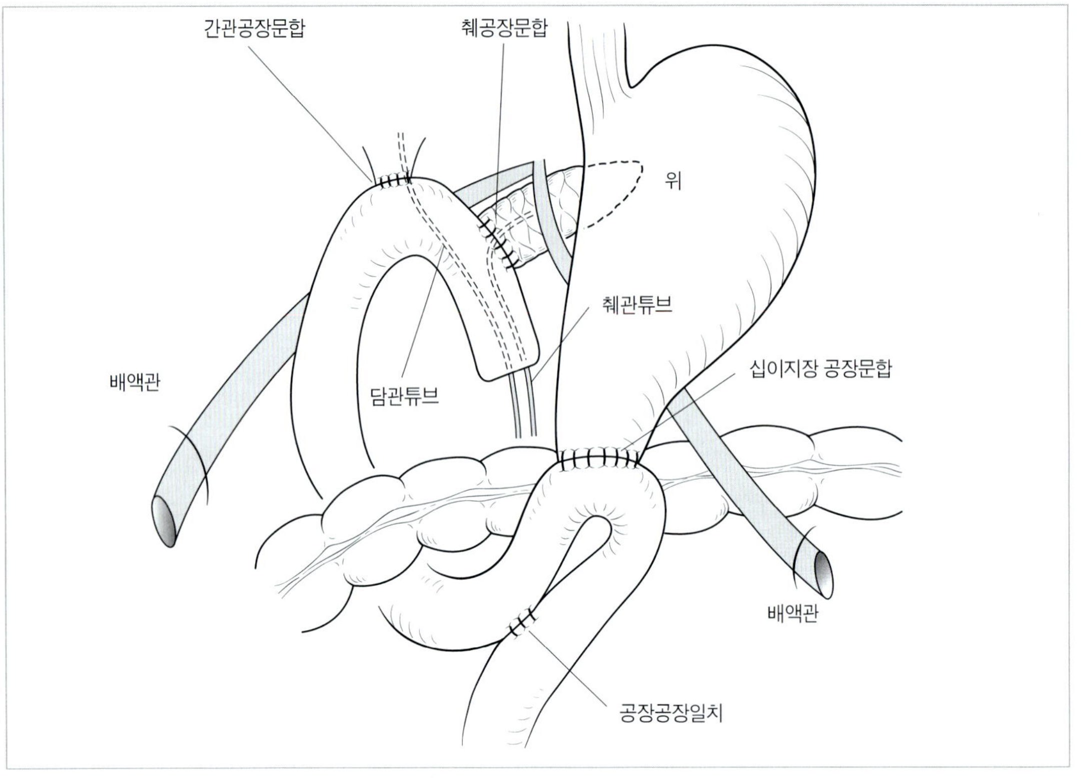

그림 7 유문륜 보존 췌두 십이지장 절제 후의 재건

담관 · 췌관튜브를 공장맹단에서 체외로 유도한다. 췌공장 문합부의 두측과 배측에 배액관을 삽입해 체외로 배액한다.

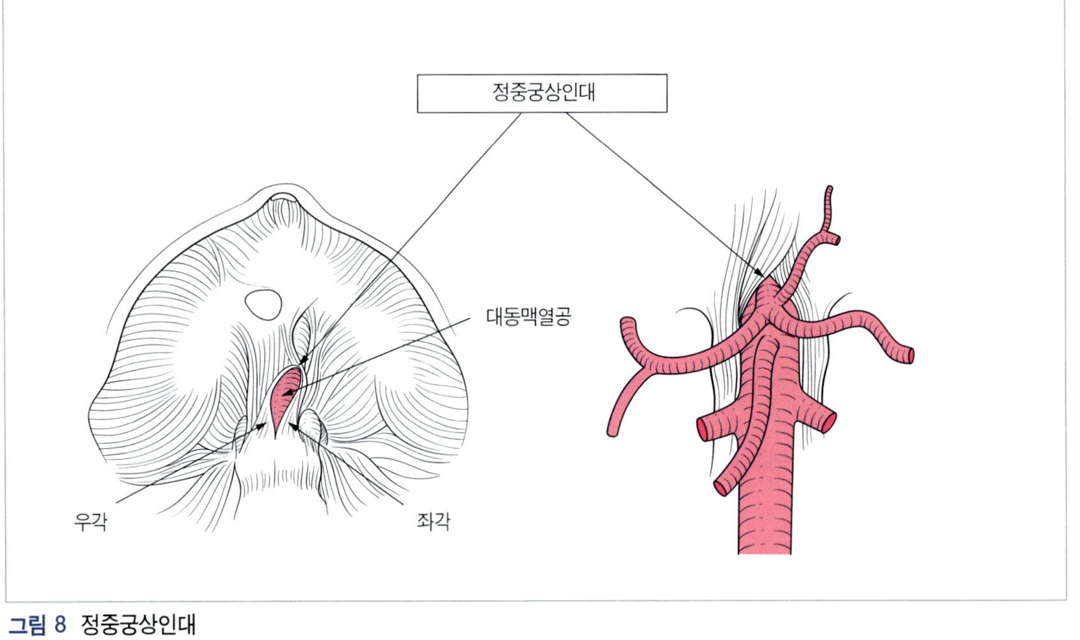

그림 8 정중궁상인대

횡장각의 좌각과 우각은 대동맥열공의 앞에서 정중궁상인대를 형성한다.

서 체외로 유도한다. 복강내를 5,000 mL의 생리적 식염수로 세정하고 지혈이 충분한 것을 확인한다. 복벽을 2층으로 폐쇄한다.

Dos & Don' ts

- 췌암에 대해서 D2곽청, SMA 신경총 반주절제가 많이 시행되고 있다.
- 담관암 · 유두부암에 대해서는 SMA 신경총 곽청을 생략할 수 있는 경우가 많다.
- 위십이지장 동맥의 절리 전에 클램프를 걸어 간문부에서 간장으로의 동맥혈류가 있는 지를 확인한다.
- 동맥혈류의 차단을 선행시켜 췌두부의 울혈을 방지한다.
- 위십이지장동맥 절제단, 하췌십이지장동맥 절제단은 이중결찰한다.
- 십이지장 공장 문합 혹은 위공장 문합은 꼬리측방향으로 직선화해 횡행결장 앞에서 문합한다.
- Soft pancreas의 경우에는 특히 췌실질을 애호적으로 취급한다.

참고문헌

1) Nakao A, Takeda S, Inoue S, et al: Indications and techniques of extended resection for pancreatic cancer. World J Surg 30:976 982;discussion 983 984, 2006

2) Hirota M, Kanemitsu K, Takamori H, et al: Pancreatoduodenectomy using a no-touch isolation technique. Am J Surg 2008 [Epub ahead of print]

3) Chijiiwa K, Imamura N, Ohuchida J, et al: Prospective randomized controlled study of gastric emptying assessed by(13)C-acetate breath test after pylorus-preserving pancreaticoduodenectomy: comparison between antecolic and vertical retrocolic duodenojejunostomy. J Hepatobiliary Pancreat Surg 16:49-55, 2009

4) 胆道癌診療ガイドライン作成出版委員会, 日本肝胆膵外科学会, 日本癌治療学会:エビデンスに基づいた胆道癌診療ガイドライン. 医学図書出版, 東京, 2009.

5) Kurosaki I, Hatakeyama K, Nihei KE, et al: Celiac axis stenosis in pancreaticoduodenectomy. J Hepatobiliary Pancreat Surg 11:119-124, 2004

(山口幸二)

7 췌체미부 절제(비보존 절제 포함)

Point

① 췌체미부를 둘러싸는 막구조를 이해하고 인접 장기의 손상을 피한다.
② 비동맥, 비정맥의 처리는 동맥을 선행시킨다. 비동 · 정맥을 보존할 경우에는 충분한 시야를 확보한다.
③ 비의 탈전 시에는 피막의 손상이 생각지 않은 대출혈을 초래하는 경우가 있으므로 트러블 슈팅을 알아 둔다.
④ 췌절리는 소엽의 손상을 피하도록 실시해, 주췌관을 찾아서 결찰한다.
⑤ 췌절제단의 처리는 fish mouth, 기계봉합의 어느쪽이라도 상관은 없지만 10~20%의 빈도로 췌액루가 발생한다는 것을 알아 둔다.

■ 적응

췌체미부 절제술의 적응은 췌암을 시작으로 하는 췌체미부에 주좌를 갖는 종양성 병변 및 췌미부에 국한된 만성 췌장염, 췌손상, 췌동 · 정맥기형 등의 양성 질환에 대해서도 적응된다. 위암의 림프절 곽청을 목적으로 췌체미부 절제술을 시행하지 않지만 좌상복부의 조작을 실시할 때 반드시 익숙하지 않으면 안될 수기이다. 종양의 진전 범위, 생물학적 특징에 따라 복강동맥, 총간동맥을 합병 절제하는 술식부터 비동 · 정맥을 보존하는 술식까지 여러가지 variation에 대응할 수 있도록 해 둔다. 또 최근에는 복강경 하에 행해지는 경우도 많아 개복에서 수기의 숙달은 복강경 수술을 실시하기 위해서도 필요하다.

비보존 췌미부절제의 적응은 양성 질환이나 저악성도의 종양이며, 기술적으로는 난이도가 높다. 비장만 보존하는 Warshaw 수술[1)]과 비동정맥을 보존하는 Kimura 수술[2)]이 있다. 모두 종양이 췌내에 머무르든지, in situ병변이 있다고 예측되는 등 수술 전의 진전도 진단이 중요하다.

■ 개복

양측 늑골궁하절개로 개복한다(그림 1)[3)]. 췌두부로부터 췌미부까지의 시야가 넓고, 수술 후의 창도 눈에 띄지 않는다. 창하연의 감각둔마가 일어나는 것을 미리 설명해 둔다. 상복부 정중 절개로도 상관없지만 충분한 시야를 얻기 위해서는 큰 절개가 필요하다. 복강 내 정밀 조사를 실시해 종양의 진전 정도를 확인한다. 췌암의 경우에는 개복 직후에 더글라스와에 생리식염수 100 mL를 조용히 주입해 복강 세정 세포 검사를 실시한다[4)].

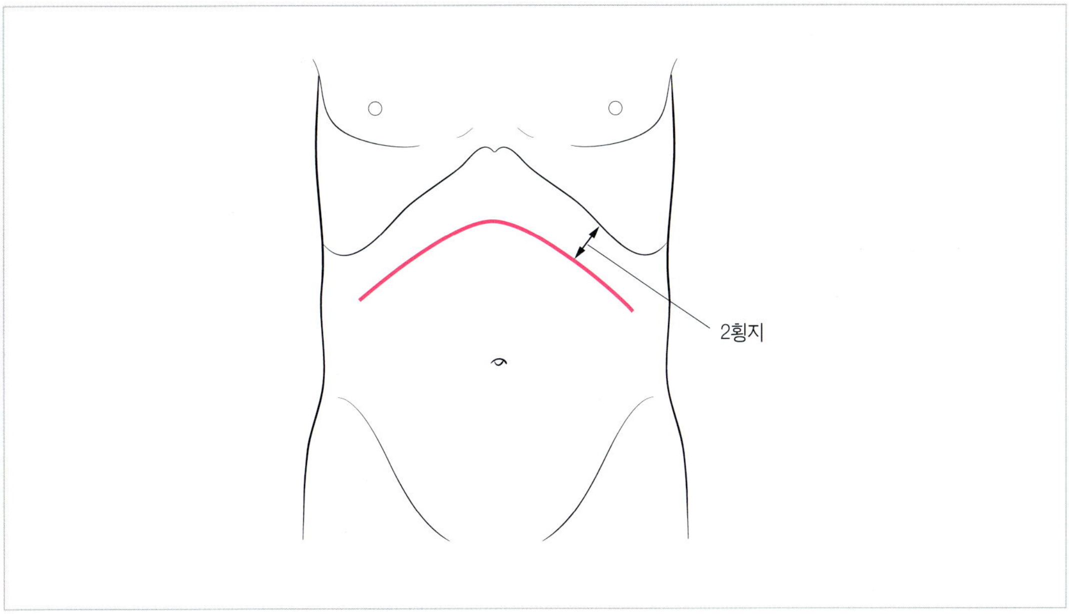

그림 1 피부 절개
양측 늑골궁하절개로 실시한다. 췌두부로부터 췌미부까지 전개가 용이하고, 수술 후 통증도 적다.

■ 췌체미부의 노출

위결장간막을 절리해 망낭으로 들어간다(그림 2). 절개선을 비문부로 향하도록 연장해 횡행 결장의 비만곡부를 후복막으로부터 수동한다. 혈관이 없는 조직이 많아 대략적으로 진행해도 상관없지만 간위간막의 혈관은 결찰 혹은 디바이스로 신중히 지혈한다. 특히 비결장간막 내에 교통가지가 있기 때문에 조심성 없이 절리하면 출혈을 초래하므로 주의한다. 횡행 결장의 비만곡부를 끌어올리도록 하고 박리를 진행시키면 췌하연이 노출된다(그림 3). 이 때 조수는 비만곡부를 선형으로 전개해, 시야를 잘 보이도록 유의한다. 췌하연에서 조심하지 않으면 안 되는 이유는 하장간막 정맥과 좌부신이다. 합병 절제의 필요가 없으면 손상하지 않도록 유의한다. 하 장간막 정맥은 조작의 방해가 될 것 같으면 절리한다. 췌체미부암에서는 쉽게 침윤하는 부분이며, 곽청할 경우에는 Gerota의 근막을 절제측에 붙여 박리해 좌부신과 No.18 림프절을 아울러 곽청한다. 하장간막 정맥의 내측에는 Treitz의 인대를 형성해 십이지장이 복강 내로 나오므로, 이것도 손상하지 않도록 한다. 위후벽과 췌전면 사이의 유착을 박리하고 췌상연에 이른다. 수술 중 초음파로 비동맥, 총간동맥, 비정맥, 상장간막 동맥, 문맥의 위치를 파악해 둔다.

■ 비보존 술식의 경우

1) 비장만 보존할 경우(Warshaw 수술)

Warshaw[1]에 의해 보고된 단위동 · 정맥을 보존하고 췌미부와 비동 · 정맥을 절제하는 술식이다. 우선

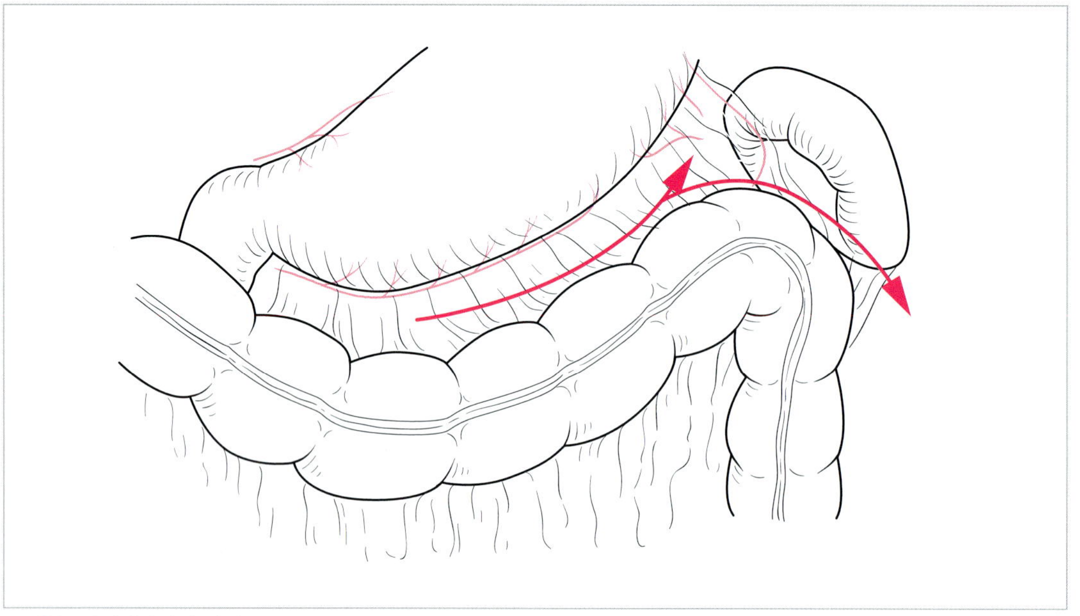

그림 2 위결장간막의 절리
망낭을 절개해 비의 상 · 하극을 향해 절리(화살표)를 진행시킨다.

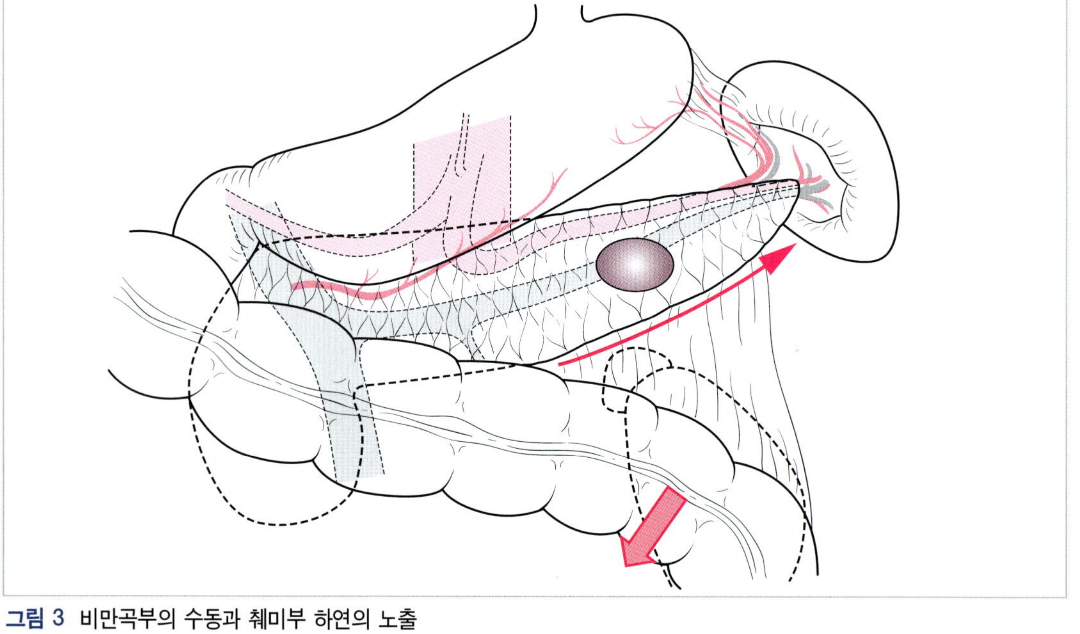

그림 3 비만곡부의 수동과 췌미부 하연의 노출
췌하연을 비하극을 향해 절리(화살표)해 나간다.

췌의 배면에서 비정맥에 테이프를 걸친 후, 췌상연의 장막을 절개해 No.11 림프절로부터의 출혈을 조심하면서 비동맥을 확인하고 췌절리 예정선의 근처에서 절리한다. 동맥절제단은 3-0 흡수사로 결찰한 후, 4-0 비흡수 모노 필라멘트사로 관통결찰한다(그림 4A). 순서로서 동 · 정맥을 잘라버린 후에 췌장을 절리하고(그림 4B), 비문부를 향하도록 하고(그림 4C) 비문부에서 나오는 단위동 · 정맥을 잘 보존할 수 있도록 비

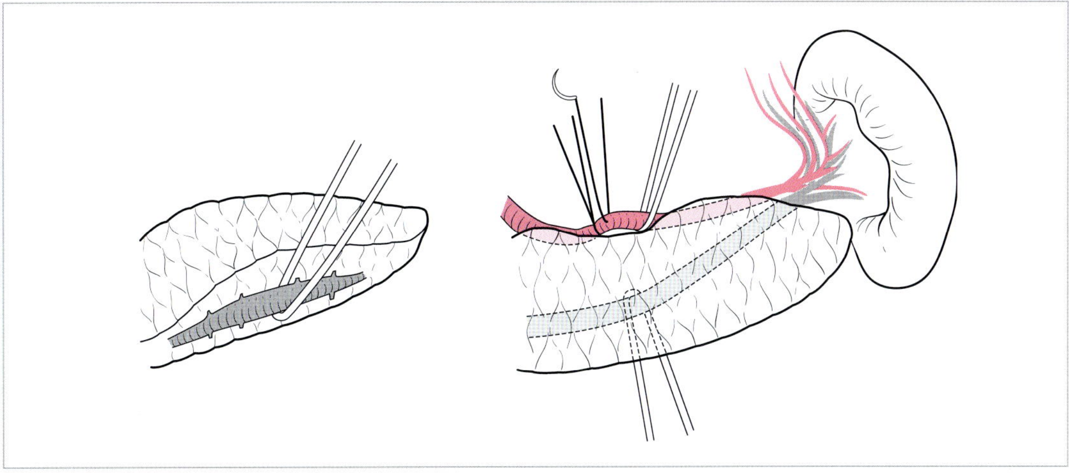

그림 4A 비만 보존하는 췌체미부 절제술(Warshaw 수술)에 있어서의 비동맥절리
췌하연으로부터 비정맥을 분류해 테이핑한다. 췌상연에서 비동맥을 절리한다.

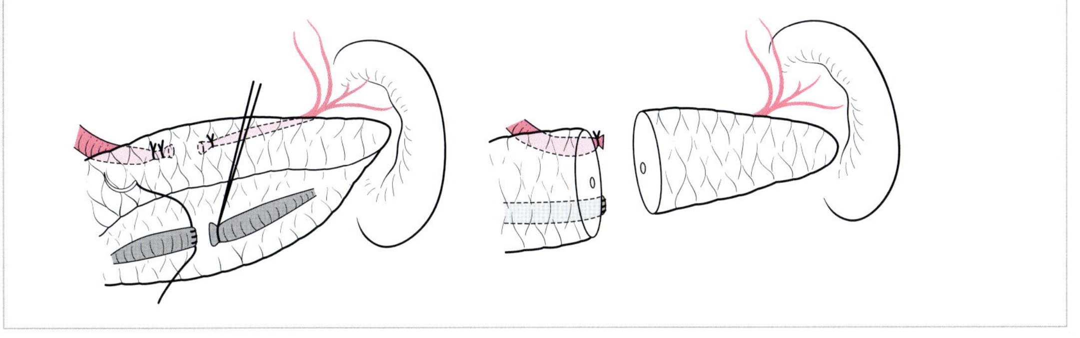

그림 4B Warshaw 수술에서의 비정맥절리와 췌장절리
비정맥을 절리하고 절제단은 연속봉합으로 폐쇄한다. 췌장을 절리할 때 실질 내를 주행하는 동맥을 상 · 하연에서 결찰해 두면 좋다.

의 혈류를 확인하는 것이 필요하다. 췌장을 따라 절리를 진행시켜 단위동 · 정맥을 손상하지 않도록 유의한다. 췌장만을 탈전해서 비동 · 정맥을 비문부로부터 가능한 떨어진 췌의 후면에서 확인하고 절리해 췌미부를 적출한다.

COLUMN

췌절제단 처리 방법의 RCT

일본췌장학회의 전국췌암등록으로는 췌미부 절제 수술 후의 합병증으로서 췌액루의 발생율이 13%였다. 국제consensus에서의 ISGPF에 의한 췌액의 정의가 보편화되기 전의 통계 데이터이기 때문에, Grade B, C에 해당하는 췌액의 발생율이라고 생각해도 좋을 듯 하다. 현재 유럽의 많은 시설에서는 RCT로 손바느질에 의한 fish mouth와 자동 봉합기에 의한 절제단의 처리를 비교하는 무작위 비교시험이 거행되고 있다[5]. 2009년의 Pancreas Club의 보고에서는, 중간 분석 시점에서 분명한 차이는 없고, 목표 증례수까지 증례 집적을 계속하고 있다. 외과 수기의 RCT는 앞으로도 외과의의 방침을 계속해서 바꾸어 나갈 것임에 틀림없다.

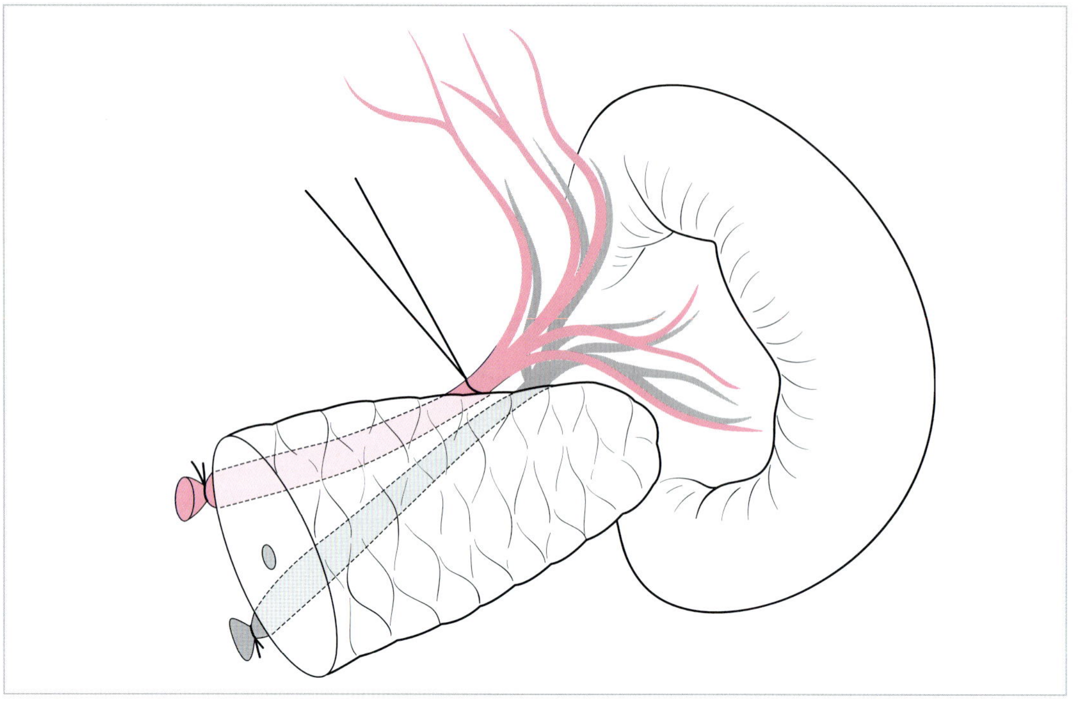

그림 4C Warshaw 수술에서의 비문부의 박리
단위동 · 정맥을 보존하도록 충분히 췌측에 박리를 진행시켜 절리한다.

2) 비동정맥을 보존하는 경우

(1) 비장을 탈전하는 방법(Kimura 수술)

Kimura 등[2])에 의해 최초로 보고된 술식이다. 위비간막, 식도비간막을 절리하고 횡격막과 비장 사이의 장막을 절리해 비장을 후복막으로부터 수동한다. 췌하연으로부터 췌후면의 조직을 박리해서 췌미부와 비장을 탈전한다(그림 5A). 비동 · 정맥에 테이프를 걸고 비정맥은 췌두 부분측으로부터 비문부로 향하는 방향으로 비정맥에 유입하는 분지를 신중히 결찰절리한다. 비동맥은 비문부로부터 췌두 부분을 향하도록 췌실질로 들어가는 분지를 신중히 결찰절리한다. 비동 · 정맥이 완전하게 췌로부터 멀어지면(그림 5B), 췌실질 상연과 하연에 지혈을 위한 4-0 모노 필라멘트 흡수사로 관통결찰을 하여 췌미부를 적출한다(그림 5C).

(2) 비장을 탈전하지 않는 방식

확대 시 효과가 있는 복강경하의 비보존 술식으로도 행하여지는 술식이다. 췌절리를 선행시키면 조작하기 쉽다. 췌하연으로부터 췌후면의 박리를 충분히 해 둔다. 췌하연을 들어 올리고 췌를 비틀듯이 하면서 비정맥이 최초로 보이면 분지의 손상을 조심하면서 테이핑을 실시한다. 또한 비동맥을 찾아 테이핑한다. 췌의 절리예정선을 사이에 두는 상연과 하연의 네 부분에 4-0 모노 필라멘트에 의한 관통결찰을 해 두고, 췌실질 내를 주행하는 동맥으로부터의 출혈을 예방한다. 절제측에서의 출혈을 방지하기 위해서, 2-0 실크로 절제측을 결찰해 둔다. 비동 · 정맥과 췌실질 사이에 충분한 공간이 생기면, 동 · 정맥을 손상하지 않도록 knife handle이나 scissors 등을 췌와 비동 · 정맥의 사이에 삽입해 췌를 절리한다(그림 6A). 췌미부를 비문부를 향해 비동 · 정맥부터 박리를 진행시켜 절제한다(그림 6B).

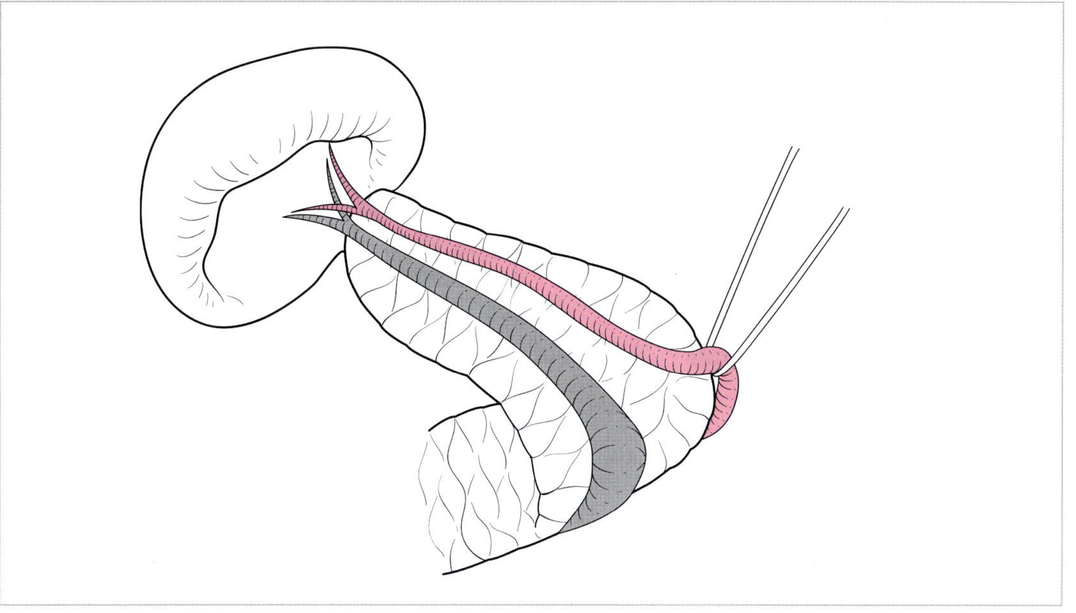

그림 5A Kimura 수술에서의 췌비탈전
췌로부터 비장과 췌체미부를 충분히 탈전한 후 비동맥에 테이핑한다. 비장 동맥의 분지들을 신중히 결찰한다.

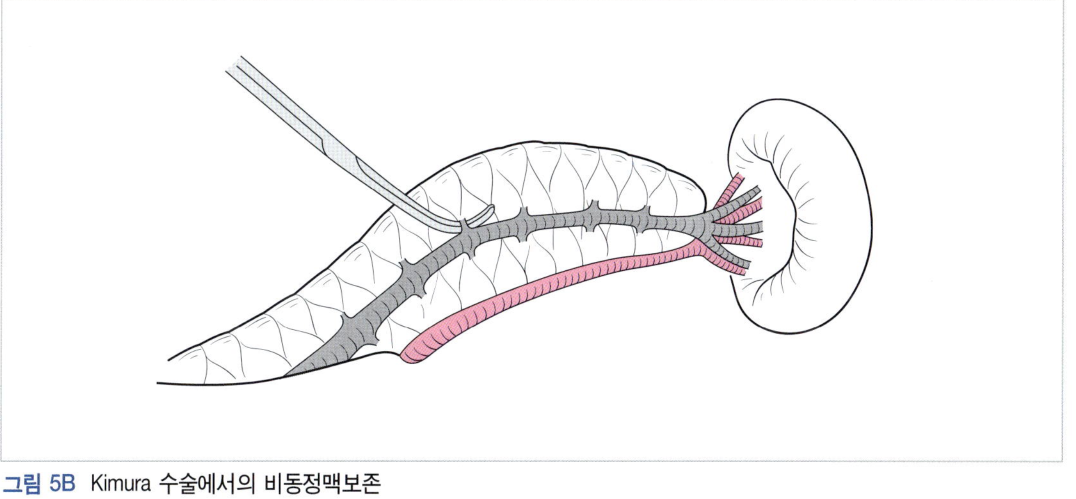

그림 5B Kimura 수술에서의 비동정맥보존
비정맥에는 췌실질로부터 세세한 분지가 유입하므로 신중히 결찰 · 절리한다.

■ 비장을 보존하지 않는 췌체미부 절제술의 경우

위비간막, 식도비간막을 절리하고, 횡격막과 비 사이의 장막을 절개해, 비장을 후복막으로부터 수동한다. 췌체미부의 후면을 박리하고 췌장과 비장을 탈전한다. 비동맥의 근부를 확인하며 총간동맥이 아닌 것을 충분히 확인한 후, 절리한다. 동맥의 절리단은 3-0흡수사, 4-0모노 필라멘트비흡수사로 이중결찰한다. 췌후면에서 비정맥을 결찰절리한다. 비정맥의 단끝은 4-0모노 필라멘트사로 관통결찰하든지, 연속봉합으

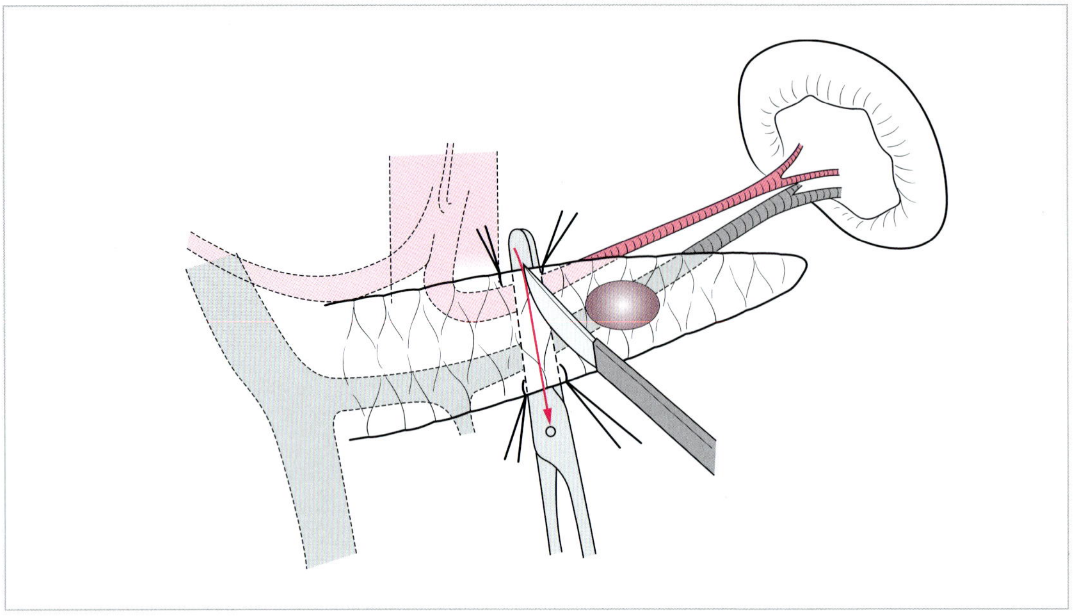

그림 5C Kimura 수술에서의 췌절리
췌미부로 유입하는 분지를 모두 절리한 후에 실질 내를 주행하는 맥관으로부터의 출혈을 줄이기 위해 상연과 하연에 결찰사를 걸친후에 췌장을 절리한다.

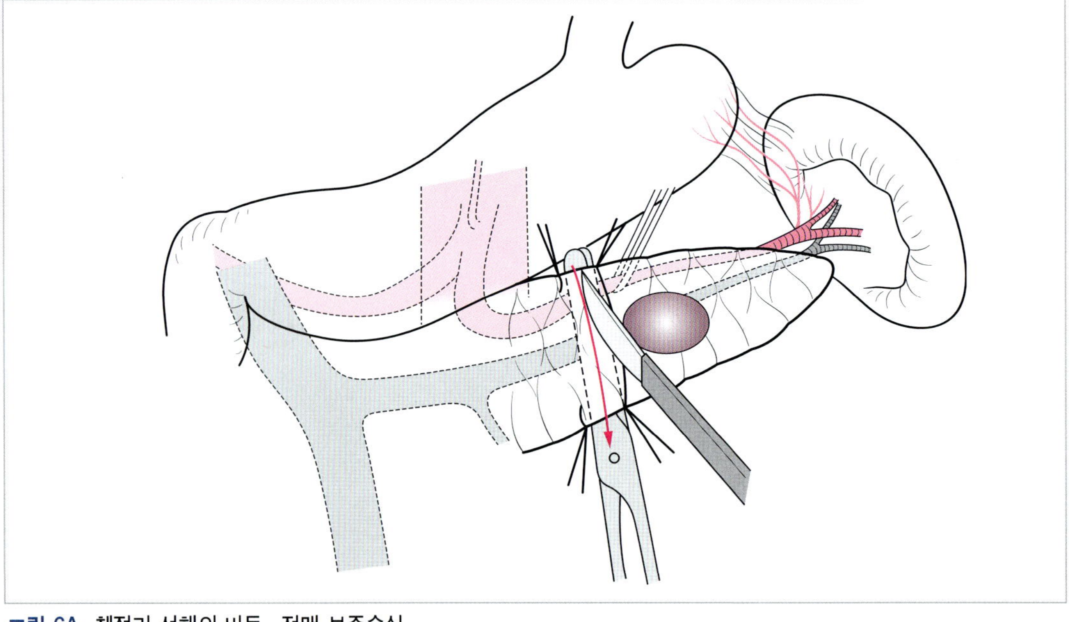

그림 6A 췌절리 선행의 비동 · 정맥 보존술식
미리 초음파로 종양의 위치 등에서 절리선을 확인한후 췌하연으로부터 비정맥을 테이핑, 췌상연으로부터 비동맥을 테이핑해, 췌후면과 맥관 사이를 확보하고 나서 췌장을 절리한다.

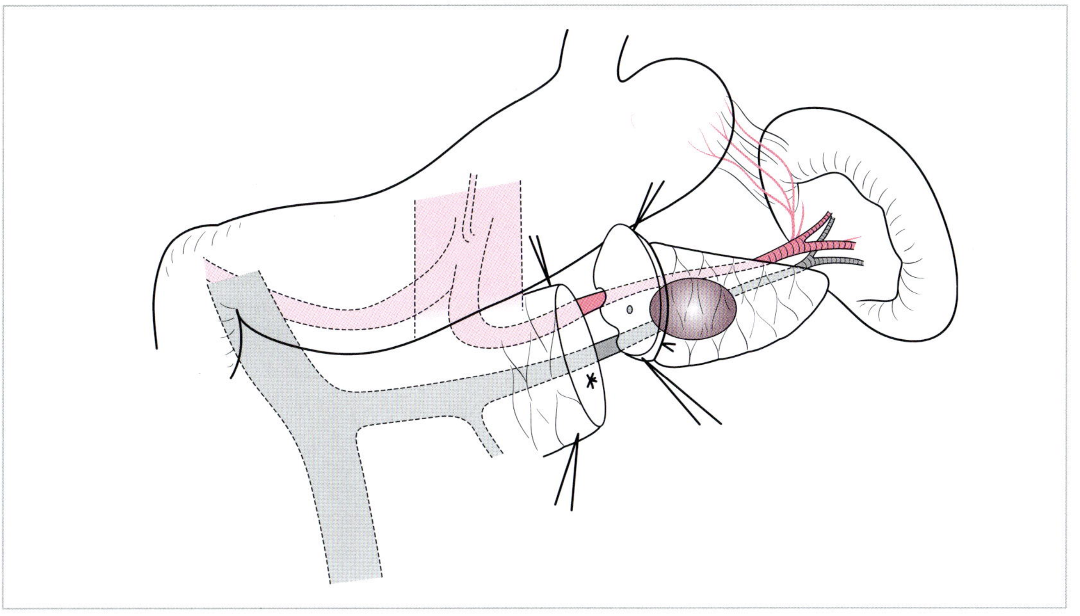

그림 6B 비동 · 정맥 보존 췌체미부 절제
비문부를 향해 췌실질로 유입하는 분지를 신중히 결찰 · 절리해 나간다. 췌상 · 하연의 결찰사를 견인하면서 절리를 진행시킨다.

로 확실히 폐쇄한다. 췌절리예정선을 사이에 두는 췌상연과 췌하연에 췌실질 내를 주행하는 동맥으로부터의 출혈을 예방하기 위해서 4-0모노 필라멘트 흡수사로 관통결찰을 한 후에 췌장을 절리한다.

■ 췌절제단의 처리

췌의 절리는 전기메스로 췌피막을 자른 후, 생리식염수로 췌절제단에서부터의 출혈을 씻으면 주췌관의 분류가 하기 쉬워진다. 주췌관절제단을 Z봉합 혹은 수평 매트리스 봉합으로 폐쇄한다. 췌절제단은 4-0 혹은 5-0모노 필라멘트 흡수사를 이용해 fish mouth로 폐쇄한다(그림 7). 자동봉합기를 이용해 췌절리를 실시할 경우에는 3열의 봉합기로 췌의 가장 얇은 부분을 절리선을 예정하고 췌를 가능한 천천히(5~10분 걸쳐) 좌멸하고 절리도 이와 같이 천천히 실시해 실질이 균일하게 압좌, 봉합되도록 한다.

■ 폐복

복강내를 생리식염수 3,000 mL로 세정하고 지속 흡인형의 폐쇄식 drain을 상복부 전면으로부터 췌절제단을 통해 좌횡격막하로 삽입한다. 2층으로 폐복한다(그림 8).

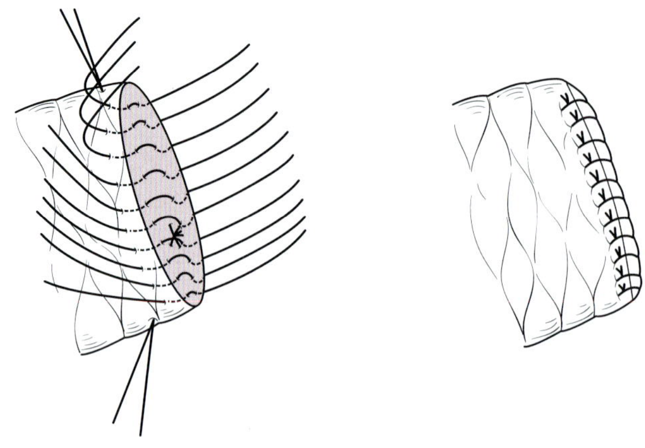

그림 7 췌절제단의 성형(fish mouth법)
주췌관절제단은 반드시 확인하여, 흡수사로 봉합폐쇄한다. 췌절제단의 실질을 fish mouth법으로 비흡수사로 봉합 폐쇄한다. 실질을 찢어지지 않도록 천천히 단단히 조이는 것이 요령이다.

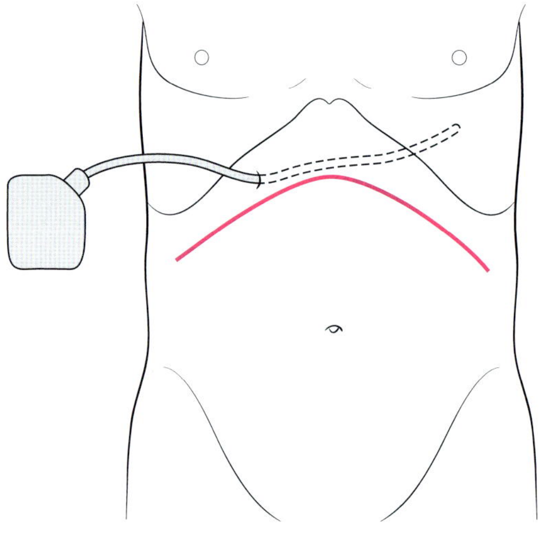

그림 8 종료도
폐쇄식 drain을 췌절제단으로부터 좌횡격막하로 삽입한다.

■ 수술 후 관리

수술 후 1~5일까지는 drain의 아미라제치를 측정해 drain배액의 성질과 상태도 가미해 췌액루의 유무를 판정한다.

수술 후에 CT를 촬영해 비경색의 유무, 농양의 유무를 확인한다. Warshaw 수술에서의 비경색 발생율은 낮지만, 발열을 초래했을 시에는 보존적으로 항생제, 소염진통제로 대처한다. 췌액에 의한 농양이 형성되었을 경우에는 경피적으로 배액을 실시한다.

Dos & Don'ts

- 비장의 피막 손상에 의한 출혈을 방치해서는 안 된다.
- 총간동맥을 확인하지 않는 채 비동맥을 절리해서는 안 된다.
- 비동 · 정맥절제단은 관통결찰을 더한 이중결찰로 한다.

참고문헌

1) Warshaw AL: Conservation of the spleen with distal pancreatectomy. Arch Surg 123: 550-553, 1988
2) Kimura W, Inoue T, Futakawa N, et al: Spleen-preserving distal pancreatectomy with conservation of the splenic artery and vein. Surgery 120: 885-890, 1996
3) Bruns H, Rahbari NN, Loffler T, et al and the DISPACT Trial Group: Perioperative management in distal pancreatectomy: results of a survey in 23 European participating centors of the DISPACT trial and a review of literature. Trials 10: 58, 2009
4) Japan Pancreas Society: Classification of Pancreatic Carcinoma, 6th ed. Kanehara, Tokyo, 2009 (in Japanese)
5) Diener M, Knaebel H, Witte S, et al: DISPACT trial: a randomized controlled trial to compare two different surgical techniques of DIStal PAnCreaTectomy–study rationale and design. Clin Trials 5: 534-545, 2008

(江川新一)

8 S4+S5간절제+담관 절제 재건

Point

① 간 S4a 영역으로의 유입 문맥가지의 간절리 전 처리로 S4a영역의 demarcation line을 묘출한다.
② 간 후구역으로의 유입혈행을 일시적으로 차단하는 것으로 S5와 S6의 경계선을 묘출한다.
③ 중간동맥의 주행확인이 중요하다.
④ 좌간관의 손상에 주의한다.

간 S4a+S5절제+담관 절제의 수술술식은 담낭암에 있어서 주로 적용되는 술식이다. 그 외 간내의 악성 종양(간내 담관암 및 전이성 간암 등)으로 간문부에서 담관으로 침윤되었거나 근접해 있을 경우에 적용이 된다. 담낭암에서는 주로 Hinf간침윤이 주 타입인 경우에 적응이 되고 Binf간십이지장 침윤이 고도인 경우에는 확대우간절제를 필요로 하는 경우가 많기 때문에 보통은 적용하지 않는다. 단지 Hinf와 Binf가 양쪽 모두 병존해 Binf가 담낭경부 부근으로부터 조금 상부 담관 우측의 간십이지장간막으로 침윤을 초래하고 있는 케이스에서는 적용이 되는 경우도 있을 수 있다. 그러나 이러한 경우에는 우간동맥 침윤의 유무가 문제가 된다. 다만 상부 담관까지만의 침윤으로 좌우간관이 따로 따로 절리할 수 없는 경우, 즉 간문판에서 interlobar artery plexus를 통해 좌간동맥에서 우간동맥의 교통이 확보되고 있는 담관절리범위이면 우간동맥 침윤이 존재해 우간동맥절리를 실시해도 간 S4a+S5절제술은 성립될 수 있다.

간췌 동시 절제 즉 HPD와 같은 경우에 환자의 연령이 높은 경우 등 PD+확대우간절제를 시행하려면 리스크가 높은 케이스에서 이 간실질을 충분히 보존할 수 있는 술식은 중요한 선택사항이 된다. 그러한 의미에서 이 술식을 간담췌외과의로서는 제대로 마스터해 두는 것이 중요하다.

■ 수술 수기

(1) 피부 절개, 개복

늑골궁하횡절개를 상복부에서 떨어져 개복한다. 산형으로 절개해 두면 세로절개를 할 필요는 없다. 세로 절개를 하지 않는 것이 수술 후의 창은 깨끗하다.

(2) Kocher법

췌두부와 십이지장을 수동해 No.13의 림프절을 곽청한다.

(3) 담관 확보

중부 담관에서 담관을 확보해 테이핑.

췌내를 향해 하부 담관을 박리.

췌외에서는 간십이지장간막조직과 담관을 일괄적으로 곽청.

췌내에서는 담관벽을 따라 십이지장측을 박리.

(4) 간동맥, 문맥의 노출 · 확보

간십이지장간막의 skeletonization을 진행시켜 나간다.

간동맥 · 문맥을 노출시켜 테이핑.

우위동맥은 곽청 시에 근부에서 결찰절리.

우간동맥은 보통 담관배측을 주행하기 때문에 간내로 박리할 때는 우측으로 테이프를 사용해 견인한다.

문맥의 노출은 간동맥의 주행을 간내까지 추구해 확인한 후에 실시해야 한다.

(5) 총간동맥 주위 곽청

고유간동맥 주위를 곽청한 후에 하부로 계속해서 곽청을 진행시킨다.

췌상연에서 총간동맥을 노출 · 확보한다.

복강 동맥근부를 향해 총간동맥 주위의 곽청을 진행시킨다.

좌위동맥 및 비동맥의 근부를 노출하고 곽청을 끝낸다.

(6) 간문부의 곽청

미상엽을 합병 절제하지 않을 때에는 간문부 문맥의 주위를 곽청할 때 좌우문맥 제1차 분지로부터 나오는 P1(문맥미상엽지)를 손상하지 않고 보존한다.

문맥우지는 전후구역지를 노출시켜 후구역지만 테이핑.

좌우간동맥을 간내에 들어가는 곳까지 추구해 둔다.

우간동맥은 전후구역지를 충분히 노출시켜 각각 테이핑한다.

중간동맥이 우간동맥으로부터 분지할 경우에는 근부에서 결찰절리.

중간동맥이 좌간동맥에서 분기할 경우에는 가능한 보존한다.

(7) 문맥제부의 P4의 처리

간좌엽을 넘겨 문맥제부를 수직으로 세워 시야를 확보.

문맥 수평부로부터 제부를 직시할 수 있는 시야를 만든다.

장막을 열어 문맥 분지를 확인한다.

문맥제부에서 내측구역에 분지하는 P4가지 중 S4a구역으로 유입하는 가지를 결찰절리한다(그림 1).

S4a인지 S4b인지 이해하기 어려울 때는 인디고카르민 등의 색소를 분지에 주입해 확인한다(그림 2).

P4 몇 개의 처리로 S4a영역의 간실질에 명료한 demarcation line이 묘출되므로 전기메스로 간표면에 마킹한다(그림 3).

(8) 후구역 demarcation line의 확인

문맥우후구역지 및 우간동맥 후구역지를 클램프(그림 4).

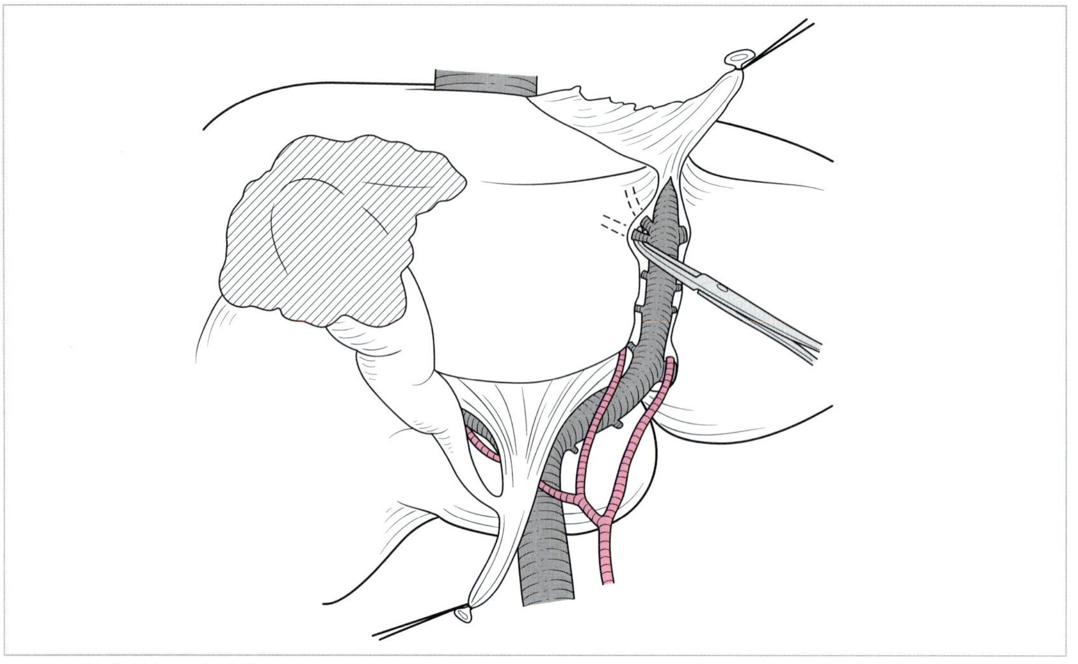

그림 1 **문맥제부 P4의 처리(1)**

문맥제부에서 내측구역에 분지하는 P4가지 중, S4a구역으로 유입하는 가지를 결찰 · 절리해 나간다.

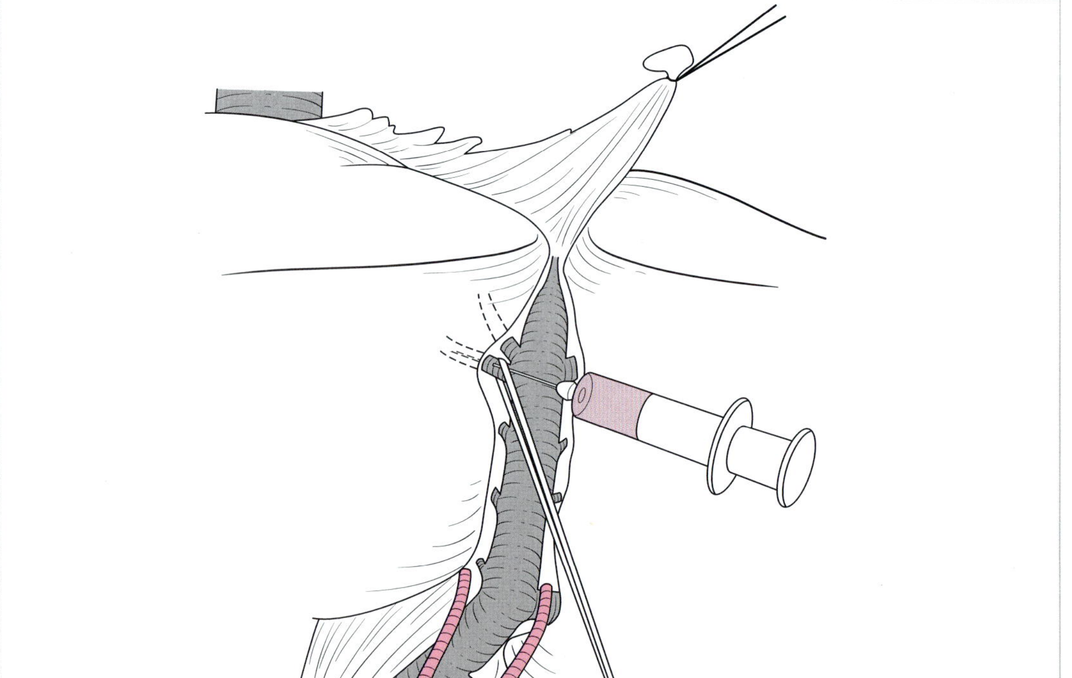

그림 2 **문맥제부의 P4의 처리(2)**

S4a인지 S4b인지 구별이 어려울 때에는 인디고카르민 등의 색소를 분지에 주입해 확인한다.

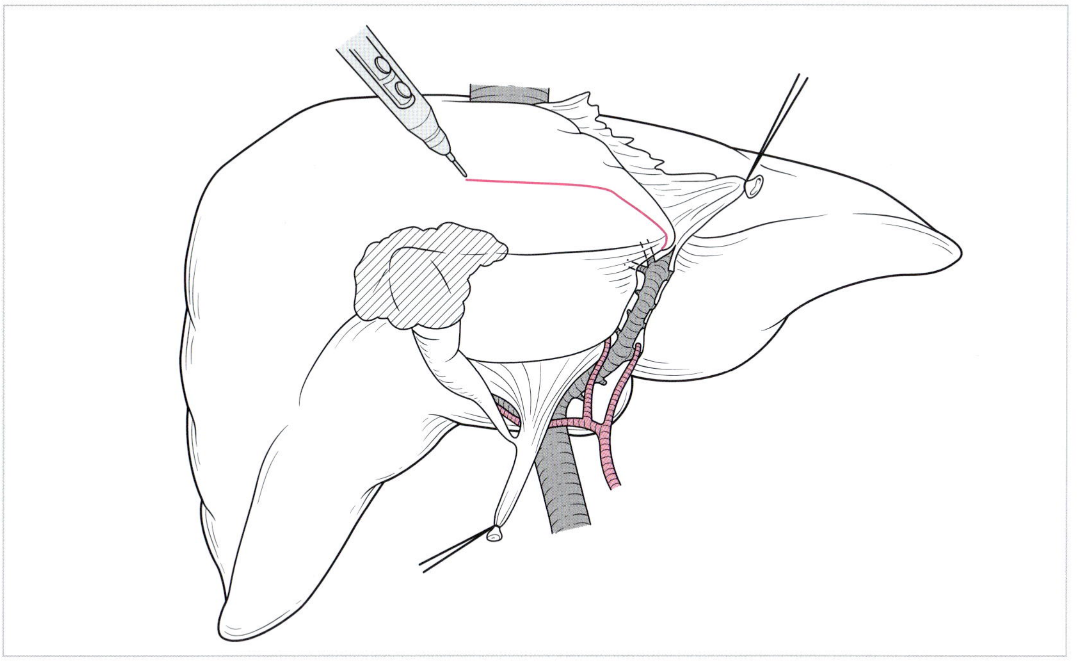

그림 3 S4a영역의 demarcation line 확인

P4 몇 개의 처리로 S4a 영역의 간실질에 명료한 demarcation line이 묘출되므로, 이것을 전기메스로 마킹한다.

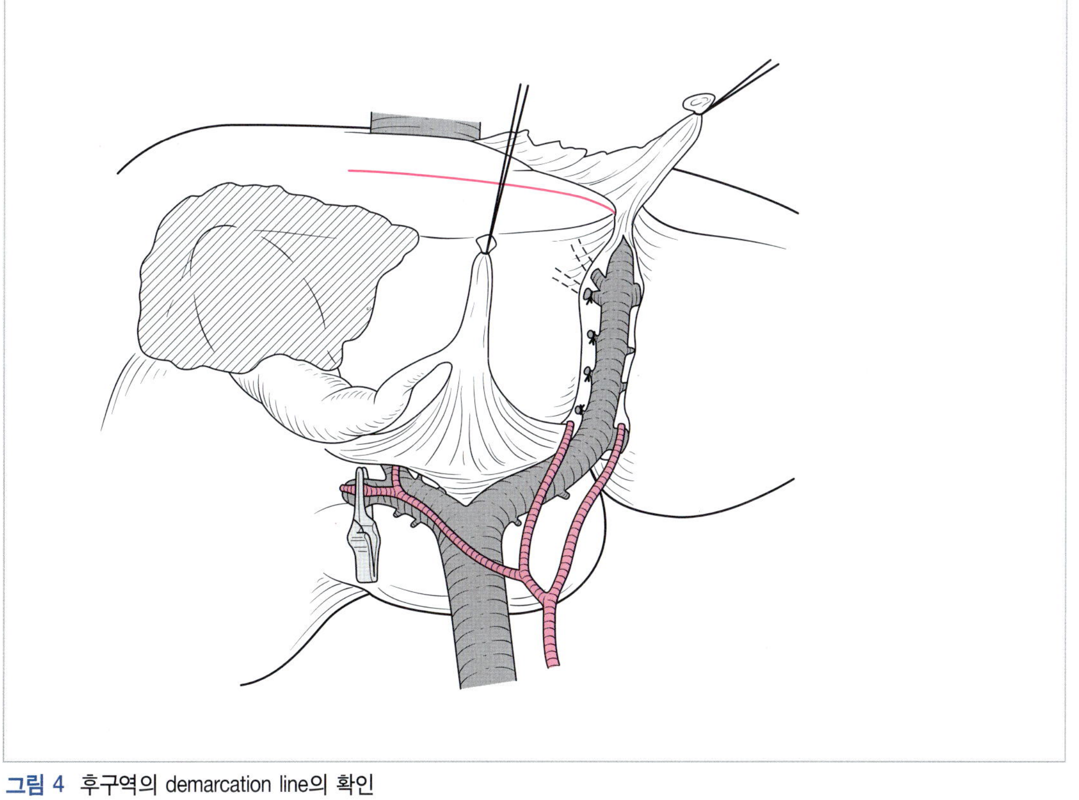

그림 4 후구역의 demarcation line의 확인

문맥 후구역지 및 우간동맥 후구역지를 클램프하는 것으로 간우엽의 전후구역 경계가 명료해 진다.

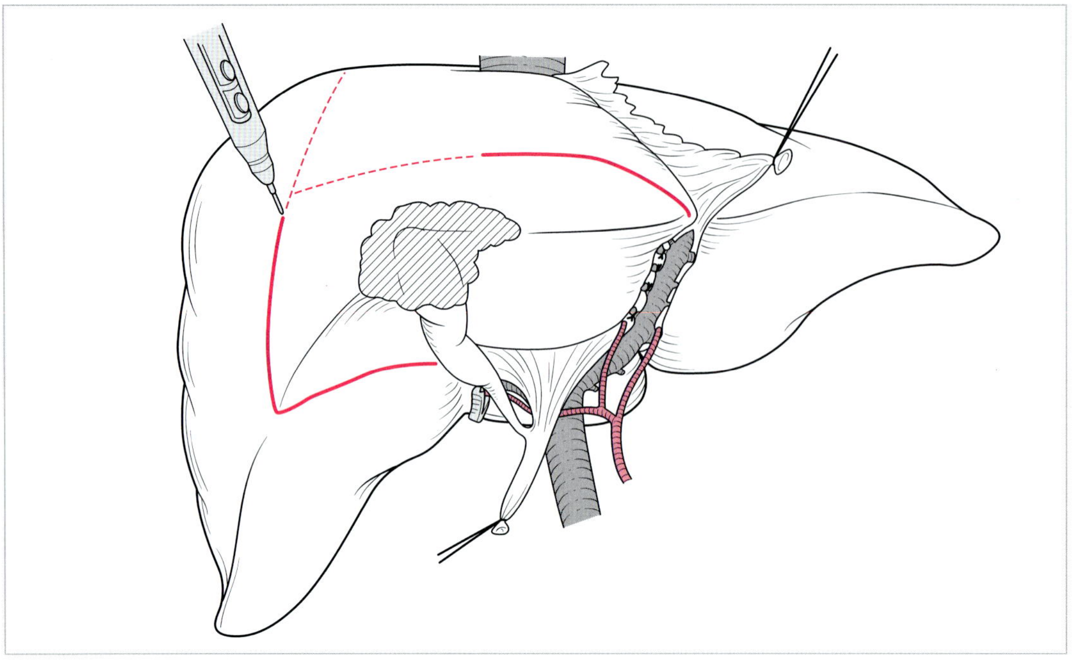

그림 5 후구역 demarcation line의 마킹
후구역 demarcation line을 따라서 전후구역 경계를 전기메스로 마킹한다.

간우엽의 후구역과 전구역 사이의 demarcation line이 묘출된다.

간표면에 전기메스로 마킹한다(그림 5).

(9) 간절리라인의 설정

S4a+S5의 간절리라인은 먼저 묘출된 S4a와 S4b의 경계라인을 그대로 우엽으로 연장시켜 전후구역 경계라인에 도달할 때까지 마킹한다.

이것으로 S4a+S5영역의 마킹이 완료된다(그림 6).

(10) 간 S4a구역 절리의 개시

간실질에 2-0침사를 걸쳐 간절리 시의 견인용으로 한다.

문맥본간 및 고유간동맥을 클램프해 간유입혈행을 차단한다.

CUSA®로 간절리를 개시한다.

좌측의 S4a 경계 절리부터 개시한다.

꼬리측에 있어서는 좌간관을 손상하지 않도록 실질절리한다.

간절리를 진행시켜 S4a를 우측으로 넘기듯이 일으켜 간다.

(11) 중간정맥의 절리

S4a 경계 영역의 실질절리를 진행시켜 나가면 S4a와 S5의 경계 Cantlie선에서 중간정맥을 확인한다.

중간정맥을 이 부위에서 결찰절리한다(그림 7).

중간정맥은 이 부위로부터 두측의 정맥가지가 잔존한다.

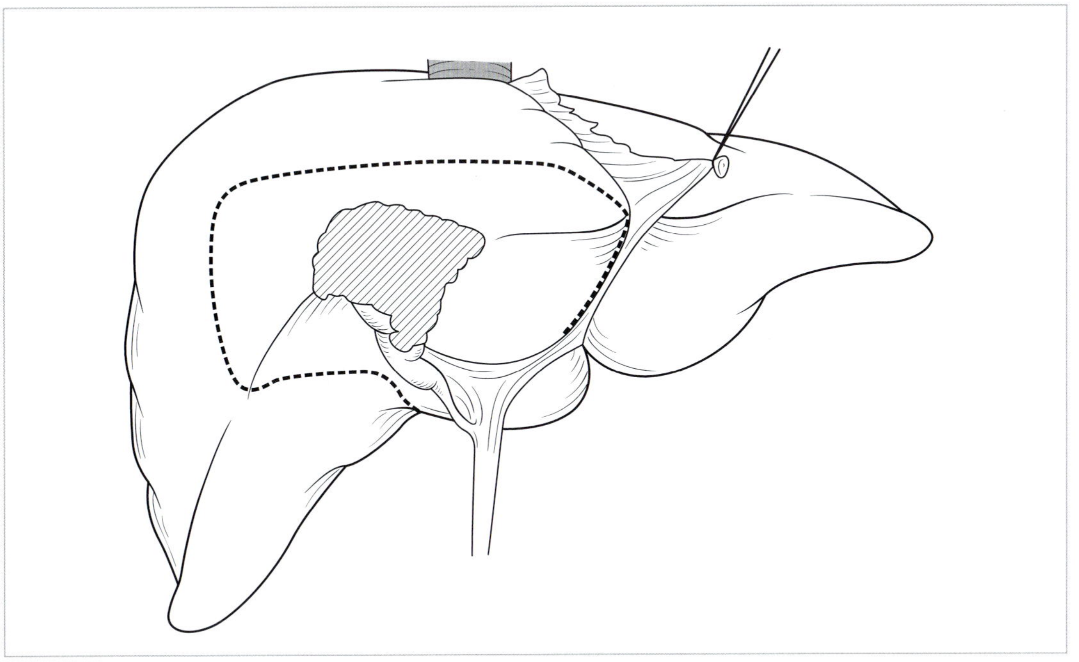

그림 6 S4a+S5영역의 마킹

S4a와 S4b의 경계라인을 그대로 우엽으로 연장해 우엽 전후구역 경계까지 도달하면 S4a+S5영역의 마킹이 완료된다.

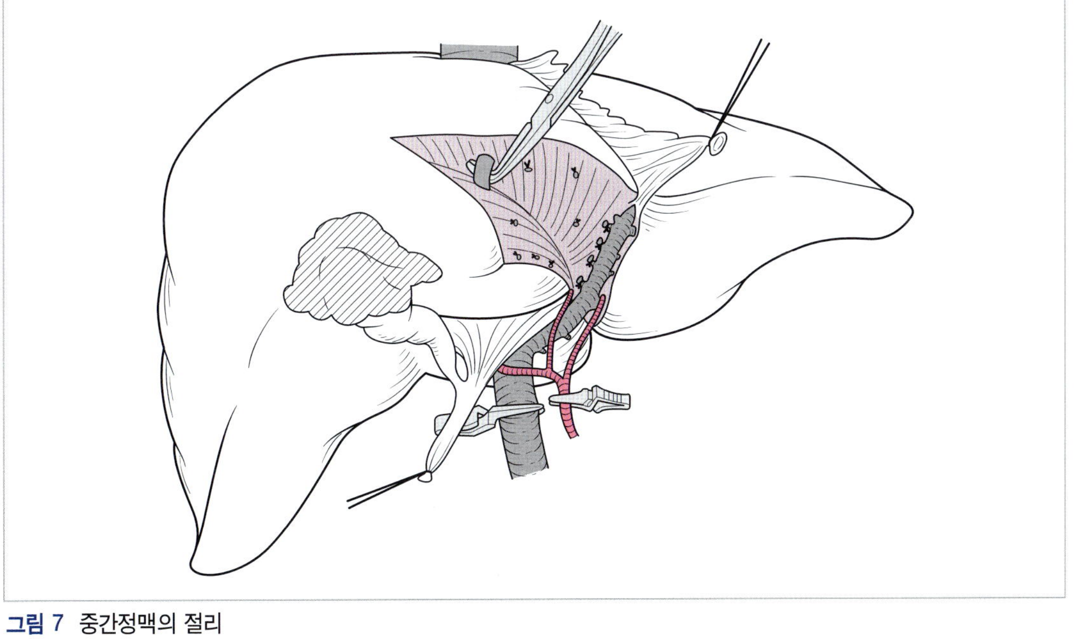

그림 7 중간정맥의 절리

S4a영역의 간실질절리를 우측으로 진행시켜 나가면, S4a와 S5의 경계인 Cantlie선상에 중간정맥이 확인되므로, 이것을 결찰 · 절리한다.

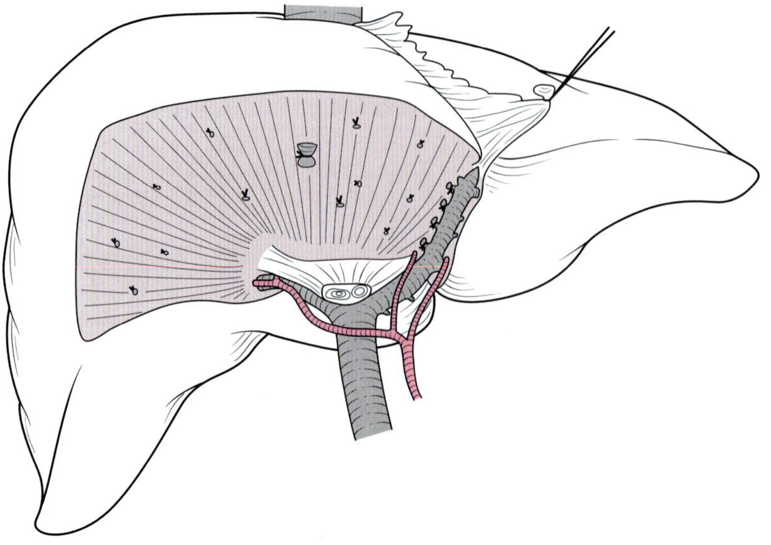

그림 8 담관절제
본 술식은 원칙적으로 간문부 담관침윤이 없는 담낭암에 대한 술식이며, 담관절제는 좌우간관분지 직후에 실시한다. 담관절제단은 "돼지코" 모양이 된다.

(12) 간 S5구역의 절리

중간정맥 결찰절리 후에 우측으로 간절리를 진행시켜 나간다.

S5와 S8의 경계는 먼저 마킹한 영역을 따라서 진행한다.

전후구역의 demarcation line으로 절리가 도달한 시점에서 절리라인을 하부로 바꾼다.

S5와 S6 경계 라인을 따라서 간절리를 진행시켜 나간다.

(13) S5글리슨의 처리

S5의 간절리를 진행시켜 나가면 배측에서 간우전구역 글리슨에서 분지하는 S5에의 글리슨가지가 나타나므로 결찰절리한다.

S5글리슨은 굵은 것이 1개, 그 밖에 가는 것이 12개 정도 있는 경우가 많다. 굵은 것은 이중결찰한다.

(14) S4a+S5절리종료

간절리를 진행해 간문부에서 좌우간관합류부와 간실질이 부착한 상태로 간외 담관과 간 S4a+S5가 한 덩어리가 된다.

(15) 담관절리

마지막에 담관절리를 실시한다.

담관절리부위, 높이는 암종양의 담관침윤 범위에 따라 다르다.

보통은 이 수술술식은 간문부 담관 침윤이 없는 담낭암에 대한 술식으로 좌우간관분기 직후의 "돼지코"가 되면 좋다.

이로써 절제조직을 적출해낸다(그림 8).

(16) 곽청범위의 확인

No.13 및 No.8 영역을 포함한 림프절 곽청을 실시하고 있는데 여기서 한층 더 추가 곽청이 필요하다고 판단하면 실행한다.

또 동시에 곽청 범위의 지혈을 이때 충분히 실시하면 좋다.

(17) 신속한 조직진단의 확인

먼저 낸 표본의 담관절제단의 간측 및 십이지장측 양쪽 모두 신속한 조직진단의 결과 보고를 확인한다.

절제단이 양성인 경우에는 가능한 추가 절제를 시도해 재차 신속한 조직진단을 실시한다.

(18) 공장 Y각의 작성

Treiz인대에서 약 10~20 cm 부위에서 공장을 절리한다.

담관 공장문합을 위해서 거상할 수 있는 만큼의 장간막을 절리해 둔다.

거상공장 절제단을 장막근층 봉합으로 폐쇄한다.

횡행 결장간막에 구멍을 뚫어 절리공장각의 항문측을 이곳을 통해 거상시킨다.

(19) 담관절제단의 성형

돼지코상태로 담관단끝이 2구멍일 때에는 사이에 5-0흡수사로 결절봉합을 두어 담관단끝을 1개의 구멍으로 성형한다.

(20) 담관 스텐트의 삽입 유치

담도외루관(2.5 mm 정도)을 담관절제단에서 B3으로 삽입시켜 간실질을 관통해 간표면에서 간외로 유치한다.

담관 확장이 전혀 없고 담도외루간이 간내 담관내측까지 삽입할 수 없을 경우에는 공장각쪽으로 담도외

COLUMN

S4a+S5간절제의 테크니컬 포인트

① 문맥제부에서 분지하는 내측구역지 P4는 가는 가지를 포함해 보통 6개 정도 나와 있고, 그 중 S4a 내측구역에 유입하는 가지가 3개 정도 존재한다. 또 이 가지는 문맥제부의 꼬리측에 위치하고 있는 경우가 많고 P4a가지는 P4b가지에 비해 노출하기 쉬워 처리가 쉽다.

② S4a구역의 꼬리배측면의 절리에 있어서는 미상엽을 보존하기 위해서 좌간관이 위치하는 면의 배측이 Spiegel엽의 복측면이 되도록 절리가 되는데 이때 담관의 가지를 손상하거나 좌간관 자체를 손상할 수도 있다. 이 경우에는 repair해야 하지만 수술후 좌간관협착을 남길가능성이 있어 담관 공장 문합 후에 담관염이 발병하기 쉬우므로 충분한 주의가 필요하다.

③ 좌간관손상이 초래했을 경우에도 좌간관에 담도외루관을 가능한 굵은 사이즈의 것을 넣고, 수술 후 3개월 이상 유치하여 협착을 예방하여야 한다.

④ S4a의 두측면(S4b와의 경계)에서 절리할 때에 중간정맥이 보이는데, 이 부위에서 대개 중간정맥이 벌써 2개로 나누어져 굵은 가지가 2개 존재하는 경우가 있다. 1개를 처리하고 방심해서는 안되고 1개가 더 있다고 생각하는 것이 좋다. 물론 수술 전 CT 및 수술 중 초음파로 확인할 수 있으면, 이런 경우가 발생할 가능성은 적다.

루관을 유치한다.

(21) 담관 재건

담관절제단의 전벽에만 우선 5-0흡수사를 외내에서 결절봉합용으로 떠서 1개 1개를 모스키도클램프로 잡아 보관유지해 둔다.

보관유지한 실은 두측으로 거상한다.

공장각에 알맞은 크기의 구멍을 측벽에 만든다.

후벽의 문합을 개시한다.

공장 후벽과 담관 후벽에 1개씩 5-0 결절봉합사를 걸쳐 간다.

1개씩은 결찰하지 않고 모스키도클램프로 잡아 보관유지해 둔다.

후벽에 모든 실을 걸쳐 끝내면 공장과 담관단끝을 접근시켜 1개씩 결찰해 나간다.

후벽의 문합이 끝나면 먼저 걸쳐 둔 전벽의 실을 이용해 공장전벽을 떠서 또 1개씩 보관 유지한다.

다음에 모든 전벽의 실을 1개씩 결찰해 나간다.

또한 먼저 놓여 있던 담도외루관을 후벽의 문합이 종료된 시점에서 공장내강 혹은 담관내강에 삽입한다.

(22) 담관 재건부 누출 테스트

담관 공장 문합이 종료되면 담도외루관을 통해 공기와 생리식염수를 주사기로 주입시킨다. 이 때 공장각의 문합부 전후를 새틴스키겸자 등으로 클램프해 둔다.

공기와 생리식염수의 주입으로 압력을 적당히 주어 문합부에서 담즙누출의 유무를 확인한다.

(23) Y문합

담관 공장 문합 종료 후에 약 30~40 cm 항문측에서 단측으로 공장 공장 문합을 실시한다.

5-0흡수사를 이용해 층층 문합으로 실시하면 좋다.

점막은 연속봉합, 장막근층은 결절봉합한다.

(24) 장관 고정

횡행 결장간막을 통해 공장각을 거상한 부위에 있어서 공장각을 3바늘 정도 고정해 준다.

(25) 복강내 세정

지혈을 확인 후에 복강내 유잔물이 없는 것을 충분히 확인하고 생리식염수로 세정한다.

(26) Drain 유치

폐쇄식의 흡입 drain을 우횡격막하 및 Winslow구멍에 유치한다.

폐쇄식 펜로즈타입의 drain을 담관 공장 문합부 배측으로 유치시킨다.

(27) 폐복

2내지 3층으로 폐복한다.

Dos & Don' ts

- S4a간절리에 있어 좌간관의 손상에 주의한다.
- P4a의 처리 시, 4a나 4b인가 불분명한 때에는 혈행차단이나 색소주입한다. 그런데도 구별이 어려울 때에는 처리하지 말고 간절리를 먼저 진행한 후에 처리하는 것이 좋다.
- S5 경계의 절리에 있어서는 우전구역 글리슨을 손상하지 않도록 한다.
- 우간동맥의 박리조작은 신중하게 실시한다.

참고문헌

1) Miyazaki M, Itoh H, Shimizu H, et al: Radical surgery for advanced gallbladder carcinoma. Br J Surg 83: 478-481, 1996

2) Miyazaki M, Ito H, Nakagawa K, et al: Does aggressive surgical resection improve the outcome in advanced gallbladder carcinoma? Hepatogastroenterology 46: 2128-2132, 1999

3) Kondo S, Takada T, Miyazaki M, et al: Guidelines for the management of biliary tract and ampullary carcinomas: surgical treatment. J Hepatobiliary Pancreat Surg 15: 41-54, 2008

4) Shimizu H, Kimura F, Yoshidome H, et al: Aggressive surgical approach for stage IV gallbladder carcinoma based on Japanese Society of Biliary Surgery classification. J Hepatobiliary Pancreat Surg 14: 358-365, 2007

5) Miyazaki M, Ito H, Nakagawa K, et al: Unilateral hepatic artery reconstruction is unnecessary in biliary tract carcinomas involving lobar hepatic artery: implications of interlobar hepatic artery and its preservation. Hepatogastroenterology 47: 1526-1530, 2000

(宮崎　勝, 木村文夫, 清水宏明)

9 생체간이식

A. 도너 좌간절제

Point

① 간동맥, 문맥, 간정맥의 손상이 없도록 메젠바움가위를 이용해 신중하게 박리조작을 실시한다.
② 도너 잔간의 담관에 협착을 초래하지 않도록 담관절리부의 결정에는 담관조영을 반복실시해 신중하게 판단한다.
③ 간이단은 중간정맥보다 약간 우측에서 실시하고 전구역가지의 글리손막 손상에 주의한다.
④ 수술 중 출혈량을 최소화하여 도너 수술 후에 담관협착이나 담즙누출, 문맥 혈행 장애 등의 합병증을 초래하지 않도록 특히 유의할 필요가 있다.
⑤ 생체간이식은 도너의 안전성이 먼저 확보됨으로써 정당화되는 의료 행위이기 때문에 집도의, 조수 모두 간절제술에 익숙한 외과의가 아니면 안된다.

■ 수술 수기

1) 피부 절개, 개복

검상 돌기의 높이로부터 제상부에 이르는 정중 절개에 좌우 횡절개를 더한 역T자 절개로 개복한다(그림 1). 횡절개의 좌연은 복직근의 좌연, 우연은 제9 또는 제10늑간 방향을 향해 약간 윗쪽으로 매듭짓는데 개흉은 하지 않는다. 개복한 배꼽위에서 간원색을 결찰절리해 간측의 결찰사는 지지사로서 남겨 둔다. 간원색을 횡격막 가운데 복벽을 따라서 절리를 진행시키고 그 다음은 간복측면으로 접해 절리해 간정맥의 복측까지 도달한다. 근층으로부터의 지혈을 충분히 확인한 후, 창연에 타올을 대고 켄트리트렉터를 두측으로 장착한다. 정중의 절개창을 검상 돌기상연까지 연장해 검상 돌기를 절제한다.

2) 간문조작

(1) 담낭적출

담낭경부의 장막을 절개해 담낭동맥, 담낭관을 박리확인한다. 담낭동맥을 결찰절리한 후, 전기메스로 저부에서 경부로 박리를 진행시켜 담낭관을 길게 남기도록 결찰해 담낭을 적출한다. 담낭관절단부에서 조영용의 튜브를 카뉴레이션해, 1회째 수술 중 담관조영을 시행한다. 이것으로 후구역가지가 좌간관에서 분지하는 변이나 내측구역가지, 미상엽지의 주행을 확인해 둔다.

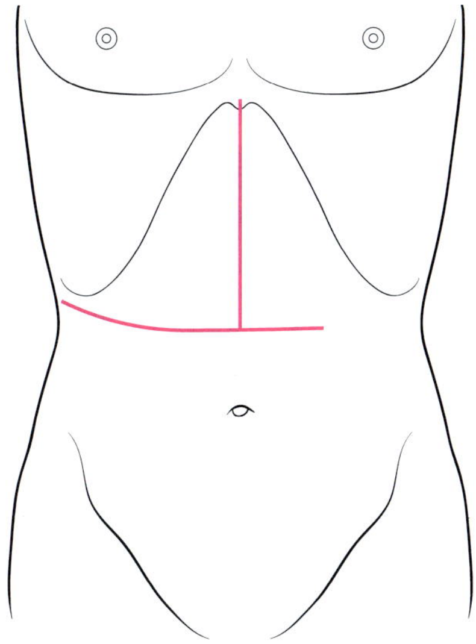

그림 1 피부 절개
검상 돌기에서 제상부에 이르는 정중 절개로 좌우의 횡절개를 더한 역T자 절개로 개복.

(2) 간생검

수술 전 검사로 지방간 등이 의심되는 증례에서는 내측구역의 변연으로 wedge biopsy를 시행해 신속 병리 진단을 보낸다.

(3) 간동맥 테이핑

간십이지장간막의 장막하에 1% 키시로카인을 주입해 동맥의 연축을 방지한다. 간십이지장간막 좌측에서 좌간동맥의 박동을 확인하고 이 부분의 장막을 절개한다. 절리하는 조직은 양측 모두 결찰하고 모스키트겸자로 가볍게 견인해 두면 양호한 시야를 얻을 수 있다. 우선 좌간동맥을 노출해 이것을 꼬리측을 따라 박리하면 우간동맥의 분지부를 확인할 수 있고 이것을 테이핑한다. 중간동맥이 우간동맥으로부터 분지하

COLUMN

좌간그래프트인가 우간그래프트인가

당초 좌간그래프트로 행해진 생체간이식도, 최근에는 수혜자의 생존률을 고려해 우간그래프트의 사용율이 급증하고 있다. 2005년까지 일본간이식연구회의 집계에서는 18세 이상 성인에게 이용된 그래프트는 우엽이 1,348예로 가장 많고, 그 다음으로 미상엽좌간이 434예, 좌간이 402예였다. 미국에서는 좌간그래프트는 거의 사용되지 않고, 대부분이 우간그래프트를 사용한다. 그렇지만 도너의 수술 후 합병증은 우간그래프트가 좌간그래프트보다 많은 것이 보고되고 있어 생체간이식에서는 도너의 안전성이 최우선인 것을 고려해 필자 등의 시설에서는 그래프트간용적/표준간용적비(GV/SV비)가 30% 이상일 것을 원칙으로 모든 증례에 좌간그래프트를 사용하고 있다. 지금까지 시행한 성인의 34예의 GV/SV비는 중앙치 38%(range: 26~52%)로, 1, 3, 5년 생존율은 100%, 95%, 95%로 좌간그래프트로도 양호한 성적이다.

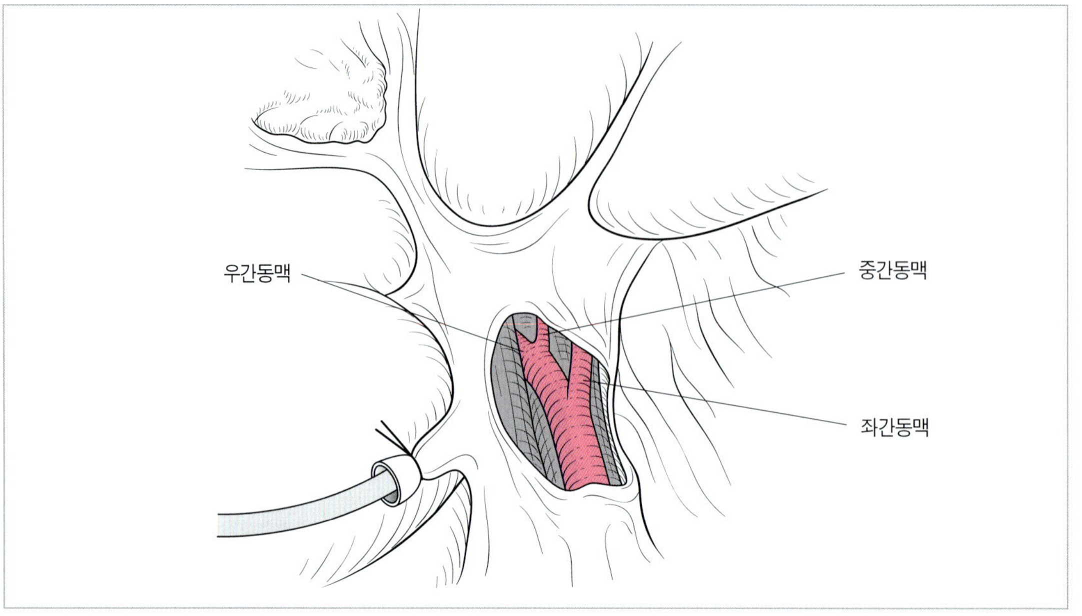

그림 2A **간동맥의 박리와 테이핑**
좌, 중, 우간동맥을 박리해 각각 테이핑한다. 동맥안의 박리손상을 피하기 위해 박리조작은 신중히 실시한다.

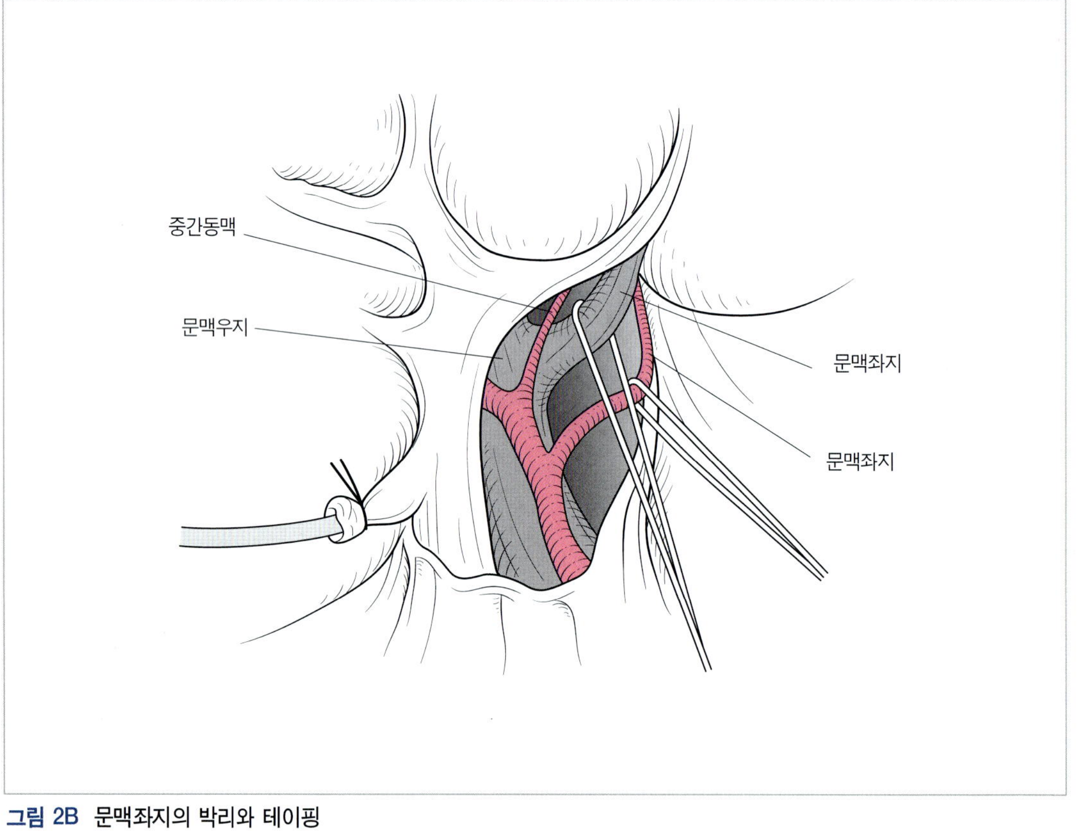

그림 2B **문맥좌지의 박리와 테이핑**
문맥좌지는 원인대를 복측으로 거상해, 문맥제부와의 연속성을 생각하면서 수평부를 박리확인한다. 또한 우측으로 박리를 진행시켜 문맥우지도 테이핑해 둔다.

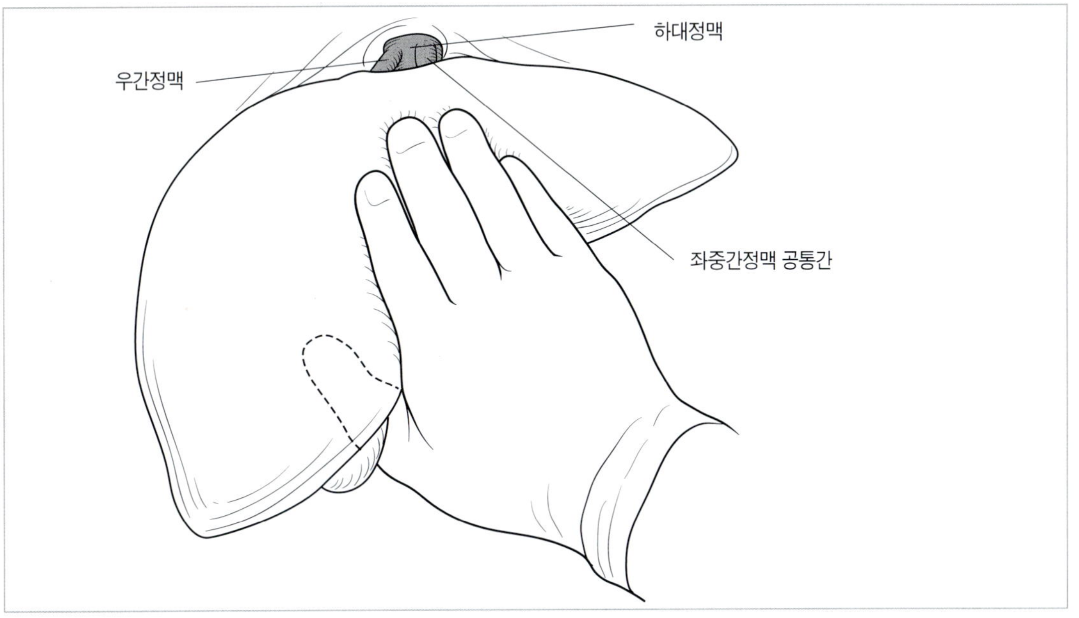

그림 3 간정맥 기초부의 노출
좌우 관상인대을 절리하고 우간정맥과 좌중간정맥 공통간 사이의 간격을 분명히 해 둔다.

는 증례에서는 한층 더 중간동맥을 박리해 테이핑한다(그림 2A). 그래프트 적출 시의 동맥 손상을 막기 위해 좌간동맥, 중간동맥 모두 말초까지 충분한 박리를 실시해 둔다. 간동맥 테이핑 시에는 내막 박리손상을 피하기 위해서 박리조작을 신중하게 실시하고 결코 강하게 견인하지 않도록 세심한 주위를 기울인다.

(4) 문맥좌지 수평부 테이핑

좌간동맥에서 우측의 간십이지장간막 결합직을 박리해 문맥좌지 수평부를 노출시킨다. 문맥좌지 수평부의 박리확인은 원인대를 머리측으로 거상해 문맥제부와의 연속성을 생각하면서 수평부를 박리확인한다. 중간동맥과 좌간동맥의 간격에서 배측을 주행하는 문맥좌지 수평부를 테이핑한다(그림 2B). 이 때 수평부에서 분지하는 미상엽문맥가지를 모두 결찰절리해 문맥좌지 수평부를 충분히 유리하는데 만약 조작이 어려울 경우에는 미상엽지의 처리는 나중에 실시한다. 문맥좌지를 우측으로 박리해서 우지의 분지부를 확인하고 문맥우지를 테이핑한다.

3) 간수동과 좌중간정맥 공통간의 확보

(1) 간정맥 근부의 박리

전기메스를 이용해 좌우의 관상인대, 결합조직을 절리하고 우간정맥과 좌중간정맥 공통간의 하대정맥 유입부를 충분히 노출해 둔다. 정맥간에 손가락이 들어갈 정도까지 박리조작을 해 두면 나중의 조작이 용이해진다(그림 3).

(2) 간수동

좌관상인대를 왼쪽을 향해 절리한다. 또한 수술자가 오른손을 외측구역의 배측에 삽입해 꼬리측으로 견인해 왼손의 전기메스를 이용해 나머지의 좌관상인대를 절리한다. 다음으로 좌삼각인대를 절리한다. 비장을 손상하지 않도록 주의하면서 횡격막측을 결찰한 후 전기메스로 삼각인대를 절리하고 간측절제단을 복강외로 꺼내 결찰한다. 계속해서 소망을 절개한다. 이 때 accessory hepatic artery의 유무를 시진, 촉진으로 확인한다. 이것이 나타나면 가능한 길게 중추방향으로 추구해 둔다. 또 replaced artery의 경우에는 보통 분기의 좌간동맥과 비교해 구경이 굵고, 동맥 문합이 용이한 경우가 많다. 소망의 절개를 두측으로 진행해 좌관상인대의 후엽의 절리선과 연속시킨다. 지혈, 림프누출의 방지를 위해 절리하는 결합조직은 모두 양측을 결찰해 둔다. 또 우엽도 우부신이 노출되는데까지 탈전해 두면 간이단 시에 우엽의 거상이 용이해진다.

(3) 알란티우스관의 절리

외측구역배측에서 미상엽의 복측을 주행하는 알란티우스관을 간정맥 부착부 근방에서 박리해 결찰절리한다(그림 4A). 미상엽을 포함하지 않는 좌간그래프트에서는 알란티우스관의 배측이 절리선이 된다.

(4) 미상엽 글리슨지의 절리

알란티우스관의 절리 후에 미상엽 글리슨지의 절리를 실시한다. 간문판과 Spiegel엽 사이에 개재하는 몇 개의 글리슨지를 페안겸자를 이용한 겸자압좌법으로 노출시켜, 이것을 결찰절리한다(그림 4B). 이 조작으로 다소의 출혈이 나타나지만 절리부에 지혈면을 삽입해 두면 곧바로 지혈된다.

(5) 좌중간정맥 공통간의 테이핑

수술 중 초음파 검사로 간정맥의 분기형태를 확인해 둔다. 특히 좌간정맥과 중간정맥의 하대정맥으로의 유입형태와 중간정맥의 간내 주행을 확인해 둔다. 84%의 증례에서 중간정맥과 좌간정맥은 공통간을 형성하고 있지만, 독립분지형이나 superficial vein of the left hepatic vein의 존재에 주의한다. 외측구역을 배측으로 들어 올려 알란티우스관의 절단부의 간격에 나타나는 하대정맥 전면을 박리하고 좌중간정맥 공통간의 하대정맥 유입부를 노출시킨다. 좌중간정맥 공통간의 배측과 하대정맥복측 사이를 충분히 박리하고 켈리클램프를 하대정맥측으로부터 복측을 통해 공통간을 테이핑한다(그림 4A, B). 중 · 좌간정맥이 각각 독립 분기하고 있을 경우에는 개별적으로 테이핑한다.

4) 간표면의 마킹

문맥우지를 블독겸자, 우간동맥을 동맥용 혈관클립(Bear사)으로 차단해 간표면의 demarcation line을 확인한다. demarcation line에서 5 mm 정도 우측을 절리선으로 한다(그림 5A). 전기메스로 표면보다 3 mm 정도의 깊이까지 돌진해 절리선을 마킹한다. 간의 장측면에서는 문맥좌지의 수평부방향을 향한다(그림 5B).

5) 간이단

(1) 이단의 준비

이단에 앞서 간의 저혈재관류장애 경감을 목적으로 수용성 하이드로코티손 100 mg을 정주한다. 마취의에게 의뢰해 근이완제를 충분히 투여하고 1회 환기량을 보통의 2/3정도로 줄여 준다. 이것으로 간정맥압이 저하해 이단 시에 출혈량이 감소한다.

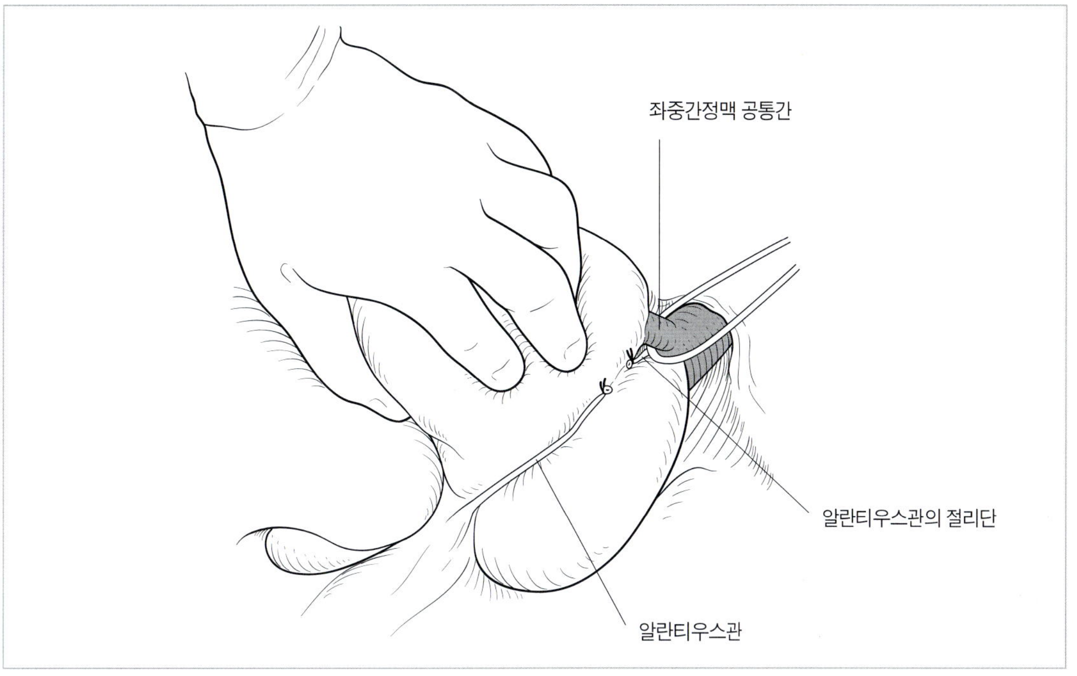

그림 4A 알란티우스관의 절리
외측구역배측, 미상엽복측을 주행하는 알란티우스관을 간정맥 부착부 근방에서 결찰절리한다. 이 두측에서 좌중간정맥 공통간을 테이핑한다.

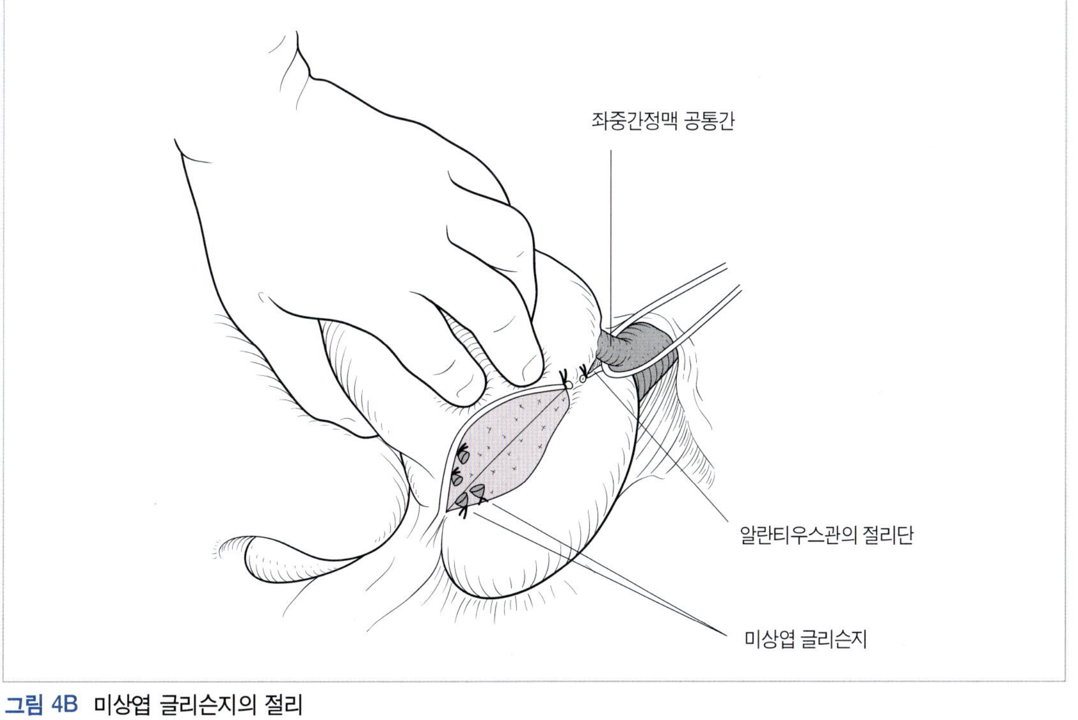

그림 4B 미상엽 글리슨지의 절리
미상엽복측과 간문판 사이의 간실질을 파쇄해 미상엽의 글리슨지를 결찰절리해 둔다.

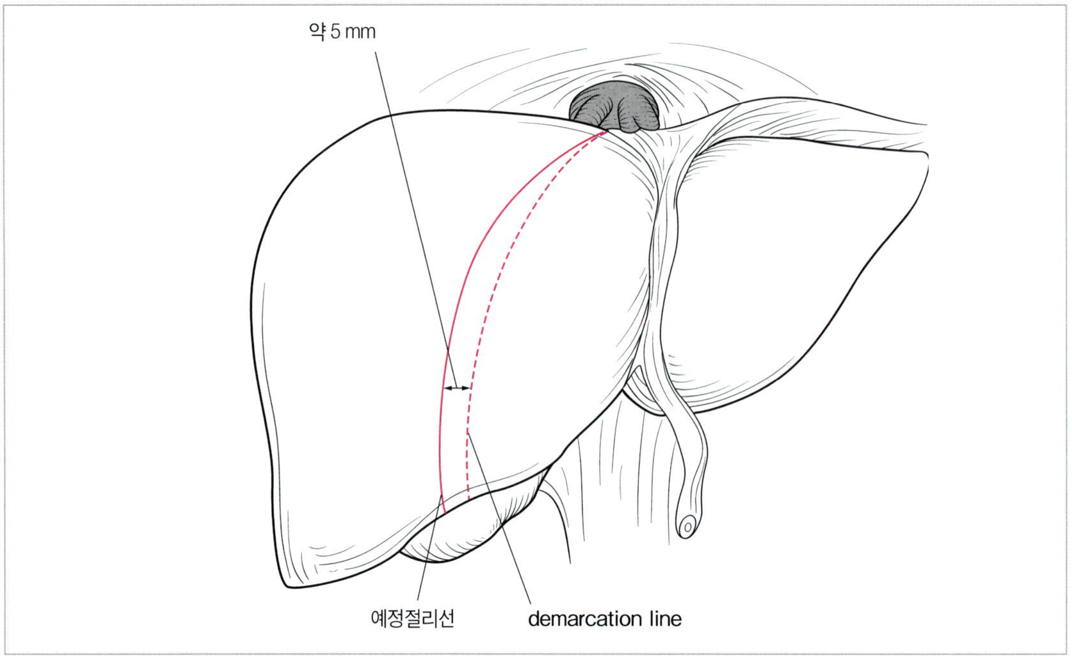

그림 5A Demarcation line(횡격막면)과 절리예정선
Demarcation line을 확인해 5 mm 우측을 절리선으로 한다.

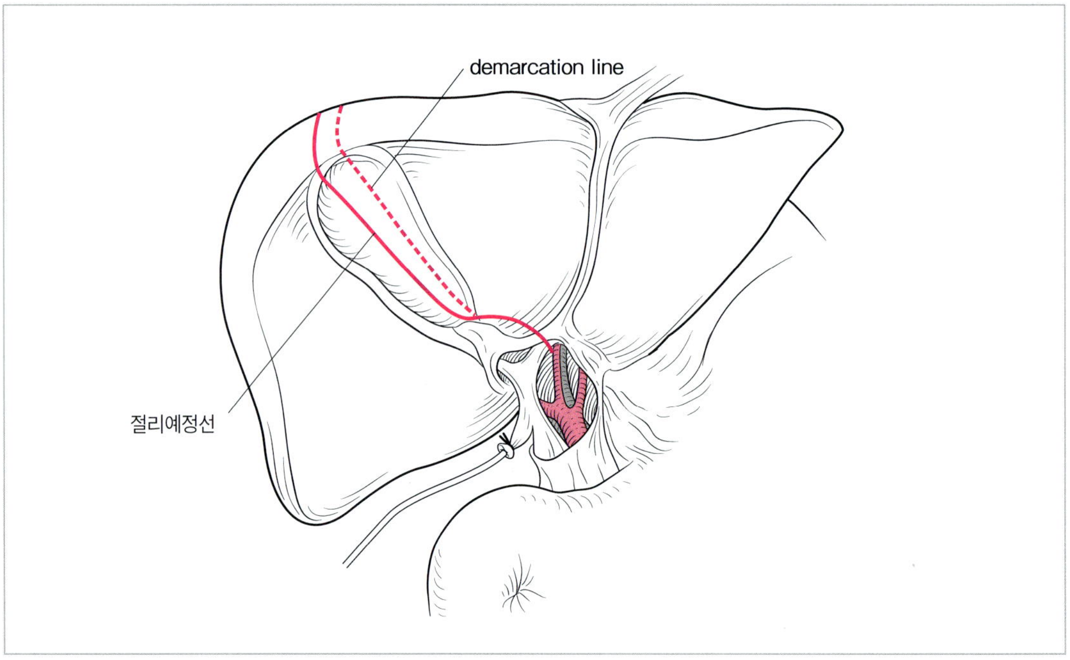

그림 5B Demarcation line(장측면)과 절리예정선
담낭상으로부터 문맥좌지의 수평부로 향하는 선을 절리선으로 한다.

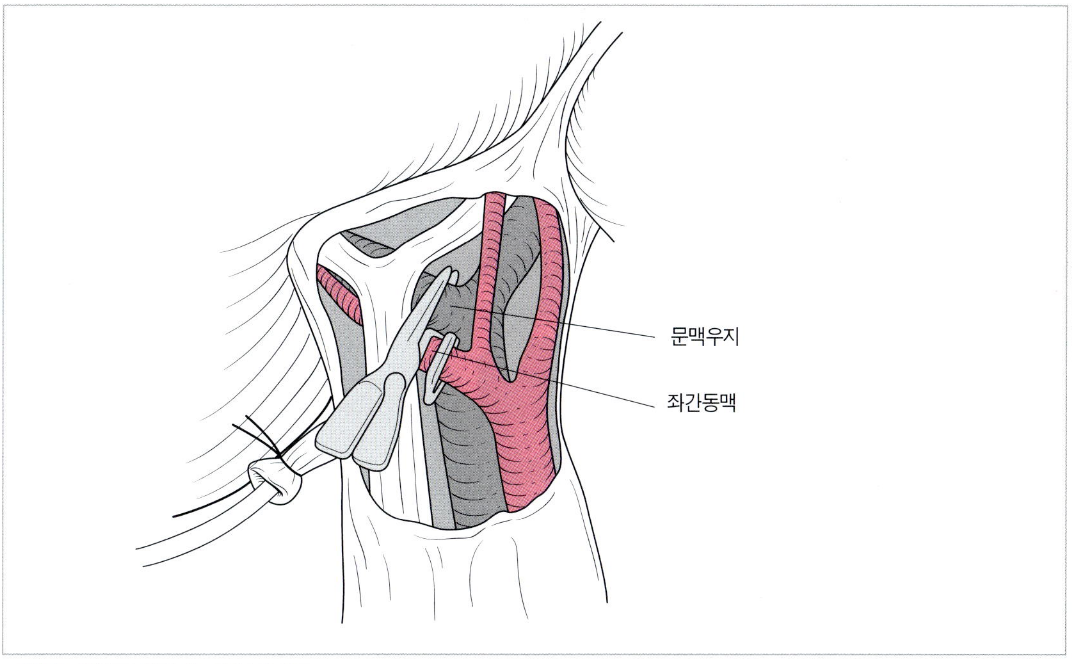

그림 6 편엽저혈법에 따른 간이단
문맥우지를 블독 클램프, 우간동맥을 혈관클립으로 차단해 간이단을 실시한다.

(2) 간저혈법

간이단은 선택적 혈행 차단 하에 켈리겸자압좌법으로 실시한다. 문맥우지를 블독겸자, 우간동맥을 혈관클립으로 선택적 차단함으로써 예정 그래프트간의 혈류가 항상 유지된다(그림 6). 조혈은 15분 차단(또는 30분 차단), 5분해제의 간헐적 혈행차단을 반복한다.

(3) 간이단

수술자는 왼손으로 전구역변연을 파지하고 제2조수는 간내측구역의 변연을 복측으로 견인해 절리부위에 가는 맥관이 찢어지지 않을 정도의 counter traction을 한다. 켈리겸자로 압좌 후에 남은 맥관구조를 양측 모두 결찰해 결찰사의 중간을 메젠바움가위로 절리한다. 압좌할 경우에 간정맥이 찢어지지 않도록 수술자는 counter traction을 약간 느슨하게 한다. 만약 가는 간정맥으로부터의 출혈이 있으면, 열심히 혈관봉합바늘로 Z봉합 지혈한다. 이단면에서의 결찰이 실패하면 생각지 않는 대출혈을 초래할 경우가 있으므로, 맥관을 찢어지지 않도록 하기 위해서 세심한 주의가 필요하다. 간의 이단은 중간정맥의 우측에서 실시하기 때문에 중간정맥의 주행을 수술 중 초음파로 수시 모니터링해 그 주행을 머리속에 그리면서 이단을 진행시킨다(그림 7A). 간미측 테두리의 횡격막면과 담낭상에서 개시하고 2분기 하는 중간정맥의 전구역가지로부터 유입하는 가지를 결찰절리한다. 중간정맥에서 약간 전구역 가까이 이단을 실시하므로, 전구역의 글리슨지를 손상하지 않도록 충분히 주의한다. 배측으로의 이단이 중간정맥을 지나면 알란티우스관으로 향하는 면으로 이단면을 변경해, 미상엽의 글리슨지를 처리한 틈을 향해 이단을 진행시킨다(그림 7B). 두측은 좌중간정맥 공통간의 하대정맥 유입부를 향해 이단을 진행시킨다. 간의 장측면에서는 문맥좌지의 수

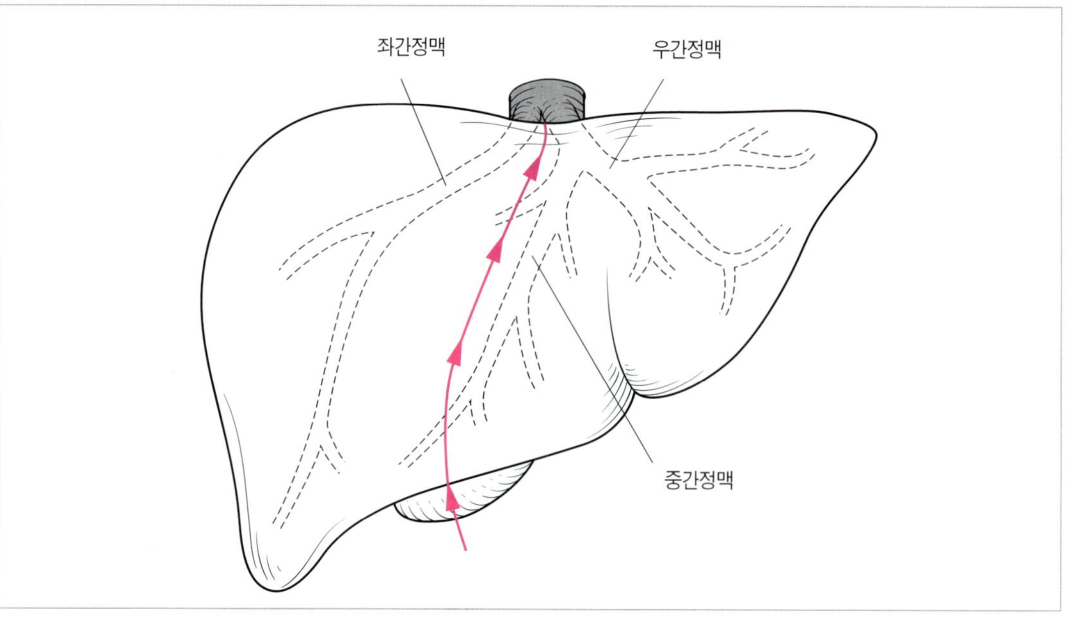

그림 7A 간이단의 방향(1)
간이단은 중간정맥을 그래프트에 붙이는 이단면에서 실시하고 2분지 하는 중간정맥의 전구역 분지를 결찰절리한다.

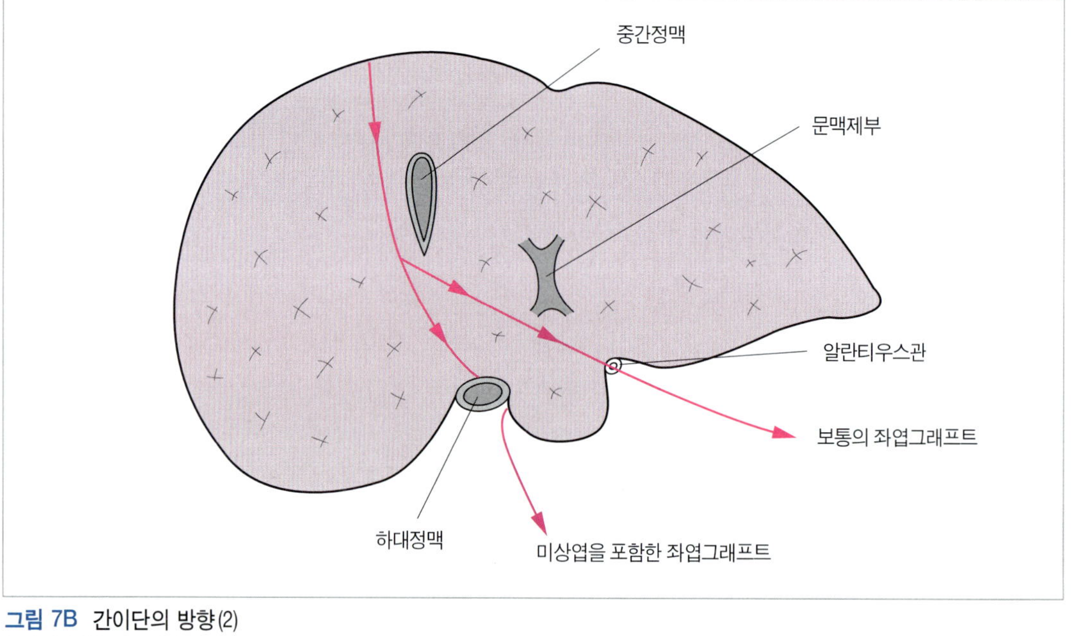

그림 7B 간이단의 방향(2)
중간정맥배측을 지나면 알란티우스관을 향하는 방향으로 이단면을 변경한다. 미상엽을 포함한 그래프트에서는 하대정맥 중앙으로 향한다.

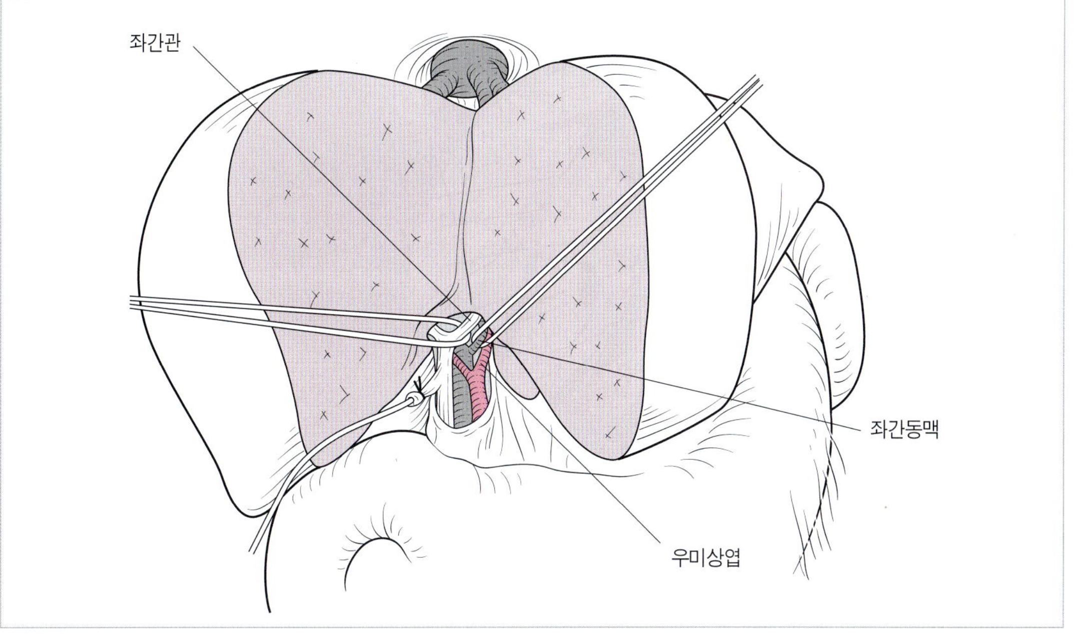

그림 7C 간이단 종료 시
간이단이 완료되면 그래프트가 좌엽의 맥관군으로만 연결된 상태가 된다.

평부를 향해 간실질을 모두 이단하고 간문판을 노출해 둔다. 이것으로 그래프트가 좌엽의 맥관군으로만 연결한 상태가 된다(그림 7C).

6) 그래프트 적출

(1) 담관절리

좌간관을 포함한 글리슨지를 총간관에 협착을 초래하지 않도록 켈리겸자로 차단하고 2번째 수술 중 담관조영을 실시해 담관절리선을 결정한다(그림 8). 후구역지가 좌간관에서 분기하고 있을 경우에는 그 말초에서 절리한다. 적절한 위치에 켈리겸자가 있는 것을 확인할 수 있으면 겸자의 좌측에서 담관을 절리한다.

(2) 동맥절리

좌, 중간동맥의 근부를 결찰한다(중간동맥이 좌간동맥으로부터 분기하고 있을 때는 좌간동맥만 결찰). 이 때 우간동맥에 협착을 초래하지 않도록 충분히 주의한다. 그래프트측을 혈관클립으로 차단한다. 또한 간동맥 측에 2회 결찰(또는 관통결찰)을 추가해 삼중결찰로 한 후에 절리한다.

(3) 문맥절리

도너 잔간측은 소아용 혈관겸자(Pilling사)로 차단한다. 그래프트측은 블독겸자로 차단 후에 절리한다.

(4) 간정맥절리

좌중간정맥 공통간에 소아용 혈관겸자를 2개 걸치고, 그 사이를 절리한다. 도너측의 겸자는 가능한 깊게 걸치고, 간정맥을 절리하면 그래프트가 적출된다.

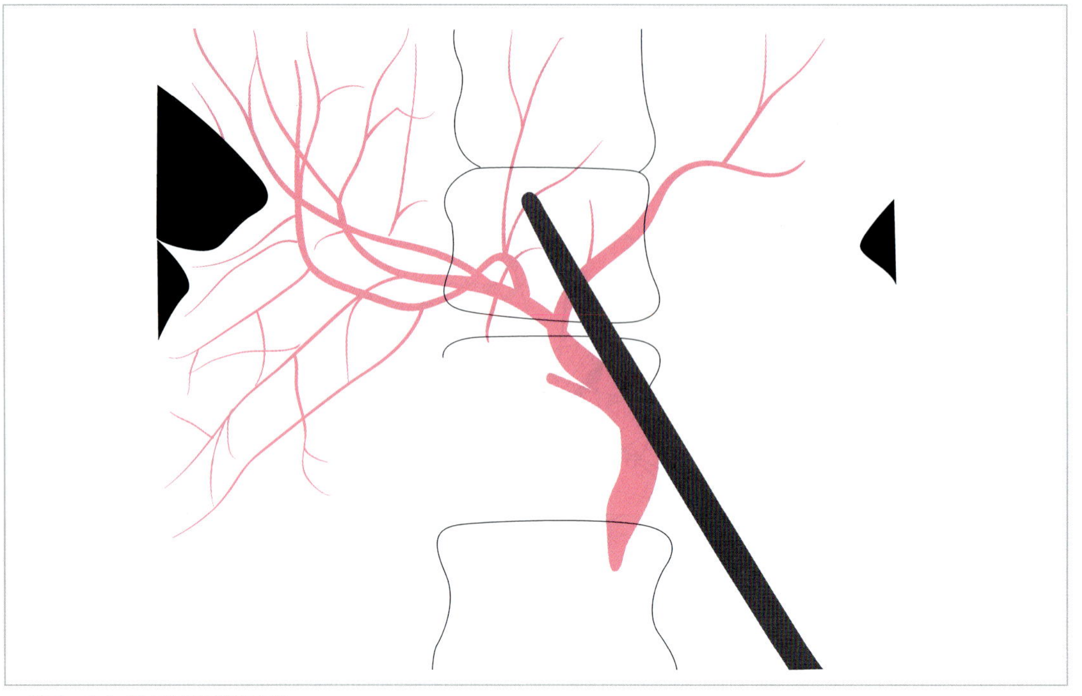

그림 8 수술 중 담관조영(2번째)
도너의 총간관에 협착을 초래하지 않도록 좌간관의 절리부를 결정한다.

(5) 맥관절제단의 처리

간정맥절제단을 연속봉합으로 폐쇄(3-0 braded polyester suture)한다.

그 다음에 문맥절제단을 연속봉합으로 폐쇄한다(5-0 polypropilen suture). 마지막으로 담관절제단을 연속봉합으로 폐쇄한다(5-0 monophilament synthetic absorbable suture). 어떤 봉합도 도너 잔간의 맥관에 협착을 초래하지 않도록 세심한 주위를 기울여 봉합폐쇄한다(그림 9).

7) 폐복

3번째 수술 중 담관조영을 시행해 도너 잔간의 담관협착, 담즙누출이 없는 지를 확인한다. 절리면은 약 15분간 압박지혈을 실시한다. 대량의 따뜻한 생리식염수로 복강내를 세정한다. 마지막으로 한번 더 절리면으로부터의 출혈, 담즙누출이 없는 지를 확인한다. 간절리면에 흡입성 배액관을 삽입하고 폐복한다. 피하지방은 감염되기 쉽기 때문에 근막과 피하지방 사이에 사강을 만들지 않도록 흡수사로 피하지방 조직을 조밀하게 봉합한다.

8) 미상엽을 포함한 확대좌간그래프트

(1) 미상엽의 수동

간위간막을 좌미상엽전면에서 상하로 완전히 절개해 좌미상엽전면을 노출한다. 미상엽과 하대정맥 사

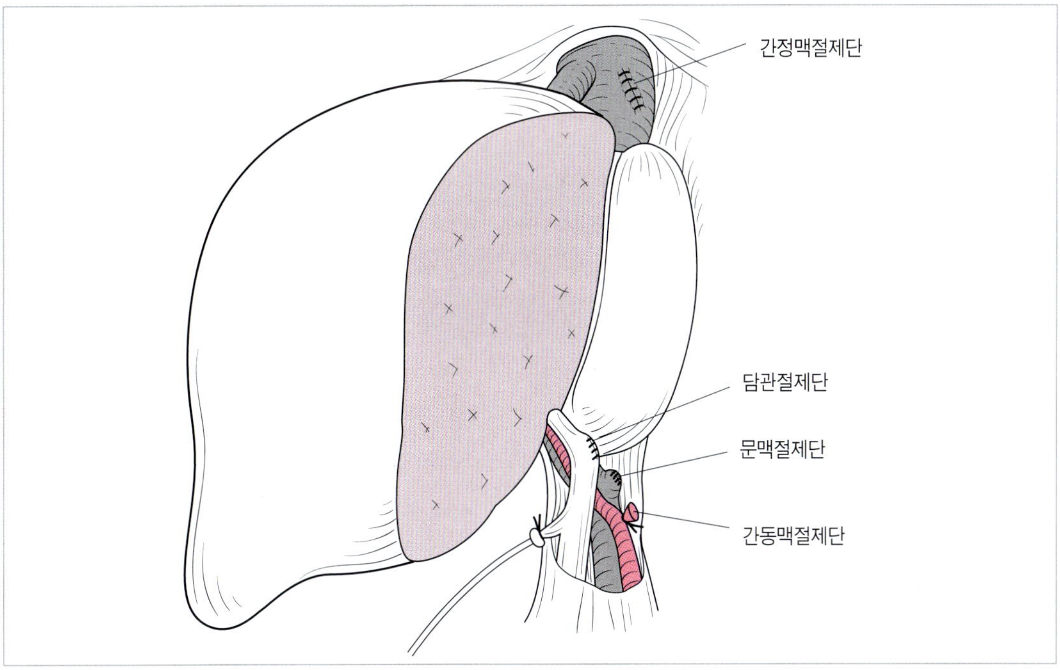

그림 9 그래프트 적출 후

도너의 우엽과 미상엽이 나타난다. 도너의 맥관 폐쇄 시에는 협착을 초래하지 않도록 세심한 주위를 기울인다.

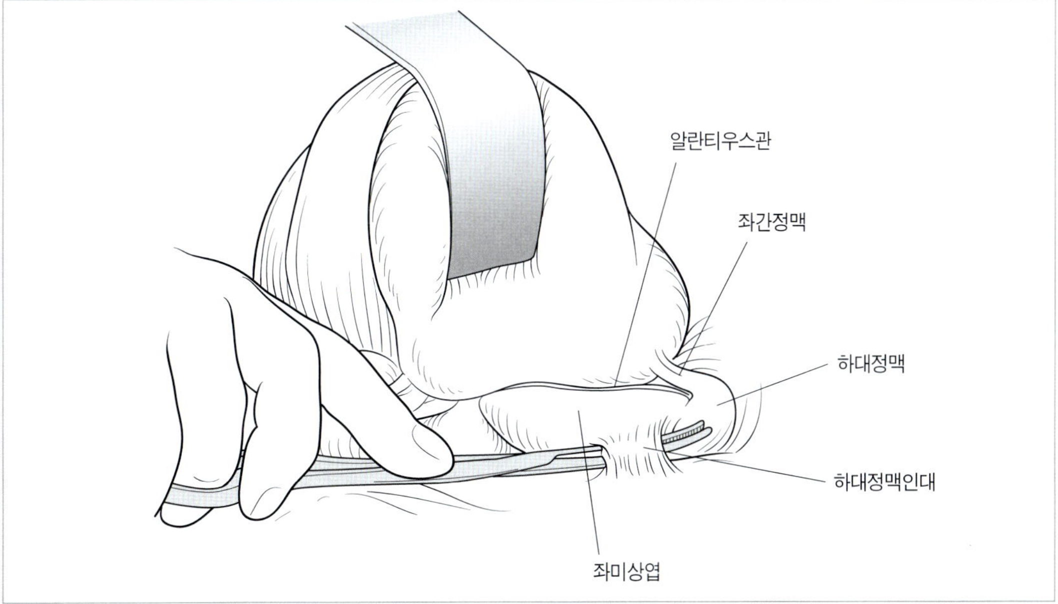

그림 10 하대정맥인대의 절리

하대정맥의 미측에서 하대정맥벽을 우측으로 억누르듯이 인대를 박리해 결찰절리한다.

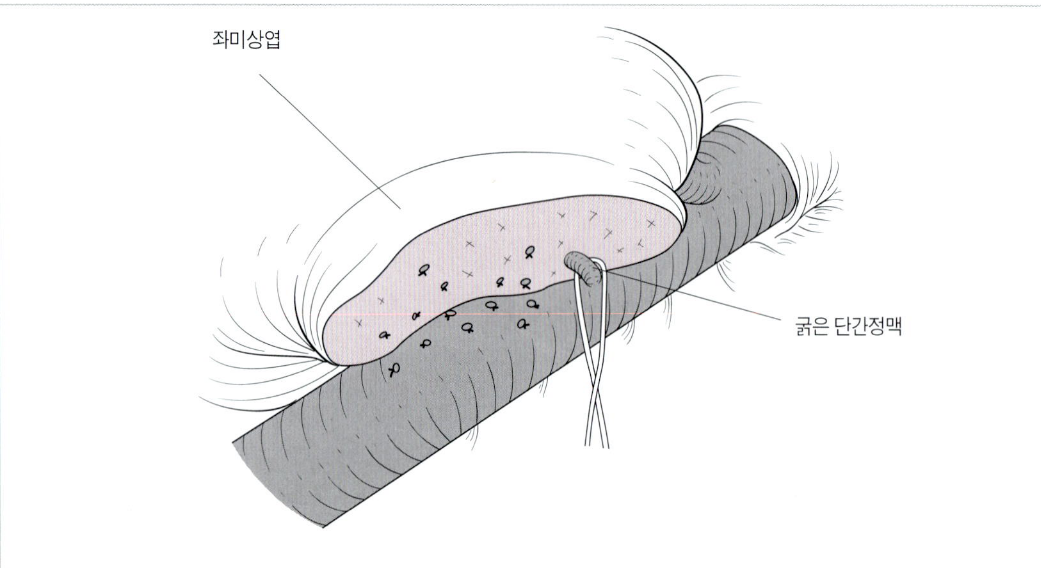

그림 11 좌미상엽을 하대정맥으로부터의 박리
미상엽으로부터 유입되는 단간정맥을 차례차례 결찰절리한다. 간부 하대정맥두측 1/3정도에 있는 굵은 단간정맥을 보존한다.

이의 장막을 미측에서 절개하고 하대정맥으로부터 미상엽을 박리한다. 장막절개를 머리측으로 진행시켜 나가면 하대정맥인대가 노출된다. 여기서 갑자기 하대정맥인대를 절리하지 말고 좌중간정맥 공통간유입부의 하대정맥 좌측벽을 박리해 하대정맥인대의 두측 테두리를 노출한다. 미측에서 하대정맥벽을 우측으로 억누르듯이 하대정맥을 하대정맥인대에서 떼어 놓고, 소아용 켈리겸자를 통해 이것을 결찰절리한다(그림 10). 이것을 절리하면 좌미상엽이 복측으로 들어올려지고 노출되는 단간정맥은 차례차례 결찰절리한다.

(2) 미상엽간정맥의 확보

미상엽에서는 다수의 단간정맥이 분기하는데 Couinaud에 의하면 굵은 단간정맥은 69%의 증례로 1개, 20%의 증례로 2개 나타나 정맥의 91%가 하대정맥으로 직접 유입하고 있다고 한다. 이 간정맥은 보통 간후부 하대정맥의 두측 1/3정도의 부위에 존재하며 굵기는 6~8 mm가 많다(그림 11). 간의 drainage 정맥이 없어지면 이식 후에 간위축을 초래하기 때문에 적어도 1개는 정맥 재건을 하는 것이 바람직하다. 3 mm 이하의 가는 정맥은 재건이 곤란하기 때문에 모두 결찰절리한다. 재건하는 단간정맥 주위를 충분히 떼어 놓고 테이핑해 둔다. 그래프트 채취에 임할 때 하대정맥에 사이드 클램프를 걸쳐 재건하는 단간정맥에 하대정맥의 cuff가 붙도록 적출한다. 그래프트 적출 후에 하대정맥측은 연속봉합으로 폐쇄한다(3-0 braded polyester suture).

(3) 간문처리

간문부의 맥관의 박리는 미상엽을 포함하지 않는 그래프트와 거의 같지만, 문맥좌지의 수평부에서 분지하는 미상엽지는 모두 보존한다. 13%의 증례에서 미상엽의 문맥가지가 문맥본간으로부터 분기하고 있어, 5 mm 이하이면 결찰절리하지만, 이것보다 굵은 경우에는 보존하고, 미상엽지의 판타롱 성형이나 자가 정맥 그래프트를 이용해 정맥성형을 실시해 수취인의 문맥과 문합할 것을 추천하는 보고도 있다.

(4) 간이단

간이단면이 중간정맥의 레벨을 넘은 다음에는 알란티우스관으로 향하지 않고, 하대정맥의 배측방향으로 향해 좌미상엽을 포함한 절리선을 설정한다(그림 7B). 간문판 배측의 간이단 시에는 미상엽으로 유입하는 글리슨지를 손상하지 않도록 주의한다.

(5) 담관절리

담관을 포함한 글리슨지의 그래프트측 절리단에 미상엽담관가지가 독립적으로 나타날 경우, 이 담관가지의 담관 재건을 실시하지 않으면 수술 후에 미상엽의 위축을 초래할 위험이 있기 때문에 담관 재건을 실시한다. 그러므로 백테이블에서도 담관가지를 상세하게 확인하고 확실하게 수혜자의 담관 재건으로 연결하는 것이 중요하다.

Dos & Don' ts

① 좌간정맥의 좌측을 노출한 후에 좌삼각인대의 절리를 실시한다.
② 좌문맥의 박리는 외막을 따른 박리층에서 실시한다.
③ 문맥미상엽지의 결찰 · 절리는 간실질절리 개시 전에 확실히 실시해 둔다.
④ 좌간관의 절리는 간문판과 일괄적으로 실시한다.
⑤ 중간정맥과 좌미상엽을 포함한 좌간절제의 경우, 상기의 ①, ②에 가세해 좌미상엽과 하대정맥 사이의 복막은 조작의 빠른 단계에서 절리해 둔다.
⑥ 결코 우측담관계에 가까이 좌간관의 절리를 실시해서는 안 된다. 특히 후구역담관이 좌간관에 유입하고 있는 경우에는 주의를 필요로 한다.
⑦ 좌간관 절리부로부터의 출혈을 전기응고로 지혈해서는 안 된다.
⑧좌간동맥으로부터의 관류조작을 실시해선 안 된다.

참고문헌

1) Kawasaki S, Makuuchi M, Matsunami H, et al: Living related liver transplantation in adults. Ann Surg 227: 269-274, 1998
2) Makuuchi M, Kawasaki S, Noguchi T, et al: Donor hepatectomy for living related partial liver transplantation. Surgery 113: 395-402, 1993
3) Miyagawa S, Hashikura Y, Miwa S, et al: Concomitant caudate lobe resection as an option for donor hepatectomy in adult living related liver transplantation. Transplantation 66: 661-663, 1998

(川崎誠治, 石崎陽一)

B. 도너 우간절제

Point

① 우엽탈전 시의 간막의 절리는 난폭하게 실시하면 쉽게 간실질을 손상시킨다. 간내혈종형성의 원인이 되므로, 충분한 주의가 필요하다.
② 우하대정맥인대, 우간정맥, 우문맥의 박리조작의 최종 단계에는 블라인드 조작이 포함되어 있다. 블라인드 조작은 가능한 줄여야 하고, 조작 자체는 정확한 박리층을 따라서 실시하여야 한다.
③ 우담관의 절리는 간문판과 함께 하고, 가위로 단번에 실시한다. 전구역담관과 후구역담관이 다른 경우에도 1개의 간문판안에 각각이 존재하고 있을 경우 수혜자 수술에 있어서의 담관 문합이 보다 용이해져, 문합부협착의 리스크도 적어 진다.

■ 보통의 도너 우간절제

피부 절개는 그림 1과 같이 우상복부 역L자 절개로 실시한다. 최초로 정중부에서 개복하고, 좌지에서 복벽을 내부로부터 외부로 향해서 밀어 올리듯이 근육을 절단한다(그림 2). 좌지의 컨트롤이 있으므로, 근육 단끝부 혈관의 지혈 조작이 용이하고, 신속히 개복 조작을 종료할 수 있다.

간겸상간막의 절리를 횡격막을 향해 진행해 우간정맥을 노출한다. 다음으로 중간정맥의 우측을 노출해, 양간정맥 사이의 스페이스에서 하대정맥을 충분히 노출해 둔다. 이렇게 해 두면 우간정맥의 존재를 알 수 있으므로 안심하고 관상인대의 절리를 전기메스로 꼬리측을 향해 신속히 진행할 수 있다. 이 때 제1조수가 횡격막을 forceps로 견인 유지해 주면 횡격막과 간장 사이의 인대가 펴지므로 인대의 절리가 용이해진다. 또한 인대의 절리를 꼬리측을 향해서 진행해 우삼각인대를 절리하면 우엽이 횡격막으로부터 탈전된다. 여기서 조작을 간아래쪽면으로 옮겨, 간신인대의 절리로 이행하고 간장을 후복막으로부터 수동시켜 간다. 이 때 복막의 절리를 하대정맥 전면까지 넓혀 하대정맥을 노출해 두는 것이 이 후의 조작을 안전하게 실시할 수 있다. 간신인대의 절리를 우삼각인대의 절리부와 합류시키면 간장의 횡격막에서의 수동은 더 용이진다. 간장을 횡격막에서 수동하여 좌측으로, 또 두측을 향해 진행시켜 나가면 우부신이 노출된다.

우부신이 간장에 부착상태는 증례에 따라 여러 가지가 있어 쉽게 간장으로부터 전기메스로 박리할 수 있는 것도 있지만 부신의 일부를 절리하지 않으면 간장으로부터 떨어지지 않는 경우도 있다. 우부신의 박리가 곤란한 경우에는 우선 부신 주위의 박리가 용이한 부분을 박리하고 하대정맥과 부신 사이에 스페이스를 확보한 후에 우부신을 전기메스로 절리한다(그림 3). 이 때 부신으로부터 약간의 출혈은 신경쓰지 않는다. 절리한 부신의 단끝은 4-0프로린으로 봉합 지혈한다. 또한 간장을 횡격막으로부터 수동해, 우하대정맥인대가 보이는 곳까지 박리해 둔다.

1) 우부신의 지혈조작 요령

부신의 지혈은 표면만 지혈조작하려고 하면 잘 되지 않는다. 4-0프로린, 혹은 3-0프로린 등의 큰 바늘을 이용해 부신 실질을 깊게 조이듯이 봉합지혈하는 것이 요령이다(그림 4).

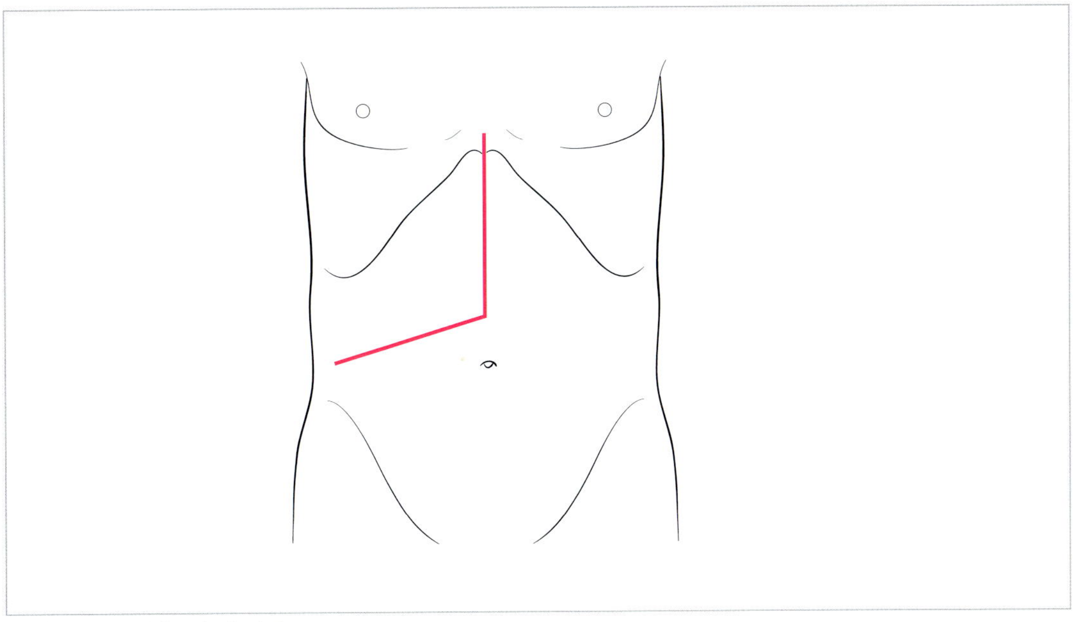

그림 1 피부 절개 : 역ㄴ자 절개

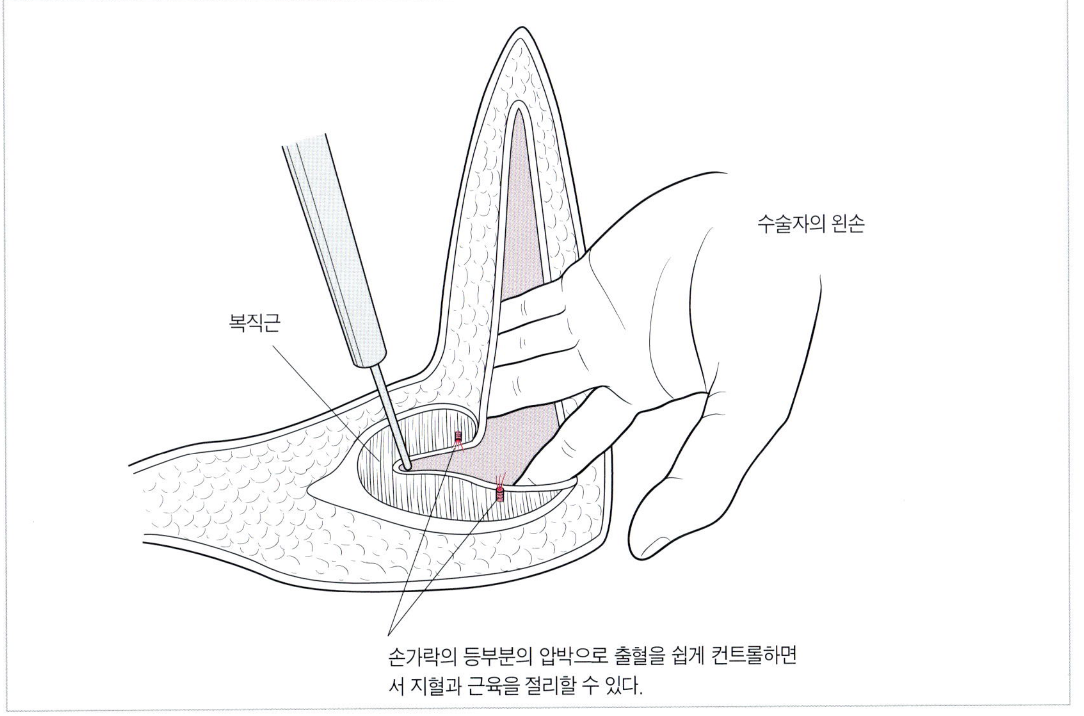

그림 2 개복의 방법

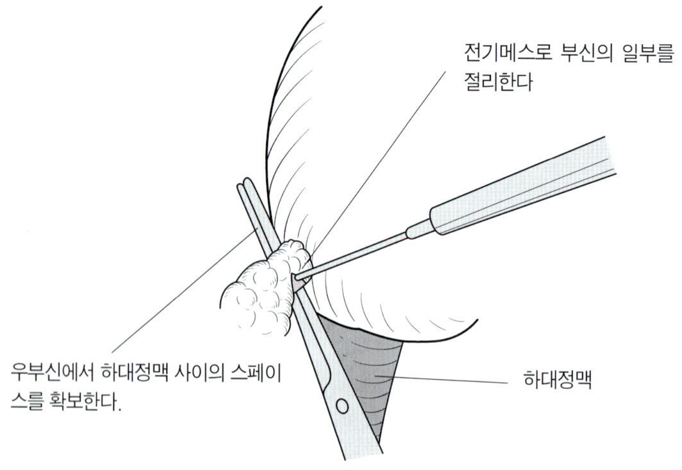

그림 3 우부신의 일부를 절리

다음으로 단간정맥을 결찰절리하면서 간장을 하대정맥으로부터 유리해 나간다. 간장측은4-0비단실로 결찰하지만, 하대정맥측은 5-0프로린으로 봉합지혈한다. 도너 수술이라는 특별한 안전성을 확보하기 위함이다. 하대정맥으로부터 간장의 유리는 하대정맥을 두측으로 8시~1시의 범위로 실시함으로써 넓은 시야를 확보하면서 우간정맥까지의 조작이 가능하게 된다. 또 이 단계에서 충분한 박리를 실시하는 것은 수술 후반의 간실질 절리 시에 단간정맥이 절리라인에 말려들어 손상되어 일어나는 출혈을 피할 수 있다. 길이가 1 cm 이상의 비교적 큰 하우간정맥은 정맥문합을 하여야 하므로 테이핑을 한 후에 보존해 둔다.

유리조작이 우하대정맥인대로 오면, 동인대의 좌측을 홀쭉한 가위 등으로 천천히 박리시켜 이것을 클램프해 절리한다.

2) 우하대정맥인대의 박리

우하대정맥인대의 박리조작 마지막 단계는 반드시 블라인드조작이 된다. 이 때의 포인트는 아래의 2가지 사항이다.

① 인대의 두측과 우간정맥미측 사이에는 반드시 엉성한 결합조직의 포인트가 있다. 이 부위를 우선 확인해 두고, 여기로 향해 박리 가위의 첨끝을 진행시켜 나간다.

② 인대의 좌측 1 cm 범위에는 위험한 단간정맥은 존재하지 않는다. 이것을 믿고 박리를 진행시키는데 이 조작에서는 하대정맥을 확실히 배측으로 떨어뜨린다. 가위의 등으로 하대정맥을 배측으로 압배하는 기분으로 조작을 진행시킨다(그림 5).

이 인대에는 혈관이 존재하는 경우가 많기 때문에, 클램프한 양사이드 모두 5-0프로린으로 봉합 지혈한다.

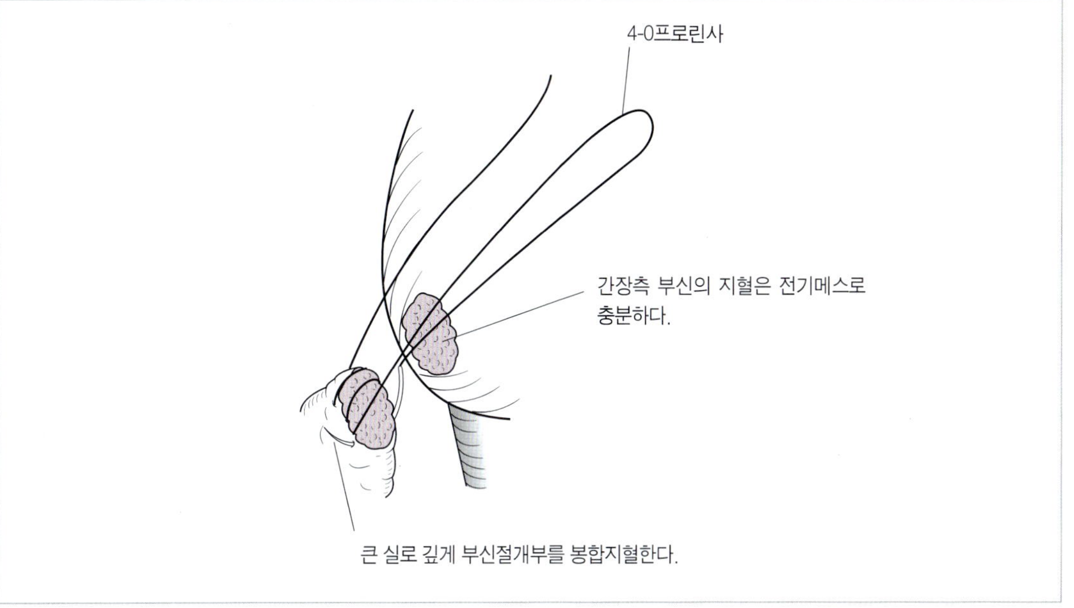

그림 4 우부신절리부의 지혈 조작

3) 하대정맥인대 절리의 깊이에 대해서

하대정맥측의 클램프를 너무 배측으로 가지고 가면 하대정맥 자체를 클램프해 하대정맥을 없애는 형태로 잘라버리는 경우가 있다(그림 6). 이 때에는 없애 버린 하대정맥을 봉합 지혈하면 되지만, 가능한 이러한 쓸데없고 위험한 조작은 피해야 한다. 우하대정맥인대를 절리할 때 이러한 위험성이 있는 것을 생각하면서, 그렇게 되지 않도록 가능한 한 간장측에서 클램프해 절리한다.

우하대정맥 정맥인대를 절리하면 우간정맥 주위의 시야가 단번에 전개된다. 우간정맥 좌측의 스페이스를 홀쭉한 가위 등으로 천천히 두측을 향해 만들어 가면 앞의 조작으로 두측 횡격막하의 우간정맥과 중간정맥 사이에 열어 둔 하대정맥 전면의 스페이스에 이른다(그림 7). 여기서부터 펜로즈를 꼬리측으로 빼내 간장배측의 조작을 종료한다. 이 조작도 마지막 단계는 블라인드가 되지만, 주위의 시야가 넓은 만큼, 앞의 우하대정맥인대 박리조작보다는 안심하고 실시할 수 있다. 아무래도 겁이 나는 경우에는 박리조작으로 사용하는 가위의 앞을 왼손의 중지끝에서 확인하고 조작을 실시하면, 안심하고 실시할 수 있다.

조작을 간십이지장인대부로 이동한다. 담낭적출 조작을 실시한 후, 첫번째 수술 중 담관조영을 실시한다. 이 때의 담관조영 목적은 담관 해부의 확인이며, 담관절리부의 결정은 아니지만, 우간관기시부 근처에 표적을 두면 이후의 간문부 조작의 참고가 된다. 담낭관을 복측 · 좌측으로 당기면서 총간관배측의 결합조직을 박리하고 우간동맥을 확인해, 이것을 테이핑한다.

4) 우간동맥의 박리범위

우간동맥을 총간관의 배측을 어디까지 박리할지에 관해서는 의견이 나뉜다. 수혜자 수술에 있어서의 간

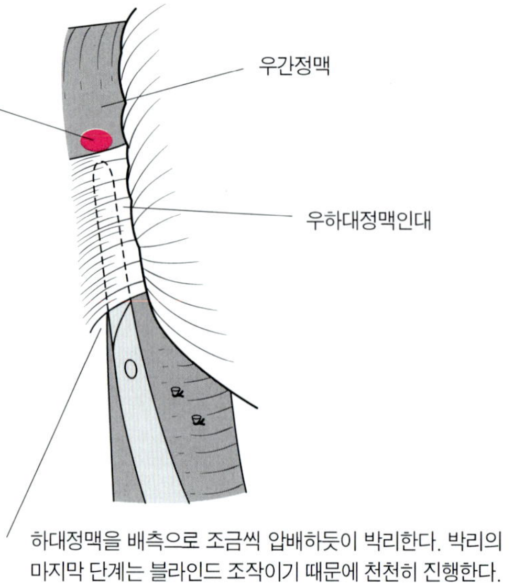

그림 5 우하대정맥인대의 박리

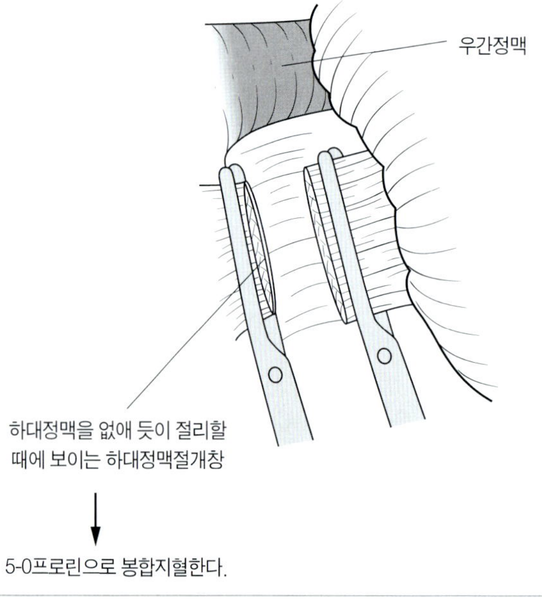

그림 6 우하대정맥인대절리 시에 하대정맥벽을 없애듯이 한 나쁜 조작의 예

동맥문합를 위해서는 긴 우간동맥이 바람직하지만, 도너 수술시는 총간관배측을 완전히 박리하고, 또한 총간관좌측을 박리했을 때에는 총간관부의 혈류가 신경쓰인다. 간외 담관 혈류의 대부분은 췌두부로부터 담관벽을타고 상행하는 혈류인 것이 대부분인데 총간관부를 완전히 박리했을 경우, 이 부분에 협착이 초래되었다는 보고가 있는 것이 사실이다. 따라서 동맥문합에 자신 있다면, 우간동맥의 박리는 총간관우측까지

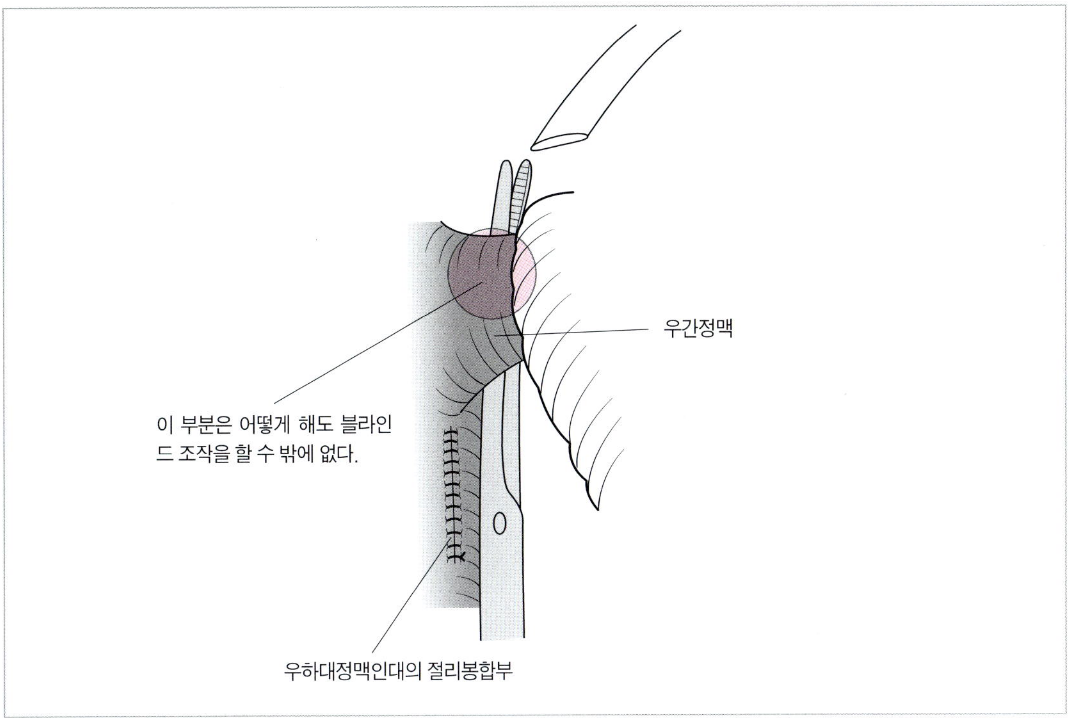

그림 7 우간정맥의 테이핑 시에 좌측에는 아무것도 없지만, 블라인드 조작이 들어가므로 신중하게 실시한다.

만 하는 것이 바람직하고, 좀 더 길게 필요한 경우에도 박리는 총간관좌측까지만 하여, 결코 총간관의 좌측을 프리상태로 하지 않는 것이 좋다.

다음으로 우간동맥의 배측으로 우문맥을 확인하고, 이것도 주위를 신중히 박리하여 테이핑한다(그림 8). 가는 미상엽문맥가지가 있는 경우에는 이것을 결찰절리하고 나서 테이핑한다.

5) 문맥박리의 포인트

문맥의 박리는 문맥의 외막을 따라서 실시한다. 문맥벽을 손상시키는 것이 두려워 주위의 결합조직을 문맥외막에 남긴 상태로 박리를 진행시키면 정확한 박리층에 들어가지 않는다. 정확한 박리층 이외로의 박리를 무리하게 강행하면, 오히려 문맥을 손상시킬 우려가 있다. 우문맥을 혈관 forceps로 쥐고 보호하면서 문맥 좌우 분기부의 결합조직을 충분히 박리한다. 다음으로 우문맥의 배측을 외막을 따라서 좌우 분지부 근처까지 박리하면, 마지막에는 직각겸자의 첨단을 직시하면서 안전하게 테이핑을 할 수 있다.

우간동맥과 우문맥을 테스트 클램프 해 간표면에 Cantlie선을 묘출시켜 이 라인을 따라 간실질 절리라인을 결정한다. 만약을 위해 초음파 검사로 이 절리선의 좌측에 중간정맥이 존재하고 있는 지를 확인하면 보다 안심할 수 있다. 간아래쪽 면의 절리라인을 바로 간문부로 향하면, 우담관의 존재가 예측되는 간문판에 이른다. 간실질절리는 필자 등은 CUSA®와 바이폴러로 실시하지만, 그 외의 방법으로서 바이폴러 대신에 티슈링크나 VIO를 이용하는 방법, 하모닉스카르펠을 사용하는 방법, 고전적인 cramp & crush법 등 다수가 있고 각 시설에서 이용이 편한 방법으로 실시한다. 실질절리의 도중에 나온 구역5 간정맥가지(V5)의 장경

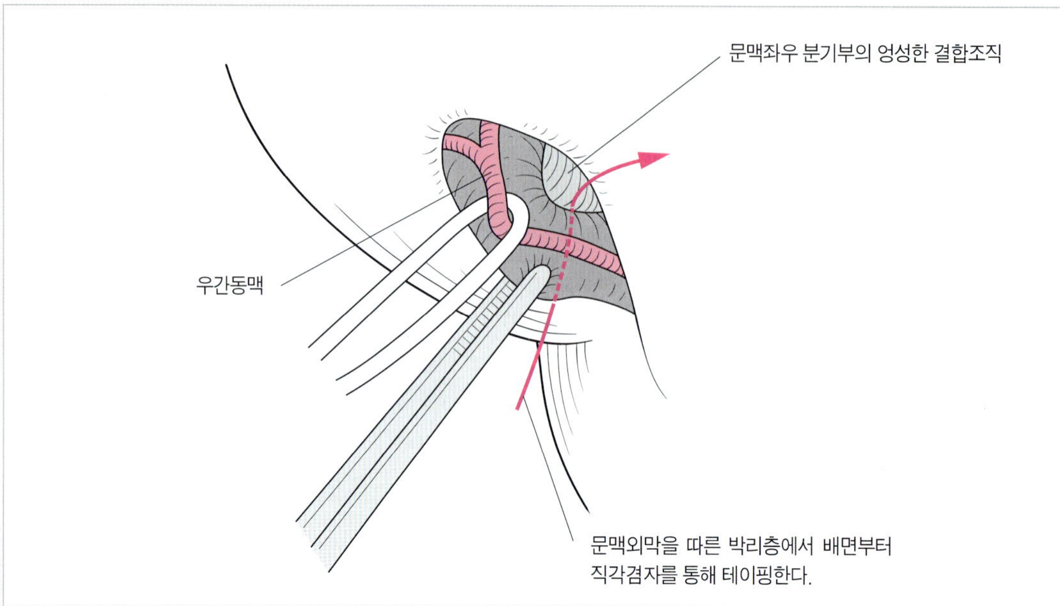

그림 8 우문맥의 박리와 테이핑

1 cm 이상의 비교적 굵은 것은, 수혜자 수술시 문합할 가능성이 있으므로, 혈관 클립으로 물어 두거나 굵은 결찰사로 결찰해두었다가 언제라도 개방할 수 있도록 해 둔다.

실질절리가 간문판에 가까워지면 절리방향을 두측으로 충분히 넓혀 가능한 전부의 간문판조직을 테이핑할 수 있도록 준비한다. 간문부에 있어서는 우문맥을 충분히 꼬리측으로 당기면서 간문판과 미상엽의 경계부로부터 직각겸자를 두측을 향해서 진행해 우간관이 존재하는 간문판을 테이핑한다(그림 9).

간문판절리예측 부위에 표적을 두고 2번째 수술 중 담관조영을 실시해, 간문판의 절리부위를 결정한다. 간문판을 가위로 절단하고 절단면으로부터의 동맥성 출혈을 6-0프로린으로 봉합 지혈한다(그림 10). 간문판절리부의 지혈 조작에는 결코 전기 응고를 사용하지 않는다. 전기 응고는 절리부의 혈류상해를 초래할 리스크가 있어, 도너 사이드의 봉합 폐쇄부로부터의 담즙 누출의 리스크와 수혜자 사이드의 담관 문합부협착의 리스크를 높인다. 도너측의 우간관단끝은 6-0 PDS의 연속봉합으로 폐쇄한다.

미상엽의 절리를 간문판절단부를 향해 진행한 후, 간배측에 놓아둔 펜로즈를 우간동맥과 우문맥의 두측으로 꺼내고 그 다음은 이 펜로즈를 hanging하면서 간실질 절리를 실시한다. 이 때 테이핑하지 못하고 잔존한 간문판조직의 일부가 남아 있을 경우가 많기 때문에, 이것을 확실히 결찰절리해 둔다. 간실질 절리의 최종 단계에서는 구역 8로부터의 간정맥가지(V8)에 조우한다. 역시 장경이 1 cm 이상 큰 v8은 문합을 해야 할 가능성이 있으므로, 사용할 수 있도록 혈관 클립이나 굵은 결찰사로 폐쇄해 둔다.

간실질절리가 완료되면, 간장을 본래의 포지션에 되돌려 우엽의 혈류가 안정되는 것을 생각하면서 5분 정도 기다린다. 그 후, 헤파린 1,000단위(1 cc)를 정맥투여해 약 1분간 기다려 우엽그래프트의 적출 조작으로 옮긴다. 간동맥을 이중 결찰한 후에 절리한다. 우문맥은 짧기 때문에, 결코 도너 측에 협착이 되지 않도록 어느 정도의 우문맥 카프는 남겨 우문맥을 절리한다(그림 11). 마지막으로 우간정맥을, 또 보존해 둔 하

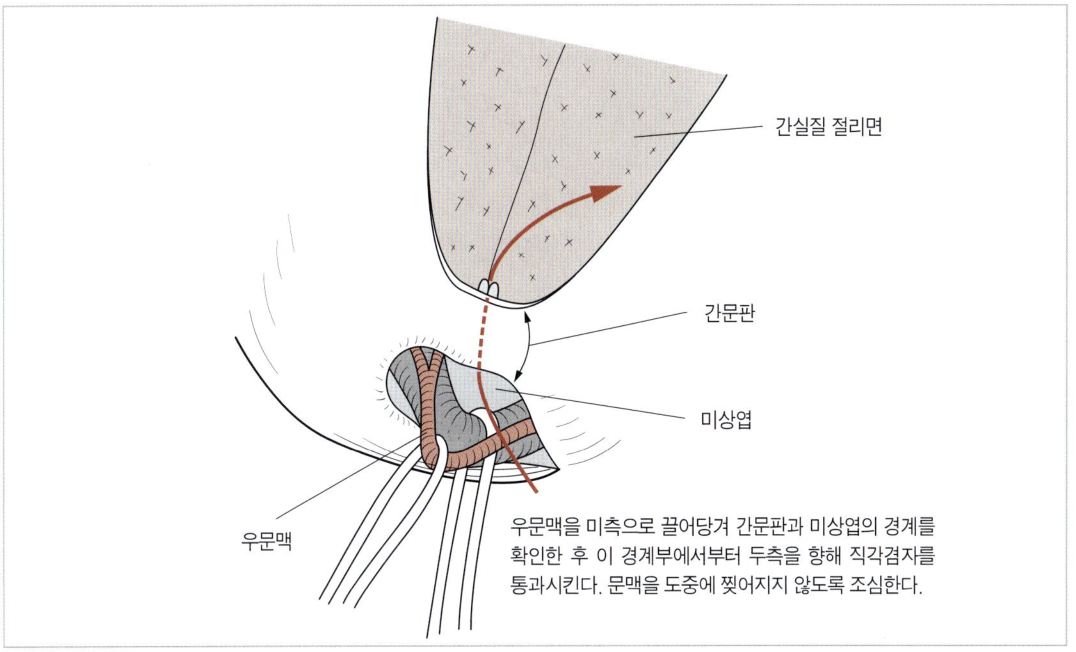

그림 9 간문판의 테이핑

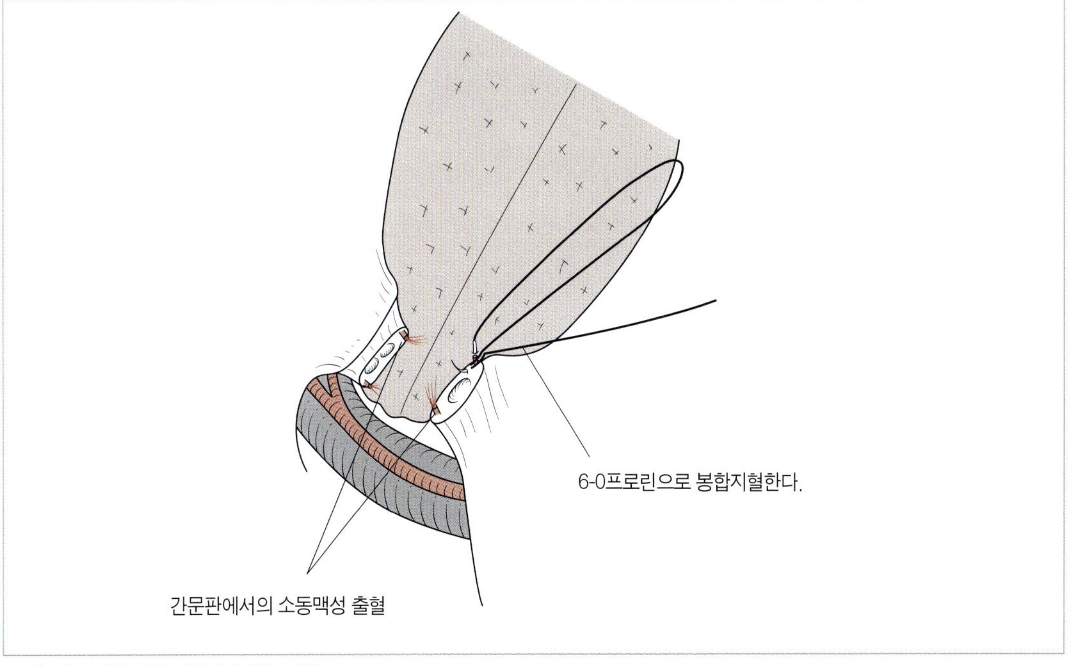

그림 10 간문판절리부의 봉합 지혈

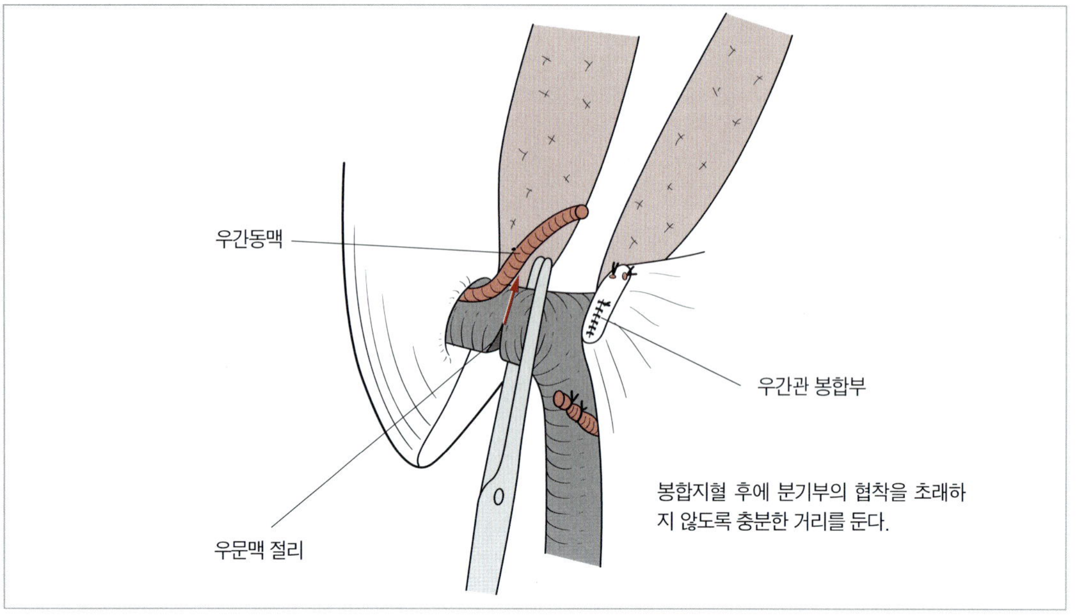

그림 11 우문맥절리

우간정맥이 있으면, 이것과 함께 절리해 우엽그래프트를 적출해 백테이블로 이동시킨다. 문맥을 통하여 4℃의 HTK 보존액(쿠스트디올)을 관류시킨다. 관류액량의 기준은 그래프트 중량의 3배이다. 동맥내막을 손상시킬 우려가 있으므로 우간동맥으로부터 관류조작은 절대로 실시하지 않는다.

우간정맥절리부는 5-0프로린의 연속봉합으로 지혈한다. 우문맥절리부는 6-0프로린의 연속봉합으로 지혈한다. 폐복전에 담관조영을 실시해서 담즙누출이 없는 것과 협착이 없는 것을 확인한다. 마지막으로 간겸상간막과 원인대를 정중부복벽에 수침고정하여, 남긴 좌엽이 우횡격막쪽으로 떨어져 간정맥이 꼬이지 않도록 한 후, 복벽을 폐쇄한다.

6) V5, V8의 처치에 관한 포인트

백테이블에서는 간절제단에 존재하는 V5 및 V8을 클램프한 채로 관류를 개시한다. 관류를 개시해 당분간 시간이 경과해도 구역 5 및 구역 8의 간표면 색조의 변화가 없는 경우에, 즉 적혈구가 씻겨나가지 않는 경우에는 클램프를 해제하고, 이 때 V5 및 V8로부터 적혈구가 씻겨 나가는 지를 다시 확인한다(그림 12). 이러한 현상을 볼 수 있는 경우에는 V5 혹은 V8과 다른 간정맥가지 사이에 교통이 없는 것을 생각할 수 있어 논리적으로 이러한 V5 혹은 V8은 수혜자 수술시에 문합해주는 것을 고려해야 한다. 한편 V5, V8를 클램프한 상태의 관류에서 구역 5 및 구역 8이 관류된 구역의 간표면의 색조가 변화할 경우에는 간내에 교통하는 간정맥가지가 존재하는 것이라고 생각하고 수혜자 수술시 V5, V8의 정맥 문합을 실시하지 않아도 된다.

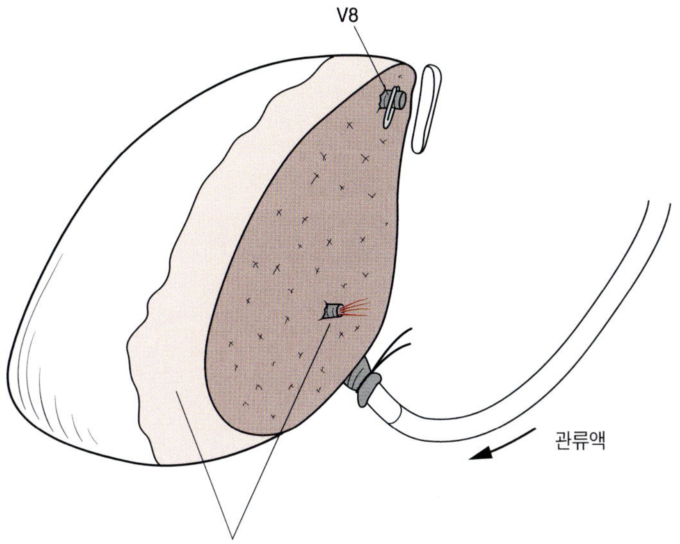

그림 12 백테이블에서의 V5, V8에 대해

■ 확대우간절제-중간정맥 포함

1) 도너에게 확대우간절제를 실시하는 특수 사정

도너의 안전성을 고려해 보통은 확대우간절제는 실시하지 않는다. 예외적으로 확대우간절제를 실시하는 경우는 수취인 체중에 대해서 우엽그래프트가 극단적으로 작은 경우, 필자는 그것을 GRWR(graft-recipient weight ratio : 그래프트와 수혜자의 중량비)가 0.6% 미만인 경우로 하고 있지만, 이러한 경우라도 예측되는 도너에 남겨지는 좌간의 체적이 간장 전체의 35% 이상 있는 것이 최저 조건이다. 게다가 도너에게 남기는 좌간의 내측구역의 간정맥가지가 중간정맥으로 흘러들지 않는 것, 즉 그래프트 절제시 중간정맥을 함께 절제해도 도너측에 남기는 내측구역의 정맥관류가 영향을 받지 않는 것이 중요하다. 이러한 평가는 수술전에 MDCT를 이용한 체적 측정과 맥관의 3차원 구축으로 가능하다.

보통의 우간절제와 비교한 이 수술 조작의 차이는 간실질절리라인의 차이뿐이다. Cantlie선보다 1-2 cm 정도 좌측 절리라인이 되지만, 절리라인의 결정에는 초음파 검사로 중간정맥을 확인해, 확실히 이 cantlie선 좌측으로 라인을 설정해야 하는 것이다. 간실질절리를 진행시켜 v5가 노출되면, 이 정맥의 왼쪽에 계속되는 연속이 중간정맥이므로 이 정맥을 따라서 절리면을 연장해 나간다. 이 때 중간정맥에 조금 간실질을 부착시키면서 실시하는 것이 출혈을 줄이는 요령이다. 중간정맥을 알몸에 노출하는 조작을 실시하면, 이 정맥으로 유입하는 1-2 mm 가는 정맥가지의 구멍으로부터 생각지 않은 대량의 출혈을 초래할 수도 있다. 간실질 절리의 최종 단계에서, 중간정맥이 좌간정맥과 합류하는 앞의 약 1 cm 지점에서 중간정맥을 테이

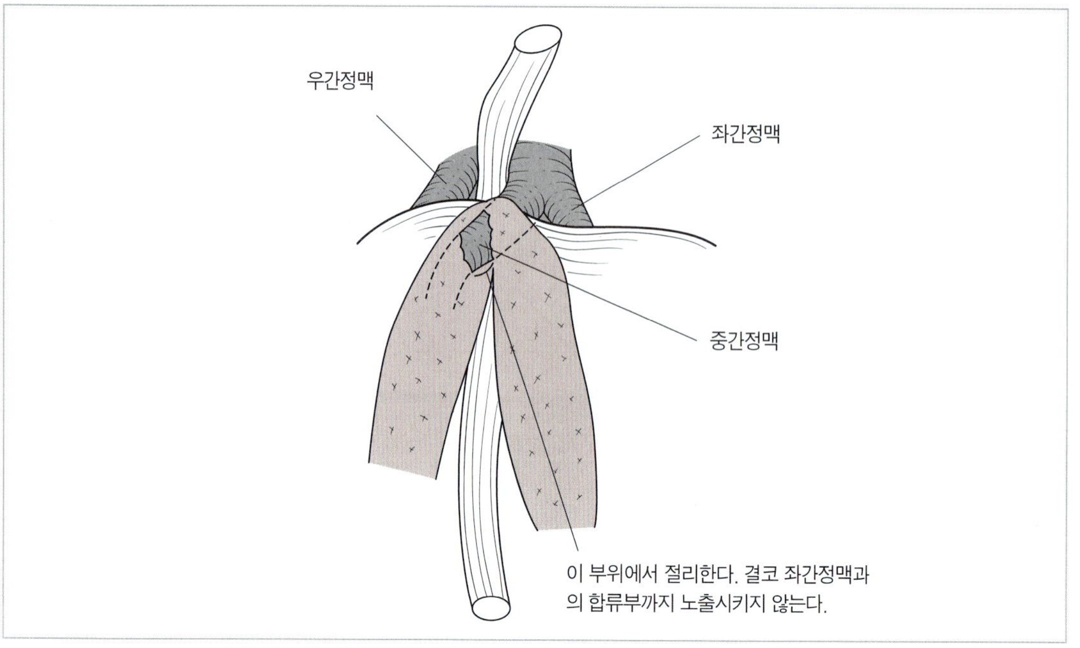

그림 13 중간정맥의 노출

핑한 다음 실질절리를 완료한다(그림 13). 즉 도너의 안전을 위해서 중간정맥과 좌간정맥의 합류부를 완전하게는 노출하지 않는다. 합류부 아슬아슬하게 중간정맥을 절리하는 것은 결코 실시해서는 안된다.

COLUMN

보이는 조작과 안보이는 조작

본 항목(도너 우간절제) 중에서도 블라인드 조작의 위험성에 대해 말했지만, 안보이는 블라인드 조작만큼 무서운 것은 없다. 여기에서는 겸자나 가위의 앞을 통해 전해져 오는 대상 조직의 감촉이 유일한 모니터링이 되지만, 이것을 믿고 천천히 진행하는 것 외에는 안전한 방법이 없다. 그러나 여기서 중요한 것은 정확한 해부 지식이다. 안보이는 부위를 손상시켜서는 안 될 중요한 조직이 있는지 어떤지에따라 수술의 스피드가 바뀐다. 중요한 조직이 없는 경우에는 블라인드 조작에서도 계속 진행시켜 나가면 되지만, 조금이라도 중요한 조직이 있을 가능성이 있으면 조심조심 진행시켜 나가는 것 이외에는 방법이 없다. 물론 수술 중 초음파 검사가 중요한 조직의 확인에 유용하면 가능한 이용은 하지만, 결국 마지막에는 감촉으로 결단하면서 조작을 진행시킨다. 이상의 수술 태도는 심한 염증을 동반한 조직의 박리조작에 그대로 적용된다. 수술이 능숙한지 서투른지를 평가방법중의 하나라고 생각한다.

Dos & Don' ts

- 간장탈전 시의 간막 및 인대의 절리는 신중히 실시한다.
- 우하대정맥인대의 절리는 가능한 간장측에서 실시한다.
- 우간동맥의 박리 시에 총간관을 사방으로 박리하지 않도록 한다.
- 우문맥의 박리는 외막을 따라 올바른 박리층에서 실시한다.
- 우간관의 절리는 간문판과 일괄적으로 실시한다.
- 우하대정맥인대, 우간정맥, 우문맥의 박리조작 시의 블라인드 조작은 난폭하게 실행해선 안 된다.
- 우간관절리부로부터의 출혈을 전기 응고로 지혈해선 안 된다.
- 우간동맥을 통한 관류조작을 실시해선 안 된다.

(上本伸二)

V. 복강경 간췌장절제

1 복강경 간절제술과 복강경 보조 간절제술

Point

① 출혈되지 않도록 신중히 간절제를 진행하는 것이 수술시간의 단축으로도 연결된다.
② 수술 중 초음파 검사를 여러 차례에 실시해 외과적절제연(surgical margin)의 확보에 노력한다.
③ 글리슨막이나 맥관을 확실히 구분하고 나서 처리한다.
④ 복강경 보조(소개복)에서의 간절리에는 거상법(hanging technique)이 유용하다.

지금까지 복강경 간절제술(부분 절제 및 외측 구역 절제)은 선진 의료로서, 복강경 보조 간절제술(부분 절제 및 외측 구역 절제를 제외하다)은 고도 의료로서 행해져 왔다. 향후 한층 더 발전해 나갈 영역이라고 생각할 수 있지만, 안전성을 충분히 고려한 수술을 실시할 필요가 있다. 손을 사용한 조작을 할 수 없다는 점에서 개복 간절제술과는 크게 다르기 때문에 복강경 수술과 개복 간절제술 모두에 능통할 필요가 있다. 본 술식은 다소의 요령과 고도의 기술을 필요로 하지만, 안전하고 확실히 실시하는 것으로 환자의 수술침습을 줄이는 술식이 된다.

본 장에서는 위에 기술된 요점을 근거로 복강경 간부분절제술, 복강경 간외측구역 절제술, 복강경 보조 간절제술에 대해 해설한다.

■ 복강경 간부분 절제술

간절리전에 간실질 열응고를 실시한 후 신중히 내부 구조물을 노출해 처리하는 것이 출혈에 의한 시야 악화를 막고 출혈량의 경감, 수술시간의 단축, 수술 후 담즙누출의 예방으로 연결된다. 절제연 확보를 위해 초음파로 확인하면서 간을 자르기 시작한다.

1) 적응

간겉층 또는 외측구역에 병변이 위치해, 종양 조건이나 간예비기능 등으로 부분 절제가 가장 적합한 증례가 대상이 된다. 외측구역 · S6의 가장자리나 돌출형의 병변은 직경 5 cm 이하, 돌출형이 아닌 간겉층의 병변은 직경 3 cm 이하로 하고 있다.

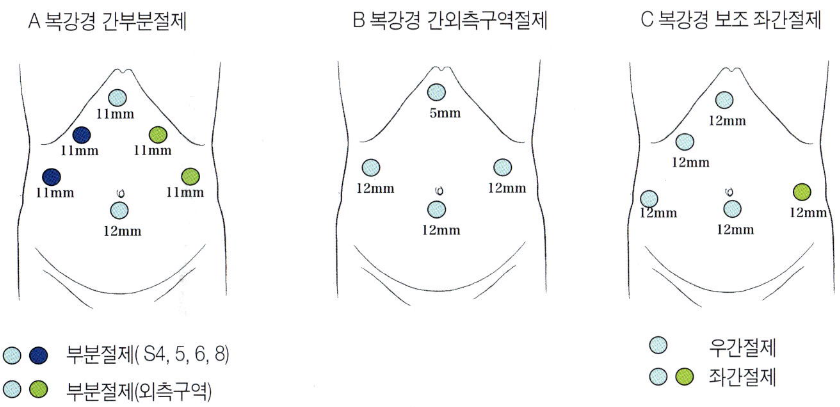

그림 1 투관침 삽입 위치
그림과 같이 투관침을 삽입해 수술을 실시한다. 출혈의 제어 등 수술조작에 어려움을 겪는 경우에는 투관침을 주저하지 말고 추가해 시야 확보에 노력한다.

2) 체위와 투관침 삽입 위치

좌우 팔을 90도 외전해 수술 침대 등으로 몸을 고정한다. 머리를 올리고, 절제 부분이 우엽측인 경우에는 좌측으로 기울인다.

투관침 삽입 위치를 그림 1A에 나타냈다. 기복은 8 mmHg의 저압으로 하고 간정맥이 노출되어 가스색전이 의심될 경우에는 개복으로의 이행 또는 거상법으로의 변경을 고려한다.

3) 절제예정선의 표시와 간겉층의 열응고

수술 중 초음파 검사로 종양과 주위 맥관과의 위치 관계를 확인한 후, 1 cm 절제연을 확보하도록 절제예정선을 전기메스로 표시한다. 반구상으로 절제할 경우에는 종양 심부의 충분한 경계를 얻기 위해 미측의 경계를 많이 취해 표시한다. 표시한 절제예정선을 따라 라디오파를 이용해 초음파로 확인하면서 간겉층을 열응고해(그림 2), 간절제 시의 출혈량을 줄인다[1]. 나중에 설명할 간절제는 응고 간실질을 따라서 실시하기 때문에 이 조작은 간겉층뿐만 아니라 절리라인 전체를 결정짓는다. 절제예정선의 표시와 열응고는 복강경간부분절제술을 실시한 후에 수술의 성공을 좌우하는 중요한 조작이다. 또 경계확보를 위해 종양 심부를 미리 라디오파 응고하는 방법도 연구되어 지고 있다.

4) 간절제

뜻하지 않은 출혈에 대응할 수 있도록 반드시 거즈를 복강 내에 넣어 둔다. 간절제에는 Cavitron Ultrasonic Surgical Aspirator(이하, CUSA®)를 사용해 신중히 내부구조물을 노출한다(그림 3A). 표층의 간실질과 소혈관은 초음파 응고 절개 장치(이하, LCS)로 절리하고 굵은 맥관이나 글리슨막은 클리핑 후에 절리한다(그림 3B). S6부분 절제 등에 있어서 주요한 글리슨막이나 간정맥의 절리가 필요한 경우에는 자동

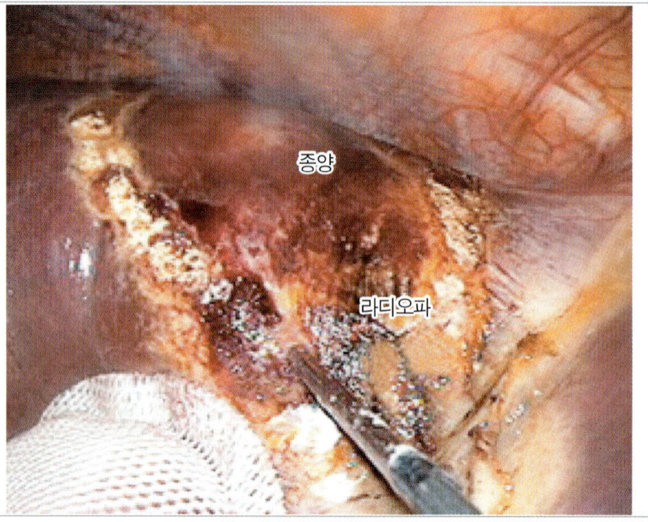

그림 2 간표층 라디오파에 의한 열응고
표시한 절제예정선을 따라 라디오파에 의한 간표층의 열응고(100 W)를 실시한다. 이 조작에 의해 간절제면이 열릴 때까지 출혈을 조절할 수 있다.

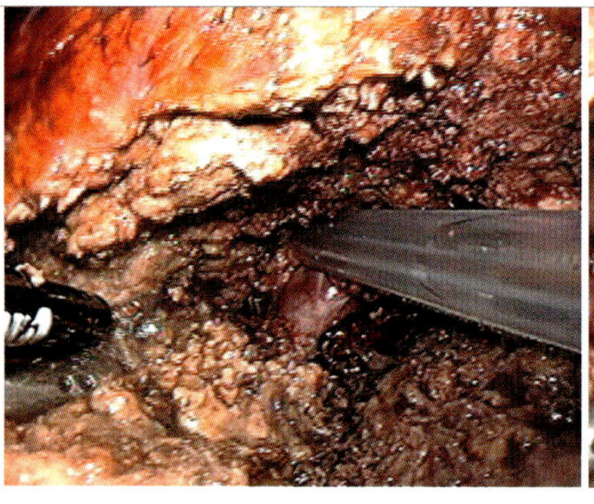

A CUSA®에 의한 글리슨막의 노출

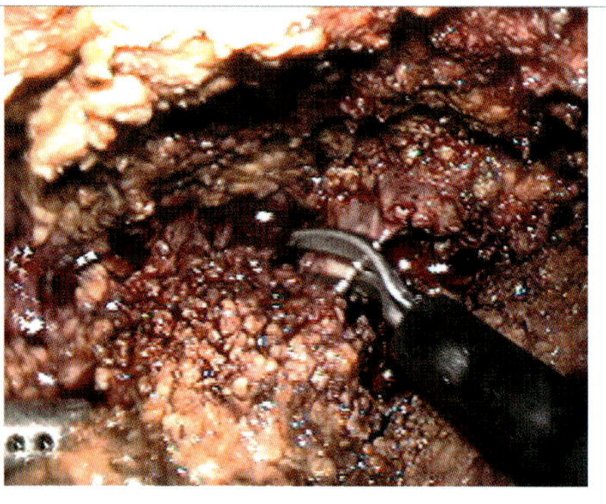

B 클립에 의한 글리슨막 처리

그림 3 간절제
신중하게 혈관과 글리슨막을 노출해 처리해 나가는 것이 출혈량을 줄이고 수술 시간의 단축할 수 있다.

봉합기를 이용해 절리한다. 글리슨막은 블루, 간정맥은 화이트 카트리지를 선택한다. 출혈을 수반했을 경우에는 당황하지 말고 몇 분간 거즈로 압박하며 출혈점을 제대로 확인해 지혈 조작(클립), 라디오파로의 추가열응고 등을 실시한다. 가격은 비싸지만 TissueLink™ (센츄리 메디컬사)를 이용한 지혈 조작을하고, CUSA®를 이용하여 간절제를 하면 좋다.

5) 절제된 간의 회수와 지혈

절제된 간은 주머니에 넣어 배꼽부위 투관침 구멍에서 회수한다. 간절제면의 지혈을 확인하고 수술을 종료한다. 필요 시에는 투관침으로 배액관을 삽입한다.

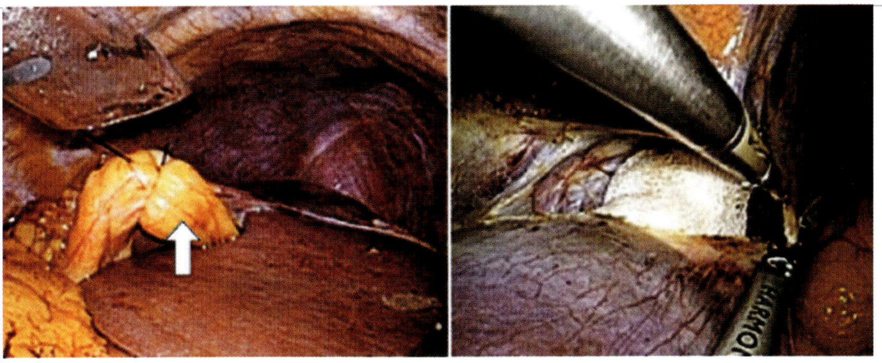

A 간원인대를 결찰해 체외로 유도한다. B 외측구역의 배측에 거즈를 넣어 둔다.

그림 4 간원인대의 견인과 간의 수동
간원인대(화살표)를 견인함으로써 외측구역 위쪽이 팽팽해지므로 관상인대의 절리가 편리해지고 횡격막맥관의 손상을 피할 수 있다.

■ 복강경 간외측구역 절제술

복강경 간외측구역 절제술은 수술 수기의 확립과 용이할 뿐만 아니라 안전하고 가장 실시하기 쉬운 복강경간절제라고 생각할 수 있다. 간원인대와 외측구역의 고정간막을 절리하고 간실질을 얇게 절제한 후 글리슨막과 좌간정맥을 자동 봉합기로 절리해 종료하는 단순한 수술이다[2,3].

1) 적응증

종양지름이 5 cm 이하로 횡격막이나 위 등에의 침윤이 없는 증례에 실시하고 있다.

2) 체위와 투관침 삽입 위치

좌우 상지를 90도 외전해 매직침대 등에서 고정한다. 머리를 높게하고 간외측구역의 수동 시는 우측으로 회전시킨다. 투관침의 삽입 부위를 그림 1B에 나타냈다.

3) 간원인대의 절리와 간의 수동

가정 먼저 수술 중 초음파 검사를 실시해, 종양과 맥관의 위치관계, 문맥과 간정맥의 주행을 확인한다. LCS로 간원인대와 간낫인대를 절리하고 간원인대를 엔드루프(존슨&존슨사)로 결찰, 엔드클로우즈(타이코사)로 결찰사를 걸쳐 경피적(우측 복부 투관침 우측)으로 체외로 꺼내 견인한다(그림 4A). 간을 아래쪽으로 견인함으로써 관상인대의 절리가 편리해지고 뒤에서 설명할 자동 봉합기에 의한 글리슨막의 절리에도 유용하다. 시야의 방해가 되기 때문에 간원인대와 간낫인대의 절리는 복벽을 따라서 실시하도록 한다.

관상인대 및 좌삼각인대를 LCS로 절리한다(그림 4B). 미리 외측구역의 뒤쪽에 거즈를 놓아두면 간막절리의 목표가 되어 뜻하지 않은 횡격막이나 위 등의 손상을 피할 수 있다. 간위인대는 알란티우스관을 따라 앞쪽 장막을 절리해 두면 간외측구역의 가동성이 좋아진다. 알란티우스관의 처리, 좌간정맥의 노출은 필요없다. 좌간정맥을 실수로 손상하면 지혈 조작이 곤란하고, 치명적이기 때문에 무리한 간정맥의 노출 조작은 실시하지 않는다.

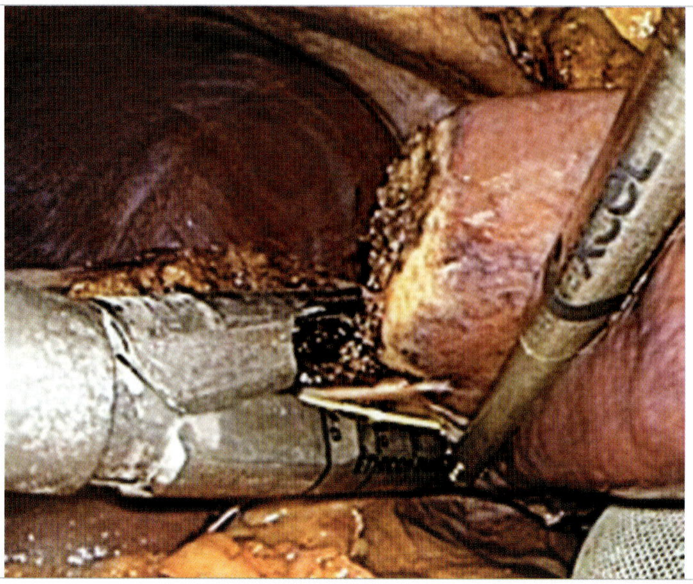

그림 5 자동 봉합기에 의한 외측구역 글리슨막의 절리
간실질이 남아 약 1 cm 두께가 될 때까지 절제를 실시한 후 자동 봉합기로 글리슨막을 절리한다. 간원인대를 견인해 그 좌측에서 절리를 실시한다.

4) 간절제

간실질 절제는 후에 자동 봉합기로 글리슨막과 간정맥을 자를 수 있도록 간실질을 얇게 하는 것이 목적이다(두께 약 1 cm). 라디오파, TissueLink™ 등을 이용해 간절제 전에 간실질열응고를 실시하고 CUSA®, LCS 등으로 간절제한다.

5) 자동 봉합기에 의한 글리슨막과 좌간정맥의 절리

간원인대를 아래쪽으로 견인함으로써 외측구역의 글리슨막과 좌간정맥 하대정맥 유입부는 직선이 된다. 글리슨막의 절리는 배꼽판(umbilical plate)과 아란티안판(Arantian plate)도 포함하기 때문에 staple이 두꺼운 자동 봉합기를 선택한다(그림 5). 필자 등은 골드 또는 블루의 카트리지를 선택하고 있다. 이 때 좌간정맥을 말려 들게 하지 않도록 주의한다. 계속해서 좌간정맥을 자동 봉합기(화이트)로 절리하고 간외측구역 절제를 종료한다. 자동 봉합기에 의한 압박손상에 의해 staple line 근방에서 삼출출혈(oozing)을 일으키기도 하는데 거즈를 사용한 압박이나 전기 메스로의 지혈로 충분히 대응할 수 있다.

6) 절제된 간의 회수와 폐창

절제된 간은 주머니에 넣어, 창을 연장한 배꼽부위 투관침 구멍으로부터 회수한다. 미용적인 측면에서 비키니라인에 새로이 작게 개복을 해 회수할 경우도 있다. 배액관은 넣지 않고 있다.

■ 복강경 보조 우 · 좌간절제술

복강경 보조 우 · 좌간 절제방법은 복강경(기복법)에 의한 간수동조작과 소개복을 하여 복강경 보조에 의한 간 절제조작의 2단계로 실시한다[4]. 복강경 보조에서의 간절제는 기본적으로 개복수술 수기의 응용으로, 대부분이 개복간절제에로서의 수술 기계를 이용할 수 있다.

글리슨막이나 간정맥의 절리에는 자동 봉합기를 이용한다. 한정된 공간에서는 자동 봉합기가 안전하고 간편하다고 생각할 수 있다. 간절제 시에는 hanging technique을 이용해 실시한다. 절제면이 전방으로 밀려 나옴으로써 간절제가 쉽고 절제의 목표도 된다.

1) 적응증

직경 10 cm 이하에서 타장기 침윤이 없고, 담관 절제나 림프절 곽청을 동반하지 않는 증례를 적응으로 하고 있다. 간예비능에서 볼때 술식의 선택은 개복수술과 같다.

2) 체위와 투관침 삽입 위치

우간절제의 체위는 좌반측와(옆으로 누움)위로 해 수술침대에 고정한다. 우상지는 90도 외전 하고 팔의 관절은 90도 굽혀 팔뚝을 수대에 높이게 하고 좌상지는 90도 외전한다. 좌간절제에서는 좌우 상지를 90도 외전해 몸을 수술침대에 고정시킨다.

투관침 삽입 위치를 그림 1C에 나타냈다. 후에 기술할 소개복은 심와부와 우늑궁하의 투관침사이에서 개복한다. 8 cm의 예정 개복 라인을 표시하고 이 선상에서 투관침을 삽입한다. 기복압은 8~10 mmHg로 하고 있다.

3) 담낭 절제술과 간의 수동

간의 수동까지를 복강경하에 실시한다. 수술 중 초음파 검사를 실시한 후에 담낭절제술을 실시하고 절제한 담낭은 복강내에 둔다.

우간절제에서는 우측 복부 투관침으로 간아래쪽면을 압배해 LCS를 이용해 하대정맥 우측의 간신간막에서 절리를 시작한다. 우부신을 노출해 우하간정맥을 확인하면서 가급적으로 하대정맥의 오른쪽 경계를 따라서 박리를 진행한다. 계속해서 우삼각간막과 관상간막을 절리한다. 간정맥근부로부터 미리 박리조작을 해 두면 간정맥의 위치를 정확하게 파악할 수 있어 간정맥의 손상을 피할 수 있다. 횡격막 정맥도 간정맥의 위치를 파악하는데 좋은 지표가 된다.

좌간절제에서는 심와부 투관침으로 간외측구역을 압박해, 좌삼각간막, 관상간막, 간위간막을 LCS로 절리한다.

간의 수동시 간정맥근부의 손상에 주의한다. 손상받으면 복강경하에서 지혈 조작이 곤란하고, 대출혈, 가스색전을 초래한다. 만일 손상받았을 경우에는 거즈로 압박하면서 신속하게 개복으로 이행한다. 간정맥의 노출은 소개복창으로부터 충분히 가능한다는 것을 염두해 두고 간의 수동을 실시하는 것이 중요하다.

COLUMN

~가슴졸였던 경험~

간절제에 있어서 가장 가슴졸이는 경우는 간정맥이나 하대정맥으로부터의 출혈일 것이다. 이것이 복강경 수술에서 발생하면 갑자기 모니터가 빨갛게 되고 졸도할 것 같은 충격을 받는다. 필자 등은 3가지의 큰 출혈을 경험한 적이 있다. 외측구역의 수동 시에 좌간정맥을 손상, 우엽 수동 시에 우부신에 유착하고 있던 우하간정맥을 손상, 우간정맥을 자동 봉합기(그레이)로 절리했을 때에 staple이 튀어 대출혈(소개복하에서 발생했기 때문에 지혈이 가능했다)이다. 모두 피할 수 있는 출혈이다. 간정맥을 무리하게 노출할 필요는 없고, 우부신이 강하게 고정되어 붙어 있는 예에서는 간절제 후에 박리하면 좋다. 수술의 처음부터 끝까지를 가상해 보면 피할 수 있다. 자동 봉합기는 조직 상태에 따라서 두꺼운 카트리지를 선택하는지, 또는 사용하지 않는 것이 좋다. 이러한 경험과 대책으로 현재는 안전하게 실시할 수 있지만, 지금부터 시작하는 시설에서는 경험하지 않기를 바라는 바이다.

4) 소개복과 간정맥의 노출

기복조작을 종료하고 심와부와 우늑궁하의 투관침에 8~10 cm의 우늑궁하절개를 개복한다. 담낭을 꺼내고 간원인대, 간낫인대를 절리한다. 개창부에 피부보호기(메디카르리다스사)를 장착하고 켄트 견인개창기(타카사고 의과 공업사)을 이용해 위쪽으로 견인한다. 이 후의 조작은 개복창에서 복강경을 삽입한 복강경 보조하가 된다. 왼손 또는 판모양 갈고리로 간을 꼬리측으로 압박해, 간정맥근부를 노출시킨다. 남아 있는 관상간막의 일부를 이 지점에서 절리한다.

5) 글리슨막과 하대정맥 전면의 테이핑

개복수술과 같은 조작으로 오른쪽 또는 왼쪽 글리슨막으로 테이핑해 동시에 결찰해 둔다. 간거상법(liver hanging maneuver[5])을 이용하기 때문에 하대정맥 전면에 테이핑을 실시한다. 간하부 하대정맥의 앞쪽 장막을 절리한 후, 하대정맥 전면의 우측에서 미상엽과 하대정맥 사이를 끝이 둔한 박리겸자를 중간정맥과 우간정맥 사이를 통과시킨다. 테이핑에 사용하는 펜로즈 배액관을 간정맥 사이에 통과시킨 리겸자로 잡고 뒤쪽으로 빼낸다. 좁은 공간에서의 테이핑조작이기 때문에 종래의 겸자로는 곤란한 경우도 있어, 닛타에서 개발한 만곡이 큰 앞이 긴 박리겸자를 사용하고 있다(그림 6).

6) 간절제와 글리슨막의 처리

앞의 글리슨막 결찰로 인해 생긴 구획선(demarcation line)을 따라 전기메스로 표시해, CUSA®를 이용해 간절제를 실시한다. Pringle법은 적당히 실시한다. 하대정맥 전면을 통한 펜로즈 배액관을 견인해 우간절제에서는 중간정맥의 우벽을, 좌간절제에서는 중간정맥의 좌벽을 노출시키도록 위쪽으로 간절제를 진행시킨다. 충분한 조작공간이 생긴 시점에서 글리슨막을 자동 봉합기(블루)로 절리한다(그림 7).

우간절제에서는 견인한 펜로즈 배액관을 목표로 하면서 간절제를 진행시켜 하대정맥 전면을 노출시킨다.

좌간절제에서는 중간정맥과 좌간정맥의 근부를 노출한다. 새로운 절제 목표로 펜로즈 배액관을 알란티우스관에 인접하여 위치시켜, 견인하면서 간절제를 진행시킨다. 하대정맥 전면 펜로즈 배액관을 제거한다.

자동 봉합기에 의한 글리슨막 처리 시에는 담관의 주행에 유의하면서 가능한 절제측에서의 절리를 염두

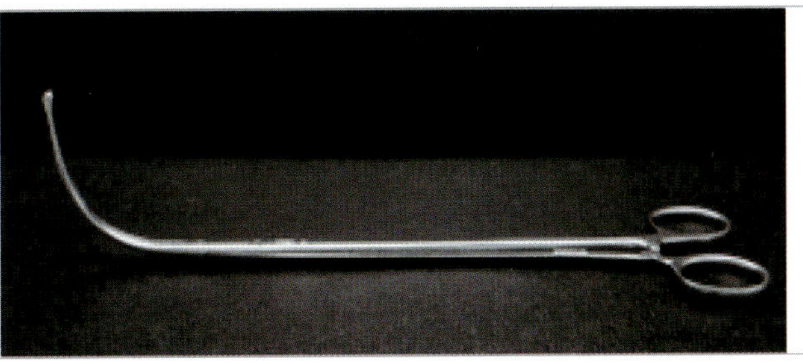

그림 6 하대정맥 전면의 터널링에 이용하는 박리겸자
우늑골궁하소개복으로부터의 터널링 조작은 거의 직각이 되기 때문에 그림에 나타낸 겸자를 이용하면 조작이 용이해진다.

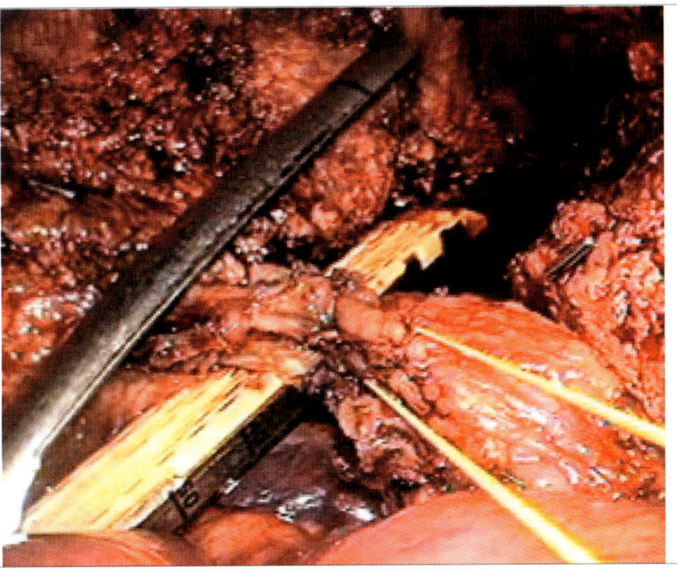

그림 7 자동 봉합기에 의한 오른쪽 글리슨막의 절리
간절제면을 충분히 벌린 후 가능한 절제간측에서 절리한다. staple line으로부터 동맥성 출혈이 나타나 클립 또는 봉합으로 보강한다.

에 둔다. 특히 좌간절제의 경우에는 후구역 담관가지의 분기 형태를 수술 전 검사로 확인해 둔다.

간거상법은 소개복에 의한 복강경 보조하에서의 간절제에 유용하다. 간정맥가지로부터의 출혈량을 줄일 뿐 만 아니라 간절제면의 전개가 편리해져 정확한 절제면을 얻을 수 있다. 개복 수술에 의한 좌간절제에서는 거상법이 반드시 필요하지 않지만, 손을 이용한 간압박조작을 할 수 없는 소개복하에 있어서는 보다 간단하게 간절제를 실시하기 위해서 필요한 수기라고 생각하고 있다.

7) 간정맥의 처리

우간절제에서는 우하간정맥, 단간정맥, 하대정맥인대를 자동 봉합기(화이트)로 절리한다(그림 8). 간의 수동이 충분히 행해지고 있으면 자동 봉합기의 삽입이 용이하다. 계속해서 우간정맥을 자동 봉합기(화이트)로 절리하면 우간절제가 종료된다.

좌간절제에서는 알란티우스관을 포함한 간실질, 좌간정맥을 자동 봉합기(화이트)로 절리하면 절제가 종료한다.

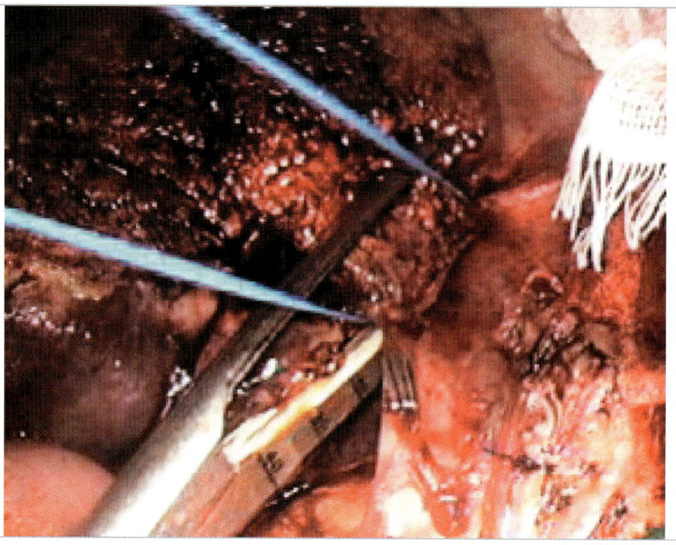

그림 8 자동 봉합기에 의한 우하간정맥, 단간정맥, 하대정맥인대의 절리
하대정맥의 협착을 초래하지 않도록 가능한 절제간측에서 절리한다.

8) 절제된 간의 회수와 지혈

절제된 간은 주머니에 넣어 소개복창으로부터 꺼낸다. 절제면의 지혈을 확인하고 필요 시에는 시트상 접착제를 붙인다. 우측 복부 투관침 구멍으로부터 배액관을 넣고 창상을 봉합한다.

Dos & Don'ts

- 복강경 수술과 간 외과 수술에 정통한 수술자가 실시해야 한다.
- 복강경하에서의 지혈법을 알지 못하고 실시해선 안 된다.
- 악성 질환에 있어서는 개복 수술과 동등한 수술의 질이 필요하다.
- 아르곤빔 응고장치 등 복강경간절제에 있어서 급격한 복강내 공기압의 상승을 초래하는 조작은 금기이다.
- 투관침의 추가나 개복으로의 이행을 주저해선 안 된다.

참고문헌

1) Weber JC, Navarra G, Jiao LR, et al: New technique for liver resection using heat coagulative necrosis. Ann Surg 236: 560-563, 2002

2) Kaneko H, Otsuka Y, Takagi S, et al: Hepatic resection using stapling devices. Am J Surg 187: 280-284, 2004

3) Chang S, Laurent A, Tayar C, et al: Laparoscopy as a routine approach for left lateral sectionectomy. Br J Surg 94: 58-63, 2007

4) Nitta H, Sasaki A, Fujita T, et al: Laparoscopy-assisted major liver resections employing a hanging technique: the original procedure. Ann Surg 251: 450-453, 2010

5) Belghiti J, Guevara OA, Noun R, et al: Liver hanging maneuver: a safe approach to right hepatectomy without liver mobilization. J Am Coll Surg 193: 109-111, 2001

(新田浩幸, 若林　剛)

2 복강경 췌장절제

Point

① 복강경 수술에서는 개복 수술과 같이 충분히 해부학적 구조를 이해한 후에 막에 따른 박리 조작을 실시하는 것이 중요하다. 췌장 체부의 수동에서는 췌장후근막과 신장전근막 사이의 느슨한 결합조직의 층을 따라 박리를 실시한다.

② 복강경 수술에서는 개복 수술과는 다른 시점의 조작을 해야 하는데 특히 배측 · 내측부터의 접근이 유용하다. 비장보존미측췌장절제에서는 비장동맥은 췌장 체부 뒤쪽에서 찾으면 좋다.

복강경 췌장절제술은 유럽의 여러 시설에서의 임상 연구로 그 유익성과 안전성이 시사되고 있어 일본에서도 가까운 장래에 보험 적용을 받을 수 있으면, 많이 보급될 것으로 예상된다[1]. 특히 복강경 미측췌장절제술은 재건 조작의 필요가 없고, 충분한 췌장 외과의 경험과 내시경 외과의 기술만 있으면 시행 가능하다. 또한 복강경 췌두부 십이지장 절제술은 가장 난이도의 높은 술식으로 자리 매김하고 있어 저침습수술로서 확립되려면 , 아직 시간이 필요하다[1]. 본 장에서는 주로 양성 또는 양성악성 경계병변을 대상으로 한 복강경 비장보존미측췌장절제술 및 복강경췌장 체부 및 미측 절제술(비장절제를 동반한다)에 대해서 그 수술 수기를 살펴보자.

■ 구성

1) 체위와 팀 · 기기의 배치(그림 1)

복강경 췌장절제술에서는 그림 1A와 같이 복강경비장 적출술에 준한 체위(개복 비장절제 체위로 한다), 또는 그림 1B의 복강경 위절제술에 준한 체위(개복 위절제 체위로 한다)가 이용된다[1~3]. 비장절제를 동반할 췌장 체부 및 꼬리 부분 절제술에서는 개복비장절제체위가 많이 이용되고 비장보존 미측췌장절제나 췌두부 십이지장 절제술에서는 개복위절제체위를 이용한다. 고난도 내시경 외과 수술에서는 술자가 모니터에 한 눈을 파는 일 없이 겸자 등의 교환을 실시할 수 있도록 배열하는 것이 중요하고, 간호사는 반드시 술자의 우측에서 기계를 전달한다.

2) 투관침의 위치(그림 2)

개복 비장절제 체위에서는 그림 2A, 개복 위절제 체위에서는 그림 2B와 같이 투관침을 삽입한다. hand-assisted laparoscopic surgery(HALS)로 미측췌장절제를 실시하는 경우에는 개복 비장절제 체위에서 상복부 정중에 약 7 cm 절개를 한다(그림 2 A점선). 바른자세는 횡절개가 좋지만, 수술 중 출혈 등으로 개복 이

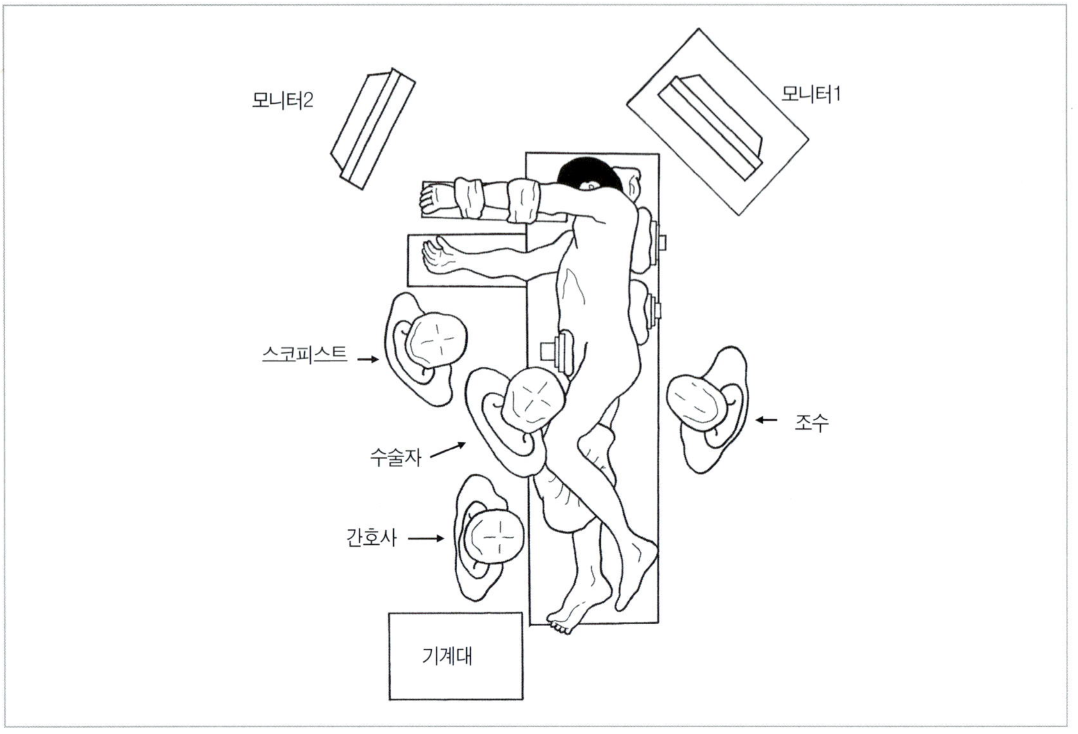

그림 1A 복강경 췌장 절제술에 있어서의 체위와 수술실의 배치
복강경 비장절제술에 준한 체위.

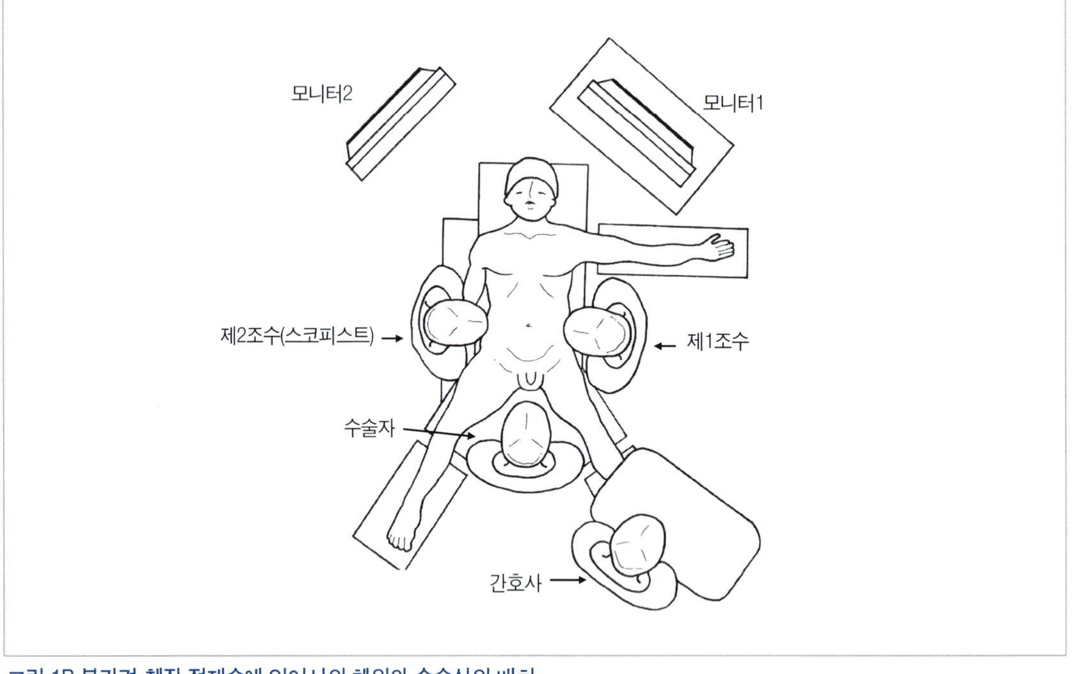

그림 1B 복강경 췌장 절제술에 있어서의 체위와 수술실의 배치
복강경 위절제술에 준한 체위.

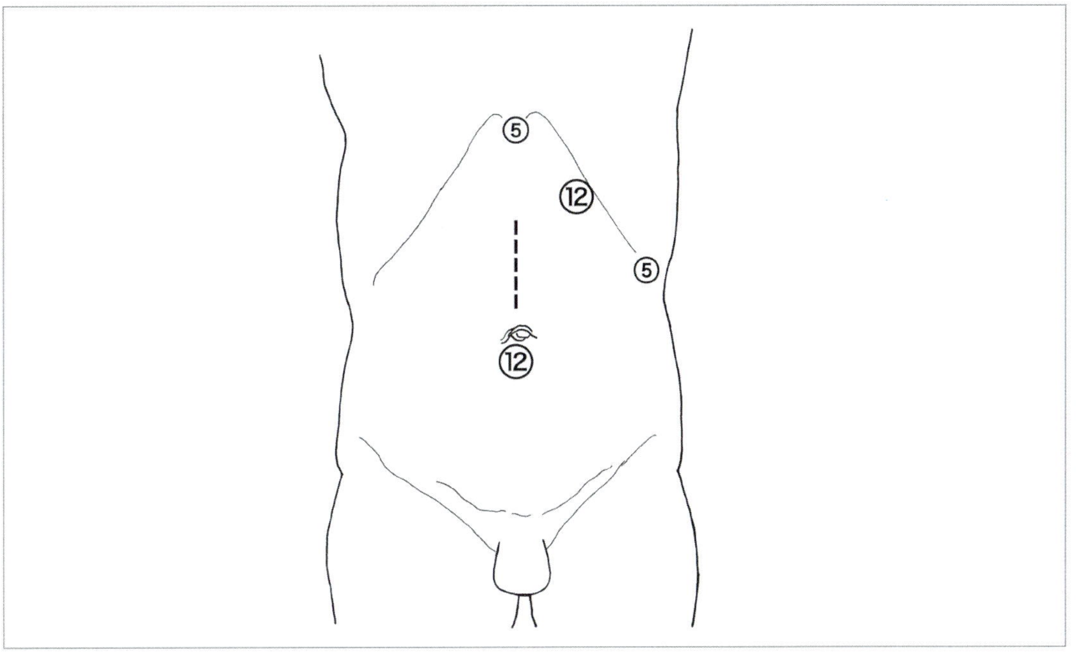

그림 2A 복강경 췌장 절제술의 투관침 위치

복강경 비장절제술에 준한 투관침 위치의 일례. 12는 12 mm 투관침, 5는 5 mm투관침, 점선은 HALS 또는 복강경 보조 수술에 있어서의 피부 절개의 일례를 나타낸다.

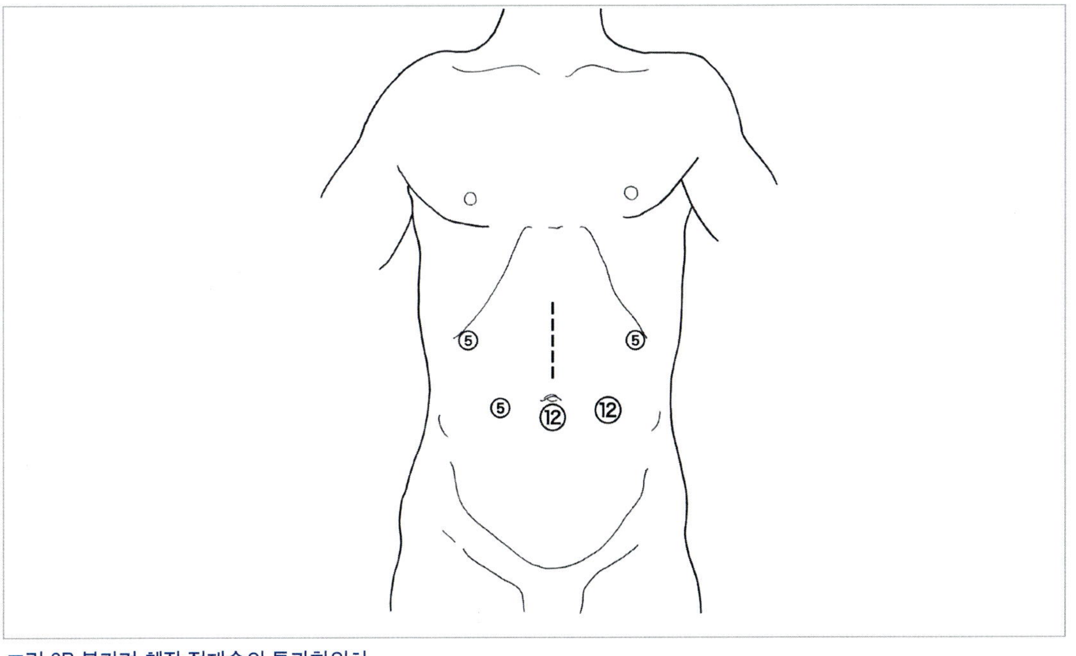

그림 2B 복강경 췌장 절제술의 투관침위치

복강경 위절제술에 준한 투관침 위치의 일례.

행 할 때 세로 절개가 재빠르게 개복할 수 있다. 복강경 보조 수술에서 췌단끝 처리를 개복하여 실시할 경우에는 상복부 정중에 소절개(그림 2A, 2B점선)를 더하는 경우가 많지만, 췌장절제끝부위에 맞추어 정중보다 좌측으로 절개를 투관침해도 좋다.

■ 수술 수기

1) 복강경 비장보존 미측췌장 절제술

(1) 췌장의 노출과 췌장 주위의 박리

위결장간막 중간 부근의 혈관이 적은 부위에서부터 절리를 시작한다. 술자의 왼손 겸자로 위대만 후벽쪽을 잡고 전방으로 견인해, 혈관 압인장치(vessel sealing system, Ligasure®) 또는 초음파 응고 절개 장치(Harmanic Ace®, Sonosurg® 등)를 이용해 왼쪽을 향해 절리를 진행한다(그림 3A). 좌위간위간막 동맥을 절리할 때 충분한 지혈 조작을 추가한다. 단위동맥은 대부분 보존할 수 있는 것이 많기 때문에 이 시점에서는 절리하지 말고 잠시 후 시야전개에 필요하면 절리한다. 덧붙여 비장동정맥을 절제해 단위동정맥만으로 비장혈류를 보존하는 술식(Warshaw 술식)도 있지만, 비장경색의 합병이 보고되고 있다[4]. 위후벽과 췌전면에는 자주 유착이 나타나므로 이것을 박리하고 췌장주위의 해부학적 구조를 명료하게 파악해 둔다.

(2) 췌장 체부 및 꼬리 부분의 수동

절리예정 부위의 췌장하연에서 복막을 전기메스부착 가위로 절개한다(그림 3C). 췌장 실질의 뒤쪽의 췌장하연 부근의 복막을 왼손겸자로 잡고 올리면서, 췌장 실질의 뒤쪽을 대충 박리해 췌장 후근막(Toldt' s fascia)과 횡행결장간막 사이의 느슨한 결합조직으로 들어간다(그림 4의 화살표). 이 층에서 박리를 진행하면, 그대로 신전근막 전면의 층으로 연결되어 간다. 또 그림 4의 화살표 부위에서 췌장하연의 복막을 절개했을 경우에는 일단 췌장 실질이 노출되지만, 그대로 췌장 뒤쪽을 향해 돌진해 가면, 췌후근막 뒤쪽으로 들어올 수 있다. 췌장 후근막 뒤쪽의 박리를 췌장 미측방향으로 넓혀 췌장 축방향의 수동을 5 cm 이상 실시한다. 또한 췌장 뒤쪽의 박리조작을 환자의 머리쪽을 향해 췌장 실질 상연에 이를 때까지 내측으로 박리를 진행해 췌장 체부를 충분히 수동한다.

COLUMN

Laparoscopic surgical anatomy

복강경 수술의 등장으로 위나 결장 직장 영역에서는 지금까지 애매하게 이해되었던 수술적 해부구조가 명료하게 비디오 스코프의 확대 효과로 인해 인식되게 되었다[5]. 이것은 복강경 수술의 발전에 도움될 뿐만 아니라 개복 수술에도 복강경 수술에 의해 명확해 진 해부학적 지식이 응용되게 되어, 개복 수술술식의 진보로도 연결되고 있다. 췌장 외과라고 예외가 아니고, 췌장 후근막이나, 췌장 후근막과 횡행결장간막 · 신전근막 사이의 느슨한 결합직의 존재가(그림 4), 선명한 비디오 화상으로 초보자라도 분명히 인식할 수 있게 되었다. 바꾸어 말하면, 이러한 층구조를 제대로 이해하고 있지 않으면 췌장의 내시경 수술은 능숙해지지 않는다. 또한 새로운 시점에 의해 선배들이 눈치채지 못했던 새로운 해부학적 발견을 할 수 있는 찬스가 있을 지도 모른다!

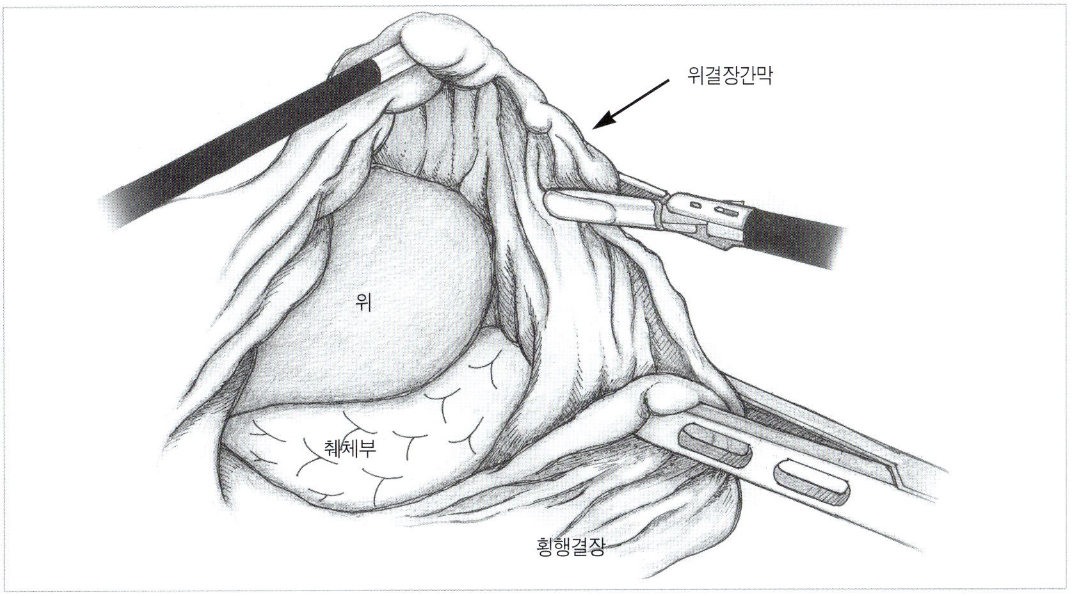

그림 3A 복강경 미측 췌장절제술의 수술 수기
위결장간막을 Ligasure®로 절리한다.

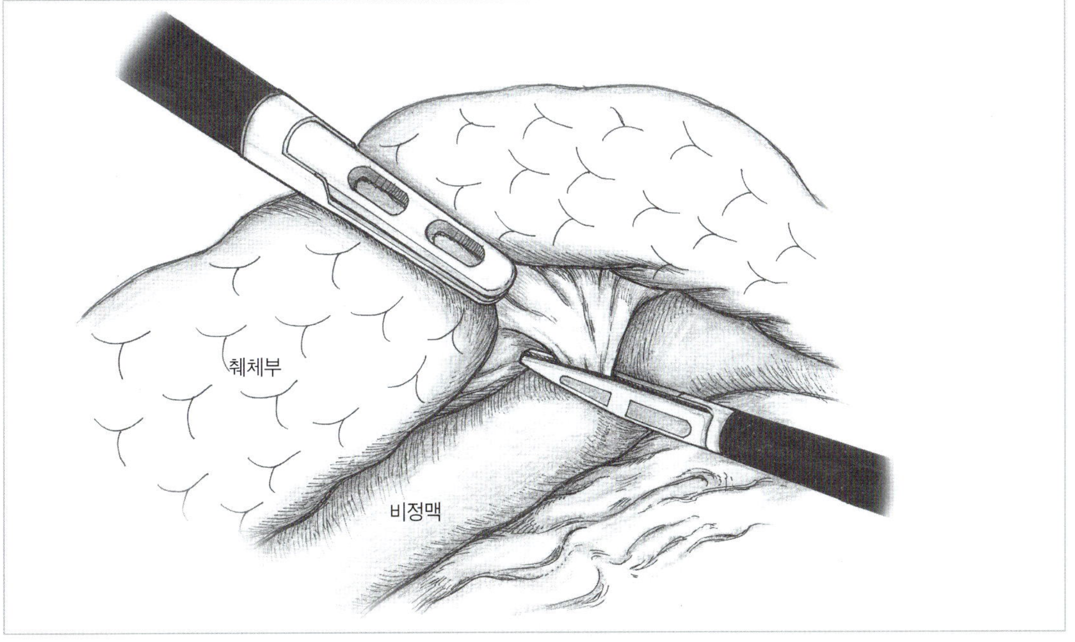

그림 3B 복강경 미측췌장절제술의 수술 수기
비장정맥과 췌장 실질 사이를 비장정맥의 분지에 주의하면서 신중하게 박리한다.

(3) 비장 정맥의 분리

비장 정맥 하연으로 췌장 후근막을 절개해, 뒤쪽에서부터 비장정맥을 노출한다. 비장정맥과 췌장 실질의 사이를 신중하게 박리한다. 비장정맥의 분지는 직경이 짧고 가늘기 때문에 거칠게 박리를 하면 쉽게 손상을 받아 출혈이된다. Ligasure®나 Harmonic Ace® 등을 이용해 이러한 분지를 절리한다(그림 3B).

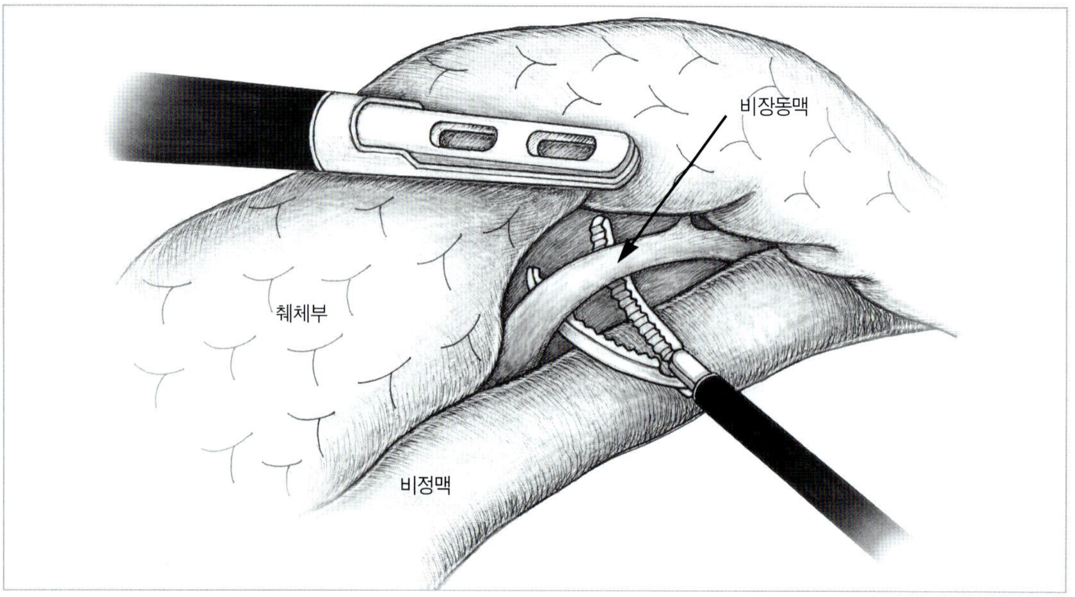

그림 3C 복강경 미측췌장절제술의 수술 수기
췌장후방으로부터 접근하여 비장동맥을 구분해 그 주위를 박리한다.

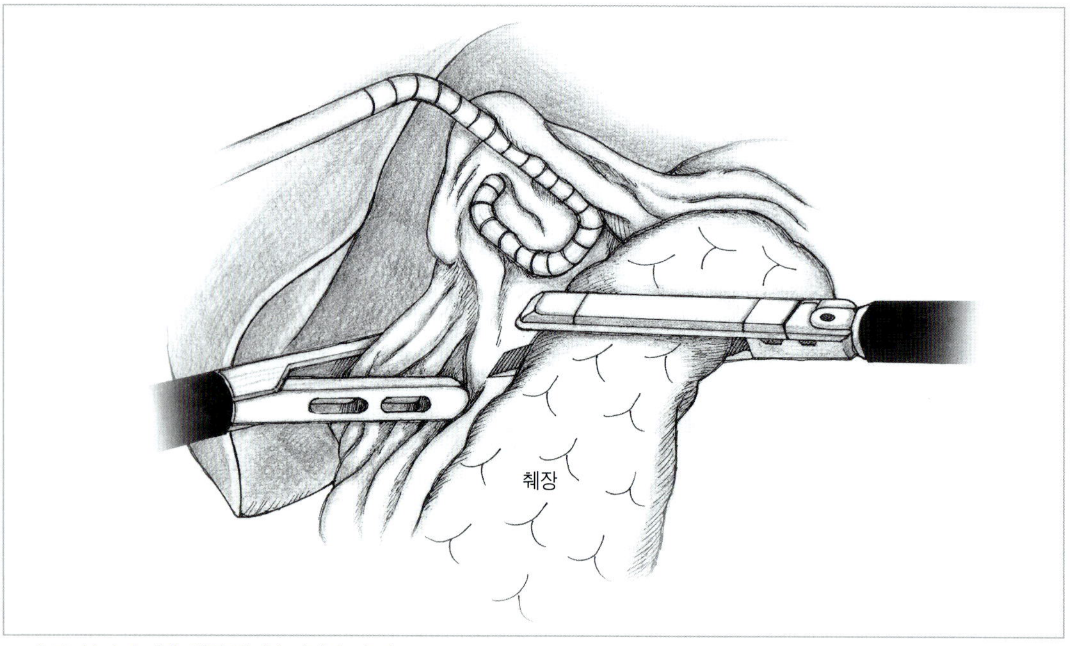

그림 3D 복강경 미측 췌장 절제술의 수술 수기
자동 봉합기를 이용하고 천천히 췌장실질을 사이에 둔 후 절리한다.

(4) 비장동맥의 구분

비장정맥의 분리가 어느 정도 진행되면, 췌장 실질 상연 부근의 결합직 안의 비장동맥 윤곽이 나타난다. 비장동맥 주위의 조직을 메릴랜드형 겸자 등으로 박리하고 비장동맥을 구분한다(그림 3C). 비장동정맥에는 각각 테이프를 걸쳐 두면 좋다.

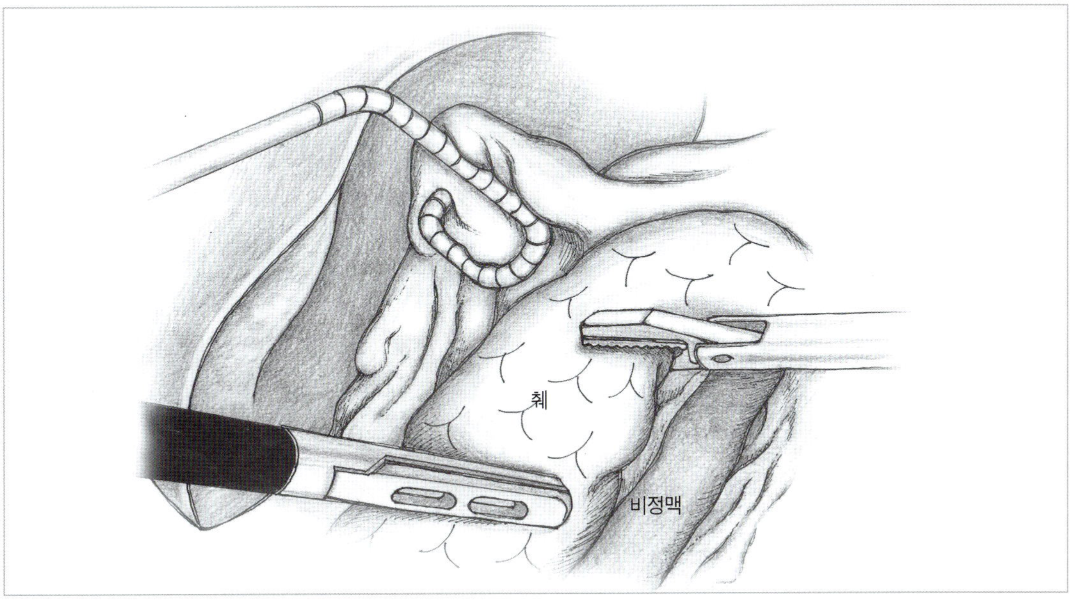

그림 3E 복강경 미측췌장절제술의 수술 수기
섬유화를 수반하는 두꺼운 췌장 실질은 초음파 응고 절개 장치를 이용해 절리한다.

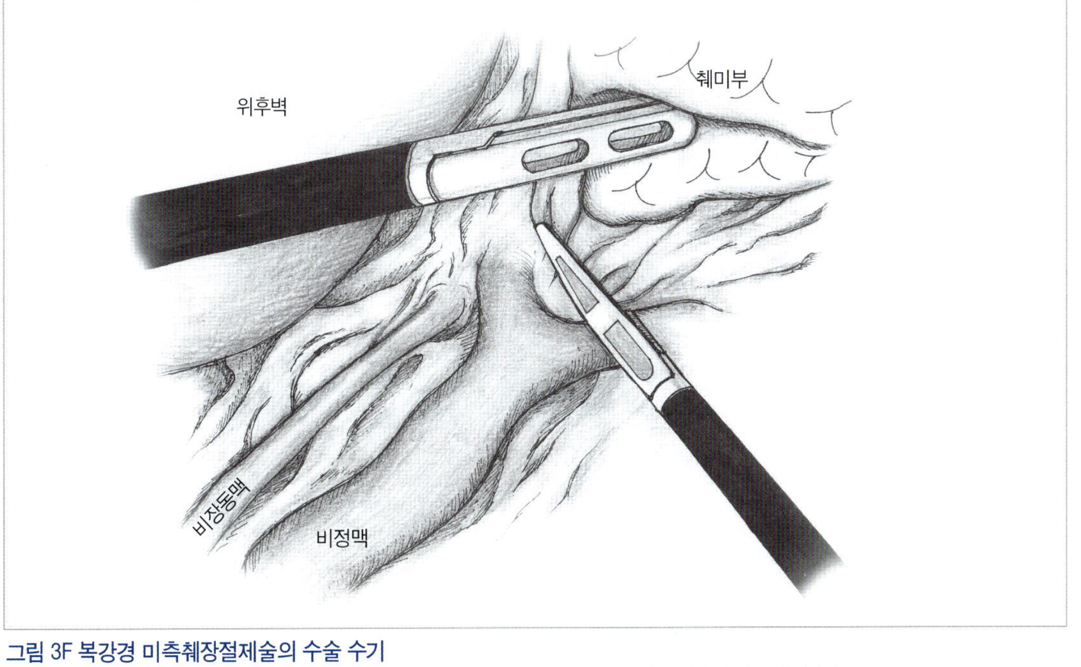

그림 3F 복강경 미측췌장절제술의 수술 수기
비장문부에서는 췌장의 꼬리 부분을 치고, 내측으로부터의 접근으로 비장동정맥과 췌장 실질 사이를 박리한다.

(5) 췌장절제

절제예정선으로 췌장실질을 자동 봉합기 또는 초음파 응고 절개 장치로 절리한다. 자동 봉합기(예, Endo GIA)를 사용할 경우에는 가능한 천천히 시간을 들여 핸들을 잡아 넣어, 실질 조직의 좌멸 손상을 줄인다(그림 3D). 스테이플라인이 되는 부위를 미리 장겸자 등으로 사이에 두고 조직을 살피고 나서 자동 봉

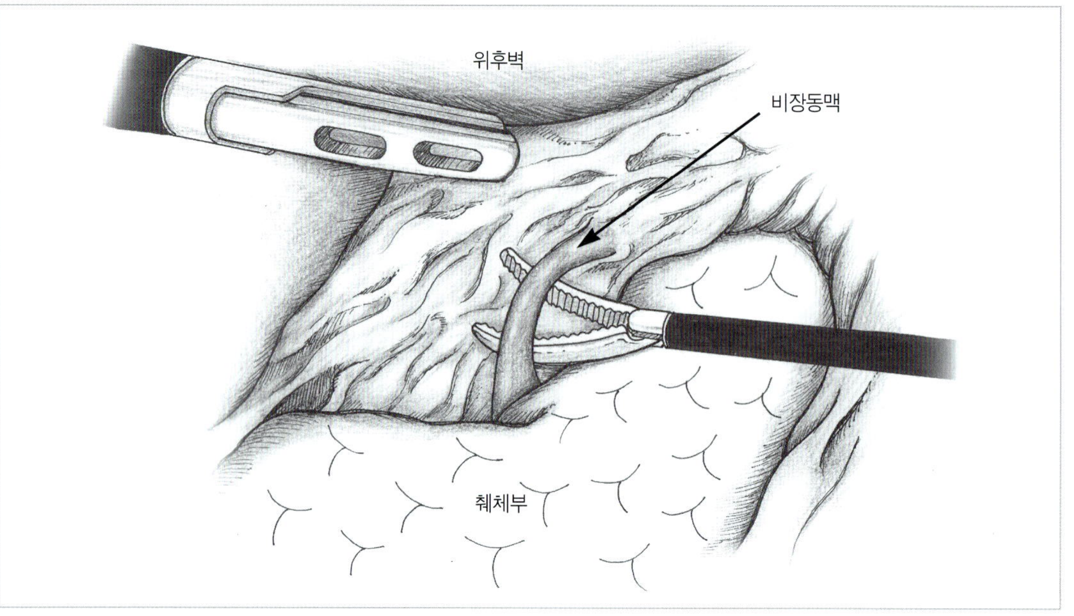

그림 3G 복강경 미측췌장절제술의 수술 수기
췌장 앞쪽에서의 접근으로 비장동맥 주위를 박리한다.

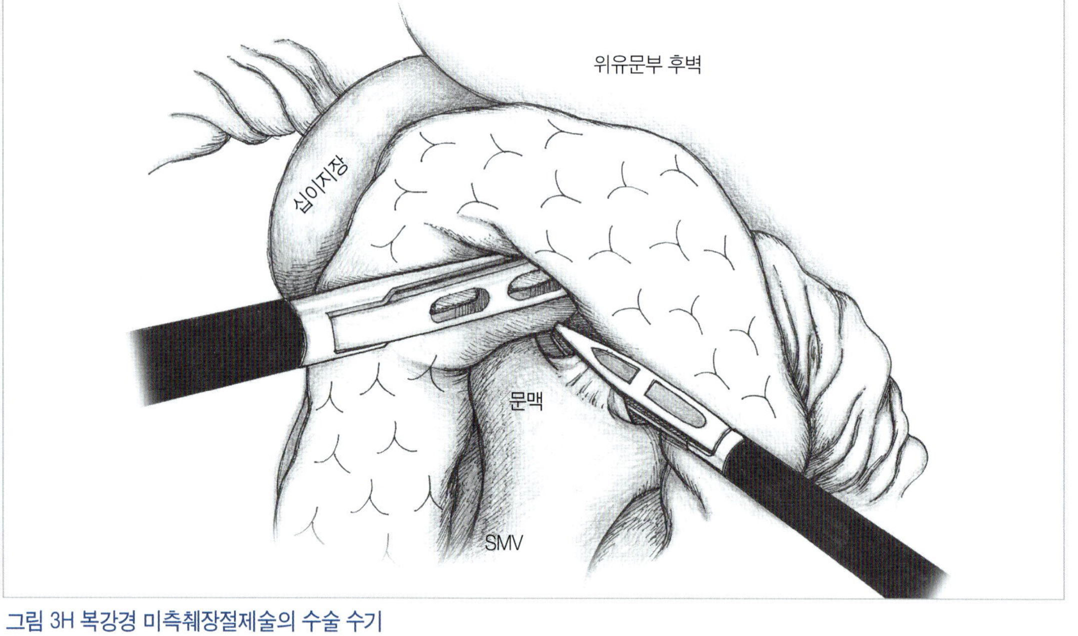

그림 3H 복강경 미측췌장절제술의 수술 수기
췌장 경부 하연에서 상장간막 정맥(SMV)을 구분해 터널링을 실시한다.

합기를 사용하고 있는 시설도 있다. 스테이플 길이가 큰 그린 카트리지(4.8 mm)가 이용되는 경우가 많다[2,3]. 카트리지에 네오 베일(Neoveil)을 장착하거나 네오 베일이 부속되어 있는 카트리지(듀엣-TRS)를 이용하는 경우 실질 손상을 줄이는데 유용하다. 췌장절단끝의 보강 봉합에는 찬반양론이 있지만, 스테이플의 탈락이나 형성 불량을 나타내는 경우에는 주저 말고 적절한 보강 봉합을 해야 한다. 섬유화를 동반한 두꺼운 췌장 실질에서는 스테플러를 사용하면 현저한 실질 손상을 일으키므로 초음파 응고 절개 장치(Harmanic Ace®, Autosonics 등)를 사용한다(그림 3E). 초음파 응고 후의 주췌관절단끝 처리에는 주관적인 의견이지만, 필자는 주췌관부 주위의 실질에 4-0 모노 필라멘트 봉합사로 "ㄷ" 자형 봉합을 추가하고 있다. 덧붙여 췌장 절단면에 있어서의 주췌관의 위치가 불명료한 경우에는 절제 표본측의 췌장 절단끝을 조사하면 좋다. 어쨌든 절대로 새지 않는 췌장 절제법은 없기 때문에 개복 수술에 있어서의 경험에 근거해 적절한 췌장 절단끝 처리를 실시함으로써 가능한 췌액루의 위험을 감소시키는 것이 중요하다.

(6) 비문부에 있어서 췌장실질의 박리

췌장을 절리하면 미측 췌장 절단끝을 전방에서 외측으로 친다. 비장동맥은 비문부 근처에서는 췌장 실질로부터 떨어져 있으므로 비장동맥과 췌장 실질 사이를 초음파 응고 절개 장치 등으로 절리하면 좋다. 한편 비장정맥은 췌장의 꼬리 부분까지 췌장 실질과 접하고 있는 것이 많기 때문에 섬세한 조작으로 췌장실질을 박리할 필요가 있다(그림 3F). 췌장 실질이 비장정맥 상극지 · 하극지분기점보다도 안쪽까지 길게 늘어져 있는 것도 적지 않기 때문에 비장정맥의 분지를 손상하지 않도록 세심한 주위를 기울인다.

먼저 비문부로부터 췌장 실질을 박리하고 췌장의 꼬리 부분부터 췌두부 측을 향해 췌장 실질을 박리 하는 방법(외측 접근으로 한다)도 시행되고 있다. 그러나 복강경 수술에서는 비디오 스코프에 가까운 쪽으로부터 먼 쪽으로 박리 조작을 진행시키는 내측 접근이 박리 부위를 앞에서 볼 수 있다는 이점이 있다. 따라서 내측 접근을 기본으로 종양의 위치나 주위와의 유착 등의 상황에 따라 외측 접근을 병용하는 것이 타당하다고 생각된다.

(7) 표본의 회수와 배액관(drain)거치

절제된 췌장은 표본용 주머니에 넣어 배꼽수술 창을 통해 회수한다. 배액관은 비정맥이 손상되지 않도록 부드러운 재질의 것을 사용해 췌장절제에 의해 생긴 공간을 따라 넣어둔다.

2) 복강경 췌장 체부 및 비부 절제술(비장절제를 동반한다)

(1) 오목주머니(pouch)의 개방과 결장비만곡부의 수동

비장 보존술식과 같이 우선 위결장간막을 절리해 오목주머니를 개방한다(그림 3A). 단위동맥은 ligasure® · Harmanic Ace® 등으로 충분히 지혈한 후 절리한다. 결장비만곡부외측의 복막을 절개하고 계속해서 비장결장간막을 절리하면 결장비만곡부가 수동된다. 비장이 안쪽으로 떨어져 들어가지 않도록 이 시점에서는 비장외측의 복막 및 비신인대는 절리하지 않는다.

(2) 비장동맥의 구분과 결찰

잘못 보는 것을 막기 위해 총간동맥의 주행을 제대로 확인한 후 좌위동맥을 지표로 비장동맥을 구분한다. 비장동맥이 비교적 앞쪽으로 주행하고 있는 곳에서 비장동맥 주위의 박리를 시작한다(그림 3G). 비장동맥 중심쪽을 향하여 비장동맥과 췌장 실질 사이의 조직을 혈관 압인 장치 또는 초음파 응고 절개 장치 등으로 절리한다. 뒤쪽 췌장동맥이 나타나면 지혈 응고 후 절리한다. 총간동맥과 췌장 체부 사이의 결합조직도 이와 같이 절리해 췌장 체부를 하부(환자의 아래측)으로 견인하면 비장동맥근부 부근이 노출된다. 비장

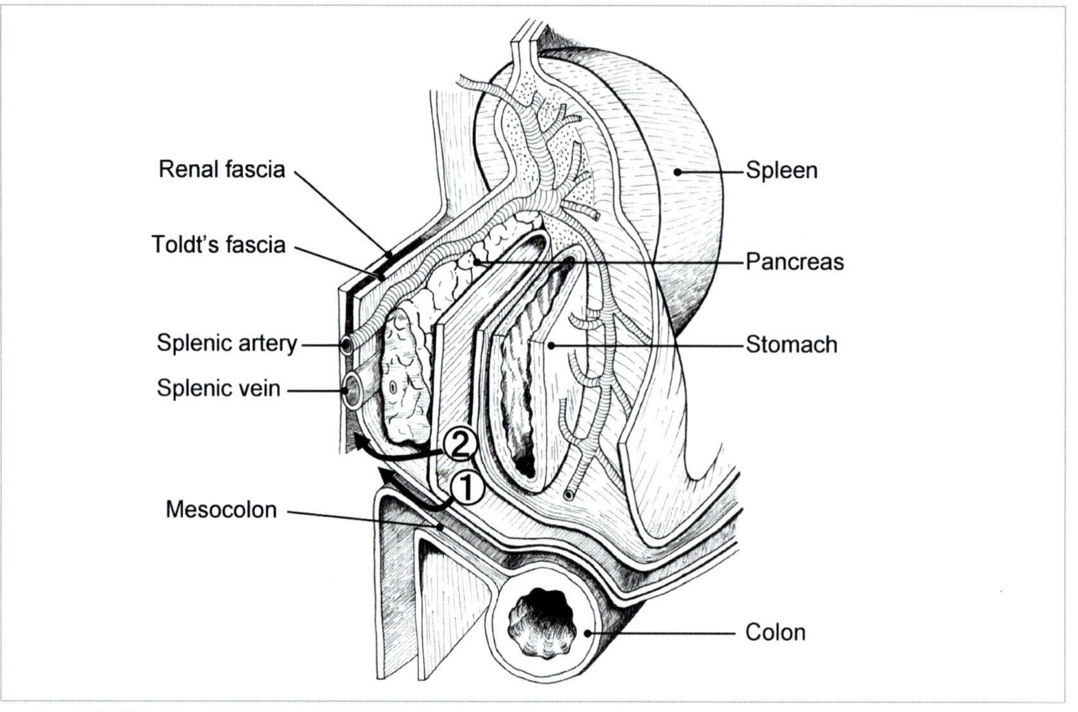

그림 4 췌장 체부 및 꼬리 부분 주위의 해부학적 막구조
(Perlemuter L, Waligora J: Cahiers d ' Anatomie. 3rd ed. , Masson & Cie, Paris : 사토 타츠오, 타카하시 타카시역 : 임상 해부학 노트 · 복부편. 중앙 양서, 도쿄, 1980. 에서 수정 인용)

동맥을 기시부로부터 조금 떼어 놓고, 이중으로 클립한다. 췌장절제선과 비장동맥절단끝이 가까운 경우에는 췌장절제시에 자동 봉합기의 스테이플라인으로 클립이 끼지 않도록 주의한다(불발 원인이 되어, 최악의 경우에는 자동 봉합기 본체가 빠지지 않는다!). 클립의 말초측에서 혈관 압인 장치 또는 초음파 응고 절개 장치로 비장동맥을 절제한다. 체내 결찰에 익숙하다면 비장동맥을 결찰할 수도 있지만, 혈관용 자동 봉합기(화이트 또는 그레이 카트리지)로 비장동맥을 봉합절제하는 것도 좋은 방법이다. 덧붙여 비장동맥이 췌장 뒤쪽에 깊이 파고들어가 주행하고 있는 증례에서는 췌장 체부를 박리한 후에 비보존술식에서 말한 것과 같은 방법으로 췌장의 뒤쪽으로부터 비장동맥을 처리하는 것이 편리하다. 또 점액성 낭포종양 등의 큰 종양에 의해 앞쪽에서 비장동맥으로 접근 할 수 없는 경우에도 췌장 뒤쪽에서 비장동맥을 처리한다.

(3) 췌장 체부 및 꼬리 부분의 수동

위십이지장과 횡행 결장간막에 대항견인(counter traction)을 하면서 췌장경부하연으로 지방조직을 박리하고 상장간막정맥(SMV)을 노출해 터널링을 실시한다(그림 3H). 이 조작은 복강경 췌두부십이지장 절제술에도 필요하므로 상급자는 익숙해 져야 한다. 터널링이 완료되면 췌장실질의 수동을 좌측(췌미측)으로 진행한다. 상장간막동맥(SMA)보다 좌측에서는 앞에서 설명한 비장보존술식과 같이 췌장하연의 복막을 절개해 췌장후근막 뒤쪽의 느슨한 층을 박리하고 췌장 체부 및 꼬리 부분을 수동한다(그림 4). 즉 터널링의 층(췌장후근막과 SMV의 복측)과 SMA 좌측의 박리층(췌장후근막의 배측)에는 더욱 차이가 있으므로, 양쪽 사이에서 췌장후근막을 절리한다. 비장동맥을 아직 절리하지 않은 경우에는 췌장 체부가 충분히 박리된 시점에서 비장동맥을 확실히 지혈 처리한 후에 절리한다. 췌장 하연의 복막 절개를 췌장의 꼬리 부분까지 연장해 나가면 결장비만곡부를 박리한 부분과 연결된다.

(4) 췌장 절제

대형의 클립을 이중 이상으로 이용해 확실히 지혈 처리를 실시하고 나서 비장정맥을 절리한다. 혈관용 자동 봉합기를 사용해 비장정맥을 절리할 때에는 비장정맥 주위를 충분히 수동해 자동 봉합기를 여유있게 삽입할 수 있는 공간을 만들어 두지 않으면 안 된다(비장정맥 손상의 원인이 되므로 무리한 삽입은 금물!). 덧붙여 상황에 따라 췌장 실질의 절제 후에 비장정맥을 절리해도 괜찮다. 췌장 실질은 앞서 설명한 것과 같이 좌멸손상을 피하고, 자동 봉합기 또는 초음파 응고 절개 장치로 절제한다. SMA에서 좌측(췌미측)으로 췌장절리를 실시할 경우에는 비장정맥을 췌장실질과 동시에 자동 봉합기로 절리해도 괜찮다. 췌장절리에 자동 봉합기를 사용할 경우에는 비장동맥절단끝의 클립이 자동 봉합기에 물리지 않도록 경사내시경이나 플렉서블 스코프를 이용해 클립의 위치를 확인한 후에(자동 봉합기 헤드가 사각이 되어 보기 어렵다!) 격발하여야 한다. 또 췌장 절제선이 총간동맥 기시부보다 췌두부쪽이 되는 경우에는 실수로 총간동맥을 췌실질과 함께 절리하지 않도록 총간동맥과 췌장 체부 사이를 충분히 박리해 둔다.

마지막으로 비장외측의 복막과 비신인대 및 비횡격막인대를 절제하면 표본이 분리된다. 덧붙여 복강경 보조수술에서는 소절개창으로부터 바로 보고 개복 수술과 같은 방법으로 췌장절단끝을 처리할 수 있다.

(5) 표본의 회수와 배액관의 거치

절제된 표본은 표본용 주머니에 넣고 배꼽수술창을 조금 넓혀 회수한다. 췌장과 비장을 따로 따로 회수할 경우에는 주머니안에서 비장을 케리겸자로 분쇄해 두면, 비교적 작은 창에서도 꺼낼 수 있다. 배액관은 췌장절제 끝부분 부근에 넣어둔다.

Dos & Don'ts

- 절제하지 않는 부위의 췌장실질은 직접 잡지 않는다. 주위의 결합조직을 겸자로 집어올리든지 췌장실질을 겸자의 뒤쪽으로 가볍게 눌러 시야를 확보한다.
- 전기메스의 부전류나 초음파 응고 절개 장치의 진공현상(cavitation)에 의한 조직손상을 일으키지 않도록 주의한다.
- 복강경의 좁은 시야에서는 개복 수술에서는 생각할 수 없는 실수가 일어날 가능성이 있다. 절대로 총간동맥을 비장동맥이라고 오인해서는 안 된다!
- 비장보존미측췌장 절제에서는 특히 치밀한 박리 · 지혈조작을 유의한다. 비장정맥과 췌장 실질 사이의 분지는 직경이 짧고 가늘기 때문에 과도한 견인은 금물이다.
- 가능한 췌액루의 위험을 낮추기 위해서 모든 수단을 강구할 것. 자동 봉합기를 사용할 때는 췌장 실질 조직을 충분한 시간을 들여 살펴서 잡고 천천히 파이어한다.

참고문헌

1) Takaori K, Tanigawa N: Laparoscopic pancreatic resection: the past, present, and future. Surg Today 37: 535-545, 2007

2) Palanivelu C: Laparoscopic distal pancreatic resections. In: Art of Laparoscopic Surgery. Jaya Publications. Coimbatore, India, 2005: 899-917.

3) Nakamura Y, Uchida E, Aimoto T, et al: Clinical outcome of laparoscopic distal pancreatectomy. J Hepatobiliary Pancreat Surg 16: 35-41, 2009

4) Shimizu S, Tanaka M, Konomi H, et al: Spleen-preserving laparoscopic distal pancreatectomy after division of the splenic vessels. J Laparoendosc Adv Surg Tech A 14: 173-177, 2004

5) Jiménez AM, Aguilar JF: Laparoscopy: learning a new surgical anatomy? Anat Sci Educ 2: 81-83, 2009

(高折恭一)

색인(INDEX)

색인

ㄱ

ㄴ

ㄷ

색인

ㅅ

ㅇ

색인

ㅈ

ㅊ

색인

M

N

O

P

S

T

V

W

Y

Z